方药中 著

现代著名老中医名著重刊丛书
第四辑
方药中论医集

医学三字经
浅说

人民卫生出版社

图书在版编目（CIP）数据

医学三字经浅说/方药中著．—北京：人民卫生出版社，2007.10

（现代著名老中医名著重刊丛书 第四辑 方药中论医集）

ISBN 978-7-117-08648-6

Ⅰ．医…　Ⅱ．方…　Ⅲ．①中医学：临床医学②医学三字经-研究　Ⅳ．R24

中国版本图书馆 CIP 数据核字（2007）第 052183 号

现代著名老中医名著重刊丛书（第四辑）

方药中论医集

医学三字经浅说

著　　者：方药中
出版发行：人民卫生出版社（中继线 010-59780011）
地　　址：北京市朝阳区潘家园南里 19 号
邮　　编：100021
E - mail：pmph @ pmph. com
购书热线：010-59787592　010-59787584　010-65264830
印　　刷：北京虎彩文化传播有限公司
经　　销：新华书店
开　　本：850×1168　1/32　**印张**：16　**插页**：4
字　　数：401 千字
版　　次：2007 年 10 月第 1 版　　2024 年 9 月第 1 版第11次印刷
标准书号：ISBN 978-7-117-08648-6
定　　价：29.00 元
打击盗版举报电话：010-59787491　E-mail：WQ @pmph. com
质量问题联系电话：010-59787234　E-mail：zhiliang @pmph. com

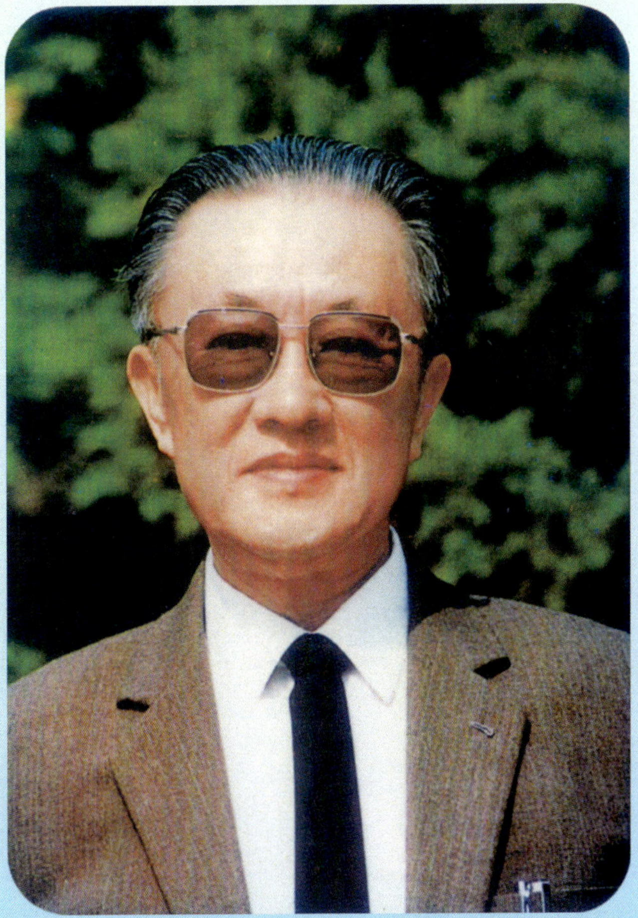

方药中

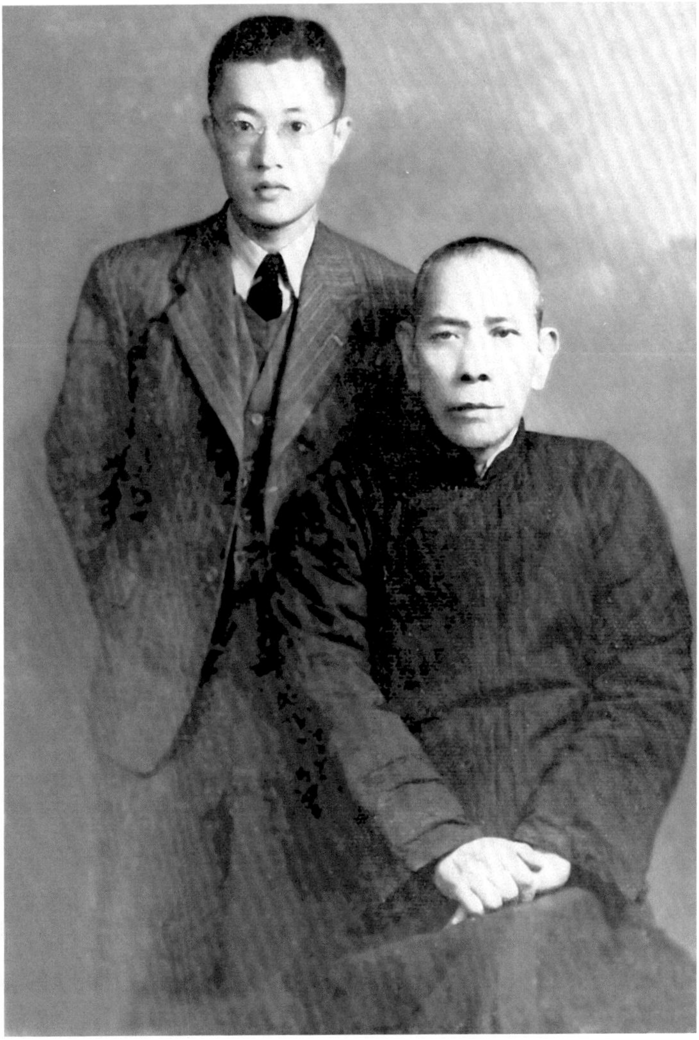

与我的老师著名中医陈逊斋先生

（清代著名医家、《医学三字经》作者陈修园之后裔）

出版说明

自20世纪60年代开始，我社先后组织出版了一批著名老中医经验整理著作，包括医论医话等。半个世纪过去了，这批著作对我国近代中医学术的发展产生了积极的推动作用，整理出版著名老中医经验的重大意义正在日益彰显，这些著名老中医在我国近代中医发展史上占有重要地位。他们当中的代表如秦伯未、施今墨、蒲辅周等著名医家，既熟通旧学，又勤修新知；既提倡继承传统中医，又不排斥西医诊疗技术的应用，在中医学发展过程中起到了承前启后的作用。这批著作均成于他们的垂暮之年，有的甚至撰写于病榻之前，无论是亲自撰述，还是口传身授，或是其弟子整理，都集中反映了他们毕生所学和临床经验之精华，诸位名老中医不吝秘术、广求传播，所秉承的正是力求为民除瘼的一片赤诚之心。诸位先贤治学严谨，厚积薄发，所述医案，辨证明晰，治必效验，不仅具有很强的临床实用性，其中也不乏具有创造性的建树；医话著作则娓娓道来，深入浅出，是学习中医的难得佳作，为近世不可多得的传世之作。

由于原版书出版的时间已久，已很难见到，部分著作甚至已成为学习中医者的收藏珍品，为促进中医临床和中医学术水平的提高，我社决定将一批名医名著编为《现代著名老中医名著重刊丛书》分批出版，以飨读者。

第一辑收录 13 种名著：

《中医临证备要》　《施今墨临床经验集》
《蒲辅周医案》　《蒲辅周医疗经验》
《岳美中论医集》　《岳美中医案集》
《郭士魁临床经验选集——杂病证治》
《钱伯煊妇科医案》　《朱小南妇科经验选》
《赵心波儿科临床经验选编》　《赵锡武医疗经验》
《朱仁康临床经验集——皮肤外科》
《张赞臣临床经验选编》

第二辑收录 14 种名著：

《中医入门》　《章太炎医论》
《冉雪峰医案》　《菊人医话》
《赵炳南临床经验集》　《刘奉五妇科经验》
《关幼波临床经验选》　《女科证治》
《从病例谈辨证论治》　《读古医书随笔》
《金寿山医论选集》　《刘寿山正骨经验》
《韦文贵眼科临床经验选》　《陆瘦燕针灸论著医案选》

第三辑收录 20 种名著：

《内经类证》　《金子久专辑》
《清代名医医案精华》　《陈良夫专辑》
《清代名医医话精华》　《杨志一医论医案集》
《中医对几种急性传染病的辨证论治》
《赵绍琴临证 400 法》　《潘澄濂医论集》
《叶熙春专辑》　《范文甫专辑》

《临诊一得录》
《妇科知要》
《中医儿科临床浅解》
《伤寒挈要》
《金匮要略简释》
《金匮要略浅述》
《温病纵横》
《临证会要》
《针灸临床经验辑要》

第四辑《方药中论医集》6种名著:

《辨证论治研究七讲》
《中医学基本理论通俗讲话》
《医学三字经浅说》
《温病条辨讲解》
《医学承启集》
《黄帝内经素问运气七篇讲解》

这批名著原于20世纪60年代前后至80年代初在我社出版，自发行以来一直受到读者的广泛欢迎，其中多数品种的发行量都达到了数十万册，在中医界产生了很大的影响，对提高中医临床水平和中医事业的发展起到了极大的推动作用。

为使读者能够原汁原味地阅读名老中医原著，我们在重刊时采取尽可能保持原书原貌的原则，主要修改了原著中疏漏的少量印制错误，规范了文字用法和体例层次，在版式上则按照现在读者的阅读习惯予以编排。此外，为不影响原书内容的准确性，避免因换算造成的人为错误，部分旧制的药名、病名、医学术语、计量单位、现已淘汰的检测项目与方法等均未改动，保留了原貌。对于犀角、虎骨等现已禁止使用的药品，本次重刊也未予改动，希冀读者在临证时使用相应的代用品。

人民卫生出版社
2007年8月

方药中先生生平与学术成就

1921 年农历 10 月 14 日，方药中先生生于四川省重庆市。幼时先读三年经书，后入重庆市巴蜀小学。1940 年在重庆市兼善中学高中毕业。毕业后考取重庆市邮局作邮务员。同年，拜门于清代著名医家陈修园后裔、京都“四大名家”之一的陈逊斋先生门下学习中医。为了维持生活并腾出白天时间学医业医，先生不得不在邮局作长达十年的夜班。1944 年出师后，取得“中医师”资格证书和重庆市执业证书，开设了“方药中诊所”。主治脾胃病兼及内、妇、儿、针各科。从 1944 年起，先生开始在《国医药月刊》等中医杂志上发表文章，论述中医理论，反对借“中医科学化”之名，行“中医西洋化”，亦即消灭中医之实。1951 年，调至西南卫生部中医科工作。1952 年以“中学西”身份，考入北京大学医学院医疗系，系统学习西医五年。在学期间，陆续发表论述中医学术体系、介绍中医经典著作的多篇论文，并完成了第一部专著《医学三字经浅说》。1957 年北医毕业后，分配到中医研究院从事临床、教学和科研工作。50、60 年代，他承担了卫生部举办的“西学中”高级班的教学工作，并先后承担了北京各大医学院所举办的“西学中”班教学工作，讲授《内科学》、《方剂学》、《中医基础理论》、《伤寒论》、《金匮要略》以及《内经》运气学说等，并写成专著《中医学基本理论通俗讲话》。在临床方面，先后从事大叶性肺炎、肝硬化腹水的临床诊治和研究。60、70 年代，曾多次参加医疗队，长期深入到甘肃、山东、山西、新疆等边远贫困地区、灾疫区参加浮肿干瘦病、丝虫病、布氏杆菌病的救治工作，多次被评为“先进工作者”。1971 年回京后参加筹建举办全国中医研究班工作，后参加创建并长期主持了中医研究院研究生班、研究生部的工作。作为中医首批硕士、博士研究生的指导教师，先后指导五十余名研究生。1979 年，出版专著《辨证论治研究七讲》。1983 年加入中国共产党。同年出版专著《黄帝内经素问运气七篇讲解》（与许家松合著）获 1989 年国家中医药局科技进步一等奖。1985 年，与黄星垣等主编出版《实用中医内科学》。1986 年编著出版《温病条辨讲解》（与许家松合著）。1986～1990 年主持并完成国家“七·五”攻关课题《著名中医方药中对慢性肾功能衰竭的诊治经验研究》，获 1991 年国家中医药局科技进步三等奖。1990 年被国务院授予首批国家级有突出贡献的专家。同年，获“阿尔伯特·爱因斯坦”世界科学奖荣誉证书。1993 年，出版论文集《医学承启录》。1995 年 3 月 3 日病逝于北京，享年 74 岁。

先生生前任中国中医研究院研究员、博士生导师、中国中医研究院研究生部主任、西苑医院副院长。国家科技进步奖评审委员会委员、国家自然科学基金评审委员会委员、国务院学位委员会学科评议组成员、卫生部药典委员会委员、药品评审委员会委员、中华全国中医学会常务理事等职。

方药中先生是一位在中医理论、临床、教育、科研等方面作出了全面发展、开拓与创新的著名医家。其学术贡献主要有以下五个方面：

一、一位有创见的中医理论家

1. 对中医理论体系的完善与全面论述：从 20 世纪 40 年代先生从医之日起，就不断著文坚持中医学有其固有的理论体系，并有效地指导着中医的临床。在1959年完成的专著《中医学基本理论通俗讲话》中，较全面地论述了中医理论体系的基本内容。1983年发表论文《论中医理论体系的基本内涵及其产生的物质基础》，从八个方面对这一体系作了全面论述与构建：①中医学的指导思想——整体恒动观；②中医学的理论基础——气化论；③中医学对人体生理和病理的认识——脏象论；④中医学对疾病病因与发病的认识——正邪论；⑤中医学对疾病病机的认识——求属论；⑥中医学诊断治疗疾病的主要方法与特点——辨证论治；⑦中医理论产生的物质基础——“候之所始，道之所生”；⑧中医学的论理工具——阴阳五行学说。这在中医学术界属首次从系统的角度，对中医理论体系的构成要素及其作用、地位、相互关系、结构所作的一次全面、系统、明确的表述，突破了长期以来认为中医学理论体系由“整体观”和“辨证论治”两方面组成的简约表述。先生认为，中医学的发展与创新必须遵循中医学的理论体系。

2. 对中医气化学说的整理、提高与再认识：中医气化学说是论述自然气候变化规律与生命活动、人体健康与疾病相应关系的理论。集中见述于《黄帝内经素问》“运气七篇”之中。其篇幅约占《素问》全书的三分之一。由于文字古奥、简约、且广泛涉及天文、气象、地理、物候、历法等多学科知识，历来被视为是中医的“天书”，高深莫测，长期被尘封。先生从50年代开始讲授“运气七篇”。80年代，历时四年有余，与许家松合著成《黄帝内经素问运气七篇讲解》一书，凡八十一万余言。该书的特点有三：第一，解读全文。作到逐句讲解，逐段述评，逐篇小结。作到不遗漏，不避难点、疑点，并在比较历代医家观点的基础上，进行评介，提出个人认识。该书被十余名著名中医专家评为自唐代王冰补注“运气七篇”以来的第一个全文讲解本。对中医理论与文献研究方法作了新的尝试。第二，整理其理论体系，发掘其理论实质与核心。全书总结了对“运气七篇”的理论体系，提出：自然气候自身存在着一个自稳调节机制，人与自然相通相应，也存在着自稳调节机制。“人与天地相应”才是气化学说的核心与精华。对气化学说的研究，应该突破对“五运六气运算格局”的现代气象验证这一局限，发掘和研究其实质与核心。第三，重新认识和评价中医气化学说及其在中医学中的地位。提出：中医学主要是从“气化”的角度来认识生命过程，人体生理、病理，疾病的诊断，治疗，养生康复等，因此，气化学说实属于中医学理论基础地位，体现了中医学的理论特点。

二、对辨证论治提出创新模式的一代名医

辨证论治是中医诊断和治疗疾病的主要方法与特点。古代医家对辨证论治的模式不断进行了丰富、创新与规范，先后创建了六经证治体系、三焦——卫气营血证治体系以及八纲、脏腑等辨证方法。先生认为，新的时代要求我们在继承前人经验的基础上，进行新的规范，探索新的模式以发展辨证论治。70年代，先生出版了中医第一部辨证论治专著——《辨证论治研究七讲》，对“辨证论治”模式提出了新的设计——辨证论治七步。后简化为五步，这五步是：第一步，按脏腑经络理论对疾病进行“定位”。第二步，从阴阳、气血、表里、虚实、风、热（火）、湿、燥、寒、毒对疾病进行“定性”。第三步，“必先五脏”，即在上述定位、定性的基础上，辨析出反映疾病本质的主要病理变化，完成“辨证”，提出中医诊断。第四步，“治病求本”，即找出相应的治法和方、药。第五步，“治未病”，即根据中医“五脏相关”的整体观，通过调节相关的未病脏腑，协助治疗已病脏腑，进行整体调控以提高疗效。随着时代进步，中医诊治的多是被西医明确诊断的许多疾病。中医如何探讨经西医“辨病”而又能充分体现中医“辨证论治”特点的辨病与辨证论治相结合的诊治模式，已成为中医临床无法回避和亟待解决的问题，也是中医辨证论治发展创新的一大关键。目前通行的“辨证分型定方”难以充分体现中医的整体恒动观和辨证论治优势。为此，在主持“七·五”国家课题《著名中医方药中对慢性肾衰的诊治经验研究》中，先生以“慢性肾衰”为例，设计了《慢性肾功能衰竭诊断治疗常规》。《常规》经过院内外临床验证，不但疗效领先，而且能较充分地体现中医辨证论治的优势和特点，并切实可行。为西医辨病和中医辨证论治相结合的诊治模式，提出了新的思路和设计，为中医辨证论治的发展与创新，作了新的探索。

在长达半个多世纪的从医生涯中，先生一生从不脱离临床，重点从事肝肾病的诊治研究。他创制的肝肾系列方中的黄精汤、苍牛防己汤，肾病系列方中的参芪地黄汤等，屡用屡验，久用不衰，成为一代名医留下的一份传世之宝。

三、中医研究生教育的开拓者、奠基者和一代宗师

教书育人伴随先生一生。从50年代教授西学中班到70年代开创研究生教育，先生为中医高级人才的培养倾注了一生的心血，铸成金针度人。1978年中医开始招收研究生，而对中医研究生要学什么、怎么学、培养什么样的人才，可谓史无前例，无可借鉴。先生遵循中央提出的“系统学习、全面掌握、整理提高”的一贯方针，在浩如烟海的中医典籍中，选取了《内经》、《伤寒论》、《金匮要略》、《温病条辨》四部古典医著的研读作为主干课程，以《中医各家学说研究》加以串连，以《临床系列专题》重点讲授当代新理论、新经验、新成果，共同组成中医研究生的课程体系。在学习方法上，提出“自学为主，提要勾玄”的教学方法。在培养模式上，提出了“懂理论、会看病、能讲会写”以培养适应性强的通才为主的人才培养模式。在培养途径上，采取课堂集中讲课与导师分散培养相结合。特别值得提出的是，他倡导学术开放、学术争鸣和宽松的学术空气，不搞一言堂。在艰难的物质条件下，靠自己的学术威望，遍请了近百名全国一流中医和中西医专家来班讲学交流和会诊，大大扩展了研究生的眼界和思路，大大提高了研究生班的学术地位，成为研究生教育的一面旗帜，被誉为“中医之黄埔”。他作为指导教师，培养出的大批博、硕士生，已成为中医教育、临床、科研管理的栋梁之材而遍布全国。

四、力主中医传统科研方法应与现代方法并举并重，为传统研究方法争得一席之地

先生从来不反对运用现代方法从事中医研究工作。他自己就学习了五年西医。但是反对忽视和取代中医传统方法。这是因为：其一，中医学的精深理论和丰富经验，都是运用传统方法研究和总结出来的。所谓“传统方法”，结合临床，也就是以整体恒动观为指导思想，把天地人作为一个统一整体，以“外候”为依据，以辨证论治为方法，认真收集和分析总结人体健康与疾病的变化规律与证治规律。其二，由于生命活动和疾病的极度多样化和复杂化，在中西医面前，对许多生命现象和疾病，还不能作出科学的说明，提出有效的诊治方法，未知的领域还很多。中医学从宏观入手，认真分析总结“证候”，提出的诊治手段和方法相对有效，具有优势。其三，我国是一个发展中国家，具有现代科研设备和能力的机构与人员相对集中并占少数。如果把广大中医工作者从临床出发，运用传统方法总结新经验、新认识摒弃于科研大门之外，不但脱离现实，而且会铸成错误。因此，先生从七八十年代起，就为中医科研中传统方法的运用和合法地位不断呼吁。1988 年国家中医管理局召开了“全国中医药传统科研方法研讨会”。会上，先生和中医前辈们一致呼吁和坚持，终于为中医传统科研方法争得一席之地。

五、一位坚定无畏的中医卫士

从 1944 年起，先生就著文指出，打着“中医现代化”的幌子，行消灭中医之实是“中医界的最大危机”。先生一生为维护中医大业仗义执言，刚正不屈，在中医界享有“中流砥柱”的威望。“文革”后期，“批林批孔批五行”的逆流扑面袭来，重重地撞击了先生忠诚中医的惓惓之心。先生认为，中医的理论与实践，虽来源于实践，但是，是借助于阴阳五行作为论理方法来进行总结和表述的。批五行废五行的实质是消灭中医。为此，先生不顾个人安危，奋笔疾书，发表了《评五行学说及其对中医学正反两方面的影响》一文。文中尖锐地指出，这“不是一场单纯的学术争论”，“是向中医学丰富的理论和宝贵的临床经验的进攻，企图以达到废医存药的罪恶目的”。其横眉怒对，浩然正气，犀利文笔，跃然文中。

在现代中医学史上，先生作为一位有创见的中医理论家，一位对辨证论治作出创新发展的一代名医，一位中医研究生教育的奠基人、开拓者和一代宗师，一位为捍卫中医大业不屈奋战的坚定卫士留下了自己的名字——方药中。

文以弘道，文以卫道
——《方药中论医集》妻序

《方药中论医集》是从现代著名中医学家方药中先生从医五十余载所写诸多医著中精选而成。

先生自1940年步入杏林以来，怀着对中华文明的民族尊严和对中医瑰宝的赤诚之心，精研岐黄，一生沉潜于方药之中，且笔耕不辍。作为一位有创见的中医理论家，在中医理论研究方面，他首次全面、系统地论述了中医学理论体系的基本内涵及其理论框架。首次全文诠释了中医理论中最艰深的部分——《黄帝内经素问》“运气七篇”，并在此基础上，提出“气化学说”是中医学的理论基础和理论特点。作为一代名医，他对辨证论治的模式提出了创新设计，并有效指导临床，起沉疴救危厄，给我们留下了屡用屡验的肝肾系列方。作为中医研究生教育的奠基人、开拓者和一代名师，他对中医高级人才的培养，从学习内容、方法到培养模式作了基础性工作和开拓性实践，培养出一大批中医的栋梁之材。作为中医事业坚定无畏的一名卫士，他不顾个人安危与得失，在逆流中著文为中医呐喊疾呼。这一切，均见于他的论著之中。先生讲理论，长于溯本求源，融会贯通、落实临床运用并能推陈出新，自成一家；论辨证，坚持“言必有征，无征不信”，强调理法方药的一致性；述经验，必验之于临床病例，并上升到总结证治规律。学术论争，说理透彻，义正词严，文笔犀利，气势宏阔，颇具孟轲文风。“孟轲好辩，孔道以明”。其论战文字，亦实属捍卫中医大业，不得不辩，弘道卫道而为之。综上所述，《方药中论医集》所收数百万言论著，无一不是用心血写成。先生之文，文以弘道，先生之文，文以卫道。

《方药中论医集》共六卷，包括《医学三字经浅说》、《中医学基本理论通俗讲话》、《辨证论治研究七讲》、《黄帝内经素问运气七篇讲解》，《〈温病条辨〉讲解》、《医学承启集》共六部专著。兹分别简介如下：

1.《医学三字经浅说》：《医学三字经》为清代著名医家陈修园所著。内容广泛，从医学源流到内、妇、儿各科疾病的诊治。由于用喜闻乐见的“三字”韵语写成，易诵易记，流传甚广，但内容和文字简约，指导临床尚有不足。方药中先生在20世纪40年代师从陈修园后裔著名中医陈逊斋先生，对陈门学术有深刻理解。50年代，先生在北京大学医学院学习西医之际，抱着“他山之石，可以攻玉”的态度，吸取西医的一些方法，来解读中医古籍，著成《医学三字经浅说》一书。该书以原著论列的疾病为纲，从病因、病机、症状证候、诊断、治疗、预后、预防等方面，博引近百种历代中医文献，进行系统整理和全面阐释。在治疗方面，补列了五百余首常用方剂，还补充了针灸治疗。实际上，《浅说》已将原书扩展成以内、妇、儿、针各科常见病、多发病的一部临床必备书。由于资料丰富，论述系统全面，具有很强的实用性。出版后十分畅销，成为中医师的临床必备书和西学中教材。80年代，作者对全书进行了较大修改和补充，出版了“修订版”。此次是在“修订版”的基础上，对文献出处等作了一些补充和修正。

2.《中医学基本理论通俗讲话》：此书是方药中先生全面

系统论述中医学基本理论的一本专著。该书原是先生在50、60年代为北京各大医学院、所“西医学习中医班”讲授中医基础理论而写的一本教材，经整理由内部印刷成多种单行本，流传甚广。由于历史原因，未能正式出版。书中从阴阳五行、天地人合一，藏象、经络、精气神、病因、病机、治则等八个方面对中医基本理论作了全面、系统论述。书中突出“天地人合一”的中医理论特色，对自然规律与人体生理、病理、疾病诊治、养生方面的密切关系所作论述尤有卓见和新意。该书说理深入浅出，表达通俗易懂，密切结合临床，是学习和理解中医基础理论的一部优秀的基础读物。

3.《辨证论治研究七讲》：该书是方药中先生研究辨证论治的一部专著，也是中医辨证论治研究的第一部专著。辨证论治是中医诊断治疗疾病的主要方法、特点和优势所在。因此，对辨证论治的理解、掌握也就成为中医提高临床疗效的关键所在，也是中医学发展和创新的关键所在。该书系统论述了辨证论治的概念、理论基础和基本精神。在继承和汲取前人各种辨证论治方法和优点的基础上，提出了辨证论治规范化、程序化的新模式——辨证论治七步。“七步”融外感内伤辨证于一系，汇理法方药于一体。书中对临床辨证的具体内容、步骤和方法一一论列，并以先生临床医案作出具体运用示范。该书以说理深入浅出、提出创新设计、紧密指导临床应用为特点。是中医工作者学习、掌握和研究辨证论治，提高临床疗效的一部必读书。

4.《黄帝内经素问运气七篇讲解》：中医气化学说是中医学的理论基础和理论特点。其内容集中见述于《黄帝内经素问》“运气七篇”之中，约占《素问》篇幅的三分之一。由于其内容博大深奥，文字简约，并涉及多学科知识，历来被认为是《内经》中最艰深的部分。该书对“运气七篇”进行了全面、系统的研究与论述。“总论”部分对“运气七篇”的指导思想、自然观、生理病理观、病因病机论、诊治法则、方药理论、运气计算方法及其在医学中的运用、运气学说在中医学中的地位和评价，作了全面系统的概述。“各论”部分对“运气七篇”原文逐句加以解释，逐段进行述评，逐篇作出小结。对全文中的难点、疑点和有争议的问题，在比较分析历代医家注释的基础之上，提出作者见解。全书对“运气七篇”总结其理论体系，揭示其科学内涵、精神实质和精华所在；阐述其临床指导意义；客观评价其在中医学中的地位与影响。该书被多位著名中医学家誉为自唐代王冰补注“运气七篇”以来的第一全文讲解本，对中医理论和文献研究进行了开拓创新性研究。获国家中医药管理局 1989 年科技进步一等奖。该书为方药中、许家松合著。

5.《温病条辨讲解》：《温病条辨》一书，系清代著名医家、“温病四大家”之一的吴瑭（鞠通）所著，流传甚广。在温病学诸多著作中，堪称是一部全面、系统、集大成、有创新、切实用的温病学专著。中国中医研究院自 1978 年招收首届研究生以来，即将《温病条辨》列入系统学习的四部古典医著之一，并作为研究生专业必修课的一门学位课程。《温病条辨讲解》就是作者在长期给研究生讲授《温病条辨》的基础上写成的。全书设总论和各论两部分。在“总论”中系统介绍了中医学对传染病的认识并评述伤寒与温病学派之争。对温病学的源流与发展、伤寒与温病的关系及全书基本内容作全面介绍。在“各论”中一是对《温病条辨》原文逐条进行了讲解。二是设“临证意义”，提示辨证和运用的要点。三是列“临床运用举例”，选录了吴瑭本人和现代十余位著名中医运用《温病条辨》理法方药诊治疾病的精彩医案，也收录了作者医案，作为例证，以助学以致用。此书为方药中、许家松合著。

6.《医学承启集》：该书是方药中先生业医五十年医学论文中的精品之作。在理论研究部分，对中医理论中的重大问题，如：中医学理论体系的基本内涵、气化学说、脏象学说、阴阳五行、伤寒与温病学派之争等，均进行了系统整理、精辟论述和深入研究。有些学术观点，如中医理论体系的基本内涵，在中医学术界系属首次提出。这些论文，不但反映了先生精深的学术思想，而且确属现代中医理论研究方面的高水平之作，并在国内外产生了广泛影响。在临床研究部分，对中医辨证论治的模式，提出新的设计和论证，并以个人验案说明其具体运用。对中医辨证论治的发展、研究和规范化具有指导意义。先生对肝炎、肝硬化腹水、慢性肾功能衰竭等疑难病症的诊治经验，不但疗效显著，并形成了系列方药。对“慢性肾衰”的诊治研究，属国家攻关课题，疗效居国内先进水平，并获国家中医药科技进步奖。对临床经验的阐述，文中不停留在一方一药和个案介绍，而是遵循中医理论体系，系统总结中医诊治规律，不但示人以方药，而且示人以规矩，便于指导后学。在杂文和商榷文字部分，有的文章，如《论五行学说》一文，是在“文革”批五行的特殊历史条件下写成的。先生挺身而出，据理力争。从中反映了先生坚定维护中医学这一中华文化瑰宝的耿耿忠心和勇气。总之，本书在理论研究部分，作到了溯本求源，系统整理，阐发提高，并形成了个人学术体系。在临床研究部分，作到了总结诊治规律，严格临床验证，理法方药一致。该书对中医学的继承、发扬与创新具有承前启后的作用。

此次对上述六本著作的整理，主要作了以下工作：①对原书稿中所引用的文献，补充了文献出处，核对了原文，作了勘误；②收集、整理、补进了从未收入的文章，如1944年发表的《目前中医界的一个最大的危机——一般人所说的中医科学化》，1994年写的《中医理论体系的发展》等，使论著的时间跨度达五十年之久；③对我们合写的论著在内容上作了一些修改和补充；④对全部书稿从文字上、体例上作了一些技术上的处理；⑤每本均配加了与著作年代同时的照片，其中如先生与陈逊斋先生的合影，据说是著名中医陈修园之后裔陈逊斋先生仅存的一张珍贵照片了。

把一生论著勒成一部，是先生心存久远的一大夙愿。多年来，我也不断收到读者来信，要求购书、寄书、甚至帮助复印书。因此这也是广大读者的诉求。怀着对先生绵绵无尽的思念、敬佩和责任感，支持我在已近古稀之年，不避寒暑、夜以继日、一字一句地完成了这二百余万言书稿的整理工作。在书稿的整理过程中，我更加领悟到中医理论的博大精深和中医经验的珍贵丰厚。我深深感受到了先生对中医学发展的高瞻远瞩、深谋远虑和睿智求实的良苦用心。在那气势浩荡，行云流水般的文字中，先生那心正口直、性刚气豪的性格跃然纸上。我屡屡被他那一颗为中医而跃动着的赤胆忠心而感动得热泪夺眶……。一句话，先生著作，心血凝成。文以弘道，文以卫道，文如其人。

现在，先生夙愿终于得以实现了。书成之日，我将捧上《方药中论医集》敬献于先生墓前告慰先生：《方药中论医集》是您留给杏林的一方完璧，也是您眷恋的爱妻为您献上的一个永不凋谢的花环。

《方药中论医集》承蒙人民卫生出版社胡国臣社长的慨然承允，中医出版中心主任、编辑的全力支持才得以顺利出版。

在此谨致以深深的感谢。

我的学生马晓北博士，在紧张的工作中帮我打印文稿，查找文献并校稿，李洪涛硕士帮助校稿，在此一并致谢。

许家松

2007年8月于北京西苑

再版前言

这本书是我在1955年冬开始编写的。当时的动机和目的，是为那些西医学习中医，而又以《医学三字经》为课本的同志，提供一本较为详尽的教材。《医学三字经》原系清代名医陈念祖（字修园，1736～1820年）所著。由于他具有较丰富的医疗实践经验，又在中医著作方面下过不少由博返约的功夫，因此，他所编著的几本小型医书，具有简明扼要，便于初学的特点，在普及中医学方面曾起过积极的推动作用。但是由于原书为韵文体例，而原注又过于简略，因此使初学者在全面了解中医理论体系方面感到不足。为了帮助大家更好地学习祖国医学，就很有必要对《医学三字经》的原著作适当的解释和补充。

在本书编写过程中，我尽量将某些性质相近的内容加以合并，然后附以概括性的浅说，最后着重结合原文及原注中所提到的有关内容进行系统地阐述和发挥。为了结合实用，我还引用了陈修园的另一些主要著作，如《时方妙用》、《医学从众录》等，以及其他有关的中医文献资料。这样，一方面能使读者对于原书的各种病证有一个比较系统和全面的概念，另一方面也为读者提供了进一步学习的线索。

本书出版之后，我曾陆续收到许多读者的来信，也亲自听到了不少读者对本书的看法。许多读者都认为，这本书所收集的资料还比较丰富，条理性也比较强，在讲解上能基本做到深入浅出，通俗易懂，因此，虽然名义上是对《医学三字经》作浅说，但实际早已远远超出了原著的范畴，因而可以说是一本有关中医医学史、内科、妇科、儿科的初步文献整理书籍，在继承和发扬祖国医学方面，也具有一定的参考价值。与此同时，读者们还对本书若干不足之处提出了一些意见，特别是书中在治疗方面只提及处方，而未列附方，致使读者在阅读本书时，不得不同时查阅其他有关方书，感到不便。所有这些评论和意见，使我既感到惭愧不安，同时也受到很大鼓舞。我深知，在编写这本书的时候，我的水平还不高，写作经验也不足，因此，缺点乃至错误之处，是肯定不少的。读者的评论，实在是对我的鼓励、关怀和支持，并非此书真有那么多优点。

最近，本书即将再版了。我根据读者过去所提出的意见，结合 20 多年来继续学习及从事中医教育、临床工作的进一步体会，在再版中对本书的部分内容作了适当的修改和补充。其中，“疟疾”、“痢疾”“中暑”等几篇都有较多改动，而“伤寒瘟疫”一篇则修改补充最大。在修改后的“伤寒瘟疫”一篇中，我扼要地总结了《伤寒论》与《温病条辨》的基本内容，对其中某些争议较大的问题，例如：太阳病的证候类型，厥阴病的证候性质，以及伤寒与温病学派之争等等，提出了我自己的一些见解。此外，我在再版中将书里所提到的处方，一一附列书后；对本书初版中有关五运六气的问题，根据我现在的认识，作了一些删节；对原来某些引文错讹之处，也作了必要的更正。至于在有关疾病病因、病机的讨论中，所涉及到的某些中西医基本概念对照问题，从现在的认识来看，尽管其中某些地方可能过于粗略，甚至有主观片面、生搬硬套的地方，但我认为，这仍然有助于读者对于中医理论的理解，尤其是有助于西医学习中医。我想，既然有关中医的内容都已详尽述及，那么这种尝试就并不影响读者对中医理论的系统学习，这样做，仍然是当前所需要的，因此，我对这些内容未作更多的修正。

本书从初版至今，20 多年过去了。在这段不算太短的时间里，由于我个人主观努力不够，进步不大，所以，本书再版前虽然经过了上述的修改和补充，但总的来说提高不多，愧对读者，仍望大家不吝指正，继续提出意见，以帮助本书的进一步提高。

在这次再版稿的修订过程中，我的研究生何正治同志协助作了不少工作，谨此致意。

方药中

1982年2月

于北京中医研究院

目　　录

医学源流第一

医之始　本岐黄[①]　灵枢作　素问详[②]

原注　①黄，黄帝也，岐，岐伯也，君臣问答，以明经络、脏腑、运气、治疗之源，所以为医之祖，虽神农本经在黄帝之前，而神明用药之理，仍始于内经也。②灵枢九卷，素问九卷，通谓之内经，汉书艺文志载黄帝内经十八篇是也。医门此书，即业儒之五经也。

浅说　中国医学第一部经典著作是《黄帝内经》，相传为黄帝与岐伯论医问答之辞。现在通行的《内经》，包括《素问》、《灵枢》二书，以《素问》、《灵枢》二书合为《内经》的是晋人皇甫谧氏（公元215～282），他在《甲乙经·序》内说："按七略艺文志，黄帝内经十八卷。今有针经九卷，素问九卷，二九十八卷，即内经也。"自宋元以后，便直接把《素问》和《灵枢》当作《内经》。关于《内经》著作年代与原作者的问题，自来学者有很多的意见。《素问》有的主张是黄帝时的作品，如褚澄说："素问之书，成于黄岐。"（《褚氏遗书·辨书》）沈作喆说："内经素问，黄帝之遗书也。"（《寓简》）司马光怀疑此种说法，他说："谓素问为真黄帝之书，则恐未可；黄帝亦治天下，岂可终日坐明堂，与岐伯论针灸耶？此周汉之间，医者依托以取重耳。"（《传家集·与范景仁》）也有主张出于战国的，林亿说："素问针经明堂之书非黄帝书，似出于战国。"（《甲乙经·序》）程灏说："观素问文字气象，只是战国时人作，谓之三坟书则非也。"（《二程全书·伊川先生语》）也有主张出于秦汉时代，姚际恒说："其书后世宗之，以为医家之祖。然其言实多穿凿，至以为黄帝与岐伯对问，盖属荒诞，无论隋志之素问，即汉志所载黄帝内外经，并依托也……又藏气法时……不言十二支，当是秦人作，又有言岁甲子言寅时，则又后汉人所作。"（《古今伪书考》）。

关于《灵枢》，隋志叫《九灵》，唐志叫做《九经》。晁公武说："王冰谓灵枢即汉志黄帝内经十八卷之九。"于此可见《灵枢》作成年代是和《素问》不相上下的。

那么，《内经》究竟作于什么年代？原作者究竟为谁？近人任应秋氏有较全面的总结。他说："我们认为（1）《素问·天元纪大论》以后文气茶弱，不像西汉时代的文辞；（2）《内经》里天人合一的观念极浓厚，这和董仲舒之流的学说，基本上是一致的；（3）岁会运气学说，东汉时谶纬学家最是主张，《内经》里部分材料，和它有密切关系；（4）《内经》只谈脉谈针，很少用汤药，《伤寒》、《金匮》，纯以汤药为主，反证《内经》时代，最迟不得过于东汉；（5）《汉书艺文志》既有著录，当时必有其书。因此，《内经》可能不是出于一个人的手笔，而是几个人先后合成的，时间可能是秦汉的时候，或者是完成于东汉的。"（《中国医学史略》）。任氏的这些说法，是很合理的、有根据的重要结论。因此，《内经》的作成年代，当是秦汉时代，而《内经》的作者，显然更是当时学者根据多年积累的经验，综合总结而成，决非一二统治者所能创造。由于封建社会的史家有意夸大统治者的全能，所以才将这些创作附会到他们的身上。事实上，我们从人类文明发展上看，中华民族在五千年前，已由氏族社会进入原始公社时代，必已有若干与疾病作斗争的生活经验，和使用简单器械来治疗疾病的可能。历代经验累积而产生像《内经》这样一部综合性的创作，这应该是很自然的。

关于《内经》的内容，《汉书·艺文志》谓:“医经者，原人血脉、经络、骨髓、阴阳表里，以起百病之本，死生之分，而用度箴石汤火之所施，调百药齐和之所宜，至齐之德，犹磁石取铁，以物相使。拙者失理，以愈为剧，以生为死。”这说明《内经》完全是一部根据人体生理病理来研究诊断与治疗的综合性著作。其基本内容除以脏腑、经络、疾病原因、治疗原则、色脉诊等为中心外，而更以阴阳家的“阴阳”学说来说明机体内外统一与协调的整体概念，以洪范的“五行”学说来说明机体内部各器官之相互关系，在这些思想基础之上，错综的思辨演绎而构成中国医学的特有体系。就《内经》基本内容而言，则是已能运用朴实的辩证的思想方法分析人体生理及病理生理的变化，并在此基础上指出了整体观念的治疗原则，因而为中医治疗体系奠定了理论上的基础，历代医生皆奉以为法。因此《内经》可以说是祖国医学中最早与最宝贵的文献，陈修园氏尊为“医之始”是合适的。

难经出　更洋洋

原注　洋洋，盛大也。难经八十一章，多阐发内经之旨以补内经所未言，即间有与内经不合者，其时去古未远，别有考据也。秦越人号扁鹊，战国人也，著难经。

浅说　《难经》据《唐书》说是扁鹊所著。但亦有人怀疑作者不是扁鹊，唐·王勃序《难经》说:“黄帝八十一难，是医经之秘录也。昔者岐伯以授黄帝，历九师以授伊尹，伊尹以授汤，汤历六师以授太公，太公授文王，文王历九师以授医和，医和历六师以授秦越人，越人始定章句，历九师以授华佗，佗历六师以授黄公，黄公以授曹夫子。”这就是说《难经》原著者仍是岐伯，但又谓越人始定章句，于此可见扁鹊在这方面至少是做过了一番整理工作的。因此谓《难经》为扁鹊所编著，当亦可能。

扁鹊姓秦名越人，河北鄚州人（渤海郡鄚人），大约生于公元前五世纪到四世纪，其对诊断、病理、治疗、预防等各方面都有一定的贡献，《史记》曾为立传，可见汉代初年已为广大人民所推崇。其所著之《难经》，全书共分八十一章，其中主要内容为切脉、解剖和针灸。

越汉季　有南阳①　六经辨　圣道彰②
伤寒著　金匮藏③　垂方法　立津梁④

原注　①张机字仲景，居南阳，官长沙，汉人也，著伤寒卒病论，金匮玉函经。②内经详于针灸，至伊尹有汤液治病之法，扁鹊仓公因之。仲师出而杂病伤寒专以方药为治，其方俱原本于神农黄帝相传之经方而集其大成。③王肯堂谓伤寒论义理，如神龙出没，首尾相顾，鳞甲森然。金匮玉函示宝贵秘藏之意也。其方非南阳所自造，乃上古圣人相传之方，所谓经方是也。其药悉本于神农本经，非此方不能治此病，非此药不能成此方，所投必效，如桴鼓之相应。④仲师，医中之圣人也。儒者不能舍至圣之书而求道，医者岂能外仲师之书以治疗。

浅说　张仲景是对祖国医学有伟大贡献的人物。仲景名机，南阳人，生于公元二世纪，据一般考订，大约是公元150年，那就是东汉桓帝和平元年；他的卒年大约是公元211年～219年，即汉献帝建安16年～24年。他经历了桓、灵、少、献四帝，享年七十至八十岁左右。公元178～183年间（即灵帝光和六年中）曾举过孝廉，210年左右，曾官居长沙太守（任应秋《中国医学史略》）。

张仲景氏的著作传留至今者有《伤寒论》和《金匮要略》二书。这两部书是古代医方中唯一传留到现在的经典著作。从公元三世纪到现在，一直被中医所推崇，其影响于中国医学者，实在一般医书之上。他作此书的动机，据其自序谓："余宗族素多，向余二百，建安纪元以来，犹未十稔，其死亡者，三分有二，伤寒十居其七。感往昔之沦丧，伤横夭之莫救，乃勤求古训，博采众方，撰用素问九卷，八十一难，阴阳大论，胎胪药录，并平脉辨证，为伤寒杂病论合十六卷。"曹丕给吴季重信中曾谓："亲故多罹疫疾，徐干、陈琳、应玚、刘桢，一时俱逝，既痛逝者，行自念也。"于此可见当时疫疾流行，死亡率高，是刺激张仲景氏钻研著作本书的原因，此时可能在公元202～210年，即建安七年至十五年之间。

《伤寒卒病论》据一般学者意见，多认为系现存《伤寒论》与《金匮要略》的总称。《伤寒论》主要是论述一切传染病的症状过程及诊断与治疗方法；《金匮要略》则是论述《伤寒论》所述内容以外的一切疾病。张仲景氏对医学上最大的贡献，归纳之约有下列三个方面：

1. 他首先有系统地阐述了机体疾病的原因。他说："夫人禀五常，因风气而生长，风气虽能生万物，亦能害万物，如水能浮舟，亦能覆舟。若五脏元真通畅，人即安和；客气邪风，中人多死。千般疢难不越三条：一者经络受邪入脏腑，为内所因也；二者四肢九窍，血脉相传，壅塞不通，为外皮肤所中也；三者房室金刃虫兽所伤。以此详之，病由都尽。若人能养慎，不令邪风干忤经络，适中经络，未流传脏腑，即医治之；四肢才觉重滞，即导引吐纳，针灸膏摩，勿令九窍闭塞；更能勿犯王法，禽兽灾伤，房室勿令竭乏，服食节其冷热、苦酸辛甘，不遣形体有衰，病则无由入其腠理。"(《金匮要略·脏腑经络先后病脉证第一》)

这里，他把人体致病的原因，很明显的区分为内因和外因两大方面。"五脏元真通畅，人即安和"，"不遣形体有衰，病则无由入其腠理"等，明明是指人体内在的适应能力的变化，也就是指疾病的内在因素。"客气邪风"，"王法、金刃、虫兽所伤”等，明明是指外界社会及自然环境的变化，也就是指疾病的外在因素。尤其是“若人能养慎，不令邪风干忤经络”，“服食节其冷热、苦酸辛甘，不遣形体有衰”等，更指出了预防为主的观念。这种卓越的见解，基本上把过去鬼神和疾病的关系斩断了。这是张仲景氏对中国医学的伟大贡献之一。

2. 他根据《内经》“各司其属”的理论，归纳人体所有一切疾病的症状和体征为若干个不同性质的症候群，然后再根据这些症候群不同性质的特点而定出各种不同的治疗方法。这就是中医的辨证论治体系。辨证论治即不以病原为诊治疾病的对象，而是以人体在受致病因素以后所引起的一切病理变化，主要是以症状为诊断与治疗的依据。仲景谓:“观其脉证，知犯何逆，随证治之。”（《伤寒论》第12条）因此《伤寒论》、《金匮要略》数十篇中无一篇不冠以“病脉证并治”的题目，凭证凭脉已为诊断用药处方的标准。辨证论治是张仲景氏治疗学上的特色。

但是疾病症状的表现是多方面的，如何具体的来辨别与归纳分析这些零乱复杂的症状呢？张仲景氏提出了“八纲”与“六经”来归纳与辨别一切症状的基本性质及其变化发展情况。“八纲”，即阴、阳、寒、热、表、里、虚、实等八个字。这八个字总的说来，都是些具有相对意义的代名词，即依据这些相对意义的名词以观察与辨别每一个症状的两方面。张仲景氏以“阴阳”来总的说明疾病性质的虚实进退；以“表里”来说明疾病的内外、轻重、浅深；以“寒热”来说明机体功能的衰减或亢奋；以“虚实”来说明机体适应性和抵抗能力的强弱。

“六经”即太阳、阳明、少阳、太阴、少阴、厥阴。张仲景氏运用之以说明疾病过程中发展变化的各种情况。每一经代表着一个阶段。在张氏论述中，很清楚的指出了各个阶段不同的特点，制定出各个阶段不同的治疗方法。这样就使得在疾病的诊断与治疗上有了明确的系统与指标，因而一直为中医临床治疗不可缺乏的指导理论。这是张仲景氏对中国医学的伟大贡献之二。

3. 单味药物在汉代有了很大的发展，这是不可否定的事实。但方剂在仲景以前可能是很不完备的。陈氏原注中，虽谓:“至伊尹有汤液治病之法，扁鹊仓公因之。”但“汤液经”的内容究竟是些什么？现在谁也不清楚。至于扁鹊、仓公从传记中所看到的仍多是以针灸治疗为主，《内经》里也仅有“生铁落饮”、“左角发酒”、“泽泻饮”、“鸡矢醴”、“治口甘方”、“乌鲗骨丸”、“半夏汤”、“小金丹”、“蔆翘饮”、“豕膏”、“马膏膏法”、“寒痹熨法”等十二方。而这些方剂还是仅属于文献上的记载，临床运用很少。只有自张仲景氏著《伤寒论》与《金匮要略》以后，分散的单味药物才有系统的进而成为复合方剂。流传下来的方剂，计《伤寒论》载113方，《金匮要略》载262方，共运用了药品一百七十余种，使零星经验的单味药物进而成为复合的方剂。这是张仲景氏对中国医学的伟大贡献之三。

根据上述，可见张仲景氏对于中国医学的贡献是划时代的，陈修园氏谓为“垂方法，立津梁”是很恰当的说法。

李唐后　有千金①　外台继　重医林②

原注　①唐孙思邈，华原人，隐居太白山，著千金方，千金翼方各三十卷。宋仁宗命高保衡、林亿校正，后列禁经二卷。今本分为九十三卷，较金匮虽有浮泛偏杂之处，而用意之奇，用药之巧，亦自成一家。②唐王焘著外台秘要四十卷，分一千一百另四门，论宗巢氏，方多秘传，为医门之类书。

浅说　隋唐间的医籍，见于《隋书》和新旧《唐书》、《宋书》、《崇文总目艺文略》的，约有一二百种，但留存下来的，主要的只有巢元方著的《诸病源候论》，孙思邈著的《备急千金要方》，及王焘著的《外台秘要》三书。《诸病源候论》全书共五十卷，分做六十七门，一千七百二十六论，以病为门，以证为论，将隋以前的病理证候学作了一次有系统的总结。

《备急千金要方》（包括《千金翼方》原各三十卷，明乔世定所刻本编作九十三卷）二三二门，包括脏腑症结，针灸药石，妇人小儿内外诸病，兼及养性练气等术。论病部分，以脏腑划分病类，已具备了现代系统分类的方法，尤其是把“飞尸”、“鬼注”等列在肺脏病里面，是已经认识到了结核病的特征。所收集的单方，极为丰富，是本书的特点。

《外台秘要》四十卷1104门，每病的证候和病源采取《诸病源候论》叙述，治疗则列举各家所传。观其自序云：“余幼多疾病，长好医术，遭逢有道，遂蹑亨衢，七登南宫，两拜东掖，便繁台阁二十余载，久知宏文馆图籍方书等，由是睹奥升堂，皆探其秘要。”于此可见本书内容是极其渊博的，而六朝及初唐以前，许多佚失文献中的治疗方论，都因王焘的引用而保存了下来。丰富多采是为本书特色。

《诸病源候论》、《备急千金要方》、《外台秘要》三书，总结了隋唐以前的病理证候，而《备急千金要方》、《外台秘要》更把唐以前所有的经验方药，搜集起来，依据效用加以分类，基本上都是带有总结性质的专书。

后作者　渐侵淫[①]　红紫色　郑卫音[②]

原注　①等而下之，不足观也已。②间色乱正，靡音忘倦。

浅说　宋、金以来有人以宿命的观点来解释人体与疾病的关系，这种理论十二世纪以后盛行一时，大大妨碍了中国医学的发展，此陈修园氏所以谓为“红紫色，郑卫音”也。

不过这段时间中，仍有其进步的另一面也应该提出。一方面由于当时印刷术的发展，政府和私人都曾大力从事整理和印行医药书籍的工作。这一工作的结果，不仅汉唐经典著作因之得以流传与校定，而且还综合了古代医药知识将其编辑成书。如《证类本草》、《圣济总录》等，为十二世纪以后的医学奠定了根基，医学也因此得到了进一步的普及。另方面临床医学更进一步的专业分科，就更使内科、小儿科、妇产科、外科等因之获得了很大的进展，其中尤其是儿科、妇科方面进展最大。因此我们对宋代医学仍然应该承认它有一定程度的成就，而不应该完全加以抹煞。

迨东垣　重脾胃①　温燥行　升清气②
虽未醇　亦足贵③

原注　①金李杲，字明之，号东垣老人。生于世宗大定二十年，金亡入元，十七年乃终，年七十一。旧本亦题元人。作脾胃论、辨惑论、兰室秘藏，后人附以诸家合刻，有东垣十书传世。②立补中益气及升阳散火之法，如苍术、白术、羌活、独活、木香、陈皮、葛根之类，最喜用之。③人谓东垣用药，如韩信用兵，多多益善。然驳杂之处，不可不知。惟以脾胃为重，故亦可取。

浅说　李杲，又称东垣先生，生于1180年，卒于1251年，享年七十一岁，他是张元素的学生。金章宗泰和到哀宗开兴（1200～1231）这段时期，连年战乱，遍地饥馑，疫疠流行，一般人颠沛流离之余，营养缺乏，消化系统疾病多，因此李杲根据当时具体客观情况，提出了增进胃肠功能为主的治疗方法。他在1247年著《内外伤辨》，1249年著《脾胃论》，都是发挥饮食不节足以发病的理论，主张用营养方法来治疗疾病。他认为营养来自胃，所以主张健胃则病不生，既患病的人如营养好，也易痊愈。他在《内外伤辨》中具体指出："朝饥暮饱，起居不时，寒温失所，动经三两月。胃气亏乏久矣，一旦饱食太过，感而伤人，而又调治失宜，其死也无疑矣。"据此，他便创制了补中益气汤方剂作为增强脾胃功能的主方，后人有的称他为“补土”派，认为他是专主肠胃的医生，其实并不尽然，他还有“百病在气在血”的主张，而且他亦极推崇张仲景的六经辨证法。其谓：“假令治病无问伤寒、蓄血、结胸、发黄等诸证，并一切杂病等，各当于六经中求责之，谓如发黄症或头痛、腰脊强、恶寒，即太阳证也，或身热、目痛、鼻干不得卧，即有阳明证也，余皆仿此。”（《此事难治》），可见他并非专重肠胃。许鲁斋谓：“东垣之医，医之王道也，有志于医者，必尽读东垣之书而后可以言医。”这是很适当的评论。

若河间　专主火[1]　遵之经　断自我[2]
一二方　奇而妥[3]

原注　①金刘完素，字守贞，河间人，事迹俱详金史方技传。主火之说，始自河间。②原病式十九条，俱本内经至真要大论，多以火立论，而不能参透经旨。如火之平气曰升明，火之太过曰赫曦，火之不及曰伏明，其虚实之辨，若冰炭之反也。③如六一散，防风通圣散之类，皆奇而不离于正也。

浅说　刘完素，字守真，河间人，生于1110年，卒于1200年。曾著《宣明论方》，将《素问·生气通天论》等20篇里所载的六十二种疾病，分别提出，并加注解，次将当时常见的病分为十七门，每门各有总论，并予以适当的主方。大约在1155年左右著《素问玄机原病式》，把各种不同的疾病都按着“五运”、“六气”来分类。“五运”即金、木、水、火、土；“六气”即风、寒、热、湿、燥、火。这样把许多疾病的原因，都予以系统的分类说明，是一大改革。其对于辨证、治疗亦甚精辟，随疾病性质不同而治法各异，如中风既用白虎续命汤（石膏、知母、甘草），也用附子续命汤（附子、干姜、甘草）；疟疾既用白芷汤（白芷、知母、石膏），也用苍术汤（苍术、草乌、杏仁），这类例子颇多，不必尽举。但于此可知刘完素并不是如一般所传说的专主寒凉派的医生。其所制“防风通圣散”及“六一散”等方亦仅系针对若干急性传染病的某一个阶段而设，并不是任何情况下都是用这类方剂的。陈修园氏说：“若河间，专主火。”是不很恰当的。

刘完素氏根据《内经》归纳了一般疾病的病因，并指出了根据病因用药施治的原则，这就使得以后医生看病系统观念更加明确。河北一带直到现在，仍保存有很多供奉他的庙宇，这并不是偶然的。

丹溪出　罕与俦①　阴宜补　阳勿浮②
杂病法　四字求③

原注　①元朱震亨，字彦修，号丹溪，金华人。其立方，视诸家颇高一格。②丹溪心法以补阴为主，谓阳常有余，阴常不足，诸家俱辨其非，以人得天地之气以生，有生之气，即是阳气，精血皆其化生也。③谓气血痰郁是也，一切杂病只以此四字求之，气用四君子汤，血用四物汤，痰用二陈汤，郁用越鞠丸，参差互用，各尽其妙。

浅说　朱震亨，字彦修，生于1281年，卒于1358年，人称丹溪翁。他认为人体病原有两个主要因素，一是饮食方面的原因，二是色欲方面的原因。所以他在《格致余论》中说：“饮食男女，人之大欲存焉，予每思之，男女之欲，所关甚大，饮食之欲，于身尤切，世之沦胥陷溺于其中者，盖不少矣。苟志于道，必先于此究心焉。”（《格致余论·饮食色欲箴序》）由于他有这样一个观点，所以他提倡“阳有余阴不足论”。按中医所谓的“阳”，在临床上大致是指机体正常生活功能，“阴”，大致是指构成机体能代谢的各种物质。所以“阳有余阴不足”浅释之，就是说，人体各器官的正常功能是先天具备的，而构成机体能代谢的各种物质是由后天供给的，这些物质往往不一定都能得到足够的供给，不能得到足够供给的原因，或由于摄入少，或由于消耗大，因此往往不能适应机体生长的需要，这就是“阳有余”与“阴不足”。因此他在著作中明确的指出：“夫以阴气之成，止供给得三十年之视听言动，已先亏矣。人之情欲无涯，此难成易亏之阴气若之何而可供给也。经曰：阳者，天气也，主外，阴者，地气也，主内，故阳道实，阴气虚。”（《格致余论·阳有余阴不足论》）由于此，所以他对于疾病预防方面主张清心寡欲，治疗方面主张滋阴补血，这种重视精神因素及扶持体力的医防观点，无疑是很正确的。

他的另一大贡献，是反对滥用当时最盛行的《太平惠民和剂局方》。当时由于《和剂局方》的流行，一般人多以为“可以据证检方，即方用药，不必求医”，形成了病人凭方单自病自医，这样当然就很可能发生许多医疗事故，因此丹溪大加反对。他说：“古人以神圣工巧言医。又曰，医者意也，以其传受虽的，造诣虽深，临机应变，如对敌之将，操舟之工，自非尽君子随时反中之妙，宁无愧于医乎。今乃集前人已效之方，应今人无限之病，何异刻舟求剑，按图索骥，冀其偶然中也，难矣……医之视病、问证已得病之情矣。然病者一身血气有浅深，体段有上下，脏腑有内外，时月有久近，形志有苦乐，肌肤有厚薄，能毒有可否，标本有先后；年有老弱，治有五方，令有四时；某药治某病，某经用某药，孰为正治反治，孰为君臣佐使，合是数者，计较分毫，议方治疗，贵乎适中。今观《局方》，别无病源议论，止于各方条述证候，继以药石之分两，修治药饵之法度，而又勉其多服常服久服，殊不知一方通治诸病，似乎立法简便，‘广络原野，冀获一二’，宁免许学士之诮乎？”（《局方发挥》）。

由于此，所以丹溪治病，是脉、因、证、治四者紧密联系的。在病因方面，他更着重的指出“气”、“血”、“痰”、“郁”四字以概括疾病的原因。“气”是指的生活功能，与上面所谓的“阳”同义；“血”是概指构成机体能代谢的一切有形物质，与上面所谓的“阴”同义；“痰”是指一切急慢性炎症的渗出与分泌物或在病因作用下所产生的病理生理产物；“郁”是指一切精神因素。归纳疾病原因，或为由机体器官功能的障碍，或由生活物质供给的失调，或由于外邪感染，或由于精神因素，这是很全面的见解。医生不是治症而是治病人，丹溪对此是有深刻的体会与发挥的。此陈修园氏所以谓：“丹溪出，罕与俦”，“视诸家颇高一格”也。

若子和　主攻破[①]　中病良　勿太过[②]

原注　①张子和，戴人，书中多大黄、芒硝、芫花、大戟、甘遂之类。意在驱邪，邪去则正安，不可畏攻而养病。②子和之法，实症自不可废，然亦宜中病而即止，若太过则元气随邪气而俱散，挽无及矣。

浅说　张子和，本名从正，又名戴人，约生于1156～1228年，睢州考城人，曾著《儒门事亲》一书。他对疾病分类的方法宗刘完素以“六气”分类，治疗上则以张仲景氏汗、吐、下法为主。由于他不甚赞成用“补”法，所以后人谓为攻下派的医生，不过他的治疗疾病，也并不是孤立的应用汗、吐、下三法的，而仍主张因时因地因人而有种种不同。他曾谓：“凡解利伤寒时气疫疾，当先推天地寒暑之理，以人参之。南陲之地多热，宜辛凉之剂解之。朔方之地多寒，宜辛温之剂解之。午未之月多暑，宜辛凉解之。子丑之月多冻，宜辛温解之。少壮气实之人，宜辛凉解之。老耆气衰之人，宜辛温解之。病人因冒寒食冷而得者，宜辛温解之。因役劳冒暑而得者，宜辛凉解之……。夫地有南北，时有寒暑，人有衰旺，脉有浮沉，剂有温凉，服有多少，不可差互。”（《儒门事亲·立诸时气解利禁忌式二》）于此可见他在治疗方面是从多方面考虑问题的。不过他的治疗中心思想是比较过分强调“外因”，对疾病内因，尤其是机体对于致病因素的适应性方面比较忽视，应为其片面之处。

《儒门事亲》中曾报道两百多个病例，在描述疾病方面通畅详尽，有相当贡献。金泰和六年丙寅（1206）疟疾大流行，一般都认为是“脾寒”，更有的认为鬼神作怪，张氏则认为是“瘴疠之气”，反对“谬说鬼疾，妄求符箓，祈祷辟匿”（《儒门事亲·疟非脾寒及鬼神辩》），的办法，这些都是张氏的卓越见解。

四大家　声名噪[①]　必读书　错名号[②]

原注　①刘河间、张子和、李东垣、朱丹溪为金元四大家，张氏医通之考核不误。②李士材医宗必读四大家论，以张为张仲景，误也。仲景为医中之圣，三子岂可与之并论。

浅说　中国医学在宋以前，没有什么派别。据《汉志》，虽有定医经、经方之说，但也不是什么派别。到了十二世纪以后，便开始有门户派别之争，所以《四库全书总目提要·子部·医家类》讲:“儒之门户分于宋，医之门户分于金元，观元好问伤寒会要序，知河间之学与易水之学争，观戴良作朱震亨传知丹溪之学与宣和局方之学争也。然儒有定理，而医无定法，病情万变，难守一宗”。

金元时代的医生一般都有这样一个趋向，即多认为“古方不能治今病”，于是都想另用新方。所以张元素（洁古）治病不用古方，李杲当疫疠流行的时候，见古方不能治，他便“废寝食，循流计源，察标求本，制一方与服。”朱震亨也说:“操古方以治今病，其势必不能尽合。”这样不盲目崇古，正视现实，就倾向而言，无疑的是一种进步。不过由于彼此观点不同，因而主张各异。他们为了维持自己的学说，难免不“是己非人”，于是便因此形成了学派之间的论争。同时也因此形成了治疗上的偏向。不过总的说来，金元四家对中国医学仍然是贡献很大的。他们各有其不同的成就，如刘完素将疾病予以系统的分类，张从正对张仲景汗、吐、下三法的推广与发挥，李东垣对脾胃的重视，朱丹溪的讲究摄生，以及脉因证治体系的提倡，这些对于金元时代的临床医学，无疑的都起了很大的推动作用。

明以后　须酌量①　详而备　王肯堂②

原注　①言医书充栋汗牛，可以博览之，以广见识。非谓诸家所著，皆善本也。②金坛王宇泰，讳肯堂，著证治准绳，虽无所采择，亦医林之备考也。

浅说　明代医学可以划分为两个时期，从1368～1500年可称为前期，其成就以总结金元以来的医学为主。自1500～1644年可称为后期，曾有多数医家出现，著作甚多，其中亦不乏善本，是为明代医学发展的时期。

明代医学全书的编辑方面，十六世纪初年虞抟根据三十余种古代医书编辑《医学正传》。书内先列“医学或问·凡五十一条”，其中对于古代人体构造及运气学说提出了质疑，1570年徐春甫编辑《古今医统大全》共一百卷，包罗了当时的医药卫生知识，首载医学史、医学组织，其次为诊断、疾病等，最后为卫生学。不过医学全书中流传最广者则为王肯堂所著的《证治准绳》，内容有杂病、伤寒、幼科、女科、疡医等，他广收前人论述，编辑成书，内容颇详尽，为十七世纪的医学名著。

薛氏按　说骑墙①　士材说　守其常②
景岳书　著新方③　石顽续　温补乡④
献可论　合二张⑤

原注　①明薛己号立斋，吴县人，著薛氏医案十六种，大抵以四君子，六君子，逍遥散，归脾汤，六、八味丸主治，语多骑墙。②李中梓，号士材，国朝人也，著医宗必读。士材三书，虽曰浅率，却是守常。初学者，所不废也。③明张介宾，字会卿，号景岳，山阴人，著类经质疑录。全书所用之方，不外新方八阵，其实不足以名方。古圣人明造化之机，探阴阳之本，制出一方，非可以思议及者。若仅以熟地补阴，人参补阳，姜附祛寒，芩连除热，随拈几味，皆可名方，何必定为某方乎。④张璐字路玉，号石顽，国朝人也，著医通，立论多本景岳，以温补为主。⑤明宁波赵献可，号养葵，著医贯，大旨重于命门，与张石顽、张景岳之法相同。

浅说 薛立斋、李中梓、张介宾、张石顽、赵献可诸氏，均明清间著名医学者，各氏均有著作，立论方面一般来说均比较偏重于温补，其中尤以张介宾氏为突出。张介宾，字会卿，号景岳，明会稽人，曾著《类经》三十二卷及《景岳全书》六十四卷。《类经》是张氏注释《内经》的作品。张氏在注释原文之外，把《灵枢》、《素问》加以融合，并按内容性质加以分类，全书共分十二类，三百六十余节，把《内经》原文整理总结成为有条有理，次序分明。《景岳全书》是张氏具体讨论临床的专书，本书流传较广。全书卷一至卷三为传忠录，总论病理生理以及诊断治疗，卷四至卷六为脉神章，专论切脉，卷七至卷八论伤寒，卷九至卷三十七论杂病，卷三十八至三十九及卷六十一论妇科疾病，卷四十至卷四十五及卷六十二至卷六十三论小儿科疾病及痘疹诸症，卷四十六至四十七及卷六十四论外科，其他诸卷则论药物与方剂。书中内容及次序，先引述《内经》以为根据，次论证，再次论治，最后述前人见解。张氏《类经》及《景岳全书》不论在内容，在编写技术上，都是中医文献中极其难得的作品。

张介宾氏在医学见解上，是有其卓越之处的。在人体发病方面，张氏很强调内因，也就是说极其重视机体的抵抗疾病侵袭能力以及对疾病的适应性。他认为“正虚”是致病的根本原因，因而在治疗上也每多以扶持体力，增强营养，即一般所谓的“温补”为主要治疗方法。对于药物以人参、附子、熟地、大黄称为药中四维，更推人参、熟地为良相，附子、大黄为良将。对于方剂分为补、和、攻、散、寒、热、固、因八阵，总计列方1728个。又选妇人、小儿、痘疹、外科等922方。这些方剂，组成精简，一般都在10味以内，大半都是很切合实际的。总的说来，景岳著作，论证清楚，议治周详，虽然用药上略嫌偏颇，但就其总的内容上来说，确是相当正确的。

对于体质方面，张景岳氏更有精辟的发挥，他在《景岳全书·传忠录·先天后天论》中强调指出:“先天强厚者多寿，先天薄弱者多夭，后天培养者，寿者更寿，后天斲削者夭者更夭……先天之强者不可恃，恃则并失其强矣。后天之弱者当知慎，慎则人能胜天矣……”。先天的强厚与薄弱，均是指体质而言，但他认为这尚不是完全能决定一个人寿夭的因素，而是可以随后天环境及各种生活条件而改变的。所谓“人能胜天”，这和现代最先进的病理生理学理论，完全一致，远在明代的景岳先生就能有这样的认识，实在是了不起，很值得后人钦佩。陈修园氏由于崇古观念，对景岳未作正确评价，是不恰当的。

诊脉法　濒湖昂

原注　明李时珍，字东壁，号濒湖，著本草纲目五十二卷，杂收诸说，反乱神农本经之旨。末刻脉学颇佳，今医多宗之。

浅说　李时珍，生于1518年，卒于1593年，湖北蕲春县人，家世业医，他因鉴于我国以前药物书籍，品类既繁，名称庞杂，有的同物异名，也有同名异物，复杂零乱，难为准绳，于是先后参阅八百余种有关论述，经过三十年时间，完成了中国药物学上的辉煌巨著《本草纲目》。全书五十二卷，内分十六部门，六十二类，其中记载整理宋代以前诸家所得药物1479种，金元各家的39种，他自己博采旁搜的374种，共为

1892种。本书中每种药物都有解释，并且把过去本草书中归类不妥当的药物，改列到适当的部类中去，他根据了唐慎微的《大观本草》，增加部门，更分类别，细为归纳，在当时情况之下，这种明晰的分类方法是很杰出的。

《本草纲目》由于李时珍氏的长期努力，内容是异常丰富多彩的。它基本上总结了明代以前药物治疗上的经验，因此它不但在我国成为了药物学上的经典，而在国际上也有其崇高的地位，这是李时珍氏的辉煌成就，也是我国医学事业上的宝藏。而陈修园氏谓为“杂收诸说，反乱神农本经之旨”，基本上是崇古非今的保守观念。

李时珍氏不但在药物学上有其辉煌成就，而且在脉学上也有其卓越见解，强调对患者的全面检查。他在其所著《濒湖脉学》中，他很严厉地批判了当时某些医家只重脉诊而忽视其他诊法的错误态度。他在《濒湖脉学》中，对切脉作了正确的估价，他说:“世之医病两家，咸以脉为首务，不知脉乃四诊之末，谓之巧者尔，上工欲得其全，非备四诊不可。”这些都充分说明了李时珍氏实事求是的科学态度，是值得我们学习的。

数子者　各一长①　揆诸古　亦荒唐②
长沙室　尚彷徨③

原注　①知其所长，择而从之。②理不本于内经，法未熟乎仲景，纵有偶中，亦非不易矩矱。③数子者虽曰私淑长沙，升堂有人而入室者少矣。

浅说　陈修园氏的这些说法，实是尊经恶习所致。《内经》及《伤寒》、《金匮》等书之所以为中医的经典著作，是因为它们为后世指示了基本原则与方法，但这不等于说是百分之百的完美无缺的。后世各家代有发挥，补前人所未及，这应该是一种进步，也应该是一种自然的现象，是合乎社会发展规律的。

陈修园氏上述结论，足见其思想上是比较保守与狭隘。

惟韵伯　能宪章[①]　徐尤著　本喻昌[②]
大作者　推钱塘[③]

原注　①慈溪柯琴字韵伯，国朝人，著伤寒论注、论翼，大有功于仲景，而内经之旨，赖之以彰。②徐彬号忠可，尤怡号在泾，二公金匮之注，俱本喻嘉言。考嘉言名昌，江西南昌人，崇祯中以选举入都，卒无所就，遂专务于医。著尚论篇主张太过，而医门法律，颇能阐发金匮之秘旨。③张志聪号隐庵，高士栻号士宗，俱浙江钱塘人也。国朝康熙间，二公同时学医，与时不合，遂闭门著书，以为传道之计。所注《内经》、《本草经》、《伤寒论》、《金匮》等书，各出手眼，以发前人所未发，为汉后第一书。今医畏其难而不敢言及。

浅说　柯韵伯、徐忠可、尤在泾、喻嘉言、张隐庵、高士宗诸氏均清代医学者，其中以喻嘉言、柯韵伯二氏为最著。喻嘉言氏曾著《尚论篇》、《医门法律》、《寓意草》等书。当时因一般医生多只注重方案的讲求，而忽视对病人的观察和疾病的分析，因而他提出了“先议症后议药”的主张。他在《寓意草》中说:“欲破此惑，无如议病精详。病情议明，则有是病即有是药，病千变，药亦千变。且勿论造化生心之妙，即某症之以某药为良，某药为劫者，至是始有定名。若不论病，则药之良毒善恶，何从定之哉？可见药性所谓良毒善恶，与病体所谓良毒善恶不同也。而不知者，必欲执药性为去取，何其陋耶。”他对于议症，尤主精详，在《寓意草》中并具体指出了议症的程序。他说:“某年、某月、某地、某人，年纪若干？形之肥瘦长短若何？色之黑白枯润若何？声之清浊长短若何？人之形志苦乐如何？病始何日？初服何药？次后再服何药？某药稍效？某药不效？时下昼夜孰重？寒热孰多？饮食善恶多寡？二便滑涩有无？脉之三部九候，何候独异？二十四脉中何脉独见？何脉兼见？其症或内伤或外感，或兼内外，或不内外，依经断为何症？其标本先后何在？汗、吐、下、和、寒、温、补、泻何施？其药宜用七方中何方？十剂中何剂？五气中何气？五味中何味？以何汤各为加减和合？其效验定于何时？一一详明，务令纤毫不爽，起众信从，允为医门矜式，不必演文可也。”这一议病程序从病人病历体征，一直到治疗计划，以及治疗过程中的观察完全都已包括在内，于此，可见喻嘉言氏对于治疗疾病态度的负责与严肃。

柯韵伯氏注解伤寒，一反过去随文敷衍的作法，而以证候为主，把“六经诸论，各以类从。”如桂枝汤证、麻黄汤证列在太阳经，栀子汤证、承气汤证都列在阳明经。其有变化诸方，如是从桂枝汤证加减的，便附在桂枝证后面，从麻黄汤证加减的，便附在麻黄汤证后面，这样对证论治来认识《伤寒论》，使得《伤寒论》更有条理。这是柯韵伯氏的卓越之处。

清代名医除上列诸氏之外，尚有徐大椿氏（灵胎）著《兰台轨范》、《伤寒类方》、《难经经释》等书，主张以经解经，颇多阐发。王清任氏著《医林改错》，在治疗上，强调益气活血化瘀，亦有其独到之处。至于叶天士、吴鞠通诸氏的“温病”主张，原则上虽仍未跳出张仲景伤寒范畴，但对于治疗上，方剂药物的选用上却颇多能补仲景所不足。这些学者对祖国医学，都是有相当的贡献的。

取法上　得慈航

原注　取法乎上，仅得其中。切不可以《医方集解》、《本草备要》、《医宗必读》、《万病回春》、《本草纲目》、《东医宝鉴》、《冯氏锦囊》、《景岳全书》、《薛氏医案》等书为捷径也。今之医辈，于此等书并未寓目，正取数十种庸陋之方，冀图幸中，更不足论也。

浅说　祖国医学是有其理论体系的。《黄帝内经》综合的阐述了人体的病理生理的一般概念和治则治法，《伤寒》、《金匮》具体的指出了辨证论治的方法，而以后诸家更是代有发挥。因此我们学习中医必定应该是有系统的来学习，此陈修园氏所谓的“取法乎上”也。过去我们某些同志研究中医，只重视验方验药而对于基本理论毫不重视，结果则往往一无所得，这是本末倒置的研究方法所必然的结果。今观陈修园氏篇末结语，应当有所启示。

中风第二

人百病　首中风①　骤然得　八方通②

原注　①《内经》云，风为百病之长也。昔医云，中脏多滞九窍，有唇缓、失音、耳聋、目瞀、鼻塞、便难之症，中腑多著四肢，中经则口眼㖞斜，中血脉则半身不遂。②中风病，骤然昏倒，不省人事，或有痰涌、掣搐、偏枯等症。八方者，谓东、南、西、北、东北、东南、西北、西南也。

浅说　中风一名，首见《内经》。汉张仲景氏著《伤寒论》与《金匮要略》对于风病曾详加论列。隋《诸病源候论》也一开始就描述"风病诸候"，其"风病诸候"中所包括的内容竟有四百四种之多，虽然四百零四种中内容颇多重复，但于此已可见风病范围甚广，实包括有很多种疾病在内。就其描述的症状加以归纳，"中风"包含有下列两种情况：一种情况是一般急性感染性热病，例如《伤寒论》中的中风诸症，这一类叫"外中"，意即认为发病的原因主要是由于外来；另一种情况则大致是指脑血管意外，这一类情况叫"内中"，盖认为发病的原因，主要是由于内生。在临床上，前者现在一般已经很少叫它"中风"，而中风则多系指后者，本节所论亦系指后者而言。

中风又名卒中，言其卒然发作之意，明·张介宾（景岳）

氏又名之为“非风”，以示与外感风邪的中风区别。《景岳全书·杂证谟·非风》谓:“非风一证，即时人所谓中风证也。此证多见卒倒，卒倒多由昏愦，本皆内伤积损，颓败而然，原非外感风寒所致，而古今相传，咸以中风名之，其误甚矣。”这是张氏卓越的见解。不过这个名词相沿成习，很难更改，因此一般仍叫中风。但是这个名词本身确实是有问题的，因此我们在思想概念上必须分清界线。

一、病因及症状　关于中风的病因及症状，略介绍如下：

《素问·生气通天论》:“汗出偏沮，使人偏枯。”《素问·阴阳别论》:“三阳三阴发病为偏枯痿易，四支不举。”

《灵枢·邪气脏腑病形》:“黄帝曰：邪之中人脏奈何？岐伯曰：愁忧恐惧则伤心……黄帝曰：五脏之中风奈何？岐伯曰：阴阳俱感，邪乃得往。”阴阳俱感，指外内皆伤。是《内经》已初步的指出了体力及精神因素对于本病的关系。

《金匮要略·中风历节病脉证并治》谓:“夫风之为病，当半身不遂，或但臂不遂者，此为痹。脉微而数，中风使然。”又谓:“邪在于络，肌肤不仁，邪在于经，即重不胜，邪入于腑，即不识人，邪入于脏，舌即难言，口吐涎。”《备急千金要方·诸风》论中风:“岐伯曰，中风大法有四：一曰偏枯，二曰风痱，三曰风懿，四曰风痹……偏枯者，半身不遂，肌肉偏不用而痛，言不变，智不乱，病在分腠之间……风痱者，身无痛，四肢不收，智乱不甚，言微可知则可治，甚则不能言，不可治……风懿者，奄忽不知人，咽中塞，窒窒然，舌强不能言，病在脏腑……”这是说明了中风的各种类型及其轻重不同的各种症状表现。

《素问玄机原病式·六气为病》谓:“所以中风瘫痪者，非谓肝木之风实甚而卒中之也，亦非外中于风尔，由乎将息失宜，而心火暴甚，肾水虚衰不能制之，则阴虚阳实而热气佛郁，心神昏冒，筋骨不用而卒倒无所知也。多因喜怒悲思恐五志有所过极而卒中者，皆为热甚故也。若微则但僵仆，气血流通，筋脉不挛缩者，发过如故。或热气太盛，郁结壅滞，气血不能宣通，阴气暴绝，则阳气后竭而死。”这是说明“中风”症状发生的原因及本症与精神因素的密切关系。

李东垣氏谓:“阳之气，以天地之疾风名之。此中风者，非外来风邪乃本气自病也。凡人年逾四旬，气衰之际，或忧喜忿怒伤其气者，多有此疾。壮岁之时无有也，若肥盛者，则间而有之，亦是形盛气衰而如此耳。治当和脏腑，通经络，便是治风也。”(《东垣十书·中风论》)这是说明“中风”症状的发生与年龄的关系及“中风”一症治疗的基本原则。

张介宾氏谓:“凡非风卒倒等症，无非气脱而然。何也?盖人之生死，全由乎气，气聚则生，气散则死。凡病此者，多以素不能慎，或七情内伤，或酒色过度，先伤五脏之真阴，此致病之本也。再或内外劳伤，复有所触，以损一时之元气，或以年力衰迈，气血将离，则积损为颓，此发病之因也。”又谓:“凡非风，口开眼闭、手撒遗尿、吐沫、直视、声如鼾睡、昏沉不醒、肉脱筋痛之极、发直摇头上窜、面赤如妆，或头重、面鼻山根青黑、汗辍如珠、痰声漉漉者，皆不治。”又谓:“非风之脉，迟缓可生，急数弦大者死。”(《景岳全书·杂证谟·非风》)《济生方·诸风门》亦谓:“发直、吐沫、摇头上窜、面赤如妆或头面青黑、汗辍如珠、眼闭口开、声如鼾睡、遗尿不知人者，皆不可治。”这是说明中风一证，虽然是急性发作，而其实是由于各方面的慢性原因所造成，发病的原因，与机体生活环境息息相关，其预后极其险恶。

关于“中风”的病因及症状类型仅据上引诸家论述，则已不难作如下小结:

1. 本证多发生于四十岁以上的患者，四十岁以下的壮年人罕见。

2. 本证原因，酒色过度，年高体衰为其本，精神刺激因素为其因。

3. 本证症状，主要为卒然昏倒，知觉丧失，或全身瘫痪，或半身不遂，或肢体不仁，或痰涌息高，或口眼㖞斜。

4. 本证类型，从病理变化来说有中脏、中腑、中经、中络等区分，其中以中脏全身情况最重，中腑次之，中经、中络则仅有肢体麻痹与运动障碍，又次之。从症状上来说，则本证类型又有风痹、风懿、风痱、偏枯等区分，其中风痹、风懿最重，风痱次之，偏枯又次之。

5. 本证预后甚恶，凡见昏迷不醒、面色深红或青黑、手撒、遗尿，且脉搏急快而洪大者，多属难治。

6. 本证的治疗原则是：和脏腑，通经络。急则治标，缓则治本。

闭与脱　大不同①　开邪闭　续命雄②
固气脱　参附功③

原注　①风善行而数变，其所以变者，亦因人之脏腑寒热为转移。其人脏腑素有郁热，则风乘火势，火借风威而风为热风矣。其人脏腑本寒，则风水相遭，寒冰彻骨而为寒风矣。热风多见闭症，宜疏通为先。寒风多见脱症，宜温补为急。②小续命汤，风证之雄师也。依六经见证加减治之，专主驱邪。闭者宜开，或开其表，如续命汤是也，或开其里，如三化汤是也，或开其壅滞之痰，如稀涎散，涤痰汤是也。③脱者宜固，参附汤固守肾气，术附汤固守脾气，芪附汤固守卫气，归附汤，固守荣气，先固其气，次治其风。若三生饮加人参一两则为标本并治之法，正虚邪盛，必遵此法。

浅说　对于中风，在治疗上主要以患者发病以后之全身反应情况为辨证论治的重要指标。由于各人体质不同，对病变的调节代偿功能自亦不同，因而在治疗上也就完全不同。综合这些情况，大致上分为闭证与脱证。闭，是指邪闭，脱，是指正脱。邪与正是临床上常用的两个术语，“邪”是泛指一切疾病的外因，“正”是泛指机体正常生理功能及其对自然环境的适应性和抵抗力。因此，在正与邪的相互关系上，是密切而不可分的，是彼此互为因果的，邪盛则伤正，正虚则邪实。据此则中风症状中的邪闭，是指患者虽具中风症状，但其调节与代偿功能尚可，而只是在突然受外因作用之下，引起一时性局部调节障碍因而构成卒变。患者重要器官尚无急性衰竭征兆，患者全身反应与刺激症状很强，所以《医宗必读·真中风》谓：“如牙关紧闭，两手握固，即是闭症。”正脱，则是指患者除具有中风一般症状以外，且合并有其他重要器官，如循环、呼吸等的代偿不全，甚至代偿不能，中枢衰竭征兆，所以《医宗必读》又谓：“若口开心绝，手撒脾绝，眼合肝绝，遗尿肾绝，声如鼾肺绝，即是脱证。”机体对疾病调节代偿能力的强弱与其平素之体质及健康密切相关，因此陈氏原注亦谓：“因人之脏腑寒热为转移”，视“其人脏腑素有郁热”，或“其人脏腑本属虚寒”而定。

“寒”和“热”是中医书上的两个术语，一般是指机体功能的亢进或衰退而言，认识此点，不难据此以分析患者平素健康及体质情况以为临床辨证论治的重要依据。不过在此应加说明者，事实上中风患者之外因除外伤以外，多系属于诱因。内因才是主要的，如患者心脑等重要器官无严重病变，则多半不能构成本病，这一点我们应该加以理解与认识。

二、治疗 中风既有闭与脱的两种相对情况，因此在治疗上是有其缓急先后的。前者是机体在受外因作用之后，患者原有病变一时性调节障碍，代偿不能，因而发生症状，所以在治疗上消除外因，帮助机体作病理调节是主要的。外因消除，机体病理调节恢复，则患者自趋好转。这种情况，中医谓为驱邪，邪去则正自安。亦即陈修园氏原注中的“闭者宜开”。至于后者则是患者生活功能已至衰竭崩溃地步，因此振奋中枢以冀挽救，这是主要的。亦即陈修园氏原注的“先固其气，再治其风”。亦可与对症治疗合并处理，此即陈氏原注的“标本并治”之法。

关于驱邪、开闭大致有三种办法：一种是发汗的方法，使邪从表出；一种是用泻下或催吐的办法，使邪从里出；另一种则是兼合二者，即汗、下并用的办法。关于发汗的方剂，本书主要介绍了小续命汤（1）（此号为书末附方号，可查药物组成，下同）、续命汤（2），泻下、催吐的方剂，主要介绍了三化汤（3）、稀涎散（4），发汗与泻下并用的方剂，主要介绍了防风通圣散（5）。

关于固脱，主要就是兴奋中枢，中医谓为温补。关于温补方剂，陈氏在本书中主要介绍了参附汤（6）。其他术附汤（7），芪附汤（8），归附汤（9）等均系由此方变化而出。这是对于一切中枢衰竭均可应用的急救方剂，不仅限于中风。

关于正虚邪盛、标本并治之法，陈修园氏主要介绍了三生饮（10）加人参。三生饮中药物如生乌头、生附子、生南星均为强刺激性药物，中风用此开邪闭。加人参者，因人参为兴奋强壮药物，中风时用此以固正脱。这是中风患者，正虚邪盛时标本并治的主要方剂。

顾其名　思其义[①]　若舍风　非其治[②]

原注　①名之曰风，明言八方之风也。名之曰中，明言风自外入也。后人议论穿凿，俱不可从。②既名中风，则不可舍风而别治也。

浅说　“风”字也是中医临床上常用的一个名词。归纳风字，大致上有下列两方面的含义：

1. 风，亦即一般指气流发生变化时所发生的风，所以人体由于气候失调如受凉受冻而引起疾病时，叫做“伤风”或外受风邪等。这是很容易理解的，没有什么需要解释的地方。

2. 风，是指具有风的特点的症状和体征。风的特点，《素问·风论》谓:"风者，善行而数变。"《素问·五运行大论》谓:"风以动之。"《素问·六元正纪大论》谓:"风胜则动"。所谓"善行数变"，就是游走不定，变化很快。所谓"风胜则动"，就是扰动不安。因此，所有那些人体在致病因素作用之下出现的变化很快，来去不定，游走窜动，颤动拘急，麻木瘫痪，例如：阵发性头痛，游走性关节肌肉疼痛，阵发性皮疹，惊痫抽搐，半身不遂，卒倒眩仆等等，都可以叫风或风病。

前已述及，中风病的临床特点主要是"骤然昏倒，不省人事，或有痰涌，掣搐，偏枯等症。"因此，中风属于风病，应该按风来作治疗，所以陈修园氏谓:"顾其名，思其义，当舍风，非其治。""既名中风，则不可舍风而别治也。"

火气痰　三子备[①]　不为中　名为类[②]
合而言　小家伎[③]

原注　①刘河间举五志过极动火而卒中，皆因热甚，故主乎火。大法用防风通圣散之类，亦有引火归原，如地黄饮子之类。李东垣以元气不足而邪凑之，令人卒倒如风状，故主乎气虚。大法补中益气汤加减。朱丹溪以东南气温多湿，有病风者非风也。由湿生痰，痰生热，热生风，故主乎湿，大法以二陈汤加苍术、白术、竹沥、姜汁之类。②中者，自外而入于内也，此三者既非外来之风，则不可仍名为中。时贤名为类中风。③虞天民云，古人论中风，言其证也，三子论中风言其因也。盖因气，因湿，因火夹风而作，何尝有真中、类中之分。

浅说　关于中风的原因，浅说首段即已论及。病者内因是主要的，外因是诱因，属于次要的。如无内因的作用，则基本上不能构成本病。因此对于本病必须加以综合认识，才能全面。关于这一点，刘（河间）、李（东垣）、朱（震亨）三氏都是掌握的。刘河间氏虽有"本病由于五志（喜怒悲思恐）过极动火而卒中"，及"风本生于热，以热为本，以风为标"之说，在治疗上采取"用辛热冲开风热结滞，或以寒药佐之尤良"的办法而提出了三化汤、防风通圣散等类方剂。但他所提出的“风本生于热，以热为本，以风为标”等，从他对本症的全部论述中分析，很明显的这是指患者症状发作时的情况而言。因为他也提到了本病的根本原因是由于“将息失宜而心火暴甚，肾水虚衰不能制之，则阴虚阳实而热气怫郁，心神昏冒，筋骨不用而卒倒。”因此他所述的前者明明是对症治疗，急则治标的办法。如防风通圣散中麻黄、防风等辛温发汗剂与大黄、芒硝、栀子、石膏等清热泻下剂并用，三化汤中羌活与枳实、大黄并用等等。这样用法的原因，据刘氏自谓系:“免致药不中病而风热转甚。”如根据这些方剂组成药物的性能来分析，则很明显的看出这类方剂，一方面有兴奋中枢促进机体对病变代偿与调节的全身作用；另方面有暂时降低血压的局部作用。在“中风”卒倒，而尚无明显心力衰竭等情况进行急救处理时，这种治疗原则是非常适当的。因为这时急救为主，矫正患者素因，那只能是病者获得急救以后的善后处理问题。事实上如症状发作情况较缓者，河间也用滋养强壮的方剂，如他也曾主张以地黄饮子（11）治疗风痱，以十全饮（12）加减四物汤（13）、去邪留正，治疗瘫痪、偏枯等等。后人不察，每谓河间主火，而认定他只是一个偏用寒凉的医生，这是不合实际的看法。至于李东垣、朱丹溪诸氏或谓其主气虚，而定出补中益气汤（14）等方剂，或谓其属“痰实”，而定出二陈汤（15）加减等方剂，这些都是针对本病发生的原因或症状，并视具体情况的缓急轻重而定出来的一些治疗方法，不是绝对的。例如，《东垣十书·中风论》谓:“中血脉则口眼㖞斜，中腑则肢节废，中脏则性命危急。此三者，治各不同，如中血脉，外有六经之形证则以小续命汤加减及疏风汤（16）治之。如中腑内有便溺之阻隔宜三化汤或局方中麻仁丸（17）通利之。外无六经之形证，内无便溺之阻隔，宜养血通气，大秦艽汤（18）、羌活愈风汤（19）治之。中脏痰涎昏冒宜至宝丹（20）之类镇坠……”。

《丹溪心法·中风》论中风谓："半身不遂……以四物汤（21）加桃仁、红花、竹沥、姜汁……。"又"痰壅盛者，口眼㖞斜者，不能言者，皆当用吐法。"又"若前证多怒，宜小续命汤加羚羊角。"又"初卒倒僵仆，不知人事，急以皂角末或不卧散于鼻中吹之，就提顶发，有嚏者可治，无嚏者不治……可下者，因此内有便溺之阻隔，故里实……可与机要三化汤或子和搜风丸（22）。"根据上引刘、李、朱三氏论述，可知他们在治疗上总的原则仍是区别"闭"、"脱"，对症论治，固非执一而论。

至于真中风与类中风问题，事实上是一回事。陈氏原注引虞天民氏谓："古人论中风言其证也，三子论中风，言其因也，盖因气，因湿，因火夹风而作，何尝有真中类中之分。"这是完全正确的见解。而陈氏不加考虑，反谓"合而言，小家伎"，足见其主观与保守。

音㖞斜　昏仆地①　急救先　柔润次②
填窍方　宗金匮③

原注　①喑者不能言也。㖞斜者，口眼不正也。昏仆地者，不省人事卒倒于地也。口开、目合或上视、撒手、遗尿、鼾睡、汗出如油者不治。②柔润熄风，为治中风之秘法，喻嘉言加味六君子汤、资寿解语汤甚妙。③内经云，邪害空窍。金匮有侯氏黑散、风引汤，驱风之中兼填空窍，空窍满则内而旧邪不能容，外而新风不复入矣。喻嘉言曰，仲景取药积腹中不下，填窍以熄风。后人不知此义，每欲开窍以出其风，究竟窍空而风愈炽，长此安穷哉。三化汤、愈风汤、大秦艽汤皆出机要方中，云是通真子所撰，不知其姓名。然则无名下士，煽乱后人见闻，非所谓一盲引众盲耶。

浅说　中风一证，具有轻重不同的各种类型，上节已经提到。本节所述症状，主要是"中风"重症，如"中腑"、"中脏"、"风懿"、"风痹"等类型。以现代医学视之，则似乎主要是指脑出血的症状而言。

脑出血症的预后是极其不良的。因此，中风，一见患者口开、目合、上视、撒手、遗尿、鼾睡、汗出如油，即均断为难治。可见古人从临床中亦早已认识到此症的预后不良。

中风一证，变起仓卒，情况险恶，所以急救是首要的。但是因为中风症状基本上是慢性病变的急性发作，且患者年高体衰，如不矫正其素因，则难免不迅即再度发作，因此如果病人在获得急救回苏之后，应迅即处理其全身情况，这也是主要的。由此可见，柔润药物，则大率均是指一些滋养强壮、调整血循或镇静的药物，所谓柔润息风，也就不难理解为是用滋养强壮、调整血循合并镇静的药物，来调整与恢复生理调节代偿功能的一种办法。喻嘉言氏加味六君子汤（23）、资寿解语汤（24），事实上也就是兴奋强壮刺激药与镇静安神药的综合应用。

“邪害空窍”一语，亦即正虚则邪实之意，所谓：“邪之所凑，其气必虚。”《金匮要略·脏腑经络先后病脉证》谓：“若五脏元真通畅人即安和。”因此邪害空窍，我们即不难理解为患者体力的衰弱，调节代偿的功能失调是发作本病的主要因素，而“填窍以熄风”、“驱风之中兼填空窍”等语，也就是指如何恢复机体正常调节代偿功能的一种办法。

至于如何预防本病的问题，主要是针对原因来进行预防。大致说来可分为下列两个方面：一方面是从根本原因上来注意，根本原因既然是酒与色的过度，因此“戒酒”和“节欲”是主要的；另方面是精神因素与本病的发生有密切相关，因此避免精神刺激，改善生活及工作环境也是主要的。至于药物方面的预防，陈修园氏在《时方妙用》中介绍了两个方剂，一个是黄芪桂枝五物汤（25），一个是陈氏自拟丸方（26），这两个方剂基本上都是滋养强壮剂。用增加体力营养的方法来预防疾病，无疑的这是正确的预防办法，事实上预防中风如此，预防其他任何疾病亦莫不如此。

我们对于中风的认识及处理，已大致了解，作者在对本症的处理方面，尚拟稍作补充，以供读者参考：

1. 在治疗中风的方剂中，《局方》苏合香丸（27）是临床上常用的药物，本方有开窍、醒神的作用，在中风闭证情况之下应用，是有一定效果的。陈修园氏在本章中未提到，故在此加以介绍。

2. 针灸是在对本证紧急情况处理时不可缺少的辅助疗法，原作者在《时方妙用》中已经提到，《时方妙用》附小续命汤六经加减并针灸法谓："如中风无汗……宜针至阴出血，昆仑……如中风有汗……又宜针风府……如中风有汗身热不恶寒……宜针陷谷，去阳明之贼邪兼刺厉兑……如中风无汗身凉……宜刺隐白……中风有汗无热……宜针太溪……。"陈氏所举针灸穴位主要是根据"中风"六经见证而立，近人承淡盦氏新著《中国针灸学》对此介绍颇详，兹摘录介绍于次："取穴：关元用大炷灸七壮至二十一壮，甚至百余壮，视其脉搏调整为止，作强心与导血下行之企图。商阳、中冲、三阴交、涌泉作强刺激，以图反射脑部，发生血管收缩作用，每日一次，经二、三日知觉渐复后，视其症状已定，作促进溢出脑外血液之吸收为治疗目的。取穴：风池、天柱、大杼、肩井、肩髃、曲池、合谷、环跳、阳陵、三阴交、昆仑。先针活动的一边，用强刺激；次针不活动的一边，用轻刺激，每间一日或二、三日针一次，至症状消失能行动为止。有复常者，有不能完全复常者。"这是宝贵的经验介绍，值得参考。

虚痨第三

虚痨病　从何起

原注　咳嗽吐血、五心烦热、目花、耳鸣、口烂、鼻干、气急、食不知味、羸瘦、惊悸、梦遗、往来寒热、怠惰、嗜卧、疲倦、骨蒸、不寐、女子不月等证，皆成痨病。

浅说　“痨”字同“劳”，指劳乏之意。《素问·宣明五气》谓：“久视伤血，久卧伤气，久坐伤肉，久立伤骨，久行伤筋，是谓五劳所伤。”人体任何器官的过用，或动作的过极，皆可因劳致病。“虚”字是指机体生理调节代偿功能及对周围环境的适应性抵抗力降低。因此“虚劳”二字如联系起来加以认识，就是指“虚”由“劳”起，亦即指机体由于过度劳乏而致生理调节代偿功能以及适应性抵抗力降低所致的一类疾病。由于生理调节代偿功能障碍及患者适应性抵抗力降低而引致的疾病很多，因此虚痨的包括范围，亦甚广泛，许多慢性消耗性疾病都可以列入其内，如《金匮要略·血痹虚劳病脉证并治》所举各条：

“夫男子平人，脉大为劳，极虚亦为劳。”

“男子面色薄者，主渴及亡血，卒喘悸，脉浮者，里虚也。”

“男子脉虚沉弦，无寒热，短气，里急，小便不利，面色白，时目瞑兼衄，少腹满，此为劳使之然。”

“劳之为病，其脉浮大，手足烦，春夏剧，秋冬瘥，阴寒精自出，酸削不能行。”

“人年五六十，其病脉大者，痹侠背行，若肠鸣，马刀侠瘿者，皆为劳得之。”

“虚劳里急，悸衄，腹中痛，梦失精，四肢痠痛，手足烦热，咽干口燥，小建中汤主之。”

“虚劳腰痛，少腹拘急，小便不利者，八味肾气丸主之。”

“虚劳虚烦，不得眠，酸枣仁汤主之。”

以上各条所描述的症状，按现代医学认识，有的是指神经衰弱，有的是指甲状腺功能亢进，有的是指各类贫血，当然，有的也可能是指肺结核或淋巴腺结核。

《诸病源候论》所述“虚劳病诸候”上下篇一共凡七十五论，其范围更为广泛，他提出了“五劳”、“六极”、“七伤”，差不多把心、肝、脾、肺、肾五脏的许多慢性虚性症状全部列入了虚劳之内。所以《古今医统大全》谓:“五劳者，心、肝、脾、肺、肾也。劳于心者，则神耗而血衰，惊悸之疾亦因之而作矣；劳于肝者，则怒多而火盛，泪外泄而目昏，或胁肋刺痛，筋惫不能久立远行；劳于肺者，因过忧而耗气，则燥胜而液枯干，咳声哑，二便秘涩，皆由此而作也；劳于脾者，劳倦伤脾，发热恶寒，呕吐不食，四肢无力，好卧倦言，渐而至于肾惫阴虚则成怯症；劳于肾者，色欲过度，淋浊遗精，阴不上升，阳不下降，肾水既不上荣，心肺皆无所荫，咳嗽吐红咯血之证作也。今世之所谓劳者皆无出此。”

综观上述，可知虚劳范围是非常广泛的，许多慢性、消耗性疾病，都可以包括在虚痨范围之中。过去不少人把虚痨范围看得很狭隘，认为虚痨只是现代医学中的结核病。根据上述，这种认识显然是不很合适的。虚痨范围中包括结核，但绝不能说虚痨即是结核。这一点基本概念，我们必须加以分清。

虚劳门内，多以虚损、五劳、诸虚、痨瘵等名并列，其痨瘵、骨蒸、传尸等，是与今日结核一类疾病符合的。而陈氏在本书原注中及《时方妙用》中对于“虚劳”症状的各种描述，很明显的并非泛指广义的虚劳，而仅是指痨瘵而言。因此本章讨论内容，重点也是放在痨瘵，而并非广泛讨论虚劳。

一、病因 关于“虚痨病，从何起”，亦即“虚痨”的发病学问题，可分为外因与内因两大方面。陈修园氏谓：“痨症，前人分别名色最多，其实铺张语，临症之际，反启人多歧之惑，大抵外感、内伤、七情过用，皆能致之。”是说明痨症的病因不出内外二者，兹就内因外因两方面分别作如下讨论：

1. 外因方面：《中藏经·传尸论》谓：“人之血气衰弱，脏腑羸虚，中于鬼气，因感其邪，遂成其疾，……或因酒食而遇，或因风雨而来，或问病吊丧而得，或朝走暮游而逢，或因气聚，或因血行，或露卧于田野，或偶会于园林，钟此病死之气，染而成疾，故名传尸也。”《济生方·劳瘵论治》谓：“夫劳瘵一症，为人之大患。凡受此病者，传变不一，积年疰易，甚至灭门，可胜叹哉。大抵合而言之，曰传尸，别而言之曰骨蒸、殗滞、复连、尸疰、劳疰、蛊疰、毒疰、热疰、冷疰、食疰、鬼疰是也。夫疰者，注也。自上注下，病源无异……感此疾而获安者，十无一二也。”

《医学入门·杂病提纲》谓：“传尸、蛊瘵之症，父子兄弟，互相传染，甚至绝户。”

从以上这些论述来分析，指出本病发生原因之一是由于相互传染，而且其传染性非常剧烈，所谓“甚者灭门”。并且也认识到了病源是一个，所谓“疰者，注也，自上注下，病源无异。”至于病源是什么？更提出了：痨瘵有虫的问题，《古今医统大全》谓：“凡此诸虫……人将气绝，则从九窍肤腠，飞梭而出，著于怯弱之人，日久亦成痨瘵之症。”它很明显的指出了本病的传染源是人，病源是“虫”。当然这里所谓“虫”，根据书中的描述形态，有的可能是属于古人假想，有的则可能与本病无干，而不能以此认为中医在肉眼观察下即已经认识到了结核菌。但是从以上所述，则中医是已经从临床累积经验之中，肯定了本病的发生是由于相互感染，并且更进一步考虑到了生物性病源问题，这是不容置疑的。

2. 内因方面：关于“痨瘵”的内因问题，主要责之于虚，亦即认为患病的主要原因是由于患者适应性及抵抗力降低所致。刘完素谓：“虚损之疾，寒热因虚而感也。”徐春甫谓：“凡人平素保养元气，爱惜精血，瘵不可得而传。惟夫纵欲多淫，苦不自觉，精血内耗，邪气外乘……而气虚血痿，最不可入痨瘵之门，吊丧问疾，衣服器用中，皆能乘虚而染触。”（《古今医统大全·虫候有几》）这很明显的指出了痨瘵的发生，虽可由于外界生物性病源的感染，但是患者本身体力的强弱却起着决定性的作用。亦即认为只要患者抵抗力强，则虽然在外因作用之下，也可以不发生疾病。如：“保养元气，爱惜精血，瘵不可得而传。”反之，如患者体力差抵抗力弱，则很容易受外因作用而发生疾病，如所谓的：“著于怯弱之人，日久亦成痨瘵之症。”“精血内耗，邪气外乘”，这与现代医学对于结核病发生的认识几乎完全一致。其次关于痨瘵内因方面应该再进一步加以讨论的，即虚对于痨瘵的发生来说，虽属原因，但就患者整体来说，则又只能算是一种结果。因为虚必有其所以虚的原因，在所以致虚的方面，有下列两种常见的情况：一种情况，痨瘵患者所以致虚的原因，主要是由于情志上的失调，如过悲、过思、过惊恐、过忧虑、长期抑郁等。此种情况致病，为“七情所伤”。徐春甫谓：“七情者，喜、怒、忧、思、悲、恐、惊，七情过伤是也。惟过于思者，多成痨瘵，今之痨瘵而多起于脾肾之劳，忧思之过者也。”是说明了精神因素对于本病发生的关系。另一种情况，痨瘵患者致虚的原因，是由于患者身体器官过用的结果。《证治要诀·虚损门》："五劳者，五脏之劳也，皆因不量才力，勉强运为，忧思过度，嗜欲无节，或病失调理，则积久成劳。"各种器官的过用均可致病，但对"痨瘵"患者，则特别强调房劳。房劳，即指房事过多，性欲无节。如果性欲无节，房劳过度，则可伤肾而成痨瘵。情志上的失调，可以伤阳。房劳过度，可以伤阴。阳与阴是临床上常用的两个术语。阳，泛指一切生理调节功能。阴，泛指构成人体代谢过程中的各类有形物质。因此简单地加以解说，七情伤阳，即是指在情志失调的情况下，可以使人体正常生理过程发生紊乱。房劳伤阴，即是指性欲不节的情况下，可以损伤精液，因而引起身体中某种物质的缺乏。阴、阳损伤的结果，构成了机体生理功能的衰退，适应外界与抵抗病原刺激的能力降低。

二、症状 至于痨瘵的症状，择要摘录并加归纳如下：

《中藏经·传尸论》谓："或其候咳嗽不止，或胸膈妨闷，或肢体疼痛，或肌肤消瘦，或饮食不入，或吐利不定，或吐脓血，或嗜水浆，或好歌咏，或爱悲愁，或颠风发歇，或便溺艰难。"

《外台秘要·虚痨骨蒸方》引崔氏别录谓："无问少长，多染此疾，婴孺之流，传注更苦。其为状也，发干而耸，或聚或分，或腹中有块，或脑后近下两边有小结，多则乃至五六，或夜卧盗汗，梦与鬼交通，虽目视分明，而四肢无力，或上气食少，渐就沉羸，纵延时日，终于溘尽。"

《丹溪心法·痨瘵》谓："传尸痨瘵，寒热交攻，久嗽咯血，日渐羸瘦。"

《明医杂著·痨瘵》谓："男子二十前后，色欲过度，损丧精血，必生阴虚火动之病。睡中盗汗，午后发热，……甚则痰涎带血，咯吐出血，或咳血、吐血、衄血、身热、脉沉、肌肉消瘦，此名痨瘵，最重难治。"

陈修园谓："咳嗽吐血、五心烦热、目花耳鸣、口烂鼻干、气急、食不知味、羸瘦、惊悸、梦遗、往来寒热、怠惰嗜卧、疲倦、骨蒸、不寐、女子不月等证，皆成痨病。”《时方妙用·痨证》又谓:“午后发热，腰痛足痠。”

从上列各家论述，痨瘵的症状，可以作出如下归纳：

1. 本病任何年龄皆可发生，而以小孩与二十岁左右之青年易罹本病，所谓的:“无问少长，多染此疾，婴孺之流，传注更苦。”“男子二十前后……多有此疾。”这些说法与现代医学的结核病易感年龄完全相符。

2. 本病症状可分全身症状与局部症状。全身症状主要有消瘦、毛发干枯、倦怠乏力、骨蒸、潮热、失眠、盗汗、食欲减退等。局部症状主要有咳嗽、咯血，或腰痛、肢痛、尿血，或耳后有小结，或腹中有硬块，或吐或利，或便溺艰难，或遗精、阳痿等。女性患者或有月经停闭。以上这些全身症状的描述，与现代结核病所描述的全身中毒症状几乎一致。而局部症状中之咳嗽、咯血，可能是肺结核。腰痛、肢痛，可能是骨结核。尿血、便溺艰难，可能是肾结核。耳后有小结，很明显的是淋巴结核。吐利不定、腹中硬块，可能是肠结核。女性患者月经停闭，更是结核病的常见症状。

3. 本病上述全身症状与局部症状，主要是一个慢性过程，可由全身症状开始，亦可由局部症状开始，但最后均多系逐渐加重，预后不良，这与结核病的进行与发展过程亦完全相符。

七情伤　上损是①　归脾汤　二阳旨②

原注　①扁鹊谓：损其阳自上而下，一损肺，二损心，三损胃，过于胃则不可治。其说本于内经“二阳之病发心脾，有不得隐曲，为女子不月。”按心脾上也，至不得隐曲，女子不月，则上极而下矣。②即内经二阳之病发心脾之旨也，此方为养神法，六味丸为补精法，高鼓峰并用之。

浅说 上损下损之说，首见《难经》。刘完素谓："自上而损者，一损损于肺，皮聚而毛落。二损损于心，血脉虚少，不能荣于脏腑，妇人月水不通。三损损于胃，饮食不为肌肤。自下而损者，一损损于肾，骨痿不能起于床。二损损于肝，筋缓不能自收持。三损损于脾，饮食不能消克。论曰：心肺损而色蔽，肾肝损而形萎，谷不能化而脾损，感此病者，皆损之病也。渐渍之深，皆虚劳之疾也。"又谓："自上而损者，过于胃不可治，自下而损者，过于脾不可治。"

三、病机 关于上损、下损，中医书中论述尚多，但各家均系根据《难经》立论，因此议论上亦不出以上所述范畴。这就是说痨瘵的病变，可以先由肺部开始，然后由肺蔓延到其他部位，也可以由肾开始，然后蔓延到其他部位，但一旦影响了肠胃正常消化功能，则预后险恶，难以治疗。上损，很可能就是指肺结核症状比较明显的患者而言。肺结核患者，结核病变主要在肺，因此首先表现的是呼吸系统症状，此即"一损肺"。肺部结核病变的进一步发展，可以影响循环系统而成肺性心脏病，此即"二损心"。此时如患者消化功能尚好，营养并无障碍，则机体尚有可能代偿及调节，因此尚有恢复之望。反之如患者消化功能衰败，营养障碍，是说明患者的代偿功能已有障碍，病变亦已逐渐扩大，此即所谓"三损胃"。"下损"，可能是指身体其他部结核症状较明显的患者，尤其可能是指骨结核。脊柱结核的患者初期中期均可有病变部位的疼痛，有时疼痛沿坐骨神经放散，安静时疼痛减弱，运动时加重，因而迫使患者不愿活动，这可能就是"一损于肾，骨萎不能起于床。"脊柱结核进一步的发展可以引起脊髓及其神经根的障碍，因而引起神经麻痹，此可能就是"二损损于肝，筋缓不能自收持"。至于"三损损于脾"，"过于脾不可治"的说法，与上述"损于胃"之意相同。脾与胃均是指消化系统，意即有消化功能障碍，则示代偿功能及能的来源障碍，因而预后不良。

上损与下损的区分，主要是以其症状由何处开始而划分。结核事实上是一个全身性的疾患，因此对于“上损”与“下损”原则上是一体看待，区分也不是绝对严格的。如《难经·十四难》谓：“一损损于皮毛，皮聚而毛落；二损损于血脉，血脉虚少，不能荣于五脏六腑；三损损于肌肉，肌肉消瘦，饮食不能为肌肤；四损损于筋，筋缓不能自收持；五损损于骨，骨痿不能起于床，反此者至于收病也。从上下者骨痿不能起于床者死。从下上者，皮聚而毛落者死。”这就很明显地指出痨瘵一证是一个全身性进行性蔓延的疾病，它可以由限局性病变而逐渐蔓延传变到全身，不论其由何部开始，只要有了广泛的蔓延，则患者预后险恶，多成死症。

二阳之病发心脾之说，见于《素问·阴阳别论》，原文谓：“二阳之病发心脾，有不得隐曲，女子不月；其传为风消，其传为息贲者，死不治。”王冰注此条谓：“二阳，谓阳明大肠及胃之脉也。隐曲，谓隐蔽委曲之事也。夫肠胃发病，心脾受之，心受之则血不流，脾受之则味不化。”又谓：“胃病深久，传入于脾，故为风热以消削。大肠病甚，传入于肺，为喘息而上贲，然肠胃脾肺，兼及于心，三脏二腑，互相克薄，故死不治。”这就是说，肠胃有病，可以影响全身营养功能而使患者消削，更可以进而影响心肺功能发生衰竭而致不治。因此《素问》这段话原意应该是针对患者的营养障碍而言。归脾汤(28)的药物人参、黄芪为滋养强壮药，白术、生姜为健胃助脾药，茯神、酸枣仁为安神药，龙眼、大枣为滋养药，当归为补血药等，本方的综合性能很明显的是为滋养、强壮、补血、安神。痨瘵患者，其病源虽不一定由于胃肠消化功能的病变，但在进行发展过程中由于全身性中毒的影响，消化功能失调却属常见。而消化功能失调的结果，可以引起严重的营养障碍，因而又直接影响着痨瘵患者的预后问题。因此痨瘵患者在进行发展过程中，如有明显营养障碍时，补虚是很主要的治法。归脾汤的主要作用是滋养、强壮、安神、补血，因此是补虚的主要方剂之一，适用于痨瘵患者。

下损由　房帏迩[①]　伤元阳　亏肾水[②]

原注　①扁鹊谓：损其阴自下而上，一损肾，二损肝，三损脾，过于脾不可治。其说本于内经“五脏主藏精也，不可伤，伤则失守而无气，无气则死矣。”按精生于五脏而统司于肾，如色欲过度，则积伤而下损，至于失守无气，则下极而上矣。②肾气即元阳也，元阳伤为困倦食少、便溏、腰痛、阳萎等症。肾水即元阴也，元阴亏为蒸热、咳嗽、吐血、便血、遗精、喉痛、口疮、齿牙浮动等症。

浅说　关于“下损”，上节为了便于系统叙述，已加讨论，此不重赘。肾，包括两方面的含义：

1. 肾，是指人体解剖部位上的肾脏而言，如《素问·脉要精微论》谓：“腰者，肾之府。”又谓：“脏各有一，肾独有两。”《难经·四十二难》谓：“肾有二枚。”《诸病源候论》谓：“肾主水而开窍在阴，阴为溲便之道。”张介宾谓：“肾有二枚，形如豇豆，相并而曲附于脊之两傍，相去各一寸五分，外有黄脂包裹，各有带二条。”（《类经图翼·经络》）这很明显的是指解剖部位上的肾脏。

2. 肾另一方面指内分泌系统。《素问·上古天真论》谓：“女子七岁，肾气盛，齿更发长。二七而天癸至，任脉通，太冲脉盛，月事以时下，故有子。三七，肾气平均，故真牙生而长极……丈夫八岁，肾气实，发长齿更。二八，肾气盛，天癸至，精气溢泻，阴阳和，故能有子。三八，肾气平均，筋骨劲强，故真牙生而长极。”这一节，谈到了男女整个的生长发育过程，都是与肾气密切相关。按照现代生理学认识，内分泌在大脑皮质主导作用之下，直接影响人体生长发育过程。参以上述，则肾必包括有内分泌系统在内，似无疑义。

肾的含义既如上述，肾气、肾水当亦不难了解。气与阳字同义，都是指人体生理调节功能而言。人体生理调节功能低下时，为气虚或阳虚，生理调节功能旺盛时，为气实或阳盛，或干脆叫阳气虚，阳气盛。水与阴同义，都是指构成人体代谢过程中的各类物质而言。人体代谢过程中某种物质缺乏，如贫血、脱水、维生素缺乏等为阴虚或水亏。代谢过程中，某类物质不能完成其正常生理变化过程如水肿等等，为阴盛或水滞。联系上述肾字含义，因此肾气，即当指泌尿系、内分泌系的功能，而肾水就是指内分泌系统各类激素的本身。肾气又称为元气或元阳。肾水又称为元精或元阴。“元”字同“源”，指人体生活能力的根源。这与现代医学对于内分泌直接影响人体物质代谢过程的重视，实属一致。内分泌系统既在高级神经活动影响之下，直接影响人体的生长发育过程，而生长发育的健康与否又与疾病的易感与否密切相关。由肾虚而致的疾病很多，痨瘵是其中之一。

肾水亏　六味拟①　元阳伤　八味使②
各医书　伎止此③

原注　①六味地黄丸为补肾水之主方，景岳左归饮、左归丸亦妙，推之三才汤、八仙长寿丸、都气丸、天王补心丹皆可因证互服。②崔氏肾气丸，后人名八味地黄丸。立方之意，原为暖肾逐水，非补养元阳。明薛立斋及赵养葵始用以温补命火，时医遂奉为温补肾、命之主方。景岳右归饮、右归丸皆本诸此。如火未大衰者，以还少丹代之，阳虚极者，宜近效白术汤。③苦寒败胃及辛热耗阴固无论已，即六味归脾何尝非流俗之套法耶。

浅说　肾虚既属痨瘵主要内因之一，因此痨瘵患者，如现肾虚症状时，补肾自属病因治疗方法之一。肾虚属于下损，亦即肺部症状较次，而其他如消瘦、惊悸、梦遗、骨痛、腰酸、女子不月等症状较明显。肾虚又有肾阴虚与肾阳虚的不同。因此补肾亦有补肾阳与补肾阴的区分。补肾阴的方剂，适用于虚性兴奋症状如惊悸、烦热、梦遗、失眠等症状较显著之患者。因为这些虚性兴奋的症状，都是由于肾阴不足，水不济火的结果。补肾阴则所以益肾水，水火相济，则症状自然消失。这类方剂，常用者有六味地黄汤（29），张景岳左归饮（30）、天王补心丹等（31）。补肾阳的方剂适用于衰弱现象如困倦、食少、便溏、阳痿、运动障碍等较显著之痨瘵患者。因为这些衰弱现象都是由于肾阳不足，火不胜水的结果。补肾阳即所以补命门之真火，水火相济，则症状自然消失。这类方剂常用者有金匮肾气丸（32）、右归饮（33）、近效白术汤（34）等。

肾虚只是痨瘵患者原因之一，其他如外因方面虫的问题，内因除肾虚以外，尚有脾虚、肺虚，均可致痨。

四、治疗 关于痨瘵的治疗，主要是从外因与内因两方面来着手。《医宗必读·虚痨》谓："法当补虚以复其元，杀虫以绝其根。"《古今医统大全》谓："凡人有此疾，便宜早治，缓则不及事矣。治之之法，一则补其虚以复其真元，一则杀其虫以绝其根本。能杀其虫，则虫不生，亦可绝后人之传疰耳。"《难经二十四难》谓："治损之法奈何？然损其肺者益其气；损其心者调其荣卫；损其脾者，调其饮食，适其寒温；损其肝者缓其中；损其肾者，益真精，此治损之法也。"归纳上述意见，对于痨瘵的治疗原则，大致有下列三方面：

1. 杀虫：由于时代及工具的影响，古人对于"痨瘵"的生物性病原问题，掌握得是不够的，因而杀虫方法也比较少。《医学入门·杂病分类·痨瘵》谓："虫亦气血凝滞，痰与瘀血化成。但平补气血为主，加以乌梅、青蒿、朱砂之类而虫自亡矣。"徐春甫谓："身边可带安息香，大能杀痨虫，内有麝香，尤能辟恶，医者不可须臾无也。"其他杀虫之方剂，如《肘后方》獭肝散（35）之獭肝，华佗天灵明目丹（36）中之雄黄、轻粉、兔粪、天灵盖；钓虫丸（37）中之硇砂、麝香；神人阿魏散（38）中之阿魏、槟榔等，按各方原注，均谓可以驱杀痨虫。当然这些方剂中某些药物的确有杀虫作用，不过在临床上对于痨瘵患者，很少用杀虫的方法作治疗。

2. 补虚：机体适应性及抵抗力的降低是促成痨瘵发生与发展的主要条件。因此如何促进患者生活功能的旺盛，加强患者对病原的抵抗能力及对病变的调节代偿能力，这是目前中医治疗痨瘵患者最常用的方法。这种方法，就是补虚。

痨瘵患者的虚，多责之于肺、脾、肾三脏，因此在补虚的大原则下，又强调补肺、补脾、补肾三方面。补肾方面上节已作介绍，补脾方面拟在下节陈氏原文原注之后再作讨论，此处单谈补肺。肺指整个呼吸系统，虚字上文已经作过介绍，因此肺虚，即指呼吸系统因抵抗力及适应性低降而致的疾病。而补肺则是用药物以恢复呼吸系统的适应性及调节代偿能力。肺虚属于上损，亦即在肺部症状比较明显的情况下主张补肺。肺虚有阴虚、阳虚的不同。不过痨瘵患者，多为肺阴虚，因此在补肺的原则下，又强调培补肺阴。在药物治疗上，培补肺阴的方剂，常用者，有炙甘草汤（39）、百合固金汤（40）、麦门冬汤（41）、补肺阿胶汤（42）。这类方剂，叫做“养阴清肺”。养阴清肺，是治疗痨瘵常用的办法。

3. 对症治疗：所谓对症治疗，即根据治疗原则而临时针对患者具体情况处理的一种办法。这种办法的作用，只是临时解决患者的痛苦，不一定能根本解决问题。例如痨瘵患者咳嗽重时，可以用一点镇咳药；咳血时可以加一点止血药等。这种方法虽属对症治疗，但也有一个特点，即各类对症药物之选用，仍须要照顾到患者体质之阴阳属性及症状之表里寒热。痨瘵患者阴虚者居多，喻嘉言谓：“按虚痨之症，阴虚者十常八九，阳虚者，十之一二而已。”因此在对“痨瘵”患者作对症处理时，必须要照顾到勿伤其阴的问题，否则便会犯实实、虚虚的原则错误。对症疗法，因具体症状而异，难以一一介绍。

对症疗法，虽然不是根本解决问题的办法，但能使患者解除痛苦，消除其合并症。这样就有可能使患者病变得到安静，精神能得到休息，进而即可使患者调节病变的能力增高。因此对症疗法，无疑的有其重要的实际意义。

以上各节所谈的治疗，均系药物疗法，其他方面的治疗，尚有下列诸项。

1. 一般调理：对于痨瘵患者之一般调理，应予高度重视。《医学入门·杂病提纲》谓："不幸患此疾者，或入山林，或居静室，清心静坐，常焚香叩齿，专意保养，节食戒欲，庶乎病可断根，若不遵此禁忌，服药不效。"《医学纲目》亦谓："若能平素保养则自愈矣。"对患者首先主张清心寡欲，安静休息。

2. 饮食疗法：关于痨瘵患者的饮食疗法也很重要，俗谓药补不如食补。《经验寿世良方》介绍一法谓："鸡蛋四十只，用童便浸四十九日，取起连壳洗净，加六安茶四两，水一大瓦锅，煮一日为度，频频加水，煮鸡蛋至黑色为佳，取出连六安茶用瓦锅收贮，每日食三只，分早午晚，水煮热，用六安茶送服自愈，此经验方也。"《圣惠方》谓："骨蒸劳瘦，用鳗鲡二斤，以净酒二盏煮熟，入盐酢食之。"饮食方面疗法各家介绍颇多，大致皆主张多食乌雌鸡、羊肉、羊肾等等。

3. 针灸疗法：针灸对于本病多属对症治疗，大致咳嗽以取肺俞、肾俞、膏肓、尺泽、太渊为主，发热以大椎、身柱、厥阴俞、间使、复溜为主，盗汗以阴郄，后溪为主，咯血以尺泽、列缺、膈俞、商阳、行间为主，失眠以行间、大陵为主，肺结核患者常灸足三里有效，即是建中补脾之意。

甘药调　回生理[①]　建中汤　金匮轨[②]

原注　①扁鹊云：针药莫治者调以甘药。仲景因之。喻嘉言曰：寿命之本，积精自刚，然精生于谷，谷入少则不能生血，血少则不能化精。内经云：精不足者，补之以味，味者，五谷之味也，补以味而节其劳，则积贮渐富，大命不倾也。②小建中汤及加黄芪，加人参、当归、白术等汤，皆急建其中气，俾饮食增而津液旺，以补血生精而复其真阴之不足。但用稼穑作甘之本味，而酸辛苦咸在所不用，盖舍此别无良法也。按炙甘草汤即此汤化为润剂，喻氏清燥汤即此汤化为凉剂。

浅说 关于痨瘵的治疗，补虚方面，补肺与补肾上节已经分别谈到，本节只着重讨论一下补脾的问题。脾虚是一个相当重要的问题，不论上损下损，病变如影响到脾，则预后不良，列为难治。因此补脾在补虚范围之中，更为重点之重点。理由是痨瘵患者，阴虚者十之八九。阴的含义，是指构成人体代谢过程之各类物质。这些物质的来源，几乎全部是依靠食物供给，因此喻嘉言谓:“寿命之本，积精自刚，然精生于谷，谷入少则不能生血，血少则不能化精。”（《医门法律·虚劳门》）谷之所以能化“精”，不是一个单方面的问题，它与患者全身功能密切相关。机体生理功能，总称之曰阳，又称之为无形之气。阳虚则不能消谷，气虚则不能生血，不能化精。因此如在阳虚情况下，虽然患者在饮食营养上能够得到充分的供给，但结果仍然不能完成物质代谢的正常过程而对患者真正产生营养作用。基于此理，在对痨瘵患者的治疗上除了单纯的阴虚以外，其他总考虑到在补阴的原则下，合并补脾的问题。陈氏谓:“建其中气，俾饮食增而津液旺以补血生精而复其真阴之不足。”说明了“补脾”，不论在预防病变的恶化上，在病变进行中的治疗上，都是具有头等重要的意义。

由于痨瘵患者多属阴虚，因此补脾的方剂也多为阴阳兼顾之方剂。一般常用者有小建中汤（43）及其加味方、薯蓣丸（44）、归脾汤（28）、香砂六君子汤（45）等。这类方剂又叫做“甘温补脾。”扁鹊云:“针药莫治者，调以甘药。”亦即指此类方剂而言。

小建中汤是一个滋养、强壮、健胃的方剂，其加参、术、芪等方，亦不过为增强其滋养、强壮、健胃作用而立。其他如归脾汤、香砂六君子汤，亦属同样性质。这类方剂，如果在痨瘵患者消化功能低下及营养严重障碍时是非常适用的。事实上患者如已至此种情况，也只有甘温补脾为唯一的办法。陈氏谓："舍此别无良法。"实非夸张之语。当然如果在痨瘵患者，咳嗽、咯血、牙疼、失眠等"阴虚火旺"症状比较显著时，自宜先平虚火以治其标，而对甘温类药物的运用必须小心谨慎，以免产生反作用。

薯蓣丸　风气弭① 䗪虫丸　干血已②
二神方　能起死③

原注 ①金匮薯蓣丸，自注云，治虚劳诸不足，风气百疾。②金匮大黄䗪虫丸，自注治五劳诸伤，内有干血，肌肤甲错。③尤在泾云：风气不去，则足以贼正气而生长不荣，以薯蓣丸为要方；干血不去，则足以留新血而灌溉不周，以䗪虫丸为上剂。今之医辈能梦见此二方否。

浅说 薯蓣丸《金匮要略》列于血痹虚劳门内，原文云："虚劳诸不足，风气百疾，薯蓣丸主之。"观其方剂组成，如人参、茯苓、白术、甘草可以补气，当归、川芎、白芍，干地黄可以补血，其他如麦冬、阿胶等药可以补肺，杏仁、桔梗等药可以祛痰，而主药薯蓣可以治虚损，补脾肾，因此综合本方之性能，亦即补肺、补脾、补肾，配合振奋中枢的药物以为之使（如干姜、桂枝等）的综合运用。痨瘵患者的晚期，全身衰弱现象较著时，可用本方作为补虚的主要方剂。这类方剂的主要作用，在于补虚，因此亦非专为痨瘵而立，凡属一切慢性消耗性疾病患者，如确见上述综合虚性症状时，均可分别选用上述补虚诸方。黄芪建中汤（46）适应证，仲景谓："虚劳里急诸不足。"薯蓣丸的适应证，仲景亦谓："虚劳诸不足。"我们如能体会其"诸不足"三字，则对于补虚诸方的应用，当不难举一反三。

至于大黄䗪虫丸（47）治痨的问题，本方的适应证，《金匮》谓内有干血。此很可能即指女性结核患者之月经停闭现象而言。大黄䗪虫丸方剂组成药物多属利攻破血之剂，此类药物，可能有旺盛盆腔脏器血循环的作用，因此女性结核患者之经闭，可以因使用此类药物而得到改善。

咳嗽第四

气上呛　咳嗽生[①]　肺最重　胃非轻[②]
肺如钟　撞则鸣[③]

原注　①《内经》云，五脏六腑，皆令人咳，不独肺也。然肺为气之市，诸气上逆于肺则呛而咳，是咳嗽不止于肺而亦不离于肺也。②《内经》虽分五脏诸咳，而所尤重者，在聚于胃关于肺六字。盖胃中水谷之气，不能如雾上蒸于肺而转输诸脏，只是留积于胃中，随热气而化为痰，随寒气而化为饮。胃中既为痰饮所滞，而输肺之气亦必不清而为诸咳之患矣。③肺为脏腑之华盖，呼之则虚，吸之满，只受得本然之正气，受不得外来之客气，客气干之则呛而咳矣；亦只受得脏腑之清气，受不得脏腑之病气，病气干之亦呛而咳矣。肺体属金，譬如钟然，一外一内皆所以撞之使鸣也。

浅说　关于咳嗽的病理生理机转，主要在肺。肺有二种含义：一是指人体解剖部位上的肺脏，如《素问·痿论》谓："肺者，脏之长也，为心之盖。"王冰注："位高而布叶于胸中，是故为脏之长，心之盖。"《灵枢·师传》："五脏六腑，肺为之盖。"张介宾谓："肺叶白莹，谓为华盖，以覆诸脏，虚如蜂窠，下无透窍，吸之则满，呼之则虚，一呼一吸，消息自然，司清浊之运化，为人身之橐籥。"这很明显地指出了肺脏的解剖部位、形态及功能；另一含义是广泛的指整个呼吸系统，如《灵枢·脉度》:“肺气通于鼻。”《难经·四十难》:“鼻者，肺之候。”《难经·四十二难》:“喉咙”，杨玄操注:“喉咙空虚也，言其中可以通气息焉，即肺之系也，呼吸之道路，……喉咙与咽并行。”这很明显的指出了整个上呼吸道都是属于“肺”的范围。呼吸系统对于各种不良刺激是非常敏感的，一遇不良刺激立即产生保护性反射动作以期排除刺激，其中最明显的就是咳嗽。陈修园谓:“只受得本然之正气，受不得外来之客气。客气干之则呛而咳矣；亦只受得脏腑之清气，受不得脏腑之病气，病气干之，亦呛而咳矣。”这就是说呼吸系统如果受到任何不良刺激，不论这个刺激来源，是由于外来的还是由于本身产生的，都可以立即产生咳嗽。陈氏比肺为钟，撞之则鸣，这是非常通俗而生动的一个比喻。

咳嗽发生的机转，其表现虽然主要在肺，但它是与全身各个器官密切相关。任何器官病变，都可以影响呼吸系统而产生咳嗽，所以《素问·咳论》谓:“五脏六腑皆令人咳，非独肺也。”不过咳嗽的本身，无论如何总是呼吸系统的病变，所以陈氏原注又谓:“咳嗽不止于肺而亦不离于肺。”也就是说咳嗽虽可以视为一个全身疾患，但如果在呼吸系统尚未受到影响以前，则亦不能构成咳嗽。这些认识，与今天对于咳嗽的发生机转认识，可以说是完全一致的。

“聚于胃，关于肺”之说，出自《内经》。《素问·咳论》谓:“久咳不已，则三焦受之，三焦咳状，咳而腹满，不欲食饮，此皆聚于胃，关于肺，使人多涕唾而面浮肿气逆也。”王冰注此条谓:“……出上焦之后，此所受气者，泌糟粕、蒸液津，化其精微，上注于肺脉，乃化而为血，故言皆聚于胃……”。这里所说的“胃”字，不能单看成解剖部位上的胃，而应视为人体整个生理功能。因此这段话的意思，浅释之，就是说如在久咳之后，是可以影响全身其他器官发生功能上的失调的，如腹满、不欲食饮、多涕唾、面肿气逆等等症状的发生。全身功能的失调，反过来又可以影响呼吸系统的病变而为喘咳。如王冰注此条所说的:“两焦受病（上中焦受病）则邪气熏肺而肺气满，故使人多涕唾，而面浮肿气逆也。”《内经》一段原文及王冰的这些注解，其描述肺与胃的关系，颇似现代医学所认识到肺与心的关系。按照现代医学认识，长期咳嗽的结果，可以引致肺源性心脏病，进而引起右心衰竭而可有腹满、消化功能障碍、面肿、气逆等等症状。而先有左心衰竭时，又可以反过来引起肺脏淤血而现咳嗽、喘息、痰多等等症状，这与中医所说的肺与胃的关系认识，基本上可以说是很接近的。这类情况是一种慢性病的急性表现，情况如发展至此，即相当严重，急者往往可以因心力衰竭而死亡。所以陈氏原注特别提出:“《内经》虽分五脏诸咳，而所尤重者，在聚于胃，关于肺六字。”以提起大家对于肺、胃相互关系及其发展情况之严密注意。无疑的这是很正确的看法。

风寒入　外撞鸣①　痨损积　内撞鸣②

原注　①经云：微寒微嗽。可见咳嗽多因于风寒也。风从皮毛而入于肺，寒从背俞入于肺，皆主乎外也。后注虽言热、言湿、言燥，令不自行，亦必假风寒以为之帅也。②痨伤咳嗽主乎内也。甚者不治，至于咳嗽失音，是金破不鸣矣。

浅说　引起咳嗽的原因很多，但归纳之，不出内伤与外感两大类。《证治要诀·诸嗽门》谓:“咳嗽为病，有自外而入者，有自内而发者，风寒暑湿外也，七情饥饱内也。”《景岳全书·杂证谟·咳嗽》谓:“以余观之，则咳嗽之要，止惟二证，何为二证，一曰外感、一曰内伤，而尽之矣。”

一、病因　外感，即指咳嗽发生的原因，主要系由于外界因素所引起。这方面特别强调气候上的异常变化，即风、寒、暑、湿、燥、火六淫之邪所引起的咳嗽。而六淫之中，更特别强调风、寒，因为肺主皮毛，而风寒之邪又是首先侵犯皮毛之故。说通俗一些，就是外感咳嗽主要是由于受凉而起。按照现代医学知识，也认为呼吸道的感染。生物性病原，并非是主要的因素，因为一般正常人呼吸道中，经常都是有致病细菌的存在，但是绝大多数并不发生疾病，只有在呼吸道上皮抵抗能力降低的时候，这些早就存在的病菌才得乘虚而入引起疾病的发生。引起呼吸道上皮抵抗力降低的许多原因中，受凉则是其中最重要原因之一。因为人体在受凉以后可以反射性的引起呼吸道粘膜小血管痉挛收缩因而缺血，这样粘膜神经营养功能便发生障碍，上皮抵抗能力因而降低，病菌便乘虚而入，这与中医的认识，原则上可谓一致。

内伤，即指咳嗽的原因，主要是由于内在的原因所引起。内伤方面包括的范围较广，一方面包括了机体由于感情上的变化，引起的正常生理功能的失调，因而影响呼吸系统病变而发生咳嗽，如七情：喜、怒、忧、思、悲、惊、恐等所伤；另方面也包括了机体由于生活方面的异常，如饥饱、房劳，亦即饮食及性生活方面的失于节制，因而引起生理功能失调，再影响呼吸系统病变而发生咳嗽。其他方面还包括了机体其他器官的疾病，引起呼吸系统的继发病变而生咳嗽，如上文已提到的“五脏六腑，皆令人咳。”总而言之，内伤咳嗽的范围比较广泛，凡属由于患者情志上的变化，生活方面的失调，以及各种慢性疾病影响呼吸器官继发病变而产生咳嗽，均可以列入内伤范围之中。

二、诊断 咳嗽的原因，既有外感与内伤之不同，在治疗时则应依据其原因而随证治疗。因此临床上鉴别患者咳嗽之原因系外感，抑系内伤，是非常重要的问题。外感与内伤咳嗽的诊断主要依据下列二方面：

1. 病史：《景岳全书》：“外感有嗽，内伤亦有嗽，此一实一虚，治当有辨也。盖外感之嗽，必因偶受风寒……但其素无积劳、虚损等证而陡病咳嗽者，即外感证也。若内伤之嗽，则其病来有渐，或因酒色，或因劳伤，必先有微嗽而日渐以甚……”（同上）这就是说外感咳嗽，其发病较急，有明显诱因，既往无慢性咳嗽历史，而内伤咳嗽，发病较缓，有咳嗽逐渐增进的过程。

2. 症状与体征：《景岳全书》：“外感之嗽……或为寒热，或为气急，或为鼻塞、声重、头痛、吐痰，邪轻者，脉亦和缓，邪甚者，脉或弦洪微数……内伤之嗽……其证则或为夜热潮热，或为形容瘦减，或两颧常赤，或气短喉干，其脉轻者亦必微数，重者必细数弦紧……”（同上）《张氏医通·诸气门·咳嗽》谓：“外感咳嗽与阴虚咳嗽（内伤咳嗽）尤宜辨析，外感咳嗽则声盛而浊，先缓后急，日夜无度，痰涎粘稠而喘急。阴虚劳嗽，则声怯而槁，先急后缓，或早甚，或暮甚，清痰少气而喘乏也。”这就是说，外感咳嗽的症状及体征，主要是发热、恶寒、头痛、鼻塞、声重、咳嗽声音壮盛、痰液粘稠，咳嗽也比较剧烈。而内伤咳嗽的主要症状则为潮热、消瘦、咳嗽声音小、两颧部经常发红、痰少气微等。

三、证候类型 外感咳嗽与内伤咳嗽是两个大的分类，在外感与内伤之下，尚有许多具体的区分。外感方面，又依风、寒、暑、湿、燥、火六淫而分为风嗽、寒嗽、暑嗽、湿嗽、燥嗽、火嗽。内伤方面又依由于情感上的失调而有“七情气结、郁火上冲”的气嗽、由于饮食失调而引起的食积嗽、性欲失节而引起的劳嗽以及由于其他器官病变而引起的咳嗽，如五脏六腑的各经咳嗽。但这样过分细致的分类，反使人在临床实际工作中发生困惑。所以张景岳氏谓：“咳嗽一症，窃见诸家立论太繁，皆不得其要，多致后人临证莫知所从，所以治难效。以余观之，则咳嗽之要，止惟二证，一曰外感，一曰内伤，而尽之矣……但于二者之中，当辨阴阳，分虚实耳……于此求之，自得其本，则治之无不应手。”（同上）《时方妙用》亦谓：“咳嗽症，方书最繁，反启人多疑之惑，其实不若虚实二症。实者，外感风寒而发；虚者，内伤精气而生也。”这些都是很正确的说法。

关于咳嗽，就以上所谈到的，我们不难得出下列概念：

1. 咳嗽的病变主要在肺，它与全身情况密切相关，可以先由肺部病变开始，而引起全身其他器官病变，亦可以先由其他器官发生病变，而引起肺部续发病变。

2. 咳嗽发生的原因，总的分为外感与内伤两大类，外感主要系指气候方面的失调，内伤主要系指患者或由于情志上、生活上的失调，或由于各种慢性疾患累及呼吸系统。前者发病较急，而后者发病较缓；前者常为原发，而后者常为续发；前者病程短，预后好，而后者病程长，预后不良。

3. 咳嗽的临床类型，总的区分与病因相适应，即分为外感咳嗽与内伤咳嗽两大类。外感咳嗽由于其伴随症状不同，而又分为风、寒、暑、湿、燥、火各种咳嗽，内伤咳嗽由于其伴随症状不同，而又分为五脏六腑、阴虚、阳虚各种咳嗽。这两类咳嗽，在治疗上，预后上迥然不同。因此在鉴别诊断上非常重要，鉴别诊断的主要依据是根据患者的病史、症状及体征。

谁治外　六安行①　谁治内　虚痨程②

原注　①六安煎虽无深意，却亦平稳。然外感诸咳，当辨风热、风燥二症，如冬时先伤非节之暖，复加外寒外遏，以致咳嗽痰结，咽肿、身重、自汗、脉浮者，风热也。宜葳蕤汤辛润之剂，切勿辛热发散。而风燥一症，辨治尤难，盖燥为秋气，令不独行，必假风寒之威而令乃振，咳乃发也。内经只言秋伤于湿何也，以长夏受湿土郁蒸之气，随秋令收敛，伏于肺胃之间，直待秋深，燥令大行，与湿不能相容，至冬而为咳嗽也。此证有肺燥、胃湿，两难分解之势。惟千金麦门冬汤、五味子汤、独得其秘。后人以敛散不分、燥润杂出弃之，昧之甚也。②宜于虚痨门，择其对症之方，审是房劳伤精则补精，审是思郁伤脾则养神。

浅说 关于咳嗽的治疗问题，总的原则与其病因相适应，亦即分为外感与内伤两大类进行治疗，张景岳谓："外感之咳与内伤之咳，所本不同而所治亦异。盖外感之咳，其本在肺，故必由肺以及他脏，此肺为本而他脏为标也。内伤之咳先伤他脏，故必由他脏以及于肺，此他脏为本而肺为标也。"（《景岳全书·杂证谟·咳嗽》）这就是说，外感咳嗽是呼吸系病变，治肺是主要的。内伤咳嗽，其呼吸系病变是由于其他器官慢性病变所继发，治疗其原发病变，是主要的。全身状况改善，肺部情况也就自然改善，这对于咳嗽治疗是总的原则。

四、治疗 外感咳嗽，由于咳嗽病程的先后，程度的剧缓，患者对病原刺激反应的强弱，以及伴发症状的不同，因此又分风、寒、暑、湿、燥、火等各种咳嗽，而加以分别处理。六淫之邪所引致的咳嗽，风寒是主要的，其他各类咳嗽，则均系由风寒诱发咳嗽以后的各种不同发展过程。陈修园氏原注谓："言热、言湿、言燥，令不自行，亦必假风寒以为之帅。"又谓："必假风寒之威而令乃振。"这就是说，在人体因受外界剧烈气候变化，而引致咳嗽以后，由于其继续进展，因而表现出各种不同的伴随症状。由于各种伴随症状的不尽相同，因此以风、寒、暑、湿、燥、火等分别加以命名，例如鼻塞、身重、口干、喉痒，语未竟而咳叫风嗽。憎寒、发热、无汗、恶寒、烦燥不渴叫寒嗽。口渴、心烦、尿赤叫暑嗽（《医学心悟》）。骨节疼痛、四肢重着、或有汗、小便不利叫湿嗽（《医学入门》）。干嗽无痰叫燥嗽。痰少面赤，或烦渴引饮叫火嗽（《沈氏尊生书》）等。于此可见外感咳嗽，虽有风、寒、暑、湿、燥、火等区分，但基本上仍是一体的。兹根据外感咳嗽之发病过程及各阶段之特点，将外感咳嗽之治疗，分为下列三期，以清眉目。

第一期：即外感咳嗽的初期，这一期症状上的特点是：患者除咳嗽以外，每多兼有表证的各种症状及体征，如发冷发热、头疼、身疼、鼻鸣、干呕、舌白、不渴、脉浮等等症状，因此这一期原则上应划入表证的范围，所以治疗原则也应当解表为主。表邪得解，则咳嗽也就自然随之轻快。但是因为咳嗽在这一证候群中，是其中比较明显的症状，因此在解表药物之中，适当的配合祛痰、镇咳的药物是必要的。关于这一类方剂很多，陈氏在本书中特别提出了六安煎（48），六安煎的作用主要为祛痰、镇咳，加生姜则合并有辛温解表的作用。不过作者认为，这个方剂如果在患者发热、恶寒、头痛、身痛等表证情况并非太重时，固然是一个治疗外感咳嗽的平妥方剂，但如果表证较显著时，则本方的作用显然是不够的，必须增强其组织。所以张景岳氏说："若寒盛气闭，邪不易散者，即麻黄、桂枝俱可加用，或用小青龙汤（49）。"（同上）其他类似方剂还有很多，如止嗽散（50）、华盖散（51）、金沸草散（52）等，都是常用治疗外感咳嗽的方剂。这类方剂在组织上，药物上虽或有不同，但总的来说，解表、祛痰、镇咳的作用则一。

其次，必须加以说明者，即在外感咳嗽初期中，企图专门用止咳药物止咳，中医是反对的。这样做，将会涩住邪气，使病加重。《古今医统大全》谓："禁先用涩药，凡治咳嗽，必先因其病根，伐去邪气，而后以乌梅、诃子、五味子、罂粟壳、款冬花之类，其性敛涩，有收敛劫夺之功，亦在所必用，可以一服而愈。但慎勿越其先后之权衡。"这是止咳药运用原则。

第二期：即外感咳嗽中期，这一期症状的特点，主要是有由表入里的征兆。即患者除具有上述第一期表证各种症状以外，或兼有胸痛、胁痛，或兼有口渴、尿少，或兼有心烦等症状，因此这一期原则上是应划入半表半里范围，在治疗上则应当以解表清里为主。因为咳嗽在此期证候群中是比较明显的症状，因此在解表清里的原则下，也应当适当的配合祛痰、镇咳的药物。关于这类方剂，陈氏在本书中提出了加减小柴胡汤

(53)，其他常用的尚有麻杏石甘汤(54)、桑菊饮(55)等方剂，这些方剂，原则上都是属于疏风祛热、表里两解的范畴。

第三期：即外感咳嗽的末期，由于病程已久，机体对于病原刺激的反应，已成为持续的兴奋状态，呼吸系统炎症现象亦更加严重，此为病已入里。因此这一阶段症状上的特点是：患者咳嗽加重，口渴、心烦、尿赤、干咳无痰，甚则咽痛、唾血……，这一现象是风邪化燥、化火，而化燥、化火的原因则又是咳久伤阴的结果。因此在本期的治疗，原则上是养阴清肺、清心止咳，在初期所禁用的止咳药，由于本期的特点，因此常常被首先考虑应用，关于这类方剂，陈氏在本书中着重介绍了麦门冬汤(56)、五味子汤(57)，其他如黄连解毒汤(58)、三黄丸(59)、竹叶石膏汤(60)，均是在里热咳嗽时，根据患者不同症状而常用的方剂。

关于内伤咳嗽方面，又有阳虚、阴虚之不同。阴虚咳嗽多半属于痨瘵范围。治疗原则上，应分别其情况而予以补脾、补肺、补肾，此已于第三篇虚劳门内详述，兹不再为重复。至于阳虚咳嗽，则由肺寒所致。寒，泛指机体生理调节及代偿功能的衰减，因此肺寒二字联系起来，很明显的就是指呼吸系统功能的衰减。呼吸系统功能的衰减，原因是多方面的，一方面可能由于呼吸系本身的慢性病变，一方面也可以由于其他脏器病变的长期影响。所以尤在泾云："虚寒嗽者，其寒不从外入，乃上中二焦阳气不足而寒动于中也。或初虽起于火热，因过服寒凉消克，以致脾土受伤，而肺益失养。"由于阳虚咳嗽由肺寒所致，所以其症状表现也就有其特点。尤在泾云："冷嗽……其症呼吸不利，呕吐冷沫，胸中急痛，恶寒声嘶，得温则减，得寒益甚。"又云："虚寒嗽者……脉微气少，饮食不入……"《金匮要略·痰饮咳嗽病脉证》亦云："咳逆倚息，短气不得卧，其形如肿，谓之支饮。"这些症状都属于慢性迁延的病证。

由于阳虚咳嗽，其发生机转如此，因此治疗上全身疗法是主要的。而肺脏与心脏息息相关，所以在全身疗法的原则之下，更特别强调治心。张景岳谓："凡脉见细弱，证见虚寒而咳嗽不已者，此等证候，皆不必治嗽，但补其阳而嗽自止。"这是非常具有经验的说法。关于这类方剂，常用的有加味理中汤(61)、苓甘五味加姜辛半夏杏仁汤(62)。这两个方剂，都有强心祛痰镇咳的作用。阳虚的原因虽然很多，但治疗上扶阳、助脾、祛痰、镇咳的原则则一。

夹水气　小龙平①　兼郁火　小柴清②

原注　①何韵伯治咳嗽，不论冬夏，不拘浅深，但是寒嗽，俱用小青龙汤，多效。方中驱风、散寒、解肌、逐水、利肺、暖肾、除痰、定喘，攘外安内，各尽其妙。盖以肺中有沉寒痼冷，非麻黄大将，不能捣其巢穴，群药安能奏效也。②寒热往来咳嗽者，宜去人参、大枣、生姜，加干姜、五味治之。

浅说　小青龙汤(49)，见于《伤寒论·辨太阳病脉证并治》第40条。其原文云："伤寒表不解，心下有水气，干呕发热而咳，或渴、或利、或噎、或小便不利，少腹满，或喘者，小青龙汤主之。"亦见于《金匮要略·痰饮咳嗽病脉证治》，原文云："咳逆倚息，不得卧，小青龙汤主之。"又云："病溢饮者，当发其汗，大青龙汤主之，小青龙汤亦主之"。《伤寒论》指出本方的适应证是"表不解"，《金匮要略》亦指出本方的作用是"发其汗"，于此可见本方的作用，主要是解表发汗，平喘镇咳。表，是指急性感染的初期，解表，是指运用"辛温"药物亦即兴奋刺激性药物以兴奋中枢，旺盛血循，以帮助体力战胜病原的一种手段。表证不汗出，说明植物神经系统障碍，而汗出，则是说明植物神经功能的恢复。因此表证得汗，则汗出而解。小青龙汤观其组成方剂药物如麻黄、桂枝为辛温发汗平喘药，五味子、干姜、细辛、半夏为镇咳祛痰药，因此本方是发汗剂与祛痰镇咳剂的综合应用，其主要作用是发汗、祛痰、镇咳、平喘。所以本方应该说是属于重症外感咳嗽，亦即急性上呼吸道感染初期的主要方剂。原文“伤寒心下有水气”，亦系指急性感染过程中上呼吸道之炎性渗出而言。原注柯韵伯氏用本方治寒咳嗽有效，系指外感风寒而引起的咳嗽，并非指上节所提过的阳虚内寒所继发的咳嗽。内伤咳嗽中，阴虚咳嗽如痨瘵，固不宜于本方。阳虚咳嗽如慢性支气管炎，亦只能在继发急性感染时，暂时使用。虽有的患者暂时亦可取效，但终非根本治疗的方法。

小柴胡汤（63）为《伤寒论》少阳病主方。少阳在急性感染疾病过程中，属于半表半里阶段，亦即表证未罢，里证已见的阶段。这一阶段，治疗原则上应当是表里两解，亦即“和解”，小柴胡汤则正是这一类性质的代表方剂。因为呼吸道的感染，咳嗽是比较明显突出的症状。所以在表里两解的原则之下，加入适当的祛痰、镇咳药是必要的。而滋养强壮药物，在这时对于患者适成禁忌。因为它反而可致成机体功能过度的兴奋而使病情加重。原注以本方去人参加干姜、五味，其目的亦即在此。

姜细味　一齐烹①　长沙法　细而精②

原注　①金匮治痰饮咳嗽，不外小青龙汤加减，方中诸味皆可去取，惟细辛、干姜、五味不肯轻去。即面热如醉，加大黄以清胃热，及加石膏、杏仁之类，总不去此三味，学者不可不深思其故也。徐忠可金匮辨注有论。②金匮痰饮咳嗽治法，宜熟读之。

浅说　任何疾病影响到肺，都可以发生咳嗽。所以《伤寒论》所描述各种疾病中，许多兼证都提到了“咳”的字样。由于咳嗽只是一个症状，所以在治疗上，原则是治疗疾病的本身，原发病变好转，而咳嗽也就自然随之好转。例如《伤寒论》中太阳、阳明、少阳、少阴各篇中均曾提到咳嗽，但在治疗上则仍然是按经治疗。如太阳病而兼有咳嗽，太阳属表，因此在治疗上仍然是解表为主，而对于咳嗽则是适当的作对症处理。少阳病而兼有咳嗽，少阳属半表半里，因此在治疗上仍然是以和解为主，而对于咳嗽，则只适当的在和解的原则下作对症处理。其他各经，亦皆如此，读者可以类推。至于咳嗽的对症处理，原则上不外二者，一方面是祛痰，以减少痰液本身对呼吸道的刺激，因而减轻咳嗽；或使痰液容易排出，引流通畅，因而促成呼吸道炎性病变的好转。另方面则是镇咳，以减少病人咳嗽过度剧烈时，对病人精神及身体产生的严重影响。而细辛、干姜则正是属于刺激性祛痰药，五味子则正是收敛性的镇咳药，三者合用，总的作用就是祛痰镇咳。所以在对咳嗽症状作对症处理时，张仲景氏总是以干姜、细辛、五味子合用，或以五味子与干姜合用，其目的即在此。祛痰镇咳药物尚多，一般习用的贝母、半夏、陈皮、诃子、乌梅、罂粟壳均是。

《金匮要略》列痰饮咳嗽于专篇，把咳嗽列于痰饮之后，这是很卓越的认识。因为咳嗽发生的原因，多系由于痰液的刺激所引起。所以《医门法律·咳嗽续论》谓:“金匮以咳嗽叙于痰饮之下，有深意焉。盖以咳嗽必因之痰饮，而五饮之中，独以膈上支饮最为咳嗽根底。”这是很确切的说法。不过痰的产生，原因很多，急慢性炎症都可以生痰。痰的本身只是炎症的结果，而并不一定是炎症的原因。因此祛痰镇咳，亦只能认为是治标而不是治本，是对症治疗而不是病因治疗。张景岳云：“然痰之为病，亦惟为病之标耳，犹必有生痰之本，凡痰因火而动者，必须先治其火，痰因寒生者，必须先去其寒，至于或因风邪，或因湿滞，或因脾肾虚弱，有一于此，皆能生痰，使治痰而不知其所以痰，则痰终不能治。”（《景岳全书·杂证谟·喘促》）这是极其深入的认识，值得重视。

关于咳嗽一症的针灸疗法，《医学三字经》未介绍，作者拟稍加补充。外感咳嗽，以针为主。表证显著者，针风池、身柱、风门、外关、经渠，表证较轻，仅咳嗽较著者针肺俞、大杼、天突、尺泽，三阴交，日针一次，针后频饮热水，温覆取汗。内伤咳嗽，阴虚者如虚劳门中所介绍，阳虚者以灸法为主。灸法取穴，以身柱、肺俞、灵台、天突、膻中、脾俞、中脘、足三里、丰隆等穴为主。

五、预防 至于预防方面，与其病因相适应，即注意气候上的变化，预防受凉。慢性疾病的早期治疗，注意摄生。其中受凉一项，外感咳嗽，固为直接因素，而内伤咳嗽，亦往往由于受凉而诱致急性发作，使病情加重。因此对受凉尤其应该时刻注意，以防未然。

疟疾第五

疟为病　属少阳

原注　少阳为半表半里，邪居其界，入与阴争则寒，出与阳争则热，争则病作，息则病止，止后其邪仍居于少阳经。

浅说　疟疾是由人体被疟原虫寄生而发病。此病在我国分布很广，其中以间日疟最多，遍及全国；恶性疟次之，主要分布在南方各省；三日疟在南方山区呈散在性分布。流行程度南方多于北方，严重地危害着广大人民健康。疟疾的临床特点主要是：阵发性发冷、发热、出汗、脾大、贫血、白细胞减少等。现代医学按照寄生于人体的疟原虫不同，一般分为间日疟、三日疟、恶性疟等三种。这种病在民间有的地方叫“打摆子”、“打板子”，有的叫“发脾寒”、“发寒热”、“发疟子”。间日疟有的叫“隔日头”、三日疟有的叫“三日头”，恶性疟有的叫“瘴疟”。

我国对于“疟”的认识很早，可以追溯到公元前一千二百余年的殷商时期，在殷墟出土甲骨文中，已有“疟”字的记载。远在春秋时代（公元前722～481年），祖国医学便有疟疾这个病名及病因、发病季节的记载。如《周礼·天官》:“秋有疟寒疾”；《左传》:“襄公七年，子驷使贼夜弑禧公，而以疟疾赴于诸侯”；《礼记·月令》：“孟秋行夏令，民多疟疾”。大约成书于公元二世纪左右的《内经》一书，已有《疟论》、《刺疟论》等专章，对疟疾的病、因、证、治作了深刻的总结和论述，后世中医文献记述更多，对于本病的病因、流行病学、诊断、治疗和预防等各个方面，都有许多系统的认识和宝贵的经验，至今在防治疟疾中仍然起着一定的作用。我国近年提出的抗疟新药青蒿素，即从晋·葛洪《肘后备急方》中发掘研制而成。祖国医药学对于防治疟疾有丰富的理论认识和临床治疗经验，值得我们进一步加以继承发扬。

一、病因 关于疟疾的病因，中医文献中记载很多，归纳起来，大致可以分为主因、素因、诱因三大类。

1. 主因：疟疾发生的主因，中医学认为主要是由于人体“外感邪气”所致。《素问·疟论》谓：“夫痎疟皆生于风”，又谓：“邪气内薄于五脏”；“与邪气相合则病作”；“先伤于寒而后伤于风，……名曰寒疟。”“先伤于风而后伤于寒，……名曰温疟。”《素问·金匮真言论》：“夏暑汗不出者，秋成风疟。”《素问·生气通天论》谓：“夏伤于暑，秋为痎疟。”《儒门事亲·疟非脾寒及鬼神辨》谓：“夫疟，以夏伤酷暑而成痎疟也。”《杂病源流犀烛·疟疾源流》谓：“诸疟，暑病也。……四季之气，寒热相劫，皆能为疟。”《明医杂著·疟疾》谓：“疟是风暑之邪。”《医学入门·杂病分类·暑类》谓：“为外感邪气。”《医宗必读·疟疾》谓：“疟疾多因风寒暑湿天之邪气所伤。”《诸病源候论·疟病诸候》谓：“夫疟者，风寒之气也。”又谓：“夫疟皆由伤暑及伤风所为。”《景岳全书·杂证谟·疟疾》谓：“疟疾本属外感，故《内经》论疟无非曰风曰寒，其义甚明。”《脉因证治·疟》谓：“外因，从六淫，有寒温瘴湿牝。”所谓“风”、“寒”、“暑”、“湿”、“燥”、“火”，中医总称为六淫，认为是一种“天之邪气”，是人体致病的外因。中医书中所谓的“天”，一般是指自然环境，“邪气”一般是指一些外来致病因素，因此所谓“天之邪气”，也就是指自然环境中一些外来致病因素而言，人体感受这种外来致病因素，发生疾病，就叫作外感于六淫。疟疾的发生即是由于自然环境中外来因素致病，属于外感六淫范围，即所谓“疟疾本属外感”，“疟疾多因风寒暑湿，天之邪气所伤”，因此“外感邪气”便是疟疾发生的主要原因。这种外来致病因素，既可使人体在感受以后，迅速发生疾病，即“与邪气相合则病作”，也可以潜伏很长时间才发作如“夏伤于暑，秋为痎疟。”

2. 素因：素因即人体内在的原因。疾病发生虽由外邪所致，但人体正气的强弱起着重要的作用。若正气充沛，足以抗邪，则感邪之后可不发病，若正气不足，则容易遭受邪气的侵袭而发病。

疟疾发生的素因，主要是由于气虚。《素问·生气通天论》谓:“形弱而气烁，穴俞以闭，发为风疟。”《医贯·疟论》谓：“经云：夏伤于暑，秋必病疟……然而有病有不病者，盖邪之所凑，其气必虚，故其人元气不固者，暑邪得以乘之。”《景岳全书》谓:“疟疾本由外感……惟禀质薄弱，或劳倦过伤者，尤易感邪。”（同上）《证治汇补》谓:“元气本虚，感邪患疾。”“气”，中医是指人体生理调节代偿功能或抵抗疾病侵袭的能力。“虚”，一般是指衰弱或不足，因此联系起来认识，气虚就是指人体生理调节代偿功能衰弱或抵抗疾病侵袭能力低下之意。疟疾的发生，虽由于外感邪气所致，但素因起着决定作用。人体如果在生理调节代偿功能强，抵抗疾病侵袭能力高的情况下，即使外感邪气，也不一定就会发生疟疾，此即“正气存内，邪不可干”。反之，邪气之所以能够在人体中发生致病作用，完全是由于人体生理调节代偿功能弱，抵抗疾病侵袭的能力小的结果，此即“邪之所凑，其气必虚”。气虚，是疟疾发生的素因。暑必伤气，“热伤气”，气虚患者在夏秋之间，容易发生疟疾，即所谓:“其人元气不固者，暑邪得以乘之。”

3. 诱因：所谓诱因就是指那些能够促进疾病发生的内外因素。疟疾发生的诱因，主要在于饮食、起居等生活方面的失调和其他疾病的影响。《素问·疟论》谓:“疟者，风寒之气不常也。”《格致余论·痎疟论》谓:“疟得于暑……或凉台水阁，阴木冷地，他人挥扇，泉水澡浴……恣意饮食，过分劳动，竭力房事，胃气大伤，其病乃作。”《医学入门·杂病分类·疟》谓:“诸疟皆生于风……因夏伤暑，秋感风湿，遇七情饮食郁痰而后发。”《三因极一病证方论·疟叙论》谓:“饮食饥饱，房室劳逸，皆能致疟。”《医宗必读》谓:“疟必因于盛暑贪凉，不避风寒，或浴凉水，或食生冷。”又谓:“食疟者，必肥甘无度或生冷受伤。”（同上）《济生方·诸疟门》谓:“夫疟疾……或乘凉过度，露卧湿处，饮冷当风，饥饱失时，致令脾胃不和，痰饮中脘，遂成此疾。”《医宗必读》谓:“夫夏伤于暑，汗出腠开，当风浴水，凄沧之寒伏于皮肤，及遇秋风新凉束之，表邪不能外越，阴欲入而阳拒之，阳欲出而阴遏之，阴阳相薄而疟作矣。”（同上）《景岳全书》谓:“避暑就阴，贪凉过度，此因暑受寒，所以致疟。”又谓:“疟疾之作，……有不慎饮食而更甚者，有不慎劳役而增病者。”（同上）这些论述都说明了在夏秋季节，人体可以因为避暑贪凉受冷，或劳动过甚受热，或饮食方面的失慎，感受“邪气”，发生疟疾。除此而外，也可以由于其他疾病的影响发生本病。《素问·金匮真言论》谓:“长夏善病洞泄寒中，秋善病风疟”，“长夏不病洞泄寒中，秋不病风疟。”《医学入门》谓:“伤寒汗吐下余热未尽，重感于寒而变疟，或过经旧热未解，外感六淫之气而变疟。”（同上）《时病论·夏伤于暑秋必痎疟》谓:“痰疟者，……或素系痰体，其痰据于太阴脾脏，伏而不发，一旦外感凉风，痰随风起，变为疟病矣。”这些论述都说明了人体在其他疾病影响之下，也可以再感“邪气”而发生本病。于此可见，生活、饮食、起居、疾病等等因素，中医认为虽不是疟疾发生的主要原因，但也可以直接或间接影响人体体力，使人容易在流行季节中感受“疟邪”而发病，因而成为本病发生的诱因。

按照现代医学认识，本病的发生主要系由于人体遭受疟原虫的感染；其发病素因则系由于机体对本病的适应性小，抵抗力低；发病诱因亦认为与饮食、起居、疾病等生活因素直接或间接有关。

由于时代关系，中医对于本病发生虽然没有认识到疟原虫的存在，但在各家文献中绝大多数学者均特别提出本病发生主要系属“外感”，《内经》中更直接提出了“疟气”这个名称，证明古人确已从经验中认识到本病系由于外界感染而来。至于素因方面，中医强调了人体抵抗疾病能力与病原的关系，把外因和内因统一起来加以认识。诱因方面，中医强调了起居、饮食、疾病等生活方面的原因，把人体和周围环境统一起来加以认识。这些认识无疑是正确的，从概念上来说，基本上与现代医学对于本病的认识一致。

二、病机 祖国医学对于疟疾的发病机制，认为是由于正邪交争的结果。《素问·疟论》说:“阴阳上下交争，虚实更作，阴阳相移。”阴阳，本指人的正气，在这里还代表着正气与邪气的斗争，阴阳之间出现的偏盛偏衰，正是由于正邪交争的结果。阴阳二气，在人体内是“阳气者下行极而上，阴气者上行极而下”，所以说“阴阳上下交争。”一旦阴阳失于平调，或者阴并于阳，或者阳并于阴；并于阳则阳盛阴虚，并于阴则阴盛阳虚。我们知道，按照中医理论，阳盛则外热，阴虚则内热，阴盛则内寒，阳虚则外寒。这样，由于“并阳”、“并阴’的不同，就出现或寒或热、随着人体正气与邪气斗争的移易，邪气“并阳”、“并阴”的移易，虚与实、寒与热、交相更替，以致产生了本病的一系列症状。对此，《素问·疟论》说:“疟气者，并于阳则阳胜，并于阴则阴胜，阴胜则寒，阳胜则热。疟者，……病极则复。”

有了上述对疟疾病机总的认识，对于疟疾症状也就易于了解了。

恶寒、寒战：前人形容疟疾恶寒颤栗，“冷时节牙关儿错，锅头上坐”。这是疟气邪毒侵入人体“入与阴争则寒”的缘故，即所谓：“阳并于阴，则阴实而阳虚，……寒生于内，故中外皆寒。”（《素问·疟论》）

发热：疟疾是“阴阳相移”的，在阴盛之后，即是阳盛，阳盛则阴虚，出现发热。前人形容疟疾发热，“热时节井水儿喝，冰凌上卧。”这正是疟气邪毒侵入人体“入与阳争则热”的结果，即所谓：“阳盛则外热，阴虚则内热，外内皆热……”。（《素问·疟论》）

头痛：疟疾初起，头痛如劈，此时正气与疟邪剧争，初起之时，太阳阳气先伤，太阳膀胱经脉，从巅入络脑，还出别下项，太阳阳气虚弱，所以头痛。

休作有时：疟疾出现症状，是正邪相争所致。《素问·疟论》谓：“卫气之所在，与邪气相合，则病作。”由于卫气在人体内循行有一定的规律，所以只有在卫气循行到一定部位与邪气遭遇，即“与邪气相合”才发病，因此疟疾的症状是休作有时。另外还有一种情况，正如《素问·疟论》所说：“疟气者，……极则阴阳俱衰，卫气相离，故病得休；卫气集，则复病也。”可见疟疾的休作有时，与正邪斗争密切相关。邪与正相合相争才病；反之，二者相离不病，二者不争亦不病。

一日疟、间日疟、三日疟：由于卫气有昼行于阳二十五度，夜行于阴二十五度的循行规律，病邪有遭遇的一定地方，所以出现一日疟。由于病邪伤人有浅深之别，卫气在体内循行也有深浅之异，循行得越深，与邪气遭遇越迟，所以出现间日疟、三日疟。这就是“间日发者，由邪气内薄于五脏，横连募原也，其道远，其气深，其行迟，不能与卫气俱行，不得皆出，故间日乃作也”，“其间日者，邪气与卫气客于六腑，而有时相失，不能相得，故休数日乃作。”（《素问·疟论》）如病邪稽留越深，发病日期越长，后世则称为三阴疟，此时正气越虚，病邪深重，为难治。

先寒后热：疟疾有的先寒后热，这是机体先受了致病因素损害，使阳气虚衰，而复感受疟邪，这样就常常表现为先寒后热。

先热后寒：疟疾有的先热后寒，这是机体先受致病邪气影响，高热伤气，阳气虚衰而后复伤于寒，这样就常常出现先热后寒。要之，这也无非是“阴阳相移”而已。

但热不寒：疟疾有的但热不寒，这是由于机体素体阴虚，复感受疟邪，故但热不寒。

总之，疟疾发病病机，主要在于正邪相争。在正邪相争时即发作症状，只有正邪不争或者争到极度而至阴阳俱衰，症状才会休止。

按现代医学对于疟疾一日作、间日作、三日作等的认识，认为与疟原虫的生活史有关。疟疾的临床症状完全由疟原虫的无性生殖所引起，患者血中的疟原虫必须达到相当浓度后才能引起临床发作。每次发作发冷期的开始，相符于成熟裂殖体引起红细胞破裂，大量裂殖子进入血浆的时间，发作的症状与疟原虫的代谢产物引起的异性蛋白反应有关。因原虫裂殖体成熟时间各有不同，所以间日疟、三日疟、恶性疟的发作时间也随之而异。

三、流行　关于疟疾的流行病学方面，中医认为一般与季节、地区、传染及人体对于本病的适应能力等各方面密切相关，因而认为本病具有一定的季节性、地方性、传染性与适应性。兹分别加以简单介绍：

1. 季节性：疟疾的发生与季节有关。《周礼·天官》谓：“秋有疟寒疾。”《礼记·月令》谓：“孟秋行夏令，民多疟疾。”《素问·金匮真言论》谓：“秋善病风疟。”《外台秘要》引许仁则疗疟方谓："亦有地居卑湿，时属暑热，内有宿病，外感恶气，亦生此疾。亦有盛夏蒸蒸饮冷，冷热间隔，秋夏气交，亦生此疾。"《河间六书·总论》谓："邪气内行，至秋发而为疟。"《景岳全书》谓："疟发生在夏至后，秋分前……秋分后，冬至前。"（同上）这些论述明显指出了本病的季节性。中医一般认为本病的流行季节多在每年夏秋之间。

2. 地方性：中医认为疟疾的发生与地区气候密切相关。《诸病源候论·山瘴疟候》谓："此病生于岭南，带山瘴之气……皆由山溪源岭瘴湿毒气故也。"《外台秘要·山瘴疟方》谓："南方温毒，此病尤甚。"《景岳全书》谓："瘴疟一证，惟岭南有烟瘴之地有之。"又谓："瘴气惟东南之域乃有之。盖岭南地气卑湿，雾多风少，且以冬时常暖。"又谓："广南每以暑毒为患者，盖一岁之间，暑热过半，使人难免而易犯。"（同上）这些论述明确指出了本病的地方性，认为本病一般多发生在南方炎热潮湿地带。

3. 传染性：中医认为本病的发生与相互传染有关。《医学入门》谓："疫疟一方，长幼相似。"（同上）《儒门事亲》谓："余亲见泰和六年丙寅，征南师旅大举，至明年军回，是岁瘴厉杀人，莫知其数……次岁疟病大作，侯王官吏，上下皆病。"（同上）这些记载明确指出了本病的流行系由于相互传染。

4. 适应性：中医认为本病的发生与人体对于本病之适应性强弱有关。《证治准绳·杂病·寒热门》谓："南人不以患疟为意，北人则畏之，北人而在南方发者尤畏之。"《景岳全书·杂证谟·瘴气》谓："凡往来岭南之人及宦而至者，无不病瘴而至危殆者也……土人生长其间，与水土之气相习。外人入南必一病，但有轻重之异，若久而与之俱化则免矣。"这些论述明确指出了本病的发生，与人体对于本病的适应性密切相关，认为新到疟疾流行区域者容易犯病，久居疟区者可以逐渐适应水土，较少犯病。南方人对本病适应性大，北方人对于本病适应性小。

按照现代医学对于本病的流行病学方面的认识，亦极其着重在季节、气候、地区、传染以及战争、移民、免疫性等方面。因为疟疾的传染源和原虫储藏者是人，传染媒介为各种按蚊。人的方面，战争、人口移动、人口密度、免疫性等均与疟疾流行有关。作为传染源媒介的疟蚊的生长方面，又与温度、湿度、地势等有关。一般说来，我国疟疾分布密度与当地雨量多寡成正比。南方雨量较多，西南各省更是山高雾重，因而本病一般多分布在南方各省。中医文献中虽然未曾提及蚊虫媒介的问题，但从以上所引各家论述中，可见古人从多年临床实践中，确已体会到本病的传染性、季节性、地方性、适应性，则是毫无疑问的。

疟疾，陈氏明确提出："属少阳"。少阳，是六经之一。六经，即太阳、阳明、少阳、太阴、少阴、厥阴，是中医临床上常用的术语。六经在临床上的具体运用，有下列两种情况：一种情况是用以归纳性质相似的症候群，并从而定出此一类症候群总的治疗方向；另一种情况是用以说明各类急性感染的发展进行过程。

少阳既是六经之一，其含义当然不外上述二者，一方面它是指各类急性感染进行发展过程中的某一阶段，另方面它也是指某一类症状相似、性质相似的症候群。《伤寒论》第 264 条："少阳之为病，口苦咽干目眩也。"第 98 条："往来寒热、胸胁苦满、默默不欲饮食、心烦喜呕，或胸中烦而不呕、或渴、或腹中痛、或胁下痞硬、或心下悸、小便不利，或不渴身有微热，或咳者，小柴胡汤主之。"于此可见，少阳病这一症候群的主要症状是：往来寒热、口苦咽干、目眩、胸胁苦满、不欲饮食、心烦喜呕……这些症状中如：往来寒热，为"表证未解"，胸胁苦满、口苦咽干、或腹痛、或胁下痞硬，为"里证已见"。就是说少阳病在症状上的特点是有表证也有里证，而其动的过程，则是一个由表入里的中间过程，所以少阳病不论由其症状特点上来说，或由其转变过程来说，都是属于半表半里。

疟疾由症状上来看，典型的发作前数天常有不明显预兆症状，如低热、全身乏力、头痛、胃纳不佳等等。典型的发作时，先发冷寒战，以后发热、口苦、咽干、头痛，汗出而解，这些都符合于少阳病的特点，因此把疟疾划入了少阳的范围。当然上述这些症状，非仅疟疾所独有。疟疾症状之不典型者，更难单据症状而遽作诊断。所以少阳，可能包括的疾病很多，非仅指疟疾。陈氏原文谓："疟为病，属少阳。"意即疟疾这一疾病，只是属于少阳范围，并不是说少阳病即是疟疾。

寒与热　若回翔①　日一发　亦无伤②
三日作　势猖狂③

原注　①寒热必应期而至。②邪浅则一日一作，邪深则二日一作。③疟三日一作，时医名三阴疟。流连难愈。

浅说　关于疟疾的症状及类型，中医文献中描述颇详。《素问·疟论》谓："夫痎疟皆生于风，其蓄作有时。"又谓："疟之始发也，先起于毫毛，伸欠乃作，寒栗鼓颔，腰脊俱痛，寒去则内外皆热，头痛如破，渴欲冷饮。"又谓："时有间二日或至数日发。"《儒门事亲》谓："病疟，或间日，或频日发，或作热，或作寒，或多寒少热，或多热少寒。"（同上）《明医杂著》谓："疟是风暑之邪，有一日一发，有二日一发，有三日一发，有间一日连二日发。"（同上）在体征方面，《金匮要略·疟病脉证并治》谓："疟脉自弦。"《医学入门》谓："凡疟经年不瘥，谓之老疟，必有痰水瘀血结成痞块，藏于腹胁。"（同上）《医宗必读》谓："疟母由治之失宜……胁下有块。"（同上）

四、症状及类型　根据以上所述本病之典型症状一般是：

1. 本病发作之前，患者先由全身疲乏开始。以后发冷寒战，继发冷寒战之后为发热，发作过程中，一般伴有头痛、身痛、口渴，症状定时发作，或每天发作一次，或隔天发作一次，或三天发作一次。

2. 本病的一般临床体征方面，主要是脉弦。久疟患者，胁下可以摸到痞块，名为“疟母”。

至于类型方面，名目颇繁，归纳起来一般分为下列几类：

1. 以发作时间作区分者

(1) 一日疟：每日发作一次。朱丹溪谓：“一日一发者，受病一月。”（《丹溪心法·疟》）陈修园原注亦谓：“邪浅则一日一作”。

(2) 间日疟：每二日发作一次。朱丹溪谓：“间日一发者，受病半年”。陈修园亦谓：“邪深则二日一作”。

(3) 三日疟：每三天发作一次。朱丹溪谓：“三日一发者，受病一年”。陈修园亦谓：“疟三日一作，时医名三阴疟，流连难愈。”

以上三种类型疟疾，其中一日疟一日一发及午前作者，为病浅，所谓：“邪在阳分”，易治。间日一发或午后或夜间发作者，为病深，所谓：“邪在阴分”，流连难愈。

2. 以临床症状特点区分者

(1) 正疟：这是一般典型的疟疾。其特点是先由全身疲乏开始，然后发冷寒战，继之发热，最后出汗而全身轻快；在发作过程中，一般伴有头疼、身疼等症状。

(2) 温疟：《金匮要略·疟病脉证并治》谓：“温疟者，其脉如平，身无寒但热，骨节疼烦，时呕”，《东垣十书》谓：“先热而后寒者，谓之温疟。”（同上）《医宗必读》谓：“温疟……先热后寒。”（同上）由此可见，温疟临床症状特点，主要为先热后寒，或但热不寒。

(3) 牝疟：牝，兽之雌也，借为“阴”之代词。《金匮要略·疟病脉证并治》谓：“疟多寒者，名曰牝疟。”《医宗必读》

谓："牝疟者，其人必阳气素虚，当盛暑时乘凉饮冷，阳虚阴盛，故但寒而无热也。"（同上）《医门法律·疟证门》谓："疟多寒者，名曰牝疟，蜀漆散主之。疟多寒者，寒多于热，如三七、二八之分，非纯寒无热也。"《医方考·疟门》谓："疟发时独寒无热，脉迟者，名曰牝疟，当责之寒。"由此可见，牝疟临床症状特点，主要为寒多于热，或但寒不热。

（4）瘅疟：《金匮要略·疟病脉证并治》谓："热而少气烦冤，手足热而欲呕，名曰瘅疟。若但热不寒者，邪气内藏于心，外舍分肉之间，令人消铄脱肉。"《医宗必读》谓："瘅疟者……此但热而不寒。"（同上）《医方考》谓："疟发时独热无寒者，名曰瘅疟，当责之暑。"（同上）《景岳全书·杂证谟·疟疾》谓："瘅疟一症，在《内经》曰肺素有热，气盛于身，发则阳气盛，阳气盛而不衰，故致消烁脱肉者，名曰瘅疟，盖以其阳脏而病阳证也，自与诸疟不同。"据此可知，瘅疟临床症状特点亦为但热不寒，其与温疟不同者，瘅疟为但热不寒，而温疟多为先热后寒，瘅疟热势较盛，迅致肌肉消烁；而温疟则热势较差，没有少气烦冤、肌肉消烁等衰弱现象。

（5）瘴疟：《诸病源候论·山瘴疟候》谓："此病生于岭南，带山瘴之气。其状，发寒热，休作有时，皆由山溪源岭瘴湿毒气故也。其病重于伤暑之症。"《医学入门》谓："瘴疟山溪蒸毒，令人迷困发狂或哑，乍寒乍热，乍有乍无。"（同上）《医宗必读》谓："瘴疟由岭南地方天气炎热，山气湿多，有岚瘴之毒，发时迷闷，甚则狂妄，亦有不能言者。"（同上）《医方考》谓："疟疾因感山岚瘴气，发时乍寒乍热，一身沉重者，名曰瘴疟。"（同上）《景岳全书·杂证谟·疟疾》谓："瘴疟一症惟岭南烟瘴之地有之，盖南方岚湿不常，人受其邪而致病者，因名瘴疟。……其甚者则或至迷困暗哑，乃与常疟为稍异耳。"由此可见，瘴疟临床症状特点主要是发热恶寒并不规则，乍有乍无，且可有迷困发狂，言语神志上的障碍，病情较一般疟疾严重，同时本病只见于南方温热潮湿地带。

（6）疟母：《金匮要略·疟病脉证并治》谓："病疟，以月一日发，当以十五日愈；设不瘥，当月尽解；如其不瘥，当云何？师曰：此结为癥瘕，名曰疟母。"《圣济总录·疟病门》谓："疟母者，病疟不瘥，结为癥瘕是也。"《医学入门》谓："凡疟经年不瘥，谓之老疟，必有痰水瘀血结成痞块，藏于腹胁，作胀且痛，乃疟母也。"（同上）《医方考》谓："凡疟疾寒热，皆是邪气与正气分争。久之不愈，则邪正之气结而不散，按之有形，名曰疟母。始虽邪正二气，及其固结之久，则顽痰死血皆有之矣。"（同上）《证治要诀·寒热门》谓："久疟经年累月，名曰疟母。"《诸病源候论》亦以胁下有痞为久疟。故疟母临床症状特点，主要是疟疾长期发作，胁下有痞块作胀作痛。

3. 以发病诱因区分者

（1）食疟：《证治要诀》谓："食疟是饮食伤脾得之，或疟已成而犹不忌口，或寒热正作时吃食。其人噫气吞酸，胸膈不利。"《医方考》谓："疟疾，口亡五味，饮食腹痛膨胀者，名曰食疟……食疟者，食积成疟也。"（同上）《症因脉治·内伤·疟疾》谓："食积疟之症：胸膈不利，噫气吞酸，临发胸前饱闷，呕吐不宁。"《医宗必读》谓："食疟者必肥甘无度，或生冷受伤，食滞痰生，其症饥而不能食，食则胀满，呕吐腹痛。"（同上）是以食疟临床症状特点，主要是患者发病之前有伤食历史，发作过程之中有腹胀、腹痛、呕吐、腹泻等消化不良症状。

（2）湿疟：《医宗必读》谓："湿疟乃汗出澡浴，或冒雨、或湿袭、其症身体重而痛，呕逆胀满。"（同上）《医方考》谓："疟发时一身尽痛，手足沉重，寒多热少，脉濡者，名曰湿疟。"（同上）《杂病源流犀烛》谓："湿疟者感受湿气而成，其症寒热相等，小便不利，身体重痛，肢节烦疼，呕逆胀满。"（同上）是以湿疟临床症状特点，主要是患者发病之前有受湿、冒雨历史，发作过程中有身重疼痛，胸闷呕逆，胀满，小便短少等症状。

(3) 劳疟：《医学入门》谓："劳疟微微恶寒发热，寒中有热，热中有寒，最难调理，或半月十日，小劳复来，经久不瘥。"（同上）《诸病源候论·劳疟候》谓："凡疟积久不瘥者，则表里俱虚，客邪未散，真气不复，故疾虽暂间，小劳便发。"《太平圣惠方·治劳疟诸方》谓："夫疟久不瘥者，则表里俱虚，客邪未散，气血虚弱，真气不复。因其寒热不止，食饮渐少，肌肤羸瘦，颜色萎黄，四肢无力，故名劳疟也。"是以劳疟临床症状特点，主要是患者有疟疾反复发作史，轻微劳动即可引起疟疾复发。劳疟又称"久疟"，也称"疟母"，《证治要诀》谓："久疟经年累月名曰疟母，又名劳疟。"（同上）

以上所列疟疾各种类型，均为中医在临床诊断上一般所习用者，如以现代医学加以认识，其中间日疟、三日疟等似相当于西医一般所称之间日疟、三日疟；一日疟似属于一般轻型恶性疟；温疟、瘅疟可以认为是普通型疟疾之非典型者，亦可为恶性疟；瘴疟、牝疟似属于恶性疟之凶险发作；疟母似属于一般慢性疟疾之脾脏肿大。除此而外，中医书中尚有许多名目，如以"五脏"而分的心、肝、脾、肺、肾诸疟；以"六经"而分的足太阳、足少阳、足阳明、足少阴、足太阴、足厥阴诸疟；以"外感"症状而分的风、寒、暑、湿诸疟；以其他症状特点而分的如"血疟"、"痰疟"、"疫疟"、"狂疟"等，名目繁多，难以尽举，因为这些名称，并非一般临床所习用，限于篇幅，故此从略。

五、诊断及鉴别诊断 关于疟疾的诊断，中医主要是根据患者的病史、症状及体征，兹分别作如下介绍：

（一）病史 疟疾患者的病史，中医认为必须询问下列各点：

1. 患者居住地区。因为本病一般多发生在南方温热潮湿地带，所谓："瘴气惟东南之域乃有之。"在疟疾流行区域，任何发热疾病鉴别诊断中，都要联想到疟疾的可能性。

2. 患者居住周围环境中有无疟疾患者。因为本病可以相互传染，所谓："疫疟一方，长幼相似。"

3. 患者既往身体健康情况如何，有无慢性消耗性疾病。因为本病之发生，多为身体虚弱，抵抗力降低所致，所谓："其人元气不固者，暑邪得以乘之。"（《医贯·后天要论·疟论》）

4. 患者发病之前，有无生活、起居、饮食上的失调及情志上的波动。因为这些原因常为本病发作的诱因。《三因极一病证方论》谓："夫疟备内、外、不内外三因，外则感四气，内则动七情，饮食饥饱、房室劳逸，皆能致疟。"（同上）

5. 患者过去有无典型疟疾病史。因为本病常可反复发作，所谓："疾虽暂间，小劳便发。"了解过去病史有助于对此次发作之正确诊断。

以上五点，均为中医临床上诊断疟疾之重要病史依据，因此必须详细加以询问。

（二）症状及体征　关于本病之临床典型症状及证候类型，已在上节中专门加以介绍，此处不作重复。至于疟疾患者的体征方面，必须注明下列各点：

1. 望诊：疟疾患者的望诊，应该着重在观察患者神志、体形、舌苔等各方面的变化。一般来说，温疟、瘅疟患者面色多见潮红，有烦躁表情，皮肤有汗、舌苔多见黄燥。牝疟患者面色多见青白，有持续寒战及畏冷表情，皮肤有汗或无汗，舌苔多见薄白或润滑。瘴疟患者面色多乍赤乍白，常常出汗，舌苔多见厚腻，且可有神志意识上的障碍，甚至昏迷。久疟或劳疟患者一般多见面色苍白、精神倦怠、皮肤时有小汗，体形消瘦。

2. 闻诊：疟疾患者的闻诊，应该着重在听患者的呼吸、声音、言语等各方面。一般说来，温疟、瘅疟患者声洪气粗，言语清朗。牝疟或久疟患者声低气微，言语无力。瘴疟患者可见声洪气粗（热瘴），亦可见声低气微（冷瘴），且一般常有谵语狂妄或哑不能言等症状。

3. 问诊：疟疾患者的问诊，一方面应着重询问病史，另一方面应着重询问患者目前自觉症状。病史询问方面已详上节病史询问要点，此不重复。患者自觉症状方面，必须详细询问下列几点：

（1）问寒热：典型疟疾患者先发冷，后发热，然后汗出而解。温疟患者先发热，后发冷，或但发热，不发冷。瘅疟患者只发热，不发冷。牝疟患者只发冷、不发热，或多发冷，少发热。瘴疟患者，乍热乍冷。久疟或劳疟患者则系微微发热发冷，热冷都不显著。

（2）问饮食：典型疟疾患者在发作间歇期内，饮食方面一般常无明显障碍。温疟、瘴疟患者多有口渴喜冷。牝疟患者口不渴，或口渴而喜饮热。久疟或劳疟患者一般食欲均皆不佳，饮食少进。食疟患者食欲亦不佳，勉强进食，可以发生恶心、噫气、甚至反胃呕吐。

（3）问二便：问二便即问大小便，典型疟疾患者大小便可无特殊改变。温疟、瘅疟患者可有大便秘结、小便短赤。牝疟、劳疟患者多小便清白，大便溏泄。食疟患者常有腹疼、腹泻。湿疟患者常有一身痠重，小便短少。

（4）问发作时间：疟疾患者除瘴疟以外，一般大致均系定时发作。一日一发者轻，间日一发或三日一发者重。午前发者，中医谓“病在阳分”，示病轻；午后发或晚间发者，中医谓“病在阴分”，示病重。发作无定时，乍寒乍热者，亦重。

以上四点，与鉴别各种疟疾类型及推测本病预后有关，因此必须一一询问。

4. 切诊：疟疾患者的切诊包括两个方面。一是切脉，一是检查腹部。疟疾患者的脉象，一般以弦脉为主。温疟、瘅疟多见弦数；牝疟脉多见弦迟或弦细；瘴疟脉可见弦数或弦浮，亦可见弦迟或弦小；劳疟或久疟脉象轻按弦细，重按则呈芤象。腹部切诊方面，除一般检查如胀满、疼痛、喜按、拒按等各方面以外，主要在按摸患者胁下有无痞块。久疟或劳疟患者，一般均可在左肋下摸到痞块（疟母）。

（三）鉴别诊断　关于疟疾的鉴别诊断方面，应该与一切发热恶寒的疾病相鉴别，尤其是要与“伤寒”（指狭义伤寒，即《伤寒论》）讨论的伤寒，注意不要与现代医学所称之伤寒混淆），“痨瘵”等疾病鉴别。《证治要诀》谓：“外有伤寒，往来寒热如疟；劳病往来寒热亦如疟。谓之为疟，非真疟也。然伤寒寒热如疟，初必恶风寒、发热、头痛、体痛、体疼，自太阳经而来；劳病寒热如疟，初必五心发烦热，劳倦咳嗽，久乃成寒热，与正疟自不同。”又谓：“寒热发作有期者，疟也；无期者，诸病也。”（同上）于此可见，本证与伤寒或痨瘵等病的鉴别要点是：

1. 伤寒病系由太阳经而来，具备太阳病症状，如发热、恶寒、头痛、身痛、鼻鸣、干呕、脉浮等。病势持续、由浅入深、病至少阳经时，才有往来寒热如疟等症状。而疟疾一开始发作就有往来寒热。

2. 痨病或痨瘵，一般先有疲倦、咳嗽、咳血、手足心潮热、盗汗等症状。病情恶化时，才有忽然发热发冷。而疟疾则多系突然发作，无痨瘵特有的咳嗽、咳血、潮热、消瘦等症状。

3. 疟疾寒热往来等症状，一般均系定时发作，此为与其他疾病鉴别主要之点。所谓“寒热发作有期者，疟也；无期者，诸病也。”瘴疟虽然可以乍冷乍热无定时，但有比较严格的地方性。如再参考其他条件，当亦不难加以鉴别。

治之法　小柴方①　热偏盛　加清凉②
寒偏重　加桂姜③　邪气盛　去参良④
常山入　力倍强⑤

原注　①以小柴胡汤为主，初起俗忌人参，姑从俗而去之，加青皮一钱。②小柴胡汤加知母、花粉、石膏、黄连之类，随宜择用。③加干姜、桂枝，甚者加附子、肉桂。④身热者小柴胡汤去人参加桂枝二钱，服后食热粥，温覆取微汗。⑤小柴胡汤加常山二三钱，俗云邪未净不可用常山以截之，不知常山非截邪之品，乃驱邪外出之品。仲景用其苗名曰蜀漆。

浅说　中医关于疟疾的治疗，总的来说分药物治疗与针灸治疗两种。

六、治疗

（一）药物治疗　大致可以归纳“对症治疗”、“截疟”、“补虚”等三个方面，早期宜用和解，中期参用截疟，晚期及虚弱患者则宜用补虚，这是对于本病的治疗原则。

1. 对症治疗：所谓对症治疗，就是根据患者临床症状特点及证候性质来作治疗。一般均以患者临床证候类型作依据。

（1）正疟：正疟的病理生理特点，中医认为病在“半表半里”。所谓“表”、“里”是中医临床上常用的术语。凡是有发热、恶寒、头痛、身痛、无汗、脉浮等症状与体征的，中医都认为病在“表”，这些症状都叫“表证”；凡是有发热、汗出、不恶寒、口苦、咽干等症状与体征的，中医都认为病在“里”，这些症状都叫“里证”。正疟患者先有恶寒、发热、头痛，以后只发热不恶寒，汗出、口苦，咽干，因此中医认为这是既有“表证”的症状，也有“里证”的症状。从“表证”到“里证”是一个移行的过程，也就是中医一般所说的“由表入里”的过程。

半表半里证，按照中医理论，应该用“和解”的办法来治疗，也就是在治疗上既要照顾到“表”，也要照顾到“里”，小柴胡汤为和解的主方，所以治疗典型的正疟患者可用小柴胡汤（63）。对于发热多于发冷，汗出多，口渴甚，脉弦数者，用柴胡白虎汤（64）。发冷多于发热，脉弦迟，口渴不甚者，用柴胡桂姜汤（65）。腹胀腹疼，胃肠道症状显著者，用清脾饮（66）或柴平汤（67）。

（2）温疟：温疟的病理生理特点，中医认为属于“里热”过甚。在治疗上应该用“清里热”，或偏于“清里热”的方法，一般以白虎汤（68）为主要方剂。典型温疟症状，只发热不发冷，汗出、口渴、心烦者用白虎汤（68）；发热汗出而微有恶寒者，用白虎加桂枝汤（69）；先热后寒者，亦名温疟，用柴胡白虎汤（64）。

（3）瘅疟：瘅疟的病理生理特点，中医认为是“肺热”过甚。在治疗上主张用“清肺泻热”的方法，也就是说在“清热”的同时，要照顾人体呼吸系统的症状和患者的体力情况。一般以竹叶石膏汤（60）玉女煎（70）为主方。

（4）牝疟：牝疟的病理生理特点，中医认为是“里寒”过甚。在治疗上主张用“温中散寒”的方法，一般以四逆汤（71）为主方。但多寒少热，脉虽沉迟而尚有弦象者，可用柴胡桂姜汤（65）。

（5）瘴疟：瘴疟临床症状变化甚大，治疗可兼用前述各种疟疾的治疗方法。以“里热”症状为主的，可应用治温疟或瘅疟的方法，以白虎汤、竹叶石膏汤等为主方。如“热极生风”，亦即因“里热”过甚而致出现脑症状，如神昏、谵妄、抽搐、失语等时，则可用清瘟败毒饮（72），其他如安宫牛黄丸（73）、紫雪丹（74）等方亦可合用。“里寒”症状为主者，应用治牝疟的方法，以四逆汤（71）为主方，其他如理中汤（75）和附子理中汤（76）等也可酌用。

(6) 疟母：中医认为疟母是久疟“气虚血积”所致。治疗上基本是用补气、行血、破积的方法，一般常用方剂有鳖甲煎丸(77)、鳖甲饮子(78)、疟母丸(79)等。根据中医文献记载，有的学者认为疟母可以不必治疗，疟疾痊愈后，痞块可以自行消退。而且上述方剂，一般来说“行血”、“破积”作用都大于“补气”作用。久疟患者体虚居多，暂用则可，常用则非所宜。

总的来说，中医对于疟疾的一般治疗，基本上是对症治疗。即根据其伴随之症状，而分别处方。如伴有“寒”证者，按“寒”治；伴有“热”证者，按“热”治；伴有“风”证者，按“风”治。其他如“食疟”，即伴有消化不良症状者，一般均按“伤食”治，予以保和丸(80)、木香槟榔丸(81)之属。“湿疟”，即伴有无汗、小便少、身疼、身重症状者，一般均按“伤湿”治，予以越婢加术汤(82)、五苓散(83)之属。其余各类疟疾的治疗，均可依此类推。

2. 截疟：所谓截疟，即在疟疾症状未发作以前，用药物以制止其发作之意。中医临床上常用截疟药物很多，一般有常山、草果、槟榔、信石、雄黄等味；成方如有截疟常山饮(84)、截疟七宝饮(85)、胜金丸(86)、秘方鬼哭丹(87)、雄黄散(88)等。

截疟方剂药物的临床应用，根据中医文献有关记载，一般认为应该注意下列二点：

(1) 疟疾初起不能使用截疟药物，必须等疟疾发过二三次后，才能用药截疟。《证治要诀》谓：“疟症不一，其名亦殊，初得之，病势正炽，一二发间，未宜遽截。”(同上)《医宗必读》谓：“疟发四五遍后，曾经发散者，方可截之……若病邪初起，未经发散者，遽用酸收劫止之剂，必致绵延难愈，或变成他症，不可不谨。”(同上)《医门法律》谓：“凡用截疟之法，不俟疟势稍衰，辄求速止者，医之罪也。……在壮盛之体，三四发后，疟势少减，可以截之。”（同上）《景岳全书·疟疾》谓：“凡疟疾初作，必多寒热，大抵皆属少阳经病，其于初起，当专以散邪为主。”这些记载，都明确指出临床对于疟疾初起不能随便用药截疟，过早用药截疟，会引起各种不良后果。

（2）久疟患者必须谨慎使用截疟药物。《明医杂著》谓：“虚疟及久疟宜补气血，若过服截疟，致伤脾胃，则必绵延不愈。”（同上）《医宗必读》谓：“久疟必虚……或用常山、草果、巴豆、砒、雄，若正虚而得此克伐，则元气转虚，致夫绵延不已者，皆医之罪耳。”（同上）《医门法律》谓：“虚弱之人，始终不可截也。误截因致腹胀，每多坏事。”（同上）这些记载，都明确指出了虚疟、久疟患者使用截疟药物必须谨慎小心，用之不当，可以影响患者体力，以致疾病绵延难愈。

中医为什么对于截疟药物的使用如此谨慎呢？有下列两点原因：

（1）截疟药物如常山、草果、槟榔、乌梅、砒石等，中医认为均系属于攻破敛涩或有毒的药物。这类药物虽有截疟作用，但它也有影响人体正常生理功能的副作用。疟疾初起，症状不易与其他热病鉴别，用之不当，便利少害多。只有经过一段病程，等到确定是疟疾以后，才可使用截疟药物。如一开始就能确定是疟疾，立即施用截疟药，当然也未尝不可。据1956年9月《中医杂志》载重庆市第一中医院报道：该院以常山、半夏合剂，治疗疟疾24例，对于确诊为疟疾的患者，并不先用其他对症处理，直接使用该方，十分之七的病例，在一日内体温降到正常；二分之一的病例，在二日内疟原虫消失。因此作者认为只要临床上能对本病确诊，可以不受疟疾早期不能用截疟药物的约束。

（2）人体致病的原因，外因与内因是互为因果的，一般地说，外因如无内因作用，往往并不能构成疾病，因此疟疾初期如果能用药物改善患者生理调节功能，则不必使用截疟药物直接处理其病原，亦能同样达到治疗效果。《丹溪心法》谓："无汗者要有汗，散邪为主……有汗者要无汗，以养正气为主。"(同上)《景岳全书》谓："以愚见并及治验，则未尝借于截也。……惟能于邪正之间，得其攻补之宜，则无不自愈，此疟之最善者也。"又谓："设或不明标本，无论有邪无邪，而但知攻疟，则害者也。"(同上)这就是中医治病人而不是只专门治病的整体观念的特点。所以中医认为早期不可用截疟药物，一方面固然恐误诊误治，于病人不利；另一方面也因为应用一般处理，亦能改善人体调节功能，从而达到抗疟目的。

中医治病，在一般情况下喜欢用性味平和，毒性较小的药物，除非在不得已的情况之下，才用剧烈药物或毒药，这也就是所谓"用药之王道，勿用药之霸道。"至于久疟患者，中医认为是"正虚邪实"的结果，外因已属次要，此时如用药截疟，仅属治标而非治本；同时截疟药物用之不当，即可"伤正"，因此而造成恶性循环，以致疟疾缠绵难愈。因此一般更是较少考虑截疟药物的使用。

不过这不是说中医不重视截疟药物，有时截疟法亦在所必用。《景岳全书》谓："至如截疟诸方，虽不可执，亦不可无。"而近人治疟，更多在辨证论治的同时适当加入截疟药物。陈逊斋先生治疗一般疟疾，习用小柴胡汤加常山、草果，疗效极好。《万病回春·疟疾》里的人参截疟饮、人参与常山、草果并用，对于"虚疟"患者疗效也很高。

3. 补虚：前已述及，疟疾的发生，其主因虽由"外感疟气"，但人体素因却起着决定作用。因此中医对于疟疾尤其是慢性疟疾（久疟、劳疟）的治疗，认为"补虚"是一个最根本的治疗方法。

治疗久疟"补虚"的方剂，一般最常用者为补中益气汤（14）、十全大补汤（89），其他如休疟饮（90）、追疟饮（91）、何人饮（92）亦可合用。这些方剂中医认为都有"补气"的作用，亦即认为可以增强人体对于疟疾的免疫性及抵抗力。任何类型的疟疾，只要患者全身情况较差，疟疾发作时间久，时愈时发，流连不愈者，均可用这类方剂来作治疗。

由于脾胃为“后天之本”、“生化之源”，久疟体虚，应当注重保养胃气，故补虚方剂中以补中益气汤应用最广。《张氏医通·寒热门·疟》谓:“余治久疟坏症，每令续进稠饮，继与稀糜，使胃气输运，可行药力，然后施治，如此挽回者，未遑枚举。更有愈而复发，发而复愈，愈而又发者，又须推原所发之由而为清理，若常山、草果、槟榔、厚朴、枳壳、青皮、石膏、知母等伤犯中州之药，咸非所宜。逮至仲秋已后，不特白虎当禁，纵不犯石膏、知母，邪气骎骎内陷而变肠澼者甚多，有先疟而后痢者，有疟痢齐发者，尝遍考昔人治例，惟补中益气一方，虽未能尽合肯綮，然一隅之举，余可类推。”

这里需要对补虚的治法稍加说明。“虚”，总的来说是指机体适应性与抵抗力的低降。但具体的分，又有所谓阳虚、阴虚之不同。阳虚即指功能上的衰减，阴虚即指构成人体生活物质方面的缺乏，如精、血、津、液等。而此二者互为因果。阳虚在治疗方面用扶阳药物，亦即兴奋中枢为主，如姜、桂、附等；阴虚在治疗方面则用补阴药物，亦即增加营养为主，如参、归、地等。不过这二者之间往往不能截然划分：阳虚患者，往往并发营养障碍，阴虚患者往往亦有功能衰竭，即阳虚可以引起阴虚，阴虚可以导致阳虚。因此在某些情况之下，必须妥为兼顾，阴阳并补，这个原则适用于一切慢性消耗性疾患。所以在治疗久疟患者的时候，应根据上述原则，仔细分析久疟患者虚的程度及性质，而分别缓急轻重，酌情议补，不能简单地仅凭表面现象施治。例如牝疟，但寒不热，原则上为阳虚，应予扶阳，可选用附子理中汤一类方剂。但是假如牝疟患者合并有严重营养障碍，或慢性脱水征兆时，则单纯扶阳，选用附子理中汤一类方剂，就不够全面，必须在扶阳的同时，考虑其补阴的问题。只有这样阴阳并补，才能产生真正的效果，而达到治疗的目的。同样，例如瘅疟，但热不寒，原则上为阳盛，治疗上应予制阳，可选用白虎汤一类方剂。但是假如瘅疟患者，由于长期发热，体液消耗过多，营养发生障碍而伤阴，同时热伤气，也同时伤阳。这时单纯制阳而用白虎汤一类方剂，就不能认为全面，而必须在制阳的同时，也考虑到益气养阴的问题。而选用白虎加人参汤合养阴药同用，才能收效。

值得提出的是药物治疗除了上述的对症处理、截疟、补虚三个方面外，近年来我国医务工作者试制成功青蒿素，具有强力抗疟作用，是我国首次发现的一个新化合物，也是一个新型结构的疟疾治疗药物。经临床验证，具有高效、速效、长效和没有明显毒副作用等优点。对脑型疟疾病人的治疗抢救，效果显著，达到世界先进水平。目前用法：青蒿素油剂注射液，首剂 200 毫克，隔 6～8 小时再给 100 毫克，第二、第三天各给 100 毫克，深部肌肉注射。

青蒿素抗疟较氯喹及其他抗疟药物为优，是我国医务工作者在发掘祖国医药学中的创举，兹再介绍如下：

药物

青蒿为常用中药。《神农本草经》谓:“全草入药，功能为泻热、清暑、理劳、主治温病、暑热、疟疾、寒热、劳热、疥痒、恶疮。”用青蒿治疟，最早即见于此。不过《神农本草经》将其列在草蒿条下，以草蒿为正名，青蒿为别名。草蒿以气味而区分为香、臭二种，《本草纲目》谓:“香蒿、臭蒿通可名草蒿。”可以治疟的草蒿属于臭蒿，亦即黄花蒿。《蜀本草》谓：“草蒿江东人呼为犱高，为其气臭，似犱也。”考“犱”是一种狸属，似猫而小，色黄而具有臭气的兽，可见《蜀本草》所指当是臭蒿，亦即黄花蒿。中医研究院中药研究所试验用治疟疾有效的中药“青蒿”即是黄花蒿。

药理作用

青蒿对疟原虫有直接作用，能杀灭裂殖体、配子体，抑制滋养体的发育，以至最后消灭疟原虫。经过对青蒿素药理初步研究，青蒿素主要作用于疟原虫红内期，其作用部位是疟原虫滋养体的膜系结构，干扰表膜——线粒体的功能，从而达到杀灭疟原虫的作用。由此可见，用青蒿素治疟，主要还是在于截疟。

剂型

现在通用的青蒿制剂大约有7种。

1. 煎剂：将青蒿切碎洗净，倒入冷水中，水量约为生药量的一至二倍，浸泡十五分钟后煎煮。煮时要翻动药草，煮沸后再煮三分钟，即停止加热，滤取药液，再将药渣加压榨取汁，二液合并内服。

2. 汆剂：将鲜青蒿切碎洗净，淋干，倒入已沸的水中，水量约为生药量的一倍，煎煮。煎煮时要翻动药草，煮沸后再煮三分钟，即停止加热，再待一分钟后滤取药液，将药渣加压榨取汁，二液合并，内服。

青蒿在煎煮时，时间不宜过长，放入沸水中煮沸三分钟即可，煎煮时间过长，疗效较差。

3. 鲜汁：采集鲜青蒿的嫩头和枝叶，用温开水洗净、切碎、淋干、用干净的石臼或捣筒捣烂，用清洁纱布包好绞取汁，或用土榨凳榨取汁，即时服用。

4. 水丸：用青蒿干细粉，水泛为丸，备用。

5. 稀醇片：用青蒿干浸膏100克，青蒿干细粉100克，以95%乙醇适量，制片500片。备用。

6. 汆制片：用鲜青蒿枝叶500克，青蒿干细粉80克，滑石粉5克，制片480片。备用。

7. 浸膏片：用青蒿浸膏10份，青蒿干细粉10份，95%乙醇约5份（容量折合为重量），硬脂酸镁1份，制片。

以上各类剂型，在制作时应当注意，青蒿素只有在冷提取时，抗疟效价才最为显著。关于这点，是我国医务工作者从《肘后备急方·治寒热诸疟方》所载“青蒿一握，以水二升渍，绞取汁尽服之”中得到启示，进一步钻研，改热提取为冷提取，注意控制温度，才找到了青蒿高而稳定的抗疟效价，从而研制成功抗疟新药——青蒿素。

青蒿素经过反复的动物实验和系统临床观察，证明它在治疗疟疾方面具有高效、速效、低毒等优点。例如，据四川省中药研究所报道：用青蒿素500～870毫克及其复方配伍，共治疗间日疟153例，治愈率达100%，与氯喹治疗组一致。对于间日疟退热时间青蒿素及其复方配伍各组为17.1～23.7小时，氯喹组为23.1小时，各组与氯喹组相似。对于血内原虫的杀灭时间青蒿素及其复方配伍各组为20.3～32.3小时，氯喹组为49.5小时，各组与氯喹组比较有非常明显差异，它显示了青蒿素对于间日疟原虫的作用速度比氯喹快。但是青蒿素也存在近期复发的缺点。目前正在从改进给药方法和合并用药等途径进行研究，有的也取得了初步成绩。例如青蒿素配用何人饮，青蒿素加用磷酸伯喹，均使复发率大大降低。不过，用青蒿素治疟抗复发的问题，尚未解决，仍有待于进一步研究。

（二）针灸治疗　针灸治疗疟疾最早见于《素问·刺疟论》。该篇指出：“先其发时如食顷而刺之，一刺则衰，再刺则去，三刺则已。”这里说明了远在《内经》时代，就已经用针灸治疟，而且效果极好。自汉代张仲景《伤寒论》、《金匮要略》对疟疾提出药物治疗以后，后世各家虽然一般比较偏重药物治疟，但针灸治疟仍然极被重视。如《千金翼方·卷二十六·针灸上》谓：“灸一切疟，尺泽主之。”又谓：“凡疟有不可瘥者，从未发前灸大椎，至发时满百壮，无不瘥。”自汉唐迄今，一般均认为针灸治疟，简单方便，疗效可靠，是祖国医学遗产中的宝贵部分，因此我们应该加以发扬和推广。

关于针灸治疟的具体方法，《素问·刺疟论》中对此有专章讨论，原则上是按“六经”见证分经论治。后世对此亦有所发挥，为了便于读者掌握，兹将一般简便、常用、并且疗效可靠的方法，简单介绍如下：

1. 常用穴位：针灸治疟常用穴位，一般以“督脉”穴位为主，其他各经穴位为辅。“督脉”穴位在人体背部正中线上，用以治疟的一般有：

（1）大椎：一名百劳，在第七颈椎与第一胸椎棘突之间。取穴法：患者正坐低头，与肩相平的背部正中线上高起之骨即第七颈椎棘突，七颈椎以下即第一胸椎棘突，两椎之间凹陷处即是穴位。针三至五分，灸可三至十五壮。

（2）陶道：穴位在第一、二胸椎棘突之间。取穴法：患者正坐低头，先找到第一胸椎棘突，以下即是穴位。针五至八分，灸三至七壮。

（3）身柱：穴位在第三、四胸椎棘突之间。取穴法：患者正坐低头弯腰，先找到第一胸椎，依次下数至第三、四胸椎棘突之间，即是穴位。针三至五分，灸三至五壮。

（4）命门：穴位在第二、三腰椎棘突之间。取穴法：患者正坐或侧卧弯腰，自第一胸椎棘突依次向下数至第十四椎棘突下，即是穴位，如不易数清，可按旧法，看准与脐前后平者，即是穴位。针五至八分，灸三至十五壮。

（5）人中：一名水沟。在鼻柱下，上唇上，唇沟正中。针二、三分，针尖略向上斜进。

其他各经穴常用者一般有：

（1）间使：为手厥阴心包经穴位，在前臂前面正中线上。取穴法：从手腕横纹正中直上三寸，即是穴位。针五至八分，灸三至七壮。

（2）内关：为手厥阴心包经穴位，在前臂前面正中线上。取穴法：从手腕横纹正中直上二寸，即是穴位。针五至八分，灸三至七壮。

（3）委中：为足太阳膀胱经穴位，在下肢腘窝正中。针一寸，不宜灸，针后可以手挤压出血。

（4）关元：为任脉穴位，在腹部正中线上，脐下三寸，即是穴位。针一至二寸，灸五至十壮。

（5）复溜：为足少阴肾经穴位，在足之内踝后上方二寸，胫骨后侧。取穴法：先摸好足内踝向上二寸，然后转向胫骨后侧，即是穴位。针三至五分，灸七至十五壮。

（6）肾俞：为足太阳膀胱经穴位，在第二、三腰椎棘突间，脊柱之外方约一寸五分之处。取穴法：先找好命门穴，命门穴旁一寸五分之处即是穴位。针五分至一寸，灸三至七壮。

（7）足三里：为足阳明胃经穴位，在下腿外侧之前上部，胫腓二骨间。取穴法：正坐屈膝，外膝眼之下方三寸，胫骨外缘处即是穴位。针一寸，灸七至二十壮。

2. 临床应用：针灸治疟，取穴一般以大椎及陶道为主，再配合其他各穴。针灸治疟，鲁之俊主张第一次取大椎、内关（或外关），第二次取灵台或脊中，第三次取陶道或灵台、脊中，第四次取肾俞（见鲁之俊编《新编针灸学》）。承澹盦主张单取陶道穴，他说："取大椎（或陶道）、间使、后溪、复溜、于病之发作前一二小时针治之，每多一次即愈……。编者（承氏）对此病用针治，往往只取陶道一穴，用中刺激，使其痠感传达至六七胸椎处，而后出针，往往一针而愈。其因体力关系不能感传至第七椎时，则须针二次，有体力已衰，药物与针治久不效者，须加取脾俞、肾俞、命门、关元，用艾条灸治，作强壮疗法乃得愈，在临床上每治不爽。"（《中国针灸学》）。作者个人治疗经验，一般疟疾主穴取大椎或陶道，配穴取间使或内关；温疟、瘅疟加取委中；瘅疟有言语神志上障碍者加取人中、合谷；虚疟、久疟原则上不用针刺，以灸为主，第一次可灸关元、命门，第二次加灸肾俞、复溜；疟疾停止发作后，灸足三里，每天五壮，或用艾绒加麝香作成艾卷隔布数层灸足三里，每天灸5～10分钟，连续一个月，效果甚好。疟母胁下有块者，有人主张针期门、章门等穴；《中医杂志》1956年9月葛三一介绍经验谓:“不要针疟母，将疟治愈后百日自消。”作者同意这样说法，疟母以不直接针为宜，可按久疟处理，常灸足三里，疟母自可逐渐消退。《素问·刺疟论》谓:“疟脉缓大虚，便宜用药，不宜用针。”明确地对久疟、疟母、体虚患者指出了禁忌用针的原则。

3. 技术上的注意事项：针灸治疟疾，必须在疟疾发作前1～2小时进行，所谓“先其发时如食顷而刺之”，否则无效。刺针宜用酒精消毒，不可用火烧，因火烧后针身失去光滑，进针时增加病人痛苦。穴位附近的皮肤也要进行酒精消毒，不可隔衣进针。进针深度须根据患者体型肥瘦而不尽相同，可由浅入深，以患者感觉痠胀或发麻有放射感为度。灸的方面，以灸至表皮轻度充血发红为宜，必须注意不可烧伤。虚弱患者，施术时，最好采取卧位，以免发生晕针。

关于针灸治疟取穴，《针灸大成·疟疾门》所载简明扼要，附录于后，以供临床参考。

疟疾：百会、经渠、前谷。

温疟：中脘、大椎。

痎疟：腰俞。

疟疾发寒热：合谷、液门、商阳。

痎疟寒热：后溪、合谷。

头痛：腕骨。

寒疟：三间。

心烦：神门。

久疟不食：公孙、内庭、厉兑。

久疟：中渚、商阳、丘墟。

热多寒少：间使、三里。

脾寒发疟：大椎、间使、乳根。

（三）经验方

1. 臭梧桐叶：取嫩叶炒作菜茹，以酱油拌食，为日本之民间疗法，据叶橘泉先生介绍，对于疟疾有卓效。

2. 鸦胆子：每次服 10～15 粒，装胶囊中，每天服二次，连服四五日，各型疟疾都有效。

3. 疟疾粉：此方是四川省万县市一位中医的祖传秘方，经四川防疫队试验 3000 余例、万县市卫生科试用 60 余例，证明疗效很高。

处方：苍术、白芷、川芎、桂枝各等分，研成粉末，密封，勿泄气。

用法：取一钱（3 克）包于绸布内，呈椭圆状，尾端用丝线扎紧，于疟疾发作前四小时，塞入鼻孔，待疟疾发作，出汗后取出。

4. 狗肉：取狗肉一二斤，炖汤，日服一二次。本方对于久疟患者，有卓效。如加黄芪二两同炖，效果更好。笔者早年在西南工作时用本方治疗多例，效果很好。

5. 天灸疗法：用斑蝥研成细粉，取少许放置普通膏药中贴陶道穴，贴 8～12 小时，揭去膏药，贴处皮肤可发红或起泡，注意勿使泡破溃，以消毒纱布盖好，用粘膏粘住，其泡自退，据云可以根治疟疾。

关于治疗疟疾民间流传偏方验方甚多，难以尽举，以上五种经验方，均系一般认为疗效比较可靠者。臭梧桐叶及鸦胆子可能系对病源起作用，似属于截疟一类药物；天灸亦即灸法治疟之意；中医谓狗肉有“温补”作用，当属于“补虚”治疟范围。

关于疟疾的治疗，一般大致不出以上所述，须加以着重指出的是中医认为不论用药物或用针灸治疗，均以用于疟疾未发作之前为宜，否则无效。《素问·疟论》谓：“疟者之寒，汤火不能温也，及其热，冰水不能寒也，此皆有余不足之类，当此之时，良工不能止，必须其自衰乃刺之。”又谓：“工不能治其已发。”《医贯》谓：“凡疟将发之时与正发之际，慎勿施治，治亦无效……，当病未发二三时前迎而夺之可也。”（同上）《普济方·卷三百九十婴孩心腹痛等疾门·疟疾附论》谓：“大抵疟之初得，一二日间如火燎原，不可向迩，波涛汹涌，未易回澜，当俟其稍定而图之，所谓盛者待其衰也。疟方来与正发及将解，不可投药，耗其真气，药病相忤。当于未发以前两时之前，或遇发日凌晨服之。”这些都是古人治疟的宝贵经验，我们应该加以重视。

七、护理 中医对于疟疾患者的护理，一般着重在饮食起居方面。在疟疾发作期间，应绝对卧床休息，室内要冷热适度，避免潮湿，保持安静；饮食绝对禁忌油腻荤腥以及过凉过热食物。《儒门事亲》谓：“净室中安困，忌食瓜果荤物热物。”疟疾停止后的恢复期中，起居饮食亦应特别小心谨慎，虽不绝对禁油荤，但饮食仍以清淡为宜。百日之内，尤应忌食鲤鱼、雄鸡一类食品。停止发作一月之内并应禁忌房事。《格致余论·痎疟论》谓：“淡饮食、省出入、避风就温、远去帷幕，谨密调养，无有不安。”这些都是古人对于本病护理方面的一些可贵经验。

八、预防 中医对于疟疾的发生，虽然已经从观察中体会到本病主因系由于“外感邪气”，但由于时代关系，中医对疟原虫尚无所认识，因此中医对于本病的预防方面，一般均以加强人体对本病的抵抗力以及消除本病诱因为主。归纳文献中记载及一般经验，中医对于本病的预防，大致可以分为以下几点。

1. 避风寒：疟疾的发生，中医认为可以由于夏月避暑贪凉，受风受寒所致，因此主张夏月不宜贪凉避暑，尤其不应在山林潮湿地区避暑。这些地区中医认为有“山溪毒气”，可以使人“受毒”，发生疟疾。

2. 慎饮食：疟疾的发生，中医认为可以为饮食因素所诱发。四川土语云："无食不成摆"，就认为伤食是诱发疟疾的重要原因。夏月人体胃肠抵抗力较低，加以天气炎热，易伤生冷，可常因伤食腹泻引起人体体力衰退因而诱发疟疾。《素问·金匮真言论》谓："秋善病风疟，长夏不病洞泄寒中，秋不病风疟。"也就是说夏天如果不患腹泻，秋天便可以避免疟疾的发生。

3. 调七情：所谓七情，系指喜、怒、忧、思、悲、恐、惊等七种感情上的变化，这些都可以影响人体正常生理功能，发生疾病。《三因极一病证方论》谓："夫疟备内、外、不内外三因，外则感四气，内则动七情，饮食饥饱，房室劳逸，皆能致之。"（同上）说明情志上的异常变化为诱发疟疾原因之一，因此中医认为在疟疾流行季节人体必须时时保持精神恬静、身心愉快、精神充沛。

4. 节嗜欲：所谓节嗜欲主要是指节制性欲。中医认为放纵性欲可以伤害人体健康，减低人体对疾病的抵抗能力。疟疾的发生与人体对疾病的抵抗能力密切相关，因此中医对于预防疟疾方面主张节欲。

5. 药物预防：药物预防本病，中医固有文献中记载不多，近年来在这方面则有了一些新的发展。据《江西中医药》1958年7期刊载信丰县用中药预防疟疾2330例的经验一文中介绍，江西省信丰县卫生局曾以该县某中医所献秘方常椒丸对于疟疾作治疗抗复发及健康性预防，效果很好。常椒丸组成及制法是：山椒叶、山柰、法半夏、细辛。另将常山熬水混合，制成丸子，用雄黄为衣。常椒丸的服法与用量是：用于治疗抗复发者，每日一钱，分两次服，连服六天；用于预防者，每三天服一次，每次服三分，上述用量为成人量，小儿酌减，孕妇忌服。该局所属安息区，在1957年抗疟运动中，曾制造常椒丸60余千克，用于治疗者353例，所有病例均制止了发作。用于预防者2267人，经访问调查服药后发疟疾者仅9人，降低发病率83.23%。

此外，该局又曾以该县某中医所献疟疾丸方在犀牛卫生所作疟疾抗复发观察。用于发作病人21例，均在2～3天内控制发作，未有一例复发；用于有疟疾史进行抗复发治疗者64人，经服药后，基本上控制复发，只有2例未按规定疗程服完，复发疟疾，及时给予这种丸药2～3天，即控制了症状，证明疗效确实。疟疾丸组成是：法半夏、醋制鳖甲、怀山药、常山、生姜。

另外，据《湖北验方选集》介绍，湖北省麻城县卫生科与联合诊所在除疟中创制供预防疟疾用方：常山六斤，半夏四两，陈皮四两，共研细末，另用常山三斤，甜茶二斤，煎浓汁，再以生姜五两捣汁调和，泛为丸，如绿豆大，每日一次，每次一钱，于七、八、九三月，每月连服六天。麻城县用此法预防疟疾，1957年有二十一万余人，1958年有二十八万余人，检查结果，全县七十万人口，只发现疟疾二十八人，证明效果良好。

从上述报告中可以看出用药物对疟疾作健康性预防及抗疟疾复发的效果还是很好的。值得注意的是上述三种药丸中均有常山。前已述及，常山在中医文献中属截疟药物，多数学者均认为不宜于久疟患者，用它来作健康性预防及抗疟疾复发，在古人论述中是少有的。江西、湖北方面常椒丸、疟疾丸预防疟疾所获得的初步效果，丰富了中医学对于疟疾预防方面的认识，也扩大了常山的临床作用，这应该是近年来中医在防治疟疾方面的一项新成就，值得进一步来观察和研究。

6. 灭蚊：疟疾的传染媒介为各种按蚊，灭蚊可以预防疟疾，已为今人所共知。目前用中药灭蚊，一般常用者有二：其一，取池中浮萍，阴干，夏秋间以火点燃，其烟可以驱蚊；其二，锯木末加入雄黄少许，以火点燃，其烟亦可驱蚊。至于其他灭蚊的方法，见于现代医学卫生书籍中甚多，限于本书性质，故此从略。

其他，积极治疗病人与清洁污水、积水也是预防疟疾的有效措施。

大虚者　独参汤①　单寒牝　理中匡②
单热瘅　白虎详③

原注　①虚人久疟不愈，以人参一两，生姜五钱水煎，五更服极效。贫者以白术二两代之，热多者以当归代之。②单寒无热名曰牝疟，宜用附子理中汤加柴胡治之。③单热无寒名曰瘅疟。或先热后寒，名曰热疟。俱宜以白虎汤加桂枝治之。时医以六味汤加柴胡等药治之。

浅说　关于疟疾的治疗、护理、预防等上节为了系统叙述，已经大致谈到。本节只提出了几个处方。“独参汤”即单独用人参作煎剂服用。人参可以大补元气，元气是指生理调节代偿功能的原动力量，亦即是指人体中枢系统，因此所谓大补元气，亦即指振奋中枢而言。所以人参的适应证是很广泛的，一切生理调节代偿功能低下或衰竭的情况下都可用参。患者由于久疟的影响而致虚，而虚的结果，反过来又更使患者对外因刺激的抵抗能力减小，而致疟疾反复发作，形成恶性循环。因此对久疟患者的治疗，振奋患者中枢，旺盛其适应性与抵抗力，是主要的病因疗法。所以本书提出虚人久疟不愈用独参汤。不过按照客观实际情况来说，人参价格高昂，非一般人所能经常服用，方剂中有人参者，习惯上辄用党参代替，再适当加入其他培补元气的药物效果亦甚可靠。上节补虚中所介绍的补中益气汤即其一例。陈氏原注谓以白术代之，以当归代之，作者认为如单味使用白术、当归等药，恐不能代替人参作用，这一点提出来希望大家讨论。

牝疟单寒无热，或寒多于热。附子理中汤为温阳补脾方剂，方中除人参以外，尚配合附子、干姜、白术、甘草等药物，故本方作用亦为振奋中枢之剂，且作用还可能大于上述之独参汤。牝疟可能系属于恶性疟疾凶险发作中之寒冷型一类，在这种情况之下，陈修园提出，对于牝疟采取“回阳固脱”如附子理中汤一类方剂，是完全合适的。至于并非但寒不热而只是寒多于热，作者经验用柴胡桂姜汤效果很好。本方姜桂柴芩合用，一方面有辛温助阳的作用，一方面也有解热清里的作用，因此对于寒多于热的牝疟有效。

但热不寒为瘅疟。但热不寒尚有许多区分，新疟但热不寒，为阳盛，列为实证，认为是机体反应性的亢进，所以要用清热之剂如白虎汤。久疟但热不寒，为阴虚，列为虚证，属于营养障碍，治疗上则用补阴之剂如六味地黄汤。当然这些方剂的选用，除了新病久病以外，更应该参合患者全身其他症状及体征，然后因症状之性质而施用。但于此可说明中医治疟之特点，即处处不离整体观念，无时无刻不是在从调整患者生理功能上着眼。而对疟疾病原的特异性治疗，如单独截疟法的运用，则认为是次要的辅助办法。

法外法　辨微茫①　消阴翳　制阳光②
太仆注　慎勿忘③

原注　①以上皆前医之成法，更法外有法，不可不辨而治之。②热之不热，是无火也，益火之源，以消阴翳，寒之不寒，是无水也，壮水之主，以制阳光。③王太仆消阴制阳等注，千古不磨之论，赵养葵遵之，以八味丸益火之源，六味丸壮水之主，久疟多以此法收功。

浅说　本节所论，是对于久疟患者，运用补虚办法时的进一步讨论与发挥。因此，陈氏谓为法外之法，意即示读者不应粗糙与单纯的看补虚诸方，而应该深入与细致的分析患者症状，以辨别其虚证之性质，而作病因处理。虚字，总的来说是指机体适应性与抵抗力的降低。但具体的分，又有所谓阳虚、阴虚之不同。阳虚即指功能上的衰减，阴虚即指构成人体生活物质方面的缺乏，而此二者互为因果。阳虚在治疗方面用扶阳药物，亦即兴奋中枢为主，如姜、桂、附等，阴虚在治疗方面则用补阴药物，亦即增加营养为主，如参、归、地等。不过这二者之间往往不能截然划分，阳虚患者，往往并发营养障碍，阴虚患者往往亦有功能衰竭。因此在某些情况之下，必须妥为兼顾，阴阳并补，这个原则适用于一切慢性消耗性疾患。因此在治疗久疟患者的时候，亦必须根据上述原则，仔细分析久疟患者虚的程度及性质，而分别缓急轻重，酌情议补，不能很简单仅就表面现象施治。例如牝疟，但寒不热，原则上为阳虚，应予扶阳。选方如上述附子理中汤一类方剂，这样治法一般说来是对症的。但是假如牝疟患者合并有严重营养障碍，或慢性脱水征兆时，则单纯扶阳，选用附子理中一类方剂，就不能视为全面。而必须要在扶阳的同时，考虑其补阴的问题。只有这样阴阳并补，才能产生真正的效果，而达到治疗的目的。否则虽用扶阳振奋剂，亦未必能达到功能振奋。陈修园氏引王冰《素问》注文谓“热之不热，是无火也”，即是指此。这种情况之下，只有合并考虑补阴，增加其营养物质来源，始能有效，即陈氏引王冰《素问》注文谓:“益火之源，以消阴翳。”

又例如瘅疟，但热不寒，原则上为阳盛，治疗上应予制阳。选方如白虎汤一类方剂，这样治法，在一般说来也是对症的。但假如瘅疟患者，由于长期发热体液消耗过多，营养有障碍时，则单纯制阳，选用白虎一类方剂，就不能认为全面。而必须在制阳的同时，也考虑到补阴的问题。否则虽然用制阳的药物，亦未必能使热消退。陈氏引王冰《素问》注文谓:“寒之不寒，是无水也，”即是指此。在这种情况之下，只有在使用退热药的同时，考虑到补阴的问题，才能有效，即陈氏谓:“壮水之主，以制阳光。”

总结上述，对于久疟患者的补虚治疗中，原则上不外补阴、补阳，或阴阳兼顾。补阴方面，陈氏提出了六味地黄汤，补阳方面提出了附子理中汤，阴阳兼顾方面提出了八味地黄汤。而其所谓法外之法，则是主张根据病人具体情况，而作具体处理的办法。辨证论治，反对套方，这是中医学术体系上的特点，治疟如此，治其他疾病亦莫不如此。

痢疾第六

湿热伤　赤白痢①　热胜湿　赤痢渍②
湿胜热　白痢坠③

原注　①王损庵论痢专主湿热，其症里急后重，腹痛、欲便不便、脓血秽浊，或白、或赤、或赤白相半。②胃为多气多血之海。热，阳邪也。热胜于湿，则伤胃之血分而为赤痢。③湿、阴邪也。湿胜于热，则伤胃之气分而为白痢。赤白相半，则为气血两伤。

浅说　痢疾是一种由细菌或原虫所引起的消化道传染病，其病理变化主要在结肠或回盲部。其临床症状特点主要是：腹痛、腹泻、里急后重，脓血便以及所合并的全身中毒症状。一般分为细菌性痢疾与阿米巴痢疾两种。

这种病中医古书中称为“肠澼”，又称“滞下”。因为本病患者大便中常有脓血夹杂，所以现在一般人都叫它“红白痢”；因为本病常发生在夏秋之间，所以有的地方又叫它“秋痢”；又因为本病的发生常与饮食停积有关，所以有的地方又叫它“痢积”。这些都是痢疾的别名。祖国医学对于本病认识很早，《素问·至真要大论》谓：“火淫所胜，民病泄注赤白。”又谓：“少腹痛，注下赤白。”《素问·通评虚实论》谓：“肠澼便血。”又谓：“肠澼下脓血。”《难经·五十七难》谓：“小肠泄者，溲而便脓血，少腹痛。”《伤寒论》谓：“下利便脓血。”（306 条）《金匮要略·呕吐哕下利病脉证并治》谓：“下痢……圊脓血。”公元七世纪初叶，中医更提出了“痢病”这一病名。巢元方《诸病源候论》中列有“赤痢”、“白痢”、“赤白痢”、“血痢”、“脓血痢”、“久赤白痢”、“久脓血痢”、“冷痢”、“休息痢”等候。《备急千金要方·脾脏下》则更分痢疾为“冷”“热”“疳”“蛊”等名称，这是根据于本病的症状、病程，以及患者全身状况等各方面，对痢疾的类型作了进一步的细致区分。痢疾又名“滞下”，《严氏济生方·痢疾论治》谓：“今之所谓痢疾者，古所谓滞下是也。”《证治要诀·痢疾》谓：“痢疾古名滞下，以气滞成积，积久成痢。”《景岳全书·杂证谟·痢疾》谓：“痢疾即经所肠澼也。古今方书因其闭滞不利，故又谓之滞下。”于此可见“肠澼”、“滞下”、“下利脓血”，均是指痢疾而言。不过下利脓血、腹疼、腹泻、里急后重等症状，虽然绝大部分为痢疾所有，但其他疾病，如非特异性结肠炎、血吸虫病的早期等，亦均可出现腹疼、腹泻、里急后重，脓血便等症状。因此中医所称的痢疾，非仅指细菌性痢疾或阿米巴痢疾，而亦应包括上述疾病所出现之痢疾症状在内。也就是说凡属结肠炎症，不论其病源为何，只要出现上述腹疼、腹泻、里急后重、大便脓血等典型症状时，均列入痢疾范畴。以病理生理变化为对象，而不以病原为对象，这是中医诊疗的特点。

一、病因 关于痢疾发生的原因，中医书中论述颇多，归纳起来，一般大致可以分为主因、素因、诱因三类：

（一）主因

中医认为痢疾的发生主要是由于饮食失调所致。各种饮食之中特别着重在生冷饮食。《素问·太阴阳明论》谓：“食饮不节，起居不时，则阴受之，阴受之则入五脏，入五脏则䐜满闭塞，下为飧泄，久为肠澼。”《景岳全书》谓：“生冷下咽，泻痢随起。”又谓：“凡其素无纵肆而忽患泻痢，此必或瓜或果，或饮食稍凉，偶伤胃气而然。”（同上）《医贯·痢疾论》亦谓：“痢疾多由暑热酷烈，过饮冰水，过食生冷。”这些都明显说明了痢疾的发生，饮食生冷食物常是一个主要原因。

（二）素因

痢疾的素因，中医着重在脾虚方面。所谓“脾虚”，一般是指人体消化系统抵抗力与适应性低下，或生理调节代偿功能衰退之意。中医认为痢疾的发生与人体消化道抵抗力强弱密切相关，人体消化道抵抗力强，则发病的可能性小，反之则发病的可能性大。《景岳全书》谓：“胃气强实者，虽日用水果之类，而阳气能胜，故不致疾，其次之者，虽未即病而日用日积……伏阴内动，乘机而起……再其次者，多以脾胃本弱，则随犯随病，不必伏寒，亦不必待时。”（同上）这就是说，消化道抵抗力强的人，虽然日食瓜果生冷之物，可能受到痢疾感染，但由于其抵抗力强，适应性高，所以并不一定发生痢疾症状，只有在胃肠消化道功能降低的时候，原已潜伏的病原，才能乘机发病，而消化道功能差的人，由于其对病原抵抗力小，适应性低，所以一旦受到感染，即立即可以发生症状。《景岳全书》这一段论述，很清楚地说明了痢疾的发病机转，把外因与内因联系起来整体的加以认识，这是其卓越见解，也是中医在诊疗本病认识上的特点。

（三）诱因

发生痢疾的诱因，亦多系由于生活起居方面的失调。《严氏济生方》谓：“夫人饮食起居失其宜，运动劳役过其度，则脾胃不充，大肠虚弱，而风冷暑湿之邪得以乘间而入，故为痢疾。”（同上）生活起居方面的失调，可以影响患者体力，使人在流行季节容易发病。因此，饮食起居失调常为发生本病的诱因。

此外，痢疾的发生与气候上的失调密切相关，如“火淫所胜”、“风湿交争”、“冒寒暑”、“感暑湿”等。风、寒、暑、湿、燥、火称为六淫，其含义主要指气候上的偏胜与失调而言。气候上的偏胜失调可以直接导致人体抵抗力的降低，而诱发各种疾病，因此亦是痢疾的诱因。

二、病机 关于痢疾的病机，《素问·至真要大论》谓："火淫所胜，民病泄注赤白。"《难经·五十七难》谓："小肠泄者，溲而便脓血，少腹痛。"《仁斋直指方论》谓："痢出于积滞。积，物积也；滞，气滞也；物积欲出，气滞而不与之出，故下坠里急。"《严氏济生方》谓："今之所谓痢疾者，古所谓滞下是也，盖尝推原其故，胃者脾之腑也，为水谷之海，荣卫充焉；大肠者，肺之腑，为传导之官，化物出焉，夫人饮食起居失其宜，运动劳役过其度，则脾胃不充，大肠虚弱而风冷暑湿之邪得以乘间而入，故为痢疾。"《河间六书·痢疾》谓："脏腑泻痢，其证多种，大抵从风湿热论。"《明医杂著·痢疾》谓："痢是湿热。"《温病条辨·中焦篇》谓："滞下湿热内蕴。"

根据以上所述，是中医对于痢疾的病机认识，当可归纳为下列几点：

1. 本病的病变部位，中医认为在肠胃。如所谓："小肠泄"、"脾胃不充，大肠虚弱而风冷暑湿之邪得以乘间而入。"中医书中所指的脾、胃、小肠、大肠等，一般均系泛指人体消化系统，所谓病在大小肠、脾胃者，质言之，亦即指本病系属于人体消化系统疾病。

2. 本病的证候性质，中医认为基本上属于火，如所谓"火淫所胜，民病泄注赤白。""火"字在临床上有急性炎症的涵义，是亦即认为本病基本上可属于急性炎症的范围。

3. 本病的注下脓血，基本属于湿热，如所谓："滞下由于湿热内蕴。"热与火字同义，湿是指在病因作用下所产生的废料或渗出物。注下脓血属于湿热者，亦即指所注脓血系属于人体在病因作用之下所产生的炎性渗出物或废料。

4. 本病的里急后重，基本属于积滞，如所谓："积，物积也；滞，气滞也；物积欲出，气滞而不与之出，故下坠里急。"

物积，主要是指食物或病因作用下所产生的各种废物。气滞，主要是人体功能在病因作用下所发生之障碍现象。不洁食物或废物在人体中，由于正气驱邪的作用，必然发生泻下，将其排出体外，此即所谓:“食积欲出。”但是又因为正常的泻下功能由于邪气作用而发生障碍，所以又不能畅快地将其排出，此即所谓:“气滞而不与之出。”正邪交争之中，所以患者就发生了下痢腹疼、里急后重等典型痢疾症状。按现代医学认识，本病主要病变在肠，属于急性炎症，其下痢脓血，里急后重等症状，亦系属于粘膜炎性改变、溃疡、坏死等所致，此与中医认识，从概念上来说亦基本相同。

至于陈氏在本书原文中所提到的“湿热”问题，有必要加以附带说明。湿与热，均是常用的术语，湿与热均有内外之不同，即有外湿、内湿、外热、内热等区分，外热与外湿，是指自然界气候变化上的失调与偏胜。外界温度过高为外热，外界湿度过高为外湿。至于内热与内湿，则是指人体在致病以后的病理生理变化，人体在受病因作用以后，反应性增高，生理调节代偿功能亢进，为内热，人体在受病因作用以后，渗出分泌增加，液体潴留体内，为内湿。在内湿中又有寒、热之不同，如湿系因热起，例如由于炎症病变而引起的渗出增多，为湿热；湿由寒起，例如由于生理调节代偿功能低下，水代谢失调而引起的水分潴留，为寒湿。观陈修园氏原文原注中所提到的各项，很明显的说明陈氏所指的湿、热，并不是指外热、外湿，而是指的内热、内湿。痢疾患者粪便中，血多于脓为赤痢，脓多于血为白痢，脓血混杂为赤白痢。血多于脓是病变侵犯血管，因而出血现象比较明显。因为坏死组织少，病变损害尚轻，所以脓性渗出不多。这种现象多在痢疾急性阶段，病理变化上急性炎症现象比较明显，所以谓此为热胜于湿。脓多于血，则往往是病程已久，肠壁坏死组织较多，病变部成慢性溃疡，周围小血管亦多形成栓塞，如溃疡在未继续破坏深部血管以前，则往往脓多于血。这种现象多见于慢性痢疾阶段，则为湿胜于热。如上述两者情况兼而有之，脓血混杂，则为赤白痢，为“湿热交争”。据此，可知陈氏所谓：“湿热伤，赤白痢”，主要是指患者在致病以后的病理生理变化状况而言，并非指的痢疾发病原因，这是很明显的。

三、流行 关于痢疾的发生和流行，中医认为与下列两点因素明显相关：

（一）季节性

本病的发生与季节因素明显有关。《医宗必读·痢疾》谓：“夫痢起夏秋，炎蒸热郁，本乎天也；因热求凉，过吞生冷，由于人也。”《景岳全书》谓：“痢疾之病，多病于夏秋之交。”（同上）说明本病一般多发生在夏季或秋季。

（二）传染性

本病的发生和人与人之间相互传染有关，《丹溪心法·痢》谓：“时疫作痢，一方一家之间，上下传染相似。”可见本病可以因传染而流行。

现代医学对于本病发生的原因，主要认为系由于痢疾杆菌或阿米巴原虫感染所致，流行病学方面亦极其重视季节和传染原因，中西医学在这方面的认识，从概念上来说，实相近似。

调行箴　须切记①　芍药汤　热盛饵②
平胃加　寒湿试③

原注 ①行血则脓血自愈，调气则后重自除，此四句为治初痢之格言，须切记之。②芍药汤调气行血，虽为初痢之总方，究竟宜于热症。③寒湿下利，初起者以平胃散加干姜、泽泻、猪苓、木香治之，久而不愈，送下香连丸。

浅说 痢疾的病因，与气候、饮食、传染及人体抵抗力强弱有关。痢疾的病理生理变化，属于湿热或寒湿。因此对于痢疾的诊断与治疗预防各方面，亦系从上述认识着眼，兹分别就本病的诊断、治疗、预防等方面，概要的作下列介绍。

四、诊断 关于痢疾诊断，主要依靠患者的病史、症状与体征：

1. 病史：痢疾的病因，既与饮食、气候、传染及人体抵抗能力密切相关，因此对于患者的病史应该详细询问。在询问患者病史中，一般应该注意下列各点：

（1）患者在发病以前有无饮食生冷瓜果或其他不洁食物历史。因为痢疾的发生是由于“或感冷物”、“或为食积”、“或伤生冷硬物积滞”、“或食不洁瓜果。”

（2）患者在发病前有无接触痢疾患者，居住地区有无痢疾流行，因为本病可因传染而发生。

（3）患者既往身体情况如何？尤其是消化道情况如何？有无经常消化不良历史？因为脾虚是发生痢疾的一个主要内因。

（4）患者在发病前有无受风、受凉、生气、忧虑、房事有无放纵，因为这些都可以成为痢疾发病诱因，使患者在流行季节中易感本病。

（5）患者发病经过情况、治疗经过情况，都与诊断治疗有关。发病急，多属湿热；发病缓，多属寒湿；服清热、利湿、消导之剂有效者多属热，属实；服温胃、散寒、补气药物有效者多属寒，属虚。这些都是诊断本病性质上的重要依据，必须一一问到。

2. 症状及体征：关于痢疾的症状及体征，归纳中医书中有关论述，一般症状主要是腹泻，腹疼，里急后重，大便脓血，小便短赤。但在这些症状之中，或由于某一点特别表现突出，或除上述症状以外尚合并有其他伴随症状，因此在中医书中，痢疾又有若干类型的区分。兹仅举在临床上一般常用以作为诊断的六种类型如下，以供初学者参考：

（1）赤痢：大便血多于脓为赤痢。《证治要诀》谓：“赤痢，

血色鲜红，或如蛇虫形而间有鲜血者，此属热痢。”（同上）

（2）白痢：大便脓多于血为白痢。《证治要诀》谓：“白痢下如冻胶，或如鼻涕，此属冷痢。”（同上）

（3）赤白痢：大便脓血混杂为赤白痢。《卫生宝鉴·泄痢门》谓：“脓血稠粘，皆属于火。”赤白痢，《备急千金要方·疳湿痢》称为“疳痢”。

（4）久痢：痢疾病程已久，腹疼腹泻，里急后重，粪便或赤或白，缠绵不愈为久痢。久痢之中视其症状，以何者为最突出，而又有久赤痢、久白痢、久赤白痢等名称。久痢一般多属虚证。

（5）噤口痢：痢疾患者食欲不振，或食入即吐，为噤口痢。《医宗必读》谓：“噤口乃食不得入，到口即吐，有邪在上膈，火气冲逆者，……有阳气不足，宿食未消者，……有肝气呕吐者，……有水饮停聚者，……有积秽在下，恶气熏蒸者……”（同上）痢而能食，为病变仅在肠而未侵犯及胃。痢疾而不能食，则为病变已影响到全身，不论其影响途径为何，均是病情严重的征兆。

（6）休息痢：下痢绵延不止，时作时愈为休息痢。《医宗必读》谓：“屡止屡发久不愈者，名曰休息痢，多因兜涩太早，积热未清。”（同上）

以上六种证候类型，都是根据患者病程及症状而作的区分，临床上即根据上述的一般症状及突出症状作为诊断。

至于患者体征方面的检查，临床上则必须注意下列各点：

（1）望诊：除一般情况如神志、发育、营养、表情、体位、面色、舌苔等必须注意外，其他方面应该特别注意观察患者的粪便形态与颜色，脓血的多少，泻下的状况。一般说来，血多为赤痢，脓多为白痢，脓血混杂为赤白痢。脓黄稠，血鲜红，属热，属实；脓白淡，血暗赤，属寒，属虚；下如鱼脑者，下如尘腐色者，下纯血者，下如屋漏水者，下如竹筒注者，下如膏脂不禁者，均为危症。

（2）闻诊：主要是听患者的呼吸、言语、声音等各方面。如患者呼吸平匀，言语、声音无异常，无呻吟，则证明病变仅在局部，病浅病轻，痛苦不甚；反之，呼吸微弱或迫促，声音低小或粗厉，言语或重复，呻吟不已，不论或属邪实，或属正虚，病变已经到全身，病深病重，患者痛苦甚大；如见言语失伦，神志不清，尤属危症。

（3）问诊：除询问病史外，应着重询问患者目前的全身症状。病史方面的询问要点，前已述及，全身症状方面，临床上必须详细询问下列三点：

①问寒热：痢疾患者不伴随发热恶寒者病轻，伴有发热恶寒者病重，高热烦渴汗出者尤重。

②问饮食：痢疾患者能食者轻，食欲低下，不欲饮食者重，不能饮食，食入则吐者，更重。

③问下痢次数：痢疾患者下痢次数少者轻，下痢次数多者重，下痢不禁，肛脱不收者更重。

（4）切诊：痢疾患者的切诊，一般包括切脉，腹部检查，肌肤切诊等三方面：

①切脉：痢疾患者的脉象，视痢疾之类型及其伴随症状而各有不同，大致上一般痢疾脉宜沉滑，不宜弦急，弦急之脉示病重。久痢之脉宜沉小，不宜浮大，若久痢脉见洪大滑数，示病重；如更见结代脉，则示病危。

②腹部检查：主要应注意患者喜按拒按，喜热恶热等各方面。大致上喜热喜按，属寒，属虚；恶热、拒按者，属热，属实。

③肌肤切诊：肌肤发热无汗者，病在表；发热有汗或皮肤潮润者，病在里，手冷肢厥，汗出如油者，为亡阳之兆，病危。

以上四诊所见，仅指一般情况而言，临床上所见，往往可因其伴随症状不同而体征所见亦有不同。

综上所述，可知中医对痢疾的诊断，主要是根据患者的病史、症状及体征，依靠各方面相互参证而最后确定患者症状之寒热虚实性质，从而辨证论治。

五、治疗 关于痢疾的治疗，中医着重在调节患者在致病以后的病理生理变化。《医宗必读》谓："因于湿热，去其湿热；因于积滞，去其积滞；因于气者调之，因于血者和之；新感而实者，可以通因通用；久病而虚者，可以塞因塞用，是皆常法。"（同上）《景岳全书》亦谓："凡治痢之法，虚实寒热得其要，则万无一失，失其要则危害最多。"（同上）可见中医对于痢疾的治疗，并非着重在病源而主要在于调整致病以后的病理生理变化。关于痢疾的病理生理变化，应视痢疾的病程新久，患者体质的强弱以及全身伴随症状而各有不同，一般常谓："初痢忌涩，久痢忌攻，挟表宜汗，正虚宜补。"《医门法律·痢疾门》中治痢律有三："一、凡治痢不分标本先后，概用苦寒者，医之罪也；二、凡治痢不审病情虚实，徒执常法，自恃专门者，医之罪也；三、凡治痢不分湿热所受多寡，辄投合成丸药误人者，医之罪也。"由此可见，中医治痢绝不是拘泥于某一症状见病治病，而是处处根据患者病程、体质、兼证等各个方面来对病人作综合诊断，综合治疗。

痢疾的具体治疗方法，根据各家记载，大致可以分为初痢、久痢、兼证等三种情况，其治疗亦各有不同。

1. 治初痢：所谓初痢，即指痢疾刚刚开始发病，或发病后最初数日而言。初痢多属于"湿热"、"积滞"或"气血失调"，因此又有治"湿热"、治"积滞"、"调气血"等各种不同的治疗方法。

（1）治湿热：所谓"湿"大致上是指人体中因病因作用后所产生的非正常液性物质；所谓"热"，大致上是指人体在受病因作用后所产生的功能亢进或中毒现象。一般常用的利湿方剂有五苓散(83),猪苓汤(93),导赤散(94),大分清饮(95)等方;清热常用方剂有黄芩汤(96),葛根黄芩黄连汤(97),白头翁汤(98),香连丸(99)等方。

(2)治积滞:积滞是初痢过程中的主要征象之一。《仁斋直指方论》谓:“痢出于积滞,积,物积也;滞,气滞也。物积欲出,气滞而不与之出。故下坠里急,乍起乍出。”(同上)积,主要是指食积,如“无积不成痢。”滞,主要是指气滞。因此积滞二字是指痢疾患者,因于饮食因素所致的消化道生理调节功能障碍而言。初痢由于食积而起,在治疗上,认为应排出积食,用通大便的方法;里急后重、腹痛的症状是由于气滞,在治疗上,应用行气的办法。《严氏济生方》谓:“痢疾多因饮食停滞于肠胃所致,倘不先以巴豆等剂,推其积滞,逐其邪秽,鲜有不致精神危困,久而羸弱者。余每遇此症,必先导涤肠胃,次正根本,然后辨其生冷暑湿而为治法。”(同上)《丹溪心法》谓:“痢疾初得一二日间,以利为法,切不可便用止涩之剂。若实者调胃承气,大小承气,三一承气下之。”(同上)《证治要诀》亦谓:“凡治痢,须先逐去积滞。”(同上)据此可知,去积行滞是治疗初痢的一个主要方法。行滞去积方剂甚多,常用者有枳实导滞丸(100),木香槟榔丸(81),小承气汤(101)等方。

(3)调气血:痢疾的下利脓血,里急后重,腹痛腹满,在病理生理上属于“血凝气滞,”因而“调气行血”也是一个主要的治疗方法。刘完素谓:“行血则脓血自愈,调气则后重自除。”行血调气的方剂甚多,一般常用于痢疾者有芍药汤(102),导气汤(103)等方。

关于初痢的治法,大致如上所述,但尚有下列三点,必须在此加以说明:

(1)中医对于初痢的治疗,原则上是按“热证”或“实证”治疗,认为可“清”,可“利”,可“下”,可“和”,因而定出了“清热利湿”、“去积行滞”、“调气行血”等治疗办法。

这三种治疗方法，须视患者具体情况而综合应用，例如“湿热”症状较著的患者。“清热利湿”是主要的，但亦须适当配合其他如“去积行滞”、“调气行血”的药物。以上所举治痢诸方，虽然每一类方剂均各有重点，但事实上多数仍是各种治疗初痢方法的综合应用。

（2）初痢的治疗，原则上一般只能用清、利、下、和的办法，而不得妄用“涩”剂或“补”剂。如果妄用补剂或涩剂，可以“补住邪气”，反而会使病情加重。“初痢忌涩”，是一个比较原则性的问题，读者必须加以注意。

（3）上述初痢治疗原则，只是就一般情况而言。如有特殊情况，必须根据具体情况处理。例如：患者一向体虚，则对于上述治疗必须特别谨慎，亦即在治疗初痢的同时，必须考虑患者的体虚问题。《丹溪心法》谓：“痢疾一二日间以利为法，……不可使用参术，然气虚者可用，胃虚者亦可用之。”（同上）《景岳全书》谓：“脾弱之辈，亦多有此症，治此者只宜温调脾胃，……切不可妄云补住邪气而先用攻积攻滞及清导药，倘使脾气再伤，则轻者反重，重者必危矣。”因此初痢忌涩忌补，只是就一般情况而言，具体情况不同，治疗上亦有所不同，朱张二氏所论，均是经验之谈，我们在临床中应该加以注意。

2. 治久痢：所谓久痢，是指痢疾病程已久，缠绵不愈，或时愈时发、反复不已的慢性痢疾而言。久痢的治法，着重在“补虚”与“止痢”两方面，绝对反对用治初痢的办法来治疗久痢。《丹溪心法》谓：“初得之时，元气未虚，必推荡之，此通因通用之法。稍久气虚者，则不可下。”（同上）《明医杂著》谓：“痢疾稍久者，不可下，胃虚故也。”（同上）中医常谓“久痢忌攻”，又谓“正虚宜补”，可见初痢治疗中的各种办法，在久痢患者是禁忌的。久痢的治疗原则，在治本方面，宜“温”、宜“补”，以“补虚”为主，治标方面，宜“止”、宜“涩”，以止痢为急。

(1) 补虚：关于久痢患者的“虚”，或属于“脾”，或属于“肾”，因而在补虚之中，又有“补脾”、“补肾”之不同。

补脾：所谓“脾”，大致是指人体消化系统，“补脾”大致上是旺盛人体消化功能，增强全身营养之意。痢疾病变虽然只在肠（小肠泄），但其消耗则在全身，消耗如果不能得到相应的补充，则必形成消耗愈甚、体力愈差的恶性循环。因此对于久痢患者，首先考虑“补脾”，认为只有在消化系统正常生理功能得到维持，营养得到足够供给的情况下，才能控制病变的恶性发展，才能预防继发衰竭。中医常谓：“痢而能食，则尚无大碍，痢不能食，则属难治。”对于久痢患者，临床上常以能食与否作为“补脾”需要急缓的指征。补脾方剂很多，常用于久痢者有：理中汤(75)、补中益气汤(14)、香砂六君子汤(45)等方。昔年陈逊斋老先生对于久痢脾虚患者，常用香砂六君子汤加黄连，或用仲景半夏泻心汤(104)，效果很好。

补肾：所谓“肾”，根据中医文献中相关论述，可能是指人体泌尿生殖及内分泌系统。按照现代医学认识，人体内分泌在高级神经活动影响之下，直接控制着人体生长发育及物质代谢过程，并与人体生理调节代偿功能密切相关。在“固正祛邪”的基本思想指导之下，治疗久痢也就考虑到“补肾”问题。《仁斋直指方论》谓：“凡泻痢无已，变作白脓，点滴而下，为之温脾不愈，法当温肾。”《医宗必读》亦谓：“在脾者病浅，在肾者病深……未有久痢而肾不损者。故治痢而不知补肾，非其治也。”(同上) 这就是说，久痢患者如果用“补脾”的方法治疗无效，则应当进一步用“补肾”的办法。治疗慢性痢疾的补肾方剂，一般常用者有：金匮肾气丸(32)，四神丸(105)等方。

(2) 止痢：所谓止痢，即使用药物以止住泻下的一种办法。这种办法虽然不是根本的治疗办法，但因久痢患者如泻下无度，则往往可因失血失水而使患者迅致衰竭，因此在久痢泻下无已的情况之下，在温补的基础上，适当的考虑使用止泻药物，以减少泻下次数，防止患者因泻下不已而致衰竭也是必要的。所谓："涩可固脱"，说明涩剂的应用主要是在"脱"证的紧急情况之下，急则治标的方法。临床上收涩之剂甚多，用于止痢者，一般有真人养脏汤（106）、桃花汤（107），赤石脂禹余粮丸（108）等方。

3. 治兼证：所谓兼证，是指在痢疾发生过程中的各种伴随症状而言。痢疾的伴随症状，可因患者本身的体质强弱及病程长短，初痢久痢而各有不同。一般来说，痢疾的伴随症状大致有下列几种：

（1）发热：发热是痢疾经常有的伴随症状，这是痢疾病原作用于人体后所引起的全身反应之一。对于痢疾发热的处理，应视其病程长短不同而处理不同，原则出入很大，因此有必要加以分别介绍，兹分初痢及久痢两种情况，具体简介如下：

①初痢发热：按照发热时所伴随的全身情况，可分为"表证发热"与"里证发热"两种情况而不同处理。痢疾初起患者兼有发热、恶寒、身疼、肢重、头疼、脉浮、不汗出等症状时，则为"表证发热"，治疗原则是"先解其表"。表证得解，痢疾症状也就可以因之减轻或痊愈，所谓："夹表宜散"。《医门法律》谓："下痢必从汗先解其外，后调其内，首用辛凉以解其表，次用苦寒以清其里，一二剂愈矣。"喻嘉言谓此法为"逆流挽舟"，认为"失于表者，外邪俱从里出，不死不休。"不过这种治疗办法，也是有范围的，原则上只能用于初痢而有表证，亦即只限于痢疾初起在有发热、恶寒、不汗出等情况下才能使用。如果痢疾病变，仅限于局部而无全身中毒症状，不必用；有发热而不恶寒，且自汗烦渴者，热已入里不能用。《医门法律》中亦谓："有骤受暑湿之毒，水谷倾囊而出，一昼夜七八十行，大渴饮水自救，百杯不止，此则肠胃为热毒所攻，更

用逆挽之法，迂矣，远矣。每从《内经》通因通用之法。”（同上）这说明喻嘉言治痢解表的逆流挽舟法也是有一定范围的。如痢疾初起，患者发热不恶寒，烦躁、口渴汗出，甚至神昏谵语，项强、抽搐、脉洪大而数，则为“里热过甚”，“热极生风”，治疗原则上应“清热”、“熄风”，解表的方法在此种情况下，则适成禁忌。可见同一发热，由于其伴随症状不同而发热的性质也就完全不同，因而治疗也就不同。痢疾表证发热一般常用方剂有葛根汤（109），桂枝汤（110），人参败毒散（111）等方。痢疾因里热过甚而致热极生风，一般常用方剂有白虎汤（68）、安宫牛黄丸（73）、紫雪丹（74）、至宝丹（20）等方。

②久痢发热：久痢发热，多责之于虚，或属“阴虚生热”，或属“阴盛格阳”，前者应当补阴，后者应当补阳。《景岳全书》云：“痢伤精血，阴虚水亏者，则最多为热为燥也，如或虚中有火脉见有力者，宜加减一阴煎（112）或保阴煎（113）主之。若脉本无力，全属虚火，则不可治火，单宜壮水补阴，如三阴煎（114）及六味、八味等丸。若阴盛格阳而为外热者，必宜胃关煎（115）及右归饮（33）之属主之。”（同上）一般治疗久痢发热，如偏于“阴虚”者，多用六味地黄汤为基础方随症加减；偏于“阴盛格阳”者，多用八味地黄汤，右归饮，甚则用白通加猪胆汁汤（116）或四逆加人参汤（117），所谓“甘温治大热，”即是指此种情况而言。

（2）噤口不食：噤口不食即噤口痢，是一种极其严重的合并症。噤口不食的原因，寒或热均可引起，《医宗必读》谓：“噤口乃食不得入，到口即吐，有邪在上膈，火气冲逆者；有胃虚呕逆者；……有阳气不足，宿食未消者；……。”（同上）《医学入门》谓：“呕吐全不食者，谓之噤口，胃火甚也，……有过服利药及脾胃虚者。”（同上）因此治疗痢疾噤口，原则上仍系根据患者全身情况分析其性质而作对症治疗。不过根据作者个人临床体验，噤口痢一般仍以“热毒”居多，因为痢疾噤口大多属于急性中毒症状，在治疗上除因“脾胃虚寒”所致者须用温补脾阳剂，如理中汤加丁香、砂仁等方外，一般用于急性噤口不食者，还有下列二法：

①朱丹溪用黄连人参汤（118），频频饮呷。喻嘉言用人参、石莲子等分煎服强呷，或以二者为末，频频服之。

②外用大田螺捣碎如泥敷脐上，或加入麝香少许，以太乙膏贴之。

（3）大孔肿痛：痢疾患者多有肛门肿痛，因此中医书中亦常列为兼症之一。《医宗必读》谓：“肛门痛者，乃热留于下也，宜槐花、木香；夹寒者，理中汤。”（同上）《丹溪心法》亦谓：“下痢大孔痛者，因热流于下也，以木香、槟榔、黄连、黄芩、炒干姜。”（同上）不过《景岳全书》谓：“痢多则痛多，痢少则痛少，故无论寒痢热痢皆能为痛，不得谓痛必由热也，欲治此者，但治其痢，痢止则肿痛自散。”（同上）《景岳全书》这一段话，把肛门肿痛作为痢疾本身的一个症状，这是很正确的认识，事实上也是这样，痢疾得到治疗，则肛门肿痛也就自然得到了缓解。

（4）下利不止，肢厥汗出：患者如下利不止，而发生肢厥汗出等症状，则为亡阳的现象，这种现象的发生，或由于下利太甚，或由于素体阳虚，因此“回阳固脱”是此时唯一的急救方法。一般常用以急救“回阳固脱”的方剂有四逆汤，附子理中汤，或用前述止痢诸方而加以回阳之品。

以上痢疾的治疗方法，主要是谈方剂方面的治疗，至于单方治疗，亦具有明显效果。单用的单味药物对于痢疾治疗为大家所公认有效者，有下列几种：

①鸦胆子：每次将鸦胆子五粒至十粒装入胶囊，连服七至十天，对急慢性痢疾均有效。

②马齿苋：以新鲜马齿苋每日 30 克，和蜜或赤白砂糖煎服，对于急慢性痢疾均有效。

③大蒜：每日一头紫皮大蒜分三次随饭服，或制成10%～15%浮游液 100～200 毫升，每日 1～2 次，7 日一疗程，对于急慢性痢疾均有效。

④白头翁：每天 30 克，分三次服，或 30～60 克做成 100 毫升溶液灌肠，对于痢疾亦有显效。

以上各单味药物亦可加入上述各方剂中合用。这些药物，根据最近一些报告，可能均是直接针对痢疾病原产生作用。

至于针灸也是治疗痢疾的一个很重要的辅助疗法。一般选用穴位，在背部主要有小肠俞、气海俞、中膂俞；在腹部主要有气海、关元、天枢；在上肢有合谷、外关；下肢有足三里、三阴交、复溜。一般原则是初痢用针、久痢用灸。作者个人用针灸治疗痢疾，主要取足三里、三阴交二穴；慢性痢疾患者，单灸足三里，每天灸一次，每次灸二至五壮，效果尚好。

六、饮食及病后调理　关于痢疾的饮食调理方面，《备急千金要方》谓："凡痢病，通忌生冷酢滑，猪鸡鱼油，乳酪酥干，脯酱粉咸，所食诸食，皆须大熟烂为佳，亦不得伤饱，此将息之大径也。若将息失所，圣人不救也。"又谓："大须慎口味，重者瘥后百日，次者一月日。"（同上）《卫生宝鉴》谓："且如泻痢止，脾胃虚，难任饮食，不可一概用克伐之剂，若补养其脾气，胃气足自然能饮食。"（同上）由此可见，治疗痢疾在饮食方面，不论在疾病进行过程中或者疾病痊愈恢复阶段，均以软食为宜，并且忌饱食，禁忌荤腥油腻生冷食品、禁忌时间最少一个月。病后调理方面则主要应从"健胃助脾"恢复消化功能着手。急性痢疾患者愈后可服保和丸二至三周，慢性痢疾患者愈后可常服香砂六君子丸。

七、预防　关于痢疾的病因、症状、诊断、治疗，本文大致均已提到。至于痢疾的预防问题，及食物宜忌、痢后调理，原文中未提起，兹仅原则性的稍作补充，俾读者能在认识上更系统一些。

痢疾的预防，与病因一致，认为应从外因与内因两方面同时着手进行。预防外因方面，强调饮食方面的清洁与熟食。《金匮要略·果实菜谷禁忌并治》谓："果子落地经宿，虫蚁食之者，人大忌食之。"《备急千金要方》谓："勿食生肉，伤胃，一切须煮烂。"《诸病源候论·蛊毒病诸候》谓："凡诸肉脯，若为久放……则有大毒。"张景岳谓："过食生冷，所以致痢，多见人之慎疾者，虽经盛暑，不犯寒凉，则终无泻痢之患。"在内因方面，则特别强调人体抵抗力在预防痢疾方面的重要。张景岳氏谓："胃气强实者，虽日用水果之类而阳气能胜，故不致疾。"总的来说，由于痢疾的发生主要是生冷饮食所致，因此本病的预防也就首先应注意生冷饮食的卫生。在夏日中饮食生冷，或瓜或果，均须保持清洁，其素体脾虚者，须有适当限制，不可过量，最好不食生冷。《景岳全书》谓："口不受寒，痢从何得。"（同上）说明了预防痢疾的方法，主要在于少食生冷甚或不食生冷。

热不休　死不治①　痢门方　皆所忌②

原注　①方书云：痢证发热不休，不治。②凡痢疾初起即发热，非肌表有邪，即经络不和，温散而调荣卫，外邪一解，痢亦松去。若概以为热，开手即用痢门套方，多有陷入变剧者。

浅说　关于痢疾发热问题，上节治兼证之中已经提过。痢疾发热，主要是由痢疾而引起的一种全身中毒症状。发生的原因，或由于患者身体抵抗力低；或由于病原毒力大而发热不休，则说明病原毒力已至不能控制的地步。病原毒力不能控制的结果，一方面可因长期发热引起身体中物质消耗大量增加，再方面可因发热而产生的有毒物质大量积存，致自家中毒而引起更严重的中毒症状。这两方面情况，最后均可使患者死于衰竭，因此说："痢疾发热不休不治"。由于痢疾发热乃是全身中毒的一个指征，因此在治疗上，如何调整全身功能，以改善此种全身中毒状况，亦即如何使病原毒力作用局限而不弥散全身，这当然是最主要的也是最迫切的处理办法。这种情况之下，如果不考虑全身情况，机械的硬搬痢疾套法，或行气血，或攻积滞，心目中只想到的一个痢疾，而只知见痢治痢，置全身其他严重情况于不顾，必然会使患者全身情况更趋严重，以致“引邪入里，陷入变剧，甚者不救”。这种情况，是医疗过失，是不能容忍的原则错误。辨证论治，永远以病人全身症状为治疗对象，而不仅只以局部病变为治疗对象的中医治疗体系，于此又可得一有力的例证。

桂葛投　鼓邪出①　外疏通　内畅遂②
嘉言书　独得秘③　寓意存　补金匮④

原注　①时医有发汗之戒，以其无外证而妄汗之也。若头痛发热恶寒有汗，宜用桂枝汤法，无汗宜用葛根汤法。鼓邪外出然后治其痢。②此二句是解所以发汗之故也。张飞畴云：当归四逆汤治痢极效，若发热而呕者，小柴胡汤、葛根黄芩黄连甘草汤，口渴下重者，白头翁汤如神。③喻嘉言医门法律中议论，甚见透彻。④喻嘉言《寓意草》中如麻黄附子细辛汤及人参败毒散等案，却能补《金匮》所未及。

浅说　痢疾初起有发热发冷、头疼、身重、汗出或不汗出等全身中毒症状时，为痢疾夹表，夹表宜散。因此在治疗上，解表是此种情况下的主要方法。表，是指一切急性感染的初期，患者具有发热恶寒、头疼身重、不汗出等全身中毒症状的一种简称。而解表则是针对上述情况，用兴奋中枢、旺盛循环的药物，使人体因振奋中枢的结果而使调节功能增高，抵抗病原毒素能力加大。因血循旺盛的结果，是使神经营养功能加强，毒素排出体外增多的一种办法。解表所用药物，原则上均属辛温之剂，因为温可散寒，事实上这些药物都具振奋中枢、旺盛血循的作用。

关于痢疾解表的问题，《医门法律》谓:“下痢必从汗先解其外，后调其内，首用辛凉以解其表，次用苦寒以清其里，一二剂愈矣。”（同上）喻氏谓此法为逆流挽舟，认为“失于表者，外邪俱从里出，不死不休。”陈修园氏在本书中亦特别提出:“外疏通、内畅遂。”又谓“先解其表，后清其里”，“鼓邪外出，然后治其痢”。喻、陈二氏所论，简单的加以意译，是指痢疾患者具有全身中毒症状时，治疗上必须先用兴奋中枢、旺盛血循的药物，以控制其全身症状。俟全身症状稳定与局限以后，然后再作限局性的治疗。这种治疗办法，很明显的可以看出，主要是从调整患者全身在致病以后的病理生理状况着眼，因此无疑的应该是一种很全面的治疗方法。不过这种治疗办法，也是有范围的，原则上只能用于初痢而有表证，亦即只限于痢疾初起而有发热、恶寒、不汗出等情况时才能使用。如果痢疾病变，仅限于局部而无全身中毒症状，不必用，此即陈氏所谓:“时医有发汗之戒，以其无外症而妄汗之也。”有发热而不恶寒，且自汗烦渴者，热已入里不能用。此时由于正邪交争的结果，人体功能已是持续的亢进状态，再用解表剂，反可因功能过度亢进而致衰竭。《医门法律》中亦谓:“有骤受暑湿之毒，水谷倾囊而出，一昼夜七八十行，大渴饮水自救，百杯不止，此则肠胃为热毒所攻，更用逆挽之法，迂矣、远矣。每从《内经》通因通用之法。”(同上）这说明喻氏治痢解表的逆流挽舟法也是有一定范围的。

心腹痛胸痹第七

心胃疼　有九种①　辨虚实　明轻重②
痛不通　气血壅③　通不痛　调和奉④

原注　①真心痛不治，今所云心痛者，皆心胞络及胃脘痛也。共有九种，宜细辨之。②虚者喜按，得食则止，脉无力。实者拒按，得食愈痛，脉有力。二证各有轻重。③痛则不通，气血壅滞也。④通则不痛，气血调和也。高士宗云：通之之法，各有不同。调气以和血，调血以和气，通也。上逆者使之下行，中结者使之旁达，亦通也。虚者助之使通，寒者温之使通，无非通之之法也。若必以下泄为通，则妄矣。

浅说　心胃痛主要是指胸痛或腹痛。《医学正传·胃脘痛》谓："《内经》曰：木郁之发，民病胃脘当心而痛……胃之上口名曰贲门，与心相近，故经所谓胃脘当心而痛，今俗称心痛者，未达此义耳。"又谓："详其所由，皆在胃脘，实不在心。"陈氏在本节原注中亦谓："今所云心痛者，皆心胞络及胃脘痛。"又谓："真心痛不治。"于此可见心腹痛，绝大多数均是指一般的胸痛与腹痛而言。

胸痛与腹痛只是一个症状，并不是一个病名。引起胸痛或腹痛的原因很多。在病因分类上，不论其由于外感或内伤；在病理生理变化上，不论其属寒、属热、属实、属虚，只要在一定条件下，均可能引起原发性或继发性的胸痛与腹痛。张景岳云：“痛有虚实，凡三焦痛证，惟食滞、寒滞、气滞者最多，其有因虫、因火、因痰、因血者，皆能作痛。”（《景岳全书·杂证谟·心腹痛》）于此可见，胸痛与腹痛这一症状的本身，其涉及面是相当广泛，每一种胸痛或腹痛，均可能包括许多种疾病在内。对于胸痛与腹痛这一症状的一般认识及其处理原则，结合本章所论，分病因、发病机理、证候类型、诊断、治疗等各项，简介如下，以为本章总论。

一、病因 胸痛与腹痛的病因，视其所属疾病而各有不同，各类疾病的发生原因，不出内因外因两大类。因此胸痛与腹痛这一症状所包括的疾病虽然可能很多，但仍然可以分别列入外因或内因范畴之中。

（一）外因方面：引起胸痛或腹痛的外因，有下列几种：

1. 气候季节因素：《素问·气交变大论》谓：“雨湿流行，民病腹痛。”又谓：“寒乃大行，民病腹中痛。”又谓：“炎火乃行，民病口疮，甚则心痛。”《医学入门·杂病提纲》谓：“外感风冷热，皆能作痛。”《医方考·腹痛门》谓：“客寒犯胃，胃脘当心而痛。”从上述可知，胸痛或腹痛与季节、气候因素密切相关。

2. 饮食因素：《医学正传》谓：“心腹痛致病之因，多因纵恣口腹，喜好辛酸，恣饮热酒煎煿，复餐寒凉生冷。”（同上）《医学入门·杂病分类》谓：“胃脘脾痛，乃因伤饮食。”这很明显的指出了胸腹疼痛多由饮食失调所致，其中尤其认为寒凉生冷食物是引起胸腹疼痛的主要原因。

3. 寄生虫：《证治要诀·心脾痛》谓：“心腹痛……因蛔作痛，痛有休止，其人吐蛔。”《医方考》谓：“腹中干痛有时者，虫也。”是可见中医认为寄生虫亦为产生腹痛症状原因之一。（同上）

4. 其他传染因素：陈无择谓：“更有卒中、客忤、鬼击、尸疰，使人心痛。”（《三因极一病证方论·不内外因心痛证》）《诸病源候论·食注候》谓：“注者住也。言其病连滞停住，死又注易旁人也。人有因吉凶坐席饮啖，而有外邪恶毒之气，随饮食入五脏，沉滞在内，流注于外，使人肢体沉重，心腹绞痛。”从“外邪恶毒之气”、“尸注”、“死又注易旁人”来看，很明显可以看出是指传染。“尸注使人心痛”、“流注于外，使人肢体沉重，心腹绞痛”等语，也很明显的可以看出传染因素也是引起胸痛与腹痛的主要原因之一。

（二）内因方面：引起胸腹疼痛的内因，有下列几方面：

1. 精神刺激：《医学正传》谓：“胃脘当心而痛……由痰涎食积郁于中，七情九气触于内之所致。”（同上）陈无择谓：“喜怒忧郁所致属内因。”（《三因极一病证方论·内所因心痛证治》）张景岳谓：“气血虚寒，不能营养心脾者，最多心腹痛症，然必以积劳积损及忧思不遂者，乃有此病。”（同上）从上述可知，在内因方面与精神因素密切相关，其中忧郁思虑过甚，更是胸腹痛主要内因之一。

2. 劳累过甚：李东垣谓：“腹中诸痛，皆由劳役过甚……中气不足，寒邪乘虚而客入之，故卒然而作大痛。”张景岳谓：“心腹痛症，必以积劳积损。”劳役，即指工作过度辛劳之意。工作过度辛劳，可以因体力的耗损，而发生各种疾病伴发胸腹疼痛，因此中医亦列为主要内因。

3. 体质素质：朱丹溪谓：“禀受弱，饮食过伤而腹痛。”（《丹溪心法·腹痛》）张景岳谓：“胃强则寒不能侮，而寒能侮者，总由脾气之弱。”又谓：“气血虚寒不能营养心脾者，最多心腹痛症。”“禀受弱”、“脾气寒”、“气血虚寒”，均是指体质与素质而言，是常常引起心胃疼的原因。因此中医把体质与素质也认为是主要内因之一，并且认为这方面有时起着决定性作用，所谓：“胃强则寒不能侮。”

归纳以上所引，对于胸腹痛的病因认识如下：

1. 胸腹诸痛的原因，原则上不出内因与外因两者。外因方面认为主要与季节气候、饮食、寄生虫、传染等有关；内因方面认为主要与精神刺激、劳累过甚、体质素质有关。

2. 外因与内因是相互作用的，所谓："寒邪乘虚"、"胃强则寒不能侮"。单独的外因，如无内因作用，不一定能构成胸腹疼痛症状。

二、病机 关于胸腹疼痛的，则有下列几个方面。

（一）因寒：《素问·举痛论》谓："经脉流行不止，环周不休，寒气入经而稽迟，泣而不行，客于脉外则血少，客于脉中则气不通，故卒然而痛。"又谓："脉涩则血虚，血虚则痛。"《素问·至真要大论》谓："心胃生寒，胸膈不利，心痛痞满。"《仁斋直指方论》谓："腹痛有寒。"

根据上述，可见胸腹痛症多由寒起。寒有两方面的含义：一种是指外界自然环境中的气候变化情况，如气温降低，叫作外寒；另一种是指人体内部器官生理调节代偿功能的衰退现象，叫作内寒。在病理生理变化中的寒，一般均是指内寒而言。气是指人体整个生理调节功能，经络各家解释颇多，但一般均认为是指血管系统。"诸痛多由寒气客于经络"，很明显的可以看出是指人体在生理调节代偿功能低下的情况下，影响血管系统而发生的循环障碍现象。

（二）因热：《素问·举痛论》谓："寒气客于经脉之中，与炅气相薄，则脉满，满则痛而不可按也。寒气稽留，炅气从上，则脉充大而血气乱，故痛甚不可按也。"《仁斋直指方论》谓："腹痛有热。"《医学入门》谓："脐腹痛多积热痰火。"（同上）张景岳谓："火邪热郁者，皆有心腹痛症。"（同上）于此可见，胸腹疼痛亦可由于热起。热与火同义，它们也具有两方面的含义：一方面是指外界温度的升高现象，叫作外热、外火；另方面则是指人体内部功能亢进的持续及反应性增强的现象，叫作内热、内火。在病理生理变化方面，热或火，一般亦均是指内热、内火而言。《素问·举痛论》谓:“寒气客于经络之中，与火气相薄，则脉满，满则痛。”此处的寒气，应作外寒理解。因此本段原文如加意译，则是指人体在受外邪作用之下（寒气客于经络之中），机体反应性增高（与炅气相薄），而发生的炎症充血疼痛现象。

（三）因正邪相搏:《严氏济生方·心腹痛门》谓:“邪气搏于正气，邪正交击，气闭塞郁于中焦，遂成心痛。”《证治准绳·诸痛门》谓:“或问腹痛何由于生？曰：邪正相搏，是以作痛。”于此可见胸腹疼痛的发生，可以是由于邪正相搏的结果。正，泛指人体对疾病的抵抗能力及适应性；邪，泛指一切致病的外因。因此所谓正邪相搏，即是指人体在遭受各种致病外因之后，身体中抵抗力与病原作抵抗的斗争过程。在正邪相搏的过程中，如病变在胸腹，则可以引起胸痛或腹痛。

（四）因积滞不通:《古今医鉴》谓:“按痛则不通，通则不痛。”本书原注亦谓:“痛则不通，气血壅滞也。通则不痛，气血调和也。”可见胸腹疼痛的发生机转，主要是由于不通。不通的原因，或由于气滞，或由于食积，或由于血积。气滞，主要是胃肠道神经调节作用障碍，而致胃肠蠕动失调。食积，主要是指饮食因素而引起的感染中毒等刺激症状。血积，则主要是盆腔脏器出血性疾患，或由出血而产生的凝血块所引起的刺激症状。在气滞、食积、血积等原因之中，又特别强调气滞。张景岳谓:“胃脘痛症，多因食、因寒、因气不顺者。然因食、因寒，亦无不皆关于气，盖食停则气滞，寒留则气凝。”（同上）这就是说胸腹诸痛的原因，虽然可由各种各样的情况所引起，但其最主要的发病机转，则是表现在人体功能方面的失调，即“无不皆关系气。”

综合以上所述，可知胸腹疼痛症状的发病机理主要是分作：寒、热、积滞、正邪相搏等四个方面，这些认识，是治疗各种胸腹疼痛的主要理论基础。临床上即根据这些理论认识，来区别各种胸腹痛的类型，从而辨证论治，我们必须加以深入的理解。

三、证候类型 关于胸腹疼痛的证候类型，有下列三种区分：

（一）按疼痛的性质而区分者

1. 实痛：实，是指机体在受病因作用以后，生理调节代偿功能呈持续亢进的情况，由这种情况而引起的疼痛，叫做实痛。如急性炎症、急性梗阻而引起的疼痛，都列入实痛的范畴。

2. 虚痛：虚，是指机体生理调节代偿功能低下而言，由这种情况而引起的疼痛，叫做虚痛。例如由于各种慢性炎症或循环障碍，缺血、缺氧、神经营养功能低下而引起的疼痛，都列入虚痛的范畴。

（二）按病原及病理生理情况而分者——按病原及病理生理情况而区分者，有九种心痛之说，兹分别介绍如下：

1. 虫痛：指疼痛的发生系由寄生虫引起。

2. 注痛：指疼痛的发生系由传染引起。

3. 气痛：指疼痛的发生主要系由情绪波动、精神因素所引起。

4. 血痛：指疼痛的发生系由血证所引起。

5. 悸痛：指疼痛的发生与饮食有关，得食可以减轻疼痛，且患者伴有怔忡心悸等神经衰弱症状。

6. 食痛：指疼痛的发生系由饮食因素所引起，得食疼痛更甚。

7. 饮痛：指疼痛的发生主要伴有水饮潴留症状，疼痛部位最多在胸胁，其次在腹部。

8. 冷痛：指疼痛发生后，伴随有全身发凉，肢冷脉细等衰竭症状者。

9. 热痛：指疼痛发生后，伴随有发热，烦渴等功能亢进症状者。

以上即九种心痛。此外又有真心痛之名，即指疼痛时伴发身冷肢厥、手足发青、疼痛掣背等症状者。此种心痛非指一般胃脘疼痛的心痛，所以冠以真心痛之名，以示与一般的心痛区别。真心痛者危险难治。此外还有厥心痛之名，即指有真心痛症状，但预后较好者。

（三）按疼痛部位而区分者——张景岳云：“凡病心腹痛者，有上中下三焦之别，上焦者，痛在膈上，此即胃脘痛也……中焦痛者，在脐中脘脾胃间病也。下焦痛者，在脐下肝肾大小肠膀胱病也。”（同上）这很明显的是根据疼痛部位，来判断病变部位和区分证候类型。张景岳谓：“虫痛、痰痛多在中焦，火痛则三焦俱有之。血痛则多在下焦。”（同上）这更是指出了可以根据病变部位，而窥测疼痛之性质及其病理生理机转。

以上各种证候类型的区分，是细致的，全面的。因此从基本概念上来看，胸腹痛所可能包括的各类常见病证，在此均作了不同的各类区分。

四、诊断　中医对于胸腹疼痛的诊断，主要是诊断症状本身的性质属虚、属实，及其病理生理变化方面属于何类情况。诊断主要依靠下列数者：

（一）病史：在病史方面，除一般问询以外，应注重下列几点：

1. 性别、年龄及平素健康情况：年龄高者多属虚痛；年壮者多属实痛；平素健康佳者多属实痛；平素健康不佳、体弱多病者，多属虚痛。血痛多见于妇人，男子则少见。张景岳谓：“血痛多在下焦，惟妇人则常有血证，而男子则少也。”（同上）

2. 发病时间及治疗经过情况：在发病经过情况方面，主要注意发病时间的新久、症状发作的急缓、治疗过程中的效果。大致新病、暴病属热、属实，久病、渐病属寒、属虚。服滋养强壮剂的温补药疼痛能减轻者，为寒、为虚。服泻下、消炎剂的攻利清热剂疼痛能减轻者，为热、为实。

3. 患者自觉发病原因：如因饮食、因情绪波动、因过度劳役、因体内有寄生虫、因受寒受热等，往往可由患者自己说出。医生对此虽不应完全相信患者主诉，但在临床上往往不失为一个很重要的参考资料，因此必须问到。

（二）症状及体征：关于胸腹疼痛症状，主要是根据疼痛部位、全身情况及伴随症状，而区分疼痛的性质属寒热虚实。至于体征检查方面，按望闻问切四诊及疼痛部位触诊，对各种胸腹疼痛患者，应特别注意下列方面的检查：

1. 望诊：胸腹疼痛患者一般均有痛苦表情。胸痛患者多耸肩曲背，腹痛患者多捧腹弯腰。神气怯弱、面色苍白、四肢厥冷、舌润苔白、属虚、属寒；神色壮厉、面部潮红、舌燥苔黄，属实、属热。在疼痛部位有形可见者，如膨隆、肿胀，有索状、块状物，病在血分，属阴证，认为预后不好。如疼痛部位无形可见，或虽在疼痛时偶可见形，但痛止之后则完全消失，病在气分，属阳证，而认为预后佳良。

2. 闻诊：胸腹疼痛患者的闻诊，着重在听患者的呻吟情况、言语声调与呼吸情况等方面。张三锡谓："呻者痛也，谓诊脉时之呻吟也。"又谓："叫喊以手抚心，下中脘痛也。"（《医学六要》）《金匮要略·脏腑经络先后脉证》谓："语声喑喑然不彻者，心膈间病。"又谓："吸而微数，为病在中焦，实也。当下之即愈。"是可见在呻吟方面，主要在注意患者呻吟程度及其伴随动作、言语声调大小以及呼吸程度。因胸腹疼痛患者由于疼痛关系，可以影响上述动作发生变化。

3. 问诊：问诊方面，详见上述病历采取部分。所应特别再提出者，对胸腹疼痛患者的问诊，应比较着重在发病时间新久、饮食与疼痛的相互关系、有无吐泻蛔虫史、心情得失、有无情绪波动、大小便等各方面情况。如患者系妇女，尤其须要详细询问月经，因为血痛多属妇女患者，男子比较少见。

4. 切脉：胸腹疼痛患者，脉象变化很多，可以出现各种各样情况。张景岳谓："滑实有力者，因多实邪，虚弱无神者，固多虚邪，此其常也。然暴痛之极者，每多沉伏细涩，最似极虚之候……但当察其形气，以见平素之强弱。问其病因，以知新病久病及何所因而起。"（同上）是可见切脉在胸腹疼痛患者，应多结合病史及症状方面的分析。腹痛患者一般脉多沉小而弦，疼痛剧烈者多沉伏；胸痛患者则脉浮弦者居多。

5. 疼痛部位触诊：对疼痛部位触诊，可以确定疼痛之性质。大致以疼痛部位喜按为虚，拒按为实；喜热为虚，喜冷为实；痛徐而缓，莫得其处者为虚，痛剧而坚，固定不移者为实；疼痛不甚，疼痛部位触之有物曰积，属虚；疼痛较重，但疼痛部位触之无物曰聚，属实。

以上所列望闻问切及疼痛部位检查，不过略举其要。胸腹疼痛所可能包括的疾病很多，由于其原发疾病不同，其体征所见亦往往各自不同，限于本章内容，当难一一列举。

五、治疗 关于胸腹疼痛的治疗问题，以后各节中还要详细讨论，现只谈关于胸腹疼痛治疗的几个原则，归纳有下列几点：

1. 寒者温之：寒，是指人体内部生理调节代偿功能的低降，因而使血循不畅，发生疼痛。温，是兴奋人体生理调节代偿功能之意。因此"寒者温之"一语，即是用具有兴奋作用的药物，以恢复患者生理调节代偿功能的一种办法。血循障碍为经络不通，因此发生疼痛。用兴奋血循障碍以解除疼痛，为寒者温之使通。可见由寒而引起的疼痛，温是一个主要治疗方法。

2. 热者凉之：热，是指人体内部功能亢进的持续及反应性增高的现象，如炎症由于炎性变化而使患者发生疼痛。凉，是指抑制人体过度亢进的功能，为清热解毒。因此"热者凉之”一语，即指用具有清热解毒作用的一类药物，以求达到消炎止痛的一种方法。炎性病变可因炎症产物而使病变部位发生障碍，为气血失调、热郁不通，因此发生疼痛。用清热解毒办法以消炎止痛，为热者凉之使通。因此由热而引起的胸腹疼痛，凉也是一个主要治疗方法。

3. 积滞者行之：积，是指食积、血积或水积；滞，是指气滞。食积、血积、水积、气滞，均可引起胸腹疼痛。因此“积滞者行之”一语，亦即指用各种办法，清除此种由积滞而引起的障碍之意，为通则不痛。清除积滞办法很多，主要视积滞本身性质，而各有不同。大致血积、水积多在下焦，宜行血、利水。食积多在中焦，宜消食、泻下。气滞是一个总的称谓，三焦均可发生。治疗原则是行气、破气、调气，总的认识是积者去积，滞者行滞。积滞去则胸腹疼痛自止。中医认为人体内各种管道系统，由于各种原因而引起的梗阻情况，如果能够改善，人体内部各种恶性刺激因素消失，则疼痛亦可自然消失。因此，积滞者行之，也是一个通的办法。

4. 虚者补之：人体在虚的情况之下，可以发生各种疾病，如影响胸腹，可发生各类情况的胸腹疼痛。所以虚，实际上是一个人体发生疾病的主要内因。在患者胸腹疼痛情况之下，如果虚的情况未能得到适当矫正以前，则见痛治痛，只能说是治标，而不是治本的办法，因此不能根本解决患者的胸腹疼痛。所以胸腹疼痛时，如有虚的情况，原则上应补虚为主，并认为补虚即所以治痛。不论血虚、气虚，均可以发生疼痛。血虚作痛，补血则痛自止；气虚作痛，补气则痛自止。如果忽视患者体质，见痛治痛，是原则的错误。

总结以上治疗各项，疼痛是人体正常生理功能调节代偿能力障碍所致。因此在治疗上，也就用各种办法使之恢复原有生理情况，用各种办法帮助它通。通的办法是各色各样，但其通的目的则一。很多人提起通字，总是想到攻利泻下的办法，这是一种非常片面的说法。

一虫痛　乌梅圆

原注　虫痛，时痛时止，唇舌上有白花点。得食愈痛。虫为厥阴风木之化，宜乌梅丸。

浅说　虫痛，是指由寄生虫感染而引起的腹痛。各种寄生虫如绦虫、钩虫、蛔虫等，均能引起轻重不等的腹部疼痛。虫，有九虫之说，《诸病源候论·九虫病诸候》谓:“九虫者：一曰伏虫，长四分。二曰蚘虫，长一尺。三曰白虫，长一寸。四曰肉虫，状如烂杏。五曰肺虫，状如蚕。六曰胃虫，状如蝦蟆。七曰弱虫，状如瓜瓣。八曰赤虫，状如生肉。九曰蛲虫，至细微，形如菜虫……蛔虫贯心则杀人。白虫相生，子孙转大长至四五尺……蛲虫居胴肠，多则为痔……”。蚘虫是指的蛔虫，白虫指的绦虫，弱虫指肺吸虫，伏虫是指钩虫，蛲虫是指的现代所谓的蛲虫。其他三虫则难以设想究系何指。在上述九虫病诸候，只有蛔虫候提到腹痛。蛔虫候谓:“蛔虫者，是九虫内之一虫也。长一尺，亦有长五六寸，或因脏腑虚弱而动，或因食甘肥而动。其发动，则腹中痛，发作肿聚，去来上下，痛有休息，亦攻心痛。口喜吐涎及吐清水，贯伤心则死。诊其脉，腹中痛。”虫心痛，虽亦可能包括其他寄生虫在内，但主要则是指蛔虫症所引起的腹痛而言。

产生寄生虫的原因，有内外两方面。外因方面，由于饮食生冷瓜果食物；内因方面，认为是由于消化系生理功能的降低。虫痛的症状，有下列几种：

1. 腹痛时作时止，来去不定。
2. 时有呕吐，呕吐物或为青黄绿水，或直接吐出蛔虫。
3. 时有腹泻，泻出物为成形粪便，或可泻出蛔虫。
4. 心腹中觉热、烦躁、口渴、易饥、喜饮，口涎增多。

5. 疼痛过去之后，饮食如常。

6. 体征方面：面色乍赤乍白乍青，肚大可见青筋，唇舌上偶可发见白点。

以上诸症，不必全部具备，但见其中部分症状，如能除外其他心腹痛，则可考虑腹痛由虫引起。

关于虫心痛的治疗，原则上应驱虫为主，张景岳谓："虫积之症，速宜逐之。"驱虫的办法，又谓："凡下虫必先一日不食，使虫饥……次早五更以鸡卵煎饼和药嚼而食之。须臾服葱汤或白水少许，以助药力下行，不逾时而虫俱下，随服补剂，调理脾胃而疾可愈。"（《景岳全书·杂证谟·诸虫》）使用驱虫药，空腹服下，并不伴同食物，效果也良好。但以食为饵引虫向上之说，是值得注意的一个问题。

常用的驱虫方剂很多，如乌梅丸（119）、化虫丸（120）、木香三棱散（121）、使君子散（122）、下虫丸（123）等均为常用方剂。这些方剂，一般说来都是驱虫药与泻下药共同组成。除驱蛔虫外，对驱绦虫亦具明显效果。民间单方常单用使君子一味，去壳取仁炒焦，每日空腹服十五至二十粒，驱蛔亦甚有效。中药驱虫药毒性小，无副作用，而且效果可靠，值得推广。

二注痛　苏合研

原注　入山林古庙，见非常之物，脉乍大乍小，两手若出两人。宜苏合丸研而灌之。

浅说　注，是指传染之意，如"尸注"、"殃注"、"食注"等，均是指由于各种途径而传染的，或由于某种因素而引起的中毒症状。陈修园在《医学从众录》及《时方妙用》中均谓："注痛系入山林古庙古墓及感一切异气而痛。"如以现代观点分析，注痛实际上是指人体由于在受到了某种感染或某种毒物刺激，而引起的一种急性中毒症状而言。

注痛的症状，除心腹痛以外，尚伴有神识不清、言语错乱，或发冷发热。注痛的体征，往往伴有肢厥、汗出、口噤不开、脉搏不整、两手脉乍大乍小等。据此可知，注痛是由急性中毒，而引起神经中毒及全身衰竭症状。

注痛的临床表现是急迫的，因此，对于此类患者，原则上以急救为主。在急救的原则认识上，以扶正为主要方面。因为注心痛的发生，系由邪所引起，扶正即所以祛邪。扶正的药物很多，在紧急情况之下，以芳香类药物为主，如麝香、沉香、木香、苏合香等药均所常用。

芳香类药物多属兴奋刺激药物，可以振奋中枢、旺盛血循，因而使患者急性功能不全的情况，得到改善和复苏。因此对于注心痛，使用芳香药，能收到急救效果。

治疗注心痛方剂甚多，陈修园氏在本书中介绍了苏合丸(27)，在《医学从众录》以及《时方妙用》中又提出了平胃散(128) 加藿香及麝香。

三气痛　香苏专

原注　因大怒及七情之气作痛，宜香苏饮加元胡索二钱，七气汤亦妙。又方用百合一两、乌药三钱、水煎服。

浅说　气痛即指由于精神因素而引起的胸腹疼痛。在治疗气痛方面，原则上是解除神经障碍为主，如“气顺则痛止。”以现代观点视之，顺气，即是调整植物性神经功能，因此顺气可以达到镇痛目的。

对于气痛的诊断，主要根据是病史与体征。气痛患者在病史方面，往往有精神刺激历史。体征方面疼痛范围比较广泛，胸腹部不能摸到固定不移肿物。至于治疗，上文已述及顺气是主要方面，顺气方剂很多，陈修园在本书中介绍了香苏饮

(124)、七气汤(125),其他如厚朴七物汤(126)、小乌沉汤(127)、平胃散(128)、四逆散(129)等方,均为一般所习用。

四血痛　失笑先

原注　瘀血作痛,痛如刀割,或有积块。脉涩,大便黑。宜桃仁承气汤、失笑散。

浅说　血痛主要是指由于病变部位出血,或出血凝块而引起刺激症状,从而发生的疼痛,亦即“瘀血作痛。”血痛主要发生在下焦。张景岳谓:“下焦痛者在脐下,肝肾大小肠膀胱病也。”又谓:“血痛多在下焦,然惟妇人则常有血证。”(《景岳全书·杂证谟·心腹痛》)于此可见血痛主要是包括下腹部各种出血性疾患,其中可能包括肠部各种原因引起的出血病变,和肾脏、膀胱、子宫等泌尿生殖器官的出血病变。在各种腹腔脏器出血性病变之中,一般以妇科病出血机会较多,因此谓:“妇人常有血痛。”

对于血痛的诊断主要依靠下列几点:

1. 疼痛多在下腹部,往往有一定部位,疼痛一般均较剧烈。所谓:“痛如刀割。”

2. 患者可有外伤史,或慢性胃肠病史。妇人可有月经不调、妊娠病或产后病史。朱丹溪谓:“如颠扑损伤而腹痛者,乃是瘀血。”(同上)《医学入门》谓:“瘀血痛有常处,或忧思逆郁,跌扑伤瘀,或妇人经来产后,恶瘀不尽而凝。”张景岳谓:“内伤不足而致大便动血者,有为疼痛泄泻……此胃气大损,脾元脱竭。”(《景岳全书·杂证谟·血证》)

3. 患者可有大便下血或下黑便,小便可有尿血,妇人可有阴道出血。腹部检查,腹壁多见紧张拒按,或可摸到肿物。如:“少腹急结者有血也。”

4. 血痛患者,在严重情况之下,可有神经中毒刺激症状,如发热恶寒、神昏谵狂。如:“血结下焦，其人如狂。”

5. 某些情况之下，患者外在出血现象并不明显，临床上则多重视患者大小便情况。如有二便闭结，认为疼痛应首先考虑系大便或小便不通所引起；如大小便通畅正常，少腹疼痛急结，则应考虑血痛。

对于血痛的治疗，原则上有以下三方面：

1. 行瘀：行瘀，即用药物使已出之血、或血凝块、或积存肠中燥屎等排出体外之意。常谓:“瘀血不去，新血不生。”又谓:“因瘀作痛。”认为瘀血块或燥屎等，不但可以继续刺激病变部位出血，而且还可由于血块、粪块的机械梗阻刺激作用，发生剧烈疼痛。因此认为瘀血必须排出，“瘀者行之”，去瘀即生新，所以止血。

2. 止血：止血即用药物制止其继续出血。止血的方法不一，因其出血机转不同，而止血方法应多种多样。但“血之妄行，多因血不归经。”亦即认为出血原因，多系由于血液正常运行途径障碍所致。因此止血总的原则，是以和血为主。和血即指调整人体正常生理功能，解除循环途径中障碍而言。和血的方法也很多，热者凉之，寒者温之，均可属于和血范畴之内。

3. 镇痛：血痛一般均甚剧烈，使患者难以忍受，因此在行瘀、止血的同时，必须合并使用镇痛药。治疗血痛的镇痛诸药，均在和血基础之上产生作用。常用药物如：当归、芍药、延胡索、桂枝、香附等，可以镇痛，但又可以和血，而其能产生镇痛作用的原因，又主要是和血作用的结果。中医从不孤立的来认识一种药物的疗效，于此可为例证。

行瘀、止血、镇痛的方剂很多，一般常用者：

行瘀一类方剂有桃仁承气汤（130）、桂枝茯苓丸（131）、抵当汤（132）等。

止血一类方剂有十灰散（133）、失笑散（134）。因热者可用地榆散（135），因寒者可用黄土汤（136）。妇人慢性子宫出血疼痛，胶姜汤（137）有特别明显止血效果。

镇痛一类常用方剂，有当归芍药散（138）、延胡索散（139）、宣郁通经汤（140）。虚性患者血痛，当归建中汤（141）止疼效果非常可靠。

五悸痛　妙香诠

原注　悸痛，即虚痛也。痛有作止，喜按，得食稍止，脉虚弱。宜妙香散，或理中汤加肉桂、木香主之。

浅说　《医学入门》谓："夫悸痛内因七情，怔忡惊悸，似痛非痛。"（同上）联系陈修园原注，可知悸痛的发病主要由于精神因素，其症状特点为疼痛并非持续，而系时作时止，疼痛程度一般均不剧烈，患者多可忍受。手按疼痛部位或作热敷，或进热食，疼痛可以缓解。患者除腹部症状外，尚可有惊悸怔忡、夜卧不安、多梦或失眠等全身症状。据此病因、症状、体征，悸痛绝大部分是指的胃神经官能症，或胃、十二指肠溃疡所致之心腹疼痛。此种性质之疼痛，统统列入虚痛的范畴之中。

悸痛既属于虚痛，治疗应从温补着手，再在此基础上对症处理。温，即用药物兴奋中枢；补，即用药物加强营养，以强壮体力的办法，而使其症状得到改善。至于对症处理，则视其神经官能症状表现不同而有所不同。如止痛可加入调气药，怔忡惊悸可加入安神药等。陈修园在本书中所介绍的妙香散（142）、理中汤（75）等均为常用方剂。

六食痛　平胃煎

原注　食积而痛，嗳腐吞酸、其痛有一条杠起者，宜平胃散加山楂、谷芽主之。伤酒再加葛花三钱，砂仁一钱。然新伤吐之，久伤下之为正法。

浅说 食痛，顾名思义即指由于饮食原因所导致的胸腹疼痛。其范围很广泛，凡属由于饮食因素，所导致的胃肠道各种急性感染或中毒症状，其发生疼痛，均可包括在食痛范畴之中。

食痛的诊断不难，临床上根据患者：①发病急；②有饮食过度或食物不洁的历史；③有消化不良如嗳气吞酸、胃肠部位胀满疼痛拒按等症状。有此三者，即可决定其疼痛属于食痛。食痛一般列入实证范围，因此对于食痛的治疗，原则上可吐、可下，而忌温、忌补。吐，即用催吐的办法使患者发生呕吐，使食入之有害饮食，能迅速借呕吐排出体外的一种办法。这种办法常用于食后不久所发生的腹部疼痛，其疼痛部位主要在上腹部，而且疼痛较剧烈者。《金匮要略·腹痛寒疝宿食病脉证并治》谓："宿食在上脘，当吐之，宜瓜蒂散。"《景岳全书》谓："凡痛在上焦者，如因停滞，既痛兼胀，不易行散而痛极难忍者，欲其滞去速效，无如吐之为妙。"（同上）陈修园亦谓："新伤者，吐之。"催吐的方法很多，大致有两类：其一，用药物催吐，临床上常用催吐剂有瓜蒂散（143）、三圣散（144）等方；其二，用机械刺激办法催吐，一般多以鹅翎刺激咽部探吐。此外《备急千金要方》有烧盐探吐方，谓："治伤食痛连胸膈，痞硬不通……用食盐烧，以熟汤调饮，以指探吐，或用热童便调服更佳。凡病积聚，宜先服此，大胜用药。"于此可见吐法用于食痛的重要。不过在临床上对于吐法，仍多限于饮食毒物，而且食入不久所致胸腹疼痛。由于普通饮食因素所引起的胸腹痛，一般并不主张用催吐的办法来作治疗。因为吐的本身，对患者来说是一种恶性刺激，而且若干慢性病患者，往往更可因吐而续致其他恶性不良变化，所以催吐剂原则上只适用于紧急不得已的情况之下。

下，即用药物使患者发生泻下，从而使患者食入之有害食物，借泻下而迅速排出体外的一种办法。中医常谓："通则不痛"，又谓："积去痛止。"下的方法很多，在食痛患者，一般均主张采取苦寒泄下的办法。积甚、疼痛剧烈者，一般常用泻下剂有三承气汤（145）、枳实导滞丸（146）等方；积滞较少、疼痛并不剧烈者，则治疗重点放在和胃消食，而以苦寒泄下为次要，一般常用方剂有平胃散（128）、保和丸（147）等方。此外又因所伤饮食种类不同，而用药选方亦有区别。张景岳谓："食饮所伤，治当从类。如麦芽、神曲，能消米面之积；砂仁、厚朴、萝卜子、阿魏，能消肉食之积；山楂、枳实，能消瓜果之积。"（《景岳全书·杂证谟·饮食门》）可见在苦寒泄下、和胃消食总的治疗食痛认识下，更注意其所伤饮食的种类而在用药上有所区分。

以上所述，仅限于一般情况，如深入分析，则往往同一食痛，又因其发病机理不同而治疗亦完全不同。例如：患者一向体虚，消化功能低下，动辄伤食作痛，此种情况，则不得列为实证，而认为属于虚寒范畴，苦寒泄下的办法，基本上不能用。和胃消食的办法虽可用，但亦必须在温胃补脾的药物合用之下进行。可见同一食痛，而根据其具体情况又有寒热虚实之不同，辨证论治，是为中医治疗特点。

七饮痛　二陈咽

原注　停饮作痛，时吐清水，或胁下有水声。宜二陈汤加白术、泽泻主之，甚者十枣汤之类，亦可暂服。

浅说　饮痛，指胸腹疼痛患者，发病时伴有液体潴留症状而言。由于液体潴留部位不同，因而其症状及命名也有所不同。《金匮要略·痰饮咳嗽病脉证并治》谓："其人素盛今瘦，水走肠间，沥沥有声，谓之痰饮；饮后水流在胁下，唾咳引痛，谓之悬饮。”于此可见，痰饮病变主要在腹部，其症状是腹中有水声；悬饮病变主要在胸部，其症状主要是唾咳引痛。此类证候，除均有胸痛或腹痛等症状以外，往往还有积水积液体征，因此为饮痛。其他如泌尿系病变而发生的腹痛积水积液，亦为饮痛。概言之，不论由于何种原因所致之疼痛，只要在症状与体征上表现有积水、积液者，均列属饮痛的范围。

饮痛的诊断，《金匮要略·水气病脉证并治》谓：“病者苦水，面目身体四肢皆肿，小便不利，脉之不言水，反言胸中病。”《医学入门》谓：“湿痰阻滞气道，必小便不利。”又谓：“痰饮留滞，胸腹作声。”（同上）于此可见，对于饮痛患者的诊断，除了根据患者局部症状与体征，如胀满、水声、唾咳引痛等以外，主要一点是在饮痛患者往往均有小便不利症状。对于饮痛患者，不论在诊断上及鉴别诊断上，都是以小便不利这一点为主要指征。凡属患者有身肿、水声、短气、头眩、小便不利等症状时，即为水病。所伴发的疼痛，不论其在胸在腹，均为饮痛。

饮痛的治疗，原则上以利水为主。利水的方法很多，或由大便，或由小便，均可达到利水的目的。不过一般以利小便为主，只有在水饮停滞极度严重情况之下，才采取从大便逐水的办法。在一般情况之下，常用利尿剂有五苓散（83）、苓桂术甘汤（148）、五皮饮（149）等方。如小便不利系由于心肾功能不全所致，《金匮要略·痰饮咳嗽病脉证并治》谓：“病痰饮者，当以温药和之。”即认为不应单纯从利小便着手，而应同时从强心、强肾方面进行治疗，始能达到利小便的目的。此一类方剂很多，最常用者有金匮肾气丸（32）、真武汤（150）等。至于从大便逐水，只适用于水饮积聚极度严重情况之下，此一类方剂一般最常用者有十枣汤（151）、舟车丸（152）、大陷胸汤（153）等。此种方剂为峻下剂，临床上使用必须非常谨慎，一般体弱者尤当注意，以防因峻泻而致虚脱。

八冷痛　理中全[①]　九热痛　金铃痊[②]

原注　①冷痛，身凉、脉细，口中和，宜理中汤加附子、肉桂主之。兼呕者，吴茱萸汤主之。②热痛，身热、脉数，口中热，宜金铃子、元胡索各二两研末，黄酒送下二钱，名金铃子散，甚效。如热甚者，用黄连、栀子之类，入生姜汁治之。

浅说　冷痛，即因寒作痛。其病理生理机转，是由于人体的生理调节代偿功能低下，不能适应外界病因刺激，而发生内脏循环障碍缺氧缺血所致的疼痛。冷痛列入虚痛范畴，其症状除疼痛外，往往合并有身凉、汗出、脉细等阳虚体征。在治疗上以扶阳温胃为主要办法。一切温胃剂，均有治疗冷痛的作用，关于这方面常用方剂很多，本书介绍了理中汤加桂附（154）、吴茱萸汤（155）。

热痛，即因热作痛。其病理生理机转，是指由各种炎症病变所致的胸腹疼痛而言。热痛列属实痛范畴。在治疗上亦按实证处理，而以清热、行滞为主要治疗方法。清热行滞方剂很多，本书介绍了金铃子散（156）及其加味方。对于热痛患者治疗，因其疼痛部位不同而用药稍有区别。如痛在上焦，即疼痛部位在胸部者，常用小陷胸汤（157）、枳实瓜蒌薤白散（158）。痛在中焦，即疼痛部位在胃脘部者，常用平胃散加川连，枳实瓜蒌薤白散加厚朴、木香。痛在下焦，即疼痛部位在脐以下者，常用当归芍药散加金铃子、元胡索。不过炎症病变范畴甚广，其发病原因亦非一致，因此其治疗方法是多种多样的，当非上述内容所能概括，限于篇幅，无法一一罗列。

腹中痛　照诸篇

原注　脐上属太阴，中脐属少阴，脐下属厥阴，两胁属少阳、厥阴之交界地面，宜分治之，然其大意，与上相同。

浅说　所谓太阴、少阴、厥阴、少阳等名词，均系临床上术语，其含义很广，或指经络分布运行及所属脏器情况，如《内经》中所述手足三阴三阳十二经络；或指某一疾病阶段或某一症候群，如《伤寒论》中所述三阳三阴的六经。本节所述则主要是依据《内经》用以指代疼痛部位与所属脏器之关系而言。按《内经》以肺与脾属太阴，以心与肾属少阴，以心包络与肝属厥阴，以胆与三焦属少阳。大致上加以分析：脐上属太阴，可理解为脐以上部位疼痛，多为呼吸系（肺）或消化系（脾）病变所致；脐中属少阴，脐下属厥阴，可理解为脐中或脐下部位疼痛多为泌尿生殖器官病变（肾），或内脏神经功能（肝）失调所致；胁下属少阳、厥阴，可理解为胁下部位疼痛多为肝胆等器官病变或内脏神经功能失调所致。由于疼痛部位不同，因此对于各种疼痛之治疗重点也不相同，属于太阴者，重点在治脾、肺；属少阴者，重点在治心、肾；属少阳、厥阴者，重点在治肝、胆。各种疼痛的治疗，总的原则仍不出以上所论，即仍按症状性质之寒热虚实而定治法之温凉清补，因此陈修园亦谓："虽宜分治，然其大意与上相同。"

金匮法　可回天①　诸方论　要拳拳②

原注　①《金匮要略》中诸议论，皆死证求生之法。②《中庸》云："则拳拳服膺，而弗失之矣。"腹满痛而下利者，虚也。吐泻而痛，太阴证也，宜理中汤。雷鸣、切痛、呕吐者，寒气也，宜附子粳米汤。此以下利而知其虚也。腹满痛而大便闭者，实也。闭痛而不发热者，宜厚朴三物汤，专攻其里；闭痛而兼发热者，宜厚朴七物汤，兼通表里。闭痛、发热、痛连胁下、脉紧弦者，宜大黄附子汤，温下并行。此以便闭而知其实也。若绕脐疼痛名寒疝，乌头煎之峻，不敢遽用，而当归生姜羊肉汤之妙，更不可不讲也。

浅说　胸腹疼痛只是一个症状，而不是一个病名，可以见于各种疾病或某一疾病的各个不同阶段之中。因此《伤寒论》与《金匮要略》差不多各章中均提到了胸腹疼痛等症状，仲景认为各种情况之下，均可原发或继发胸腹疼痛。《金匮要略》中虽然有“胸痹心痛短气”及“腹满寒疝宿食”等章专论胸腹诸痛，但总的来说，仍然可以按照仲景的“辨证论治”体系来认识胸腹疼痛这一症状。胸腹疼痛而伴有发热恶寒或寒热往来、无汗或自汗、脉浮或弦等表证体征者，原则上应从太阳、少阳议治，以解表清里为主要治疗方法；胸腹疼痛而伴有发热汗出不恶寒、烦渴、便闭等里实体征者，原则上应从阳明议治，以清热攻下为主要治疗方法；胸腹疼痛而兼有自利不渴、腹满呕逆等里虚体征者，原则上则应从太阴议治，以温胃去寒为主要治疗方法；胸腹疼痛而伴有脉微、肢厥、下利清谷等衰竭体征者，原则上则应从少阴、厥阴议治，以扶阳为主要治疗方法。张仲景的“随证治之”这一辨证论治的治疗原则，适用于一切症状，自然亦适用于胸腹疼痛。

关于治疗方面，《伤寒论》、《金匮要略》中介绍方剂很多，本文不一一列举。大致上，病在太阳、少阳者，宜解表清里，常用方剂有桂枝加大黄汤（159）、大小柴胡汤（160）、厚朴七物汤（161）等。病在阳明者，宜清热攻下，常用清热攻下方剂。又可因食、因气、因水而分为四大类：因食、因气者，行食、行气，常用方剂有三承气汤、大小陷胸汤等；因血者，行血、攻瘀，常用方剂有桃仁承气汤、抵当汤、桂枝茯苓丸等；因于水者，行水，常用方剂有十枣汤、己椒苈黄丸（162）等。病在太阴，宜温胃散寒，常用方剂有附子理中汤、吴茱萸汤等；病在少阴、厥阴，宜扶阳救急，常用方剂有四逆汤、乌头赤石脂丸（163）。在太阴、少阴、厥阴阶段，亦均可兼水、兼血。兼水者，扶阳剂中佐利尿剂；兼血者，扶阳剂中佐和血剂。总而言之，张仲景关于治疗胸腹疼痛论述，内容虽多，但基本精神，大致不出以上所述。

至于《金匮要略·腹满寒疝宿食病脉证并治》篇中所述之寒疝，因为陈修园原注中已经提起，所以仅仅附带在此略加解释。疝，即系指腹部疼痛有一定部位之意。喻嘉言谓："凡腹中疼痛之处，皆可言疝，不独睾丸间为疝矣。"因此，寒疝亦即指腹中结痛由于寒起，治疗上以温阳去寒为主要方法。治疗寒疝，《金匮要略》书中，重者用大乌头煎（164）、抵当乌头桂枝汤（165）；轻者用当归生姜羊肉汤（166）。

又胸痹　非偶然[①]　薤白酒　妙转旋[②]
虚寒者　建中填[③]

原注　①胸膺之上，人身之太空也。宗气积于此，非偶然也。②栝蒌薤白白酒汤或加半夏或加枳实，薤白桂枝汤之类，皆转旋妙用。③心胸大寒，痛呕不能饮食，寒气上冲，有头足，不可触近，宜大建中汤主之。上、中二焦，为寒邪所痹，故以参姜启上焦之阳，合饴糖以建立中气，而又加椒性之下行，降逆上之气，复下焦之阳，为补药主方。

浅说　胸痹，《金匮要略》中解释颇详。《金匮要略·胸痹心痛短气病脉证并治》谓："胸痹之为病，喘息咳唾，胸背痛。"又谓："胸痹不得卧，心痛彻背。"又谓："胸痹心中痞气，气结在胸，胸满胁下逆抢心。"又谓："胸中气塞短气。"据此，可知胸痹是指人体胸胁部位疼痛，或胀满发憋，呼吸困难之意。程应旄谓："胸中者，心肺之分。"尤在泾谓："胸痹不得卧，是肺气上而不下也。心痛彻背，是心气塞而不和也。"于此可见胸痹之呼吸困难喘息，主要为肺部病变，肺功能失调所引起。"肺气上而不下"、"心痛彻背"，主要为心脏血管病变所引起。大致上，凡属由于心肺病变而引起的胸部症状，属于胸痹范畴。

对于胸痹这一症状，是应高度重视的，因为心肺等器官，对于人体生存有绝对重要性。本节中原注："胸膺之上，人身之太空也，宗气积于此。"宗气，是指人体正常生理功能的主要动力之意。《素问·平人气象论》谓："胃之大络，名曰虚里，贯膈络肺，出于左乳下，其动应衣，脉宗气也。"这里的胃字，应作心字来理解。上文当是指心脏的大血管，可以到肺变成许多小血管，在左乳下可有搏动，这就是脉宗气所在之处。这里脉宗气，明明是指心脏的搏动而言。心脏的正常搏动，是全身血液循环的原动力，所以为脉宗气。此段论述当可解释宗气二字含义。所以对于胸部疾病重视，原因即为其为宗气所在。陈修园谓:“胸膺之下，人身之太空。”又谓:“非偶然也。”均是谆谆提示医者，应时刻高度警惕胸部病变之意。

胸痹的诊断与治疗，如同其他症状一样，按虚、实两种情况来认识与处理。大致上由各种急性炎性病变而引起的胸部症状，属于实证，治疗上可以攻、利；由慢性病变而引起的胸部症状，属于虚证，治疗上则宜于温补。常用方剂，上节中已加介绍，实证之急者，可用大小陷胸汤、十枣汤；实证之缓者，可用枳实栝蒌薤白散一类方剂。这些方剂，总的治疗机转均有清热、行滞、利水的作用。虚证之急者，以温为主，如《金匮要略》中所举之“心痛彻背，背痛彻心，乌头赤石脂丸主之”；虚证之缓者，宜温、补并行，如《金匮要略》中用人参汤、大建中汤（167）等方。这些方剂，总的治疗机转，均为温中、散寒、补虚。总而言之，张仲景对于胸腹疼痛这一症状，绝对不是孤立的来加以认识，主要是根据六经、八纲的体系来辨证论治，这是张仲景卓越之处，也是中医学术的特点。以上所论各节均不能出于仲景治疗法则之外。

至于针灸方面，在治疗胸腹疼痛症状中，是一个最主要的辅助疗法，运用适当，确有针入痛止，立竿见影之效。大致上，虚痛患者宜灸，实痛患者宜针。最常用的穴位，胸痛胁痛多取尺泽、外关、期门、章门、日月、陶道、身柱等穴位；腹痛多取中脘、气海、关元、曲骨、天枢、三阴交、内关、足三里等穴位。其他理疗如热敷或炒盐熨疼痛部位，或用边缘光滑铜器蘸香油于灯上烤热，以之刮脊柱两旁，均为治疗胸腹疼痛之常用的有效辅助疗法。

膈食反胃第八

膈食病　津液干①　胃脘闭　谷食难②

原注　①方书名膈者，以病在膈上是也。又名隔者，以食物不下而阻隔也。津液干枯，为膈食病源。②胃脘干枯闭小，水饮可行，食物难下。

浅说　膈食，即指食物被阻隔在膈以上，不能下入胃肠道的一种疾患。《素问·通评虚实论》谓："隔塞闭绝，上下不通。"又谓："病在膈上。"膈食病又名"噎膈"或"噎塞"。《医学入门·杂病分类·膈噎》谓："饮食不下而大便不通，谓之噎膈。"《医宗必读·反胃噎塞》谓："水饮可行，食物难入，名曰噎塞。"《医贯·噎膈论》谓："噎膈者，饥欲得食，但噎塞迎逆于咽喉胸膈之间，在胃口之上，未曾入胃，即带痰涎而出。若一入胃下，无不消化，不复出矣。"于此可见膈食或噎膈、噎塞，很明显的均是指上部消化道尤其是膈以上的食道梗阻性疾患而言。

一、膈食的病因　关于膈食病发生的原因，有以下认识：

1. 精神刺激因素：《素问·通评虚实论》谓："膈食闭绝，上下不通，则暴忧之病也。"《医学入门》谓："饮食不下而大便不通，谓之噎膈……病因内伤忧郁，失志……"（同上）张景岳谓："噎膈一症，必以忧愁、思虑、积劳积郁。"（《景岳全书·杂证谟·噎膈》）可见膈食、噎膈病发生的原因，多系由于精神因素。如过忧愁、过思虑、过积郁等均可引起本病的发生。

2. 饮食、药物、性生活因素：《医学入门》谓："病因……饮食淫欲或因杂病误服辛香燥药……"（同上）张景岳谓："或酒色过度损伤而成。"又谓："凡见此者，总由酒色伤肾，情欲伤精……求其所因，则无非耽嗜少艾，中年酒色所致。"（同上）是可见本症的发生，是饮食失调，酒色过度，或误服辛香燥辣过度刺激药物所致。

3. 年龄因素、性别因素：《医贯》谓："惟男子年高者有之，少无噎膈。"（同上）张景岳谓："矧少年少见此症，而为年衰耗伤者有之。"（同上）可见本病多发生于高龄男性患者，青壮年或女性患者比较少见。

4. 平素健康情况：《医宗必读》谓："大抵气血亏损，复因悲思忧恚，则脾胃受伤，血液渐耗……噎塞所由成也。"又谓："按反胃噎膈，总是血液衰耗……"（同上）张景岳亦谓："此惟内伤血气，败及真阴者乃有之。"又谓："噎膈证古人多认为寒。"（同上）中医更常谓："性情急躁善怒者，易致反胃噎膈。"是可见本病的发生，与患者平日健康、体质、素质及性格类型等各方面，均皆密切相关。

二、膈食的病机　关于膈食病的病理生理变化，总的责之于虚。饮食发生隔阻梗塞的原因，是由于阴液枯涸，消化道枯槁所致。《医学入门》谓："血液衰耗，胃脘枯槁，其槁在上焦贲门者，食不能下，则胃脘当心而痛，须臾吐出乃止。贲门即胃脘上口，言水谷自此奔入于胃。"（同上）《医宗必读》谓："血液耗衰，胃脘干槁，槁在上者，水饮可入，食物难行。"（同上）陈修园原注中亦谓："津液干枯为膈食病源。"又谓："胃脘干枯闭小，水饮可行，食物难下。"干枯，是指器官发生慢性实质性改变之意。津液、血液均系阴的范畴，是用以泛指人体中构成生理活动的各类有形物质。联系起来加以认识，则以上所谓的津液枯涸、胃脘干枯等，是指人体在受某种病因作用之后，消化道可因营养功能的障碍，而发生实质性的改变之意。这种干枯的实质性改变，视其所在部位而表现症状不同，如果实质性改变在贲门以上部位，则即可发生“水饮可行，食物难下，食入即吐”等典型的膈食病症状。

根据以上所述，膈食病，或噎膈、噎塞的一般认识，大致可作如下几点小结：

1. 噎膈多发生于年龄较大患者，青年少见。所谓：“年高者有之，少无噎膈。”

2. 噎膈发生原因，外因与精神因素、饮食因素、性生活因素都密切相关。所谓：“噎膈乃神思间病，多由忧愁、思虑、积劳、积郁或酒色过度损伤而成。”内因与患者体力因素密切相关。所谓：“噎膈发生多由气血亏损。”

3. 噎膈的病理生理变化，主要是由于在上述病因作用之下，消化道上部发生慢性实质性病变，而致的梗阻现象。所谓：“血液衰耗，胃脘干枯，槁在上者……名曰噎塞。”

4. 噎膈的典型症状，主要是不能进食，尤其不能进固体食物，以食入则吐为特点。患者由于不能进食，一般均有大便闭结情况。所谓：“水饮可入，食物难下”，“未曾入胃，即带痰涎而出”，“饮食不下而大便不通。”

按照现代医学认识，能饮水而不能进食物，食入后须臾即吐的患者，一般多系由于食道梗阻所致。食道梗阻的原因，除由于贲门痉挛或食道外伤性狭窄等所致以外，最常见的则多系由于食道癌瘤。食道一有梗阻情况发生，均可发生饮水可行，食物难下，食入则吐，大便闭结的噎膈症状。因此膈食或噎膈，其中绝大部分是指的食道癌瘤，部分情况可能是指贲门痉挛，或误服强烈刺激药物而引起的外伤性狭窄所致的食道梗阻。

时贤法　左归餐①　胃阴展　贲门宽②

原注　①赵养葵用大剂六味汤主之，高鼓峰仿赵养葵之法，以六味加生地、当归主之。杨乘六用左归饮去茯苓，加当归、生地。以左归饮中有甘草引入阳明，开展胃阴，去茯苓者，恐其旁流入坎，不如专顾阳明之为速效也。②如膏如脂，迭积胃底，即胃阴也。久膈之人则胃阴亡矣。高鼓峰云：治膈食，阳明尽之。阳明者胃也。但使胃阴充拓，在上之贲门宽展，则食物入，在下之幽门、阑门滋润，则二便不闭，而膈症愈矣。

浅说　关于膈食、噎膈的诊断，主要依靠下列几点：

1. 噎膈患者年龄较大，且多为男性。

2. 具有典型食物难下、食入则吐、大便闭结的噎膈症状。

3. 症状缓起，逐渐加重，无发热、恶寒一般表证与体征。

根据以上三点，即可对噎膈病作出诊断。不过能引起食入则吐，饮食吞咽困难的疾病很多，因此对于本病的鉴别诊断方面，有必要详细加以讨论。

三、膈食的诊断　关于噎膈的鉴别诊断，有痰、火、食、气等各种情况，兹分别讨论如下：

1. 痰噎：痰噎，指由痰而引起的恶心呕吐、食物难下，症状类似噎膈，故名曰痰噎。所谓痰，按照现代认识，是炎性渗出与呼吸道腺体分泌物及坏死组织、细菌残骸的混合物。急慢性炎症都可生痰。痰噎，即由于呼吸道急慢性炎症所导致之反射性恶心与呕吐。《时方妙用·噎膈续论》谓："噎膈初起，有食入打呛，因而不能下咽者，肺气上逆，会厌不及蔽，而气喉为之病。……治以枇杷叶、百合、天门冬、半夏、阿胶、甘草，令治节行，则逆者顺矣。然必佐以干姜之开，五味子之阖，细辛之拨动神机，令咽喉二窍得顺其出入之常，遂无呛逆之患。"从陈氏这一段论述，不论从其论证或论治上来看，均明显的是指呼吸系病变。因此痰噎特点，一般说来均有呼吸系症状，如咳嗽、痰多、气逆等等。此一点，当不难与真正噎膈病来作鉴别。

2. 火噎：火噎，指由火而引起的恶心呕吐、食物难入，由于其在症状上有与噎膈相似之处，故名火噎。火，是指急性炎症现象，《时方妙用·噎膈续论》谓："食下如刀劈草勒，胸痛畏食者，胃之上口内肿，而食管为之不利……金银花煮膏以米饮调下。" 又谓："食物不得入咽，是火阻于上，宜用黄芩、黄连之大寒以泻之，大苦以降之。"《时方妙用·噎膈续论》所谓："胃之上口内肿，而食管为之不利，" 这明明是指食道急性炎症，黄连、黄芩、金银花等药物，确有消炎作用，因此火噎，指由食道急性炎症而致之恶心呕吐吞咽困难。火噎特点，均有发热、烦渴、胸痛、畏食等症状，服清热去火药物可使症状消失或缓解，此一点与枯槁在上而致的噎膈病，在症状上有很大距离，因此不难鉴别。

3. 气噎：气噎，指由于气病所致的恶心呕吐、吞咽困难。气与阳同义，是指代人体生理调节功能之意。人体生理调节功能一时性失调，而致吞咽困难，食入则吐，即称为气噎。气噎的特点，一般说来病程较长，时愈时犯，多以精神因素为其诱因，服行气、理气之剂，能使症状迅速缓解。据此，气噎当是指贲门痉挛一类疾患。由于气噎有以上特点，因此，不难与由枯槁在上而致的噎膈来作鉴别。

4. 食噎：食噎，即指由于饮食因素而致的恶心呕吐、吞咽困难。食噎是指急性消化不良，或食物中毒等疾患。食噎特点，一般均有过饮过食或食入不洁物历史，病程短，服消食和胃剂能迅速使症状消失，因此很容易与由枯槁而致的噎膈病来作鉴别。

四、膈食的治疗 关于噎膈的治疗，处理上与其病理生理变化认识上相适应，即着重在补虚方面。关于补虚，即用药物或食物以增进患者生理调节能力，或补充患者各类生理需要物质的一种办法。对于噎膈患者的补虚，张景岳氏对此有扼要的归纳，张氏谓："诸家治噎，古法用人参、黄芪以补元气，御米、粟米以解毒实胃，竹沥以清痰散结，干姜以温中，生姜以去秽，牛羊乳以养血润液，蜜汁、当归以润燥，用此数者，以为主治，其余因证而增减之，俱是良法。"（同上）据此，对于噎膈患者的补虚，原则仍可分为补阴与补阳两大类。

1. 补阴：阴，指构成人体正常生理活动各类有形物质。补阴即用药物或食物直接补充上述物质之意。至于"胃阴"，观陈氏原注："如膏如脂，迭积胃底即胃阴也。"又谓："久膈之人，则胃阴亡矣。"可见"胃阴"是指正常人之胃内容而言。正常人之胃内容除胃液等以外，一般均可有半消化之食物留存胃内。陈氏所谓："如膏如脂，积迭胃底"似即指此。噎膈患者由于食道梗阻，饮食不能入胃，因此胃内空虚，所以陈氏谓："久膈之人，胃阴亡矣。"据此，可知陈氏所谓的使"胃阴充拓"，其目的亦无非使患者能够得到营养供给之意。例如以上张景岳氏所举诸法，如饮用牛羊乳、粟米煎汤，服用蜜汁等等，基本上都可以列属饮食营养范围。其余所举如人参、当归等等，亦均为滋养强壮药物，可以作为药物营养目的而应用，是毫无疑问的。

对于噎隔患者的治疗，对补阴是高度重视的。所以重视的原因，一方面可能是因为膈食患者不能进食，食入则吐，直接影响患者生活营养物质来源，威胁患者生命，但因其一般情况饮水尚可，所以必须借此途径以供给其营养，以维持患者目前的生命安全。另方面一般补阴药物，在理论上多有补肾作用，补肾是指调整人体内分泌功能，因此补阴药物之用于噎膈患者，亦包含有内分泌治疗之意。关于补阴方剂之用于噎膈者很多，常用者有左归饮（30）、五福饮（168）、六味地黄丸（29）、十全大补汤（89）等方。

2. 补阳：阳，指人体生理调节代偿功能，因此补阳是用药物以扶持或加强人体生理调节代偿功能的一种办法。噎膈患者初起之时，其病变主要是食道梗阻，饮食难入，营养来源枯竭，在此时期，一般来说全身功能尚无大碍，只要饮食能入，则由营养缺乏而致之一切全身症状，大致上均可得到改善。对于噎膈的治疗，补阴为主，补阳原属次之，但如患者噎膈已久，已有严重衰竭征兆时，则在补阴的同时，适当的考虑补阳，以旺盛其生活功能。其次补阴药物，如当归、地黄等，可以“壅中”，认为有妨碍消化的可能，因此在这些药物中，适当的配合些补阳药物，以活泼旺盛患者胃肠消化吸收功能，那自然是更有助于患者。张景岳氏所举治噎诸法中谓：“古法用人参、黄芪以补元气……干姜以温中，生姜以去秽……”均是示人在治噎过程中，必须适当的考虑补阳。《医宗必读》谓：“噎塞大都属热，反胃大都属寒，然亦不可拘也。脉大有力，当作热治。脉小无力，当作寒医。色之黄白而枯者为虚寒，色之红赤而泽者为实热，以脉合证，以色合脉，庶乎无误。”（同上）补阳方剂甚多，一般常用于噎膈患者的补阳方剂，有理中汤（75）、香砂六君子汤（45）、补气运脾丸（169）等。

关于噎膈的预后，一般来说是极其不良的。《医宗必读》谓：“年满六旬者难治，若禀厚，善守禁忌，尊信医药，亦有生者。又粪如羊屎者不治，口吐白沫者不治，胸腹嘈痛如刀割者死。”（同上）张景岳氏亦谓：“凡年高患此者，多不可治，以血气虚败故也。”（同上）于此可见，真正噎膈病是极难救治的一种病症。如噎膈而至于饮水均不能入，则为关格，列入不治的范围。

启膈饮　理一般①　推至理　冲脉干②
大半夏　加蜜安③　金匮秘　仔细看④

原注　①启膈饮亦是和胃养阴之意，但此方排肺气之郁，彼方救肾水之枯，一阴一阳，宜择用之。②张石顽云：膈咽之间，交通之气不得降者，皆冲脉上行，逆气所作也。③冲脉不治，取之阳明，仲景以半夏降冲脉之逆，以白蜜润阳明之燥，加人参以生既亡之津液，甘澜水以降逆上之水液。古圣之经方，惟仲景知用之。④《金匮》明明用半夏，后世诸书，皆以半夏为戒，毁圣之说，倡自何人，君子恶之。

浅说 启膈饮（170）见于《医学心悟》，为中医一般用以治食入即吐、时愈时犯的常用方。其组成药物，如贝母为祛痰镇咳剂，沙参为养阴补肺剂，丹参为和血补血剂，郁金、荷蒂为理气降逆剂，砂仁、菖蒲为温中燥湿剂。本方实为养阴与调气剂的综合应用，实具有增加营养及恢复神经调节作用的双重性能。由于神经调节障碍而发生的一时性噎膈症状，如食入则吐，吞咽困难，为气噎。启膈饮的适应证，以气噎为主。陈修园原注谓："此方排肺气之郁。"很明显的指出了本方所能治的噎膈，并非由于枯槁所致者，而系由于肺气抑郁而成的气噎。

"冲脉"，属于奇经八脉。奇经八脉，是指十二经络以外的经脉。《十四经发挥》谓："冲脉为诸脉之海。"冲脉，可能是指腹腔内脏神经系的一支。因此由于内脏神经调节障碍而致的恶心呕吐、饮食难入、吞咽困难，为气噎。并认为："膈咽之间，交通之气不得降者，皆冲脉上行逆气所作。"由冲脉上行逆气所致的呕吐，在治疗原则上，是以调气降逆为主要方法。关于调气降逆的方剂很多，上述启膈饮即为常用方之一。在《金匮要略》中，张仲景氏常用降逆方有大、小半夏汤等。《金匮要略·呕吐哕下利病脉证并治》原文谓："诸呕吐，谷不得下者，小半夏汤（172）主之。"《医宗金鉴·订正金匮要略注》引赵良注谓："此即非寒非热，由中焦停饮气结而逆，故用小半夏汤。"《金匮要略》原文又谓："胃反呕吐者，大半夏汤（171）主之。"（同上）其他条文中，对于呕吐应用半夏降逆止呕者甚多，不一一列举。可见一般性的呕吐，均可用半夏作对症处理，故不一定仅限于噎膈所致的食入则吐。按大半夏汤方剂的组成，除半夏以外，尚有人参、白蜜等滋养强壮药物，因此在对于噎膈患者不失为一个对症处理的适当方剂。

若反胃　实可叹①　朝暮吐　分别看②
乏火化　属虚寒③

原注　①食得入而良久反出，名为反胃。②朝食暮吐、暮食朝吐，与膈食证宜分别而药之。③王太仆云：食不得入，是有火也，食入反出，是无火也。此证属中焦、下焦火衰无疑。

浅说　反胃即饮食入胃之后，经过较长时间未经消化，又重复吐出。《金匮要略》谓："朝食暮吐，暮食朝吐，宿谷不化，名曰胃反。"（同上）《证治要诀》谓："呕吐食入即吐，反胃则一日半日，食复翻上，不化如故。"（同上）《医贯》谓："翻胃者，饮食倍常，尽入于胃矣，但朝食暮吐，暮食朝吐，或一两时而吐，或积至一日一夜，腹中胀闷不可忍而复吐，原物酸臭不化，此已入胃而反出，故曰反胃，男女老少皆有之。"（同上）于此可见，噎膈与反胃在症状上虽然均皆同具呕吐，但在表现上则迥然不同。噎膈患者不能进食、吞咽困难、食入则吐；而反胃患者一般说来，均能进食，而且食欲较好，呕吐多系于食后数小时或十数小时发生。呕吐物为数小时前，或十数小时前所食食物，吐出物多未消化，原物呕出。未吐出前，腹中胀闷，甚至疼痛难忍，一经呕吐之后，病人则顿觉轻快如常。噎膈多发生于年龄较大之男性患者，而反胃则男女老少均可发生。据此数点，已不难对反胃与噎膈作出鉴别。

五、反胃的病机　关于反胃的发病机理，责之于脾胃虚寒。《备急千金要方·胃腑方·反胃》谓："脾伤即不磨，朝食暮吐，暮食朝吐，宿谷不化，名胃反……其病难治。"《医学入门》谓："胃脘枯槁，其槁在上焦贲门者，食不能下，则胃脘当心而痛，须臾吐出乃止。贲门即胃上口……其槁在中焦幽门者，食物可下，良久复出。幽门与中脘相近，言其位幽僻，胃中水谷自此而入小肠也。”（同上）张景岳谓：“反胃一症，本属火虚……若寒在中焦，则食入不化，每食至中脘，或少顷或半日复出者，此胃中之阳虚也。”又谓：“治反胃之法，当辨其新久及所致之因，或以酷饮无度，伤于酒湿；或以纵食生冷，败其真阳；或因七情忧郁，竭其中气。总之无非内伤之甚，致损胃气而然。”又谓：“反胃证多有大便闭结者，此其上出，固因下之不通也。”（《景岳全书·杂证谟·反胃》）根据上述诸家认识，对于反胃一症的发病机理，可归纳为下列几点：

1. 反胃一症的发生，其病因与膈食病相似，或由于饮食因素，如：“酷饮无度，伤于酒食，纵食生冷，败其真阳”；或由于精神因素，如：“七情忧郁，竭其中气。”

2. 反胃一症的病理生理变化，与膈食病症基本一致，是消化道由于慢性实质性病变化而发生的梗阻现象。不过噎膈的病变部位，是在消化道上部贲门部位，反胃的病变部位，是在消化道中部幽门部位。

3. 中焦幽门发生枯槁，而致于梗阻反胃的原因，系由于脾伤或胃中阳虚的结果。脾，是指整个消化系统，胃中阳虚是指消化道生理调节代偿功能低下之意。因此脾伤、胃中阳虚等联系起来加以认识，当即指幽门枯槁梗阻的原因，多系由于消化道的慢性损害，再加上生理调节代偿功能低下，或失代偿等情形之下发生的。

按现代医学认识，饮食倍常，食后数小时或隔日呕吐原食物，呕吐后病人反觉轻快等症状，临床上每多考虑幽门梗阻。这种呕吐的特点，在于其呕吐量较大，呕吐物呈发酵味，内含隔日食物。据此认识，反胃，是指幽门梗阻性疾患毫无疑问。

吴萸饮　独附丸①　六君类　俱神丹②

原注　①妙在吴萸镇厥阴逆气，配入甘温，令震坤合德，土木不害。生附子以百沸汤俟温，浸去盐，日换汤三次，三日外去皮，放地上，四面以砖围，外以炭火烧一时，则附子尽裂，乘热投于姜汁，又如法制之。大抵一斤附子配一斤姜汁，以姜汁干为度，研末蜜丸，以粟米稀粥送下二钱。②六君子汤加姜附及附子理中汤之类。

浅说 关于“反胃”的诊断，主要是根据患者的症状与体征，在鉴别诊断方面，主要是应注意与“噎膈”作鉴别。至于因其他原因所引起的恶心呕吐鉴别诊断方面，如与由于气、食、痰、火等原因而引起的恶心呕吐亦应加以注意，这些方面在上节“噎膈”项内已加介绍，此不重列。

六、反胃的治疗 反胃的治疗，原则上以温补为主。《医贯》谓:“反胃，大便秘少若羊矢，然必外避六淫，内节七情，饮食自养，滋血生津，以润肠胃。”又谓:“王太仆所谓食久反出，是无火也，须用益火之源，先以八味地黄丸补命门之火，以扶脾土之母，徐以附子理中汤理中焦，万举万全。不知出此，而徒以山楂、神曲，平胃化食，适以速其亡也。”（同上）张景岳谓:“治反胃之法，当辨其新久及所致之因，……故凡治此者，必宜以扶助正气，健脾养胃为主。但新病者，胃气犹未尽坏。若果饮食未消，则当兼去其滞，若有逆气未调，则当兼解其郁；若病稍久，或气体禀弱之辈，则当专用温补。不可标本杂进，妄行峻利，开导消食化痰等剂，以致重伤胃气，必致不起也。”（同上）根据以上论述，对于反胃的治疗，可以归纳为两个方面：一方面对于反胃患者强调生活上饮食上的调理，生活上应注意寒暖，节制嗜欲，避免精神上的刺激与干扰，如外避六淫，内节七情。饮食上则主张采取液体滋养食物。张景岳谓:“加乳汁、酥油、蜂蜜、豕膏、诸血之属。”《梅师方》:“反胃吐食，用甘蔗汁、生姜汁一升，和匀，日日细呷之。”《医学从众录》中介绍八汁汤治噎食。八汁汤即生藕汁、生姜汁、雪梨汁、萝卜汁、甘蔗汁、白果汁、蜂蜜、竹沥各一盏，蒸熟任意食。又介绍牛、羊、人乳汁常服。这些基本上都是属于饮食调养的范围，这就是："饮食自养，滋血生津，以润肠胃。"另外一方面则为药物治疗，药物治疗方面，以温补为主，对症处理为辅，兹分别介绍如下：

1. 温补：温补，分为补阳与补阴两大类。补阳，即用药物以增进患者生理调节代偿能力。补阴即用药物或食物以增进患者生理需要物质。对于反胃患者的温补原则，以补阳为主，补阴为辅，必要时则认为应该予以阴阳兼顾，亦即补阴与补阳同时并进。在补阳或阴阳并补的原则下，对于反胃患者，又以补脾与补肾为重点之重点。张景岳谓："虚在中焦，而食久反出者，宜五君子煎（173）、理中汤（75）、温胃饮（174）、圣术煎（175）之类主之。"又谓："虚在下焦，而朝食暮吐或食入久而反出者，其责在阴，非补命门以扶脾土之母，则火无以化，土无以生，亦犹釜底无薪，不能腐熟水谷，终无济也。宜六味回阳饮（176）或人参附子理阴煎（177），或右归饮（33）之类主之。此屡用之妙法，不可忽也。"（同上）据此可知，食入不甚久即反胃吐出者，为病在中焦，法当温补脾胃。朝食暮吐，暮食朝吐，即食入后距离时间较长始反胃作吐者，则为病在下焦，法当温肾补肾。温胃补脾，是着重在加强胃本身的生理调节代偿能力，而温肾补肾，则包含有内分泌疗法之意，可直接作用于幽门梗阻部位。温胃补脾的方剂甚多，陈修园氏在《医学三字经》中所介绍的吴茱萸汤、生附子汤、六君子汤加姜附、附子理中汤等均为温胃补脾、降逆镇吐的常用方。温肾补肾的方剂，张景岳氏所介绍的六味回阳饮、人参附子理阴煎、右归饮，以及金匮肾气丸等亦均为临床上所习用。

2. 对症处理：对症处理，即针对患者目前自觉症状予以临时处理，使患者能暂时轻快的一种办法。这种办法，一般运用于梗阻情况不重，发病尚非太久的情况之下。《医宗必读》谓："审其阴伤火旺者，当以养血为急，脾伤阴盛者，当以温补为先，更有忧恚盘礴，火郁闭结，神不大衰，脉犹有力，当以仓公河间之法下之小小汤丸，累累加用，关扃自透，膈间痰盛，微微涌出，因而治下药势易行。设或不行，蜜盐下导，始终勾引，自然宣通，此皆虚实阴阳之辨，临证之权衡也。”（同上）这就是说，反胃患者固宜温补为主以治其本虚，但对症处理治标方面亦所必需。如消食剂、祛痰剂、通便剂、调气剂，甚至催吐剂，均可视患者之具体情况而适当运用。虽然并非根本治疗方法，但由于其能缓解患者痛苦，提高患者情绪，仍是一个不可少的方法。

针灸对于膈食反胃，一般来说属于对症处理范围。常用穴位为膈俞、胃俞、三焦俞、内关、足三里、中脘等。

总而言之，膈食与反胃，中医一般均认为难治之症。《时方妙用》亦谓：“噎膈证，古今方法最繁，遵之亦不甚验。”于此可见一斑。

气喘第九

喘促证　治分门①　卤莽辈　只贞元②
阴霾盛　龙雷奔③

原注　①气急而上奔，宜分别而治之。②贞元饮是治血虚而气无所附，以此饮济之、缓之。方中以熟地、当归之润，所以济之，甘草之甘，所以缓之。常服调养之剂，非急救之剂也。今医遇元气欲脱上奔之症，每用此饮以速其危，良可浩叹。③喘证多属饮病。饮为阴邪，非离照当空，群阴焉能退避。若地黄之类，附和其阴，则阴霾冲逆肆空，饮邪滔天莫救，而龙雷之火，愈因以奔腾矣。

浅说　气喘只是一个症状，而不是一个病名，许多疾病都可以发生气喘。由于其发病机转不同，因此其治疗也就大有区分。所以陈修园氏原注第一句即提出：喘促，气急而上奔，宜分别而治之。兹对于本证的一般认识，按病因及发病机转、诊断、治疗、预防等各个方面，系统扼要介绍如下。

一、病因　关于气喘的发生原因，按外因与内因两方面分别作如下介绍：

（一）外因：外因，即指气喘的发生，主要是由于外在因素所致。《素问·太阴阳明论》谓："犯贼风虚邪者，阳受之。阳受之则入六腑，入六腑则身热不时卧，上为喘呼。"朱丹溪谓:“又或调摄失宜，为风寒暑湿，邪气相干，则肺气胀满，发而为喘。”（《丹溪心法·喘》)《医贯·喘论》谓:“若为风寒暑湿所侵，则肺气胀满而为喘，呼吸迫促，坐卧不安。”《严氏济生方·咳喘痰饮门》谓:“将息失宜，六淫所伤，七情所感，或因堕坠惊恐、渡水跌仆、饱食过伤、动作用力，遂使脏气不和，荣卫失其常度，不能随阴阳出入以成息，促迫于肺，不得宣通而为喘也。”张景岳谓:“实喘之症，以邪在肺也。肺之实邪，非风寒即火邪耳。”（《景岳全书·杂证谟·喘促》）根据以上各家论述，外因，可以分为以下几点：

1. 气喘的发生，与气候因素有关。如:“调摄失宜，为风寒暑湿，邪气相干”、“将息失宜，六淫所伤。”《时方妙用》亦谓:“喘者气上冲而不得倚息也……外则不离乎风寒。”

2. 气喘的发生，与精神因素有关。如:“七情所伤，或因堕坠惊恐，渡水跌仆。”亦即认为在精神过度紧张情况之下，可发生气喘。

3. 气喘的发生，与过度劳动有关。如:“动作用力，遂使脏气不和而为喘。”

4. 气喘的发生，与外邪有关。如:“邪在肺则病”、“邪气相干，则肺气胀满，发而为喘。”邪气是指各种不良刺激因素。因此“邪气干肺致喘”，当即指各种不良刺激影响呼吸系发生之气喘而言。

（二）内因：内因，即指气喘的发生主要是由于患者身体内在原因所致。气喘发生的内因，责之于虚，亦即认为气喘的发生，主要是由于患者其它器官病变，生理调节代偿功能失调，进而影响呼吸系统所致。《素问·痹论》谓:“心痹者，脉不通，烦则心下鼓，暴上气而喘。”王冰注此条谓:“心主脉，故痹闭而令脉不通……肺者心之盖，而心脉上通于肺，故逆气暴上而喘。”《素问·逆调论》谓:“夫不得卧，卧则喘者，是水气之客也……肾者水脏，主津液，主卧则喘也。”《素问·平人气象论》谓："颈脉动，喘疾咳，曰水。"《素问·水热穴论》谓："故水病，下为跗肿大腹，上为喘呼。"《金匮要略·血痹虚劳病脉证并治》谓："男子面色薄者，主渴及亡血。卒喘悸、脉浮者，里虚也。"又谓："脉沉小迟名脱气，其人疾行则喘、手足逆寒、腹满，甚则溏泄。"朱丹溪谓："亦有脾肾俱虚，体弱之人皆能发喘。"张景岳谓："水病为喘者，以肾邪干肺也。"又谓："妇人产后亡血过多，则营气暴竭，孤阳无依而为喘。"（同上）根据以上各家论述，是气喘的内因，大致上亦可分为下列几点：

1. 心脏有病可以发生气喘。如："心痹者，脉不通……暴上气而喘"、"心脉上通于肺，故逆气暴上而喘。"

2. 肾脏有病可以发生气喘。如："肾者水脏，主津液、主卧则喘也"、"水病为喘者，以肾邪干肺也。"

3. 失血患者可以发生气喘。如："男子面色薄者，主渴及亡血，卒喘悸"、"妇人产后亡血过多，则营气暴竭，孤阳无依而为喘。"

4. 气喘的发生，绝大多数情况均是"水病"的结果。如："卧则喘者，是水气之客也"、"故水病，下为跗肿大腹，上为喘呼。"《时方妙用》亦谓："喘者，气上冲而不得倚息也……内则不离乎水饮。"水饮的发生，中医认为多数是心肾病变的结果。

二、病机 关于气喘的发病机理，分虚喘与实喘两类。兹分别作如下介绍：

（一）实喘：《素问·至真要大论》谓："诸气膹郁，皆属于肺。"《灵枢·胀论》谓："肺胀者，虚满而喘咳。"《灵枢·五阅五使篇》谓："肺病者，喘息鼻张。"《诸病源候论·气病诸候》谓："肺主于气，邪气乘肺则肺胀，胀则肺管不利，不利则气道涩，故气上喘逆。"张景岳谓："实喘之症，以邪在肺也。"（同上）根据以上论述，中医对于实喘病理的认识，大致不外下列三点：

1. 实喘的病变主要在肺，其发病原因主要为外邪侵入的结果。所谓“实喘之症，以邪在肺也”、“邪气乘肺则肺胀”。

2. 实喘的发生，是人体在受外邪作用之后，呼吸道发生病变，而致气体出入障碍的结果。所谓：“邪气乘肺则肺胀，胀则肺管不利，不利则气道涩，故气上喘逆。”

3. 实喘虽然病变主要在肺，但实际上仍然是人体在外邪作用后的一种全身反应。所谓：“犯贼风虚邪者，阳受之。阳受之则入六腑，入六腑则身热不时卧，上为喘呼。”

（二）虚喘：《素问·痹论》谓：“心痹者，脉不通，烦则心下鼓，暴上气而喘。”《金匮要略·中风历节病脉证并治》谓：“心气不足，邪气入中，则胸满而短气。”张景岳谓：“水病为喘者，以肾邪干肺也。”又谓：“肾水不能制火，所以克金，阴精不能化气，所以病燥，故为咳嗽喘促。”（同上）综合前节病因项内所论，则虚喘的病理亦可归纳为以下几点：

1. 虚喘患者肺部病变仅为继发，其原发病变或在心，或在肾，或由于失血、亡阴。所谓：“心痹者，脉不通，上气而喘”、“肾邪干肺”、“产后失血，营气暴竭为喘”、“阴精不能化气，所以病燥，故为咳嗽喘促。”

2. 心与肺相通，心病可以直接影响肺而发生气喘。心病之中引起气喘者，主要是心气不足。“心”字的含义之一是指心血管循环系统；“气”字，是指人体生理调节代偿功能。因此“心气不足，则胸满而短气。”意译之，即是指心脏功能低下，或代偿失调时，可以影响肺部继发病变而发生气喘。

3. 肾脏有病，可以因水分排泄障碍而产生不良刺激，影响肺部而发生气喘。如：“水病，下为胕肿大腹，上为喘呼”、“水病为喘者，以肾邪干肺也。”

4. 血虚可以发生气喘。《医学入门·杂病分类·痰论》谓：“阴虚喘者，血虚则阳无所依附而上奔为喘。”“阳”字，是指正常生理功能之意。因此，“血虚则阳无所依附而为喘”，亦即指人体在血虚的情况下，可以使正常生理功能改变，而发生气喘。

以上所述由心肾病变而引起的气喘，属“阳虚气喘”。血虚引起的气喘，属“阴虚气喘。”张景岳谓：“虚喘者无邪，元气虚也。”（同上）虚喘的病理，是人体生理调节代偿功能降低与失调的结果。

还有痰喘的说法，认为喘的发生是因为痰起。因而在治疗上主张攻痰。不过治痰仅属治标，张景岳谓：“痰盛作喘者，虽宜治痰，如二陈汤、六安煎、导痰汤、千缗汤、滚痰丸、抱龙丸之类，皆可治实痰之喘也。六君子汤、金水六君煎之类，皆可治虚痰之喘也。然痰之为病，亦惟为病之标耳，犹必有生痰之本，故凡痰因火动者，必须先治其火；痰因寒生者，必须先去其寒。至于或因气逆，或因风邪，或因湿滞，或因脾肾虚弱，有一于此，皆能生痰，使欲治痰因不知治其所以痰，则痰终不能治，而喘何以愈哉。”（同上）这是非常精切与深入的说法，值得我们重视。

三、证候类型 关于气喘病的证候类型，是根据患者症状与体征的特点来作区分。《灵枢·五邪篇》谓：“邪在肺则病皮肤痛，寒热，上气喘，咳动肩背。”《医学入门》谓：“呼吸急促者谓之喘，喉中有响声者谓之哮，虚者气乏身凉、冷痰如冰，实者气壮胸满、身热便硬。”（同上）《医宗必读·喘》谓：“喘者，促促气急，喝喝痰声，张口抬肩，摇身撷肚。短气者，呼吸虽急而不能接续，似喘而无痰声，亦不抬肩，但肺壅而不下。哮者与喘相类，但不似喘开口出气之多，而有呀呷之音。”《景岳全书》谓：“气喘之病，最为危候，欲辨之者，亦惟二证而已。所谓二证者，一曰实喘，一曰虚喘也……实喘者，气长而有余；虚喘者，气短而不续；实喘者，胸胀气粗，声高息涌，膨膨然若不能容，惟呼出为快；虚喘者，慌张气怯，声低息短，惶惶然若气欲断，提之若不能升，吞之若不相及，劳动则甚而惟急促似喘，但得引长一息为快也。”又谓：“虚喘证，其人别无风寒咳嗽等疾患，而忽见气短似喘，或但轻微劳动见喘促。”又谓：“气盛有邪之脉，必滑数有力，而气虚无邪之脉，必微弱无神……其微弱者，犹顺而易医，浮空者，最险而多变，若弦强之甚，则为真脏已见，不可为也。”（同上）《石室秘录·急治法》谓：“凡人有气喘不得卧，吐痰如泉涌者，舌不燥而喘不甚，一卧则喘加，此非外感之风邪，乃肾中之寒气也。”

从上列各家论述，我们对于气喘的证候类型，得出如下概念：

（一）气喘由于其局部症状上的特点，区分为：喘、哮喘、短气三大类。大致上呼吸迫促、呼气吸气均深，为喘；呼吸迫促，伴有响声者，为哮；呼吸迫促而微弱，呼气吸气不连续，为短气。一般来说，喘与哮喘，虚证实证均可引起，而短气则一般均属虚证。

（二）气喘由于其全身症状上的特点，又分为实喘与虚喘两大类。实喘与虚喘在症状及体征方面各有特点，实喘呼吸深长、胸胀气粗、声高痰涌、张口抬肩、脉搏浮大有力、症状发生较急，与劳动体位无关，往往伴发寒热身痛等全身症状；虚喘呼吸微弱而浅表、慌张气怯、声低息短、脉搏微弱无神，甚者气乏身凉，气喘的发生与劳动及体位明显相关，如：“但轻微劳，即见喘促”及“一卧则喘”。虚喘一般无发热恶寒，往往伴有全身浮肿等水气症状。

（三）实喘由于其症状上的特点，又分为风寒、火邪二类。张景岳谓：“实喘者，以邪在肺也，肺之实邪，非风寒即火邪耳。”以气喘而合并有发热恶寒、无汗、身疼体痛、流涕、鼻鸣、干呕等症状者属于风寒气喘一类；以气喘而合并有高热、汗出、不恶寒、烦渴、神昏谵语、大便干燥等症状者属于火邪气喘一类。虚喘亦由于其症状上的特点，又分为阳虚与阴虚二类。朱丹溪谓："喘病，气虚、阴虚、有痰。"（同上）大致上以高年患者气喘而合并有肢厥、汗出、恶心、呕吐、便溏、脉微、喘不得卧、全身浮肿、颈脉动等为阳虚气喘一类；青年、壮年或妇女，气喘而合并有潮热、盗汗、咳嗽、咯血、脉细数、面苍白等贫血症状为阴虚气喘一类。

综观上述归纳三点，气喘之局部症状与全身症状及实喘与虚喘的具体区分，则实喘大致上是指一般呼吸系的急性感染；而虚喘则是指心脏病、肾脏病，或贫血等原因而引起的气喘。至于哮喘，则是指支气管喘息症，一部分情况亦可能是指的热带嗜酸性白细胞增多性哮喘症。

四、诊断 关于气喘病的诊断，亦主要以实喘与虚喘两大类型来作诊断。诊断实喘与虚喘的根据，主要是依靠患者的病史、症状及体征，兹分别简要介绍如下：

（一）病史：对于气喘患者病史询问，除一般自觉症状以外，应注意以下几点：

1. 患者在发病前有无受寒受凉、精神紧张、劳动用力等历史。因为这些因素，都是引起患者发生气喘的重要诱因。

2. 患者在发病前有无心脏病，如心跳气短，劳动加重；肾脏病，如尿少身肿；肺脏病，如咳嗽咯血，以及其他原因而引起的各种失血等等历史。因为心脏病、肺病、肾病、失血等原因，均可以使患者发生气喘。

3. 患者性别年龄，既往身体健康情况，此次症状发生经过，亦必须详加询问。大致上气喘患者，壮年者多属于实，老年者则多属于虚。既往健康佳良，基本没有类似情况者，多属于实；既往健康不佳，常有气喘发作，所谓喘有宿根，遇寒即发，或遇劳亦发则多属于虚。妇女患者更须详细询问其生产史、月经史、生产月经过程中有无较大失血情况，因为血虚可以致喘。

4. 发病后的治疗效果，亦为诊断上的重要参考资料。大致上服发汗剂、清火剂能使气喘好转者多属于实；服温阳剂、补虚剂能使症状好转者则多属于虚。

以上四点，必须一一问到，这些都是鉴别气喘虚实的重要参考资料。

（二）症状及体征：关于气喘证候类型，如能掌握，则对于气喘症状属实、属虚，不难诊断。至于检查方面，按望、闻、问、切四诊，则气喘患者，按其虚实而有下列所见：

1. 望诊：望诊方面，呼吸深长、张口抬肩、全身营养状况无明显不良征兆、不消瘦、无浮肿、面赤身热、溲赤、便硬、舌苔厚腻或黄燥、能平卧等为实喘。呼吸微弱浅表、慌张气怯、明显消瘦或全身浮肿、面色苍白、溲清、便溏、卧时气喘更甚，舌上无苔或虽有苔而白滑或黑润等为虚喘。

2. 闻诊：闻诊方面，实喘气长有余、声高息涌。虚喘气短而不续、声低息短。气喘而伴有痰鸣者，则为哮喘。

3. 问诊：问诊主要在问患者发病经过及目前自觉症状，这方面的虚实鉴别，已详见上节证候类型，此不重列。

4. 切诊：切脉方面，实喘患者脉多浮、大、滑、数，虚喘患者脉多沉、细、涩、迟、结、代。不过实喘患者在病情好转情况之下，有时脉象可见沉细，这种沉细的脉象，即不得认为是虚。虚喘患者在临危的情况之下，有时脉象可见浮大，这种浮大的脉象，是临危的前兆，因此更不得谓此种脉象为实。如何鉴别这两种脉象相同而性质相反的脉象？主要是依靠患者的全身症状及病史分析。《金匮要略·肺痿肺痈咳嗽上气病脉证并治》谓："上气面浮肿肩息，其脉浮大，不治。"这就是指虚极而反见"浮大"之脉，是临危的征兆，所以认为"不治。"《伤寒论》第23条谓："太阳病……脉微缓者，为欲愈也。"这就是指实证而见"微缓"之脉，是好转的征兆，所以认为"欲愈。"中医书中例子甚多，难以尽笔。但总的来说，脉象只不过是一个重要的参考，主要仍须依靠于"脉证合参"，才能确诊病人的疾病性质。

以上四诊所见，略举其要以为示例，详细检查，具体情况具体分析，全在读者之细心体会。

五、治疗 关于气喘的治疗问题，气喘的治疗原则，按虚实情况分别处理，其具体处理方法，大致有下列五项：

1. 祛风寒：即以辛温发汗为主要治疗方法。此种办法适用于气喘患者兼有发热、恶寒、无汗、身体疼痛、鼻鸣、干呕等表证情况之下。

2. 清火邪：即以寒凉退热为主要治疗方法。此种方法适用于气喘而兼有高热、不恶寒、汗出烦渴、神昏、谵语等邪热入里的情况之下。

3. 温补心肾：即以增强心肾功能为主要治疗方法。此种方法适用于气喘而兼有身冷肢厥、心悸不安、不能平卧、卧则喘甚、全身浮肿等阳虚或亡阳的情况之下。

4. 养阴益血：即以增加营养、滋养强壮为主要治疗方法。此种方法适用气喘而兼有潮热、盗汗、失眠、心悸、烦渴等阴虚或患者有大失血历史情况之下。

5. 祛痰行水：即以祛痰或利尿为主要治疗方法。此种方法适用于气喘而兼有痰鸣胸满、小便不利等水积胸胁的情况之下。

以上五种治疗方法，1.2. 种方法适用于实喘患者；3.4. 种方法适用于虚喘患者。至于第 5 种方法，则虚实情况之下均可根据具体情况灵活应用。因为水饮的产生，不论虚实均可招致。水饮既已产生之后，只有将其排出，方能使症状趋向好转。因此实喘患者，可在祛风寒或清火邪的基础之上，合并运用祛痰行水的办法；虚喘的患者，可在补阳或补阴的基础之上，合并运用祛痰行水的办法。所谓标本并治，相得益彰。

综合上述，气喘或责之于实，或责之于虚，因而在处理上也就因具体情况不同而各有不同，虚实之间相去天壤。陈修园氏在原文原注强调:“喘促证，治分门”，而谓专用贞元饮等方以统治虚喘者，为鲁莽之辈，这是完全正确的，值得注意。

其次，陈修园氏在原文中提到了贞元饮与“龙雷之火”的问题，有必要附带加以略为解释。贞元饮（192）为张景岳方，方中主药为熟地、当归、甘草，为治疗阴虚气喘的主要方剂，对于阳虚气喘，必须以“扶阳”为急，本方并不适用。阳虚气喘患者如用本方，一方面可以因本方的使用而失于“扶阳”，致使患者失去本来可以用“扶阳”药物急救的机会；再方面阳虚患者可因补阴剂的应用而更增加其功能上的负担，因而更易迅致衰竭。阳虚则阴盛，阴盛而再补阴则可以引起“龙雷之火”。关于“龙雷之火”解释颇多，《医贯·相火龙雷论》谓:“龙雷之火者，水中之火也，龙雷之火，得雨而益炽，惟太阳一照而龙雷自熄。及秋冬阳气伏藏而雷始收声，龙归大海矣。此火不可以水灭，而用辛热之义也。”龙是中国民间假想的一种神物，传说龙发挥威力最大的地方是在大海之中，雷声最响则如人所周知，均是在夏季阴雨之时。如在太阳当空，晴朗无云的情况之下，则龙雷的威力无从出现。在人体生理或病理生理方面，以人体正常生理调节代偿功能为阳；如人体生理调节代偿功能低下则谓之为阴。在人体生理功能衰竭的情况之下，可以因生理调节代偿功能的紊乱，而出现假性兴奋状态，这种现象，叫作“阴盛格阳”，也叫做“龙雷之火”。“龙雷之火”即指虚火，治疗上以扶阳为主，即陈修园谓:“喘症多属饮病，饮为阴邪，非离照当空，群阴焉能退避。”

实喘者　痰饮援①　葶苈饮　十枣汤②
青龙辈　撤其藩③

原注　①喘症之实者，风寒不解，有痰饮而为之援，则咳嗽甚，而喘症作矣。②肺气实而气路闭塞为喘者，以葶苈大枣泻肺汤主之。咳嗽气喘、心下停饮、两胁满痛者，以十枣汤主之。③此方解表，兼能利水，治内外合邪以两撤之。

浅说 实喘的发病机转，主要是邪在肺，并且“肺中之邪，非风寒即火邪耳。”“外则不离乎风寒，内则不离乎水饮。”因此对于实喘的治疗亦不外以祛风寒、清火邪、祛痰饮为主要治疗方法。

1. 祛风寒：风寒，是指一般呼吸道感染的初期中毒症状，亦即表证。祛风寒，当即是运用兴奋、刺激、发汗药物以旺盛血循，刺激中枢，加强患者抗力，增进病理调节的一种处理办法，亦即解表的方法。气喘患者，如全身症状具有表证特点，如气喘而伴有发热恶寒、身痛头疼、无汗脉浮等症状时，为属于表证的范围，治疗原则以祛风寒为主。祛风寒的方剂甚多，常用者有大、小青龙汤（178）、射干麻黄汤（179）、麻黄汤（180）、定喘汤（181）、香苏饮（182）等。

2. 清火邪：火邪，是指一般呼吸道感染的极期症状，亦即里证。清火邪，即是用清热解毒，以解除病人因病因作用而产生的功能过度亢进的一种办法，亦即清里的方法。气喘患者，如全身症状具有里实症状所有特点，如气喘而伴有高热、不恶寒、汗出烦渴、便难、脉洪等症状时，则为属于清火邪的适应证，可以用清火邪的办法。清火邪的方剂也很多，常用者有麻杏石甘汤（54）、白虎汤（68）、泻白散（183）等。

3. 祛痰饮：痰饮，是指各种感染过程中的炎性渗出物潴留而言。大致是指气管发生炎性病变以后，炎性渗出物不完全阻塞现象，及胸膜腔因呼吸系炎症病变影响，而产生的积水积液。祛痰饮，是指用祛痰、行水、泻下以促进炎性渗出物的加速吸收或排出体外的一种办法，亦即逐痰行水的方法。气喘者，如伴有痰鸣痰涌、胸满胁疼、呼吸加重等症状时，则为属于祛痰饮的适应证，可以用逐痰行水的方法。逐痰行水的方剂也很多，病变仅局限于呼吸道而不影响胸胁者，常用方剂有二陈汤（15）、温胆汤（184）、葶苈大枣泻肺汤（185）、三子养亲汤等（151）；如已波及胸胁，呼吸引痛者，常用方剂则有十枣汤（151）、甘遂半夏汤（188）等。

关于实喘的治疗，大致不外上列三者，但在临床上具体运用上述方法时，尚有下列二项应该注意之点，有必要在此特别提出：

（一）辨证论治是中医治疗的特点，因此实喘症状的表里证鉴别极其重要。大致上实喘患者如其病程在表证阶段，则绝对不能用清火邪的办法，即在感染初期不能单独使用抑制机体亢进功能的药物与方剂。表未解，不可攻里，攻里即引邪入里。在里证阶段，不能单独用祛风寒的办法，即在感染的极期不能单独使用刺激兴奋发汗的药物与方剂。里实而更用辛温，此实其实，必生他变。总而言之，表证治里，里证治表，都是原则上的错误。因此，我们在选方时，应该特别注意此点。

（二）痰饮潴留，虽然可以影响呼吸道气体出入障碍，而发生气喘，但实喘痰饮的产生，一般均系继发于风寒或火邪的基础之上。张景岳谓："痰之为病，亦惟病之标耳，犹必有生痰之本。"又谓："痰因火而动……因寒而生。"（同上）陈修园原注："喘症之实者，风寒不解，有痰饮而为之援，则咳嗽甚而喘症作矣。"因此祛痰饮对于气喘，只能算治"标"而不能算治"本"。由于此，所以在临床上除极特殊情况之下，一般甚少单独使用祛痰平喘的办法，而每每以"祛痰行水"剂合并于处理其原发病变方剂之中。表证夹痰者，于解表剂中加入祛痰剂，里证夹痰者，于清里剂中加入祛痰剂。《医学三字经》原文谓："青龙辈，撤其藩。"注："此方解表，兼能利水，治内外合邪以两撤之。"此即是"解表祛痰"剂的综合应用示例。所以我们对于祛痰行水剂的应用，必须具有高度的灵活性，绝对不能只注意到了痰饮，而忽略了其产生痰饮的原发病变情况，这一点，我们也应该特别加以注意。

虚喘者　补而温①　桂苓类　肾气论②
平冲逆　泄奔豚③　真武剂　治其源④

原注　①虚喘，气促不能接续，脉虚细无力。温补二字，宜串看，有以温为补者，有以补为温者，切不可走于贞元一路，留滞痰涎也。②仲景云：气短有微饮者，宜从小便去之，桂苓术甘汤主之，肾气丸亦主之。③冲气上逆，宜小半夏加茯苓汤以降之。奔豚症初起，脐下动气，久则上逆冲心，宜茯苓桂枝甘草大枣汤以安之。④经云：其标在肺，其本在肾。真武汤为治喘之源也。

浅说　虚喘的发病机理，或责之于心肾阳虚，或责之于阴虚血少。虚喘一般均属预后不良。《伤寒论》第 299 条谓："少阴病，六七日，息高者死。"张景岳谓："凡病喘促，但察其脉息微弱细涩者，必阴中之阳虚也。或浮大弦芤按之空虚者，必阳中之阴虚也。大凡喘息不得卧，而脉见如此者，皆元气太虚，去死不远之候。若妄加消伐，必增剧而危，若用苦寒或攻下之剂无不即死。"又谓："妇人产后亡血过多，则营气暴竭，孤阳无依而为喘者，此名孤阳绝阴，剥极之候，已为难治。"（同上）在治疗上亦主要以"温阳补阴"为治疗方法，兹分别作如下简介：

（一）温阳：温阳系指兴奋患者生理调节代偿功能之意。虚喘患者之由于阳虚者，其病理机转，非属于心，即属于肾，因此在临床治疗上亦以温心阳或温肾阳为主要方法。

1. 温心阳：温心阳，是指兴奋患者循环系生理调节代偿功能之意。心与肺相通，心病可以影响肺而发生气喘。如："心脉上通于肺，故逆气暴上而喘"，"心气不足、邪气入中则胸满而短气。"因此凡属由于心病而引起肺病发生的气喘，则治心是主要的。心病影响肺病而发生气喘者，多属心气不足，因此在治疗心病之中，温心阳又是最基本的方法。如："心阳复，则肺邪解而喘自平。"即认为心脏生理调节代偿功能如能得到恢复，则肺部情况自然得到改善，而气喘症状亦自然随之趋于好转。温心阳的方剂，最常用者有四逆汤（71）、附子理中汤（76）等。

2. 温肾阳：温肾阳，为兴奋患者肾功能以加强其排尿作用之意。肾病可以影响肺病而发生气喘。张景岳氏谓："水病为喘者，以肾邪干肺也。然水不能化而子病及母，使非精气之败，何以至此。"（同上）因此阳虚气喘的治疗，除了温心阳之外，必须兼温肾阳。即阳虚患者的气喘，在治疗上除了兴奋其心脏调节代偿功能以外，必须兼从强肾利尿，使患者体中潴留之水分得以迅速排出着眼。因为利尿剂的应用，一方面可以使体内代谢产物能以加速排出，而使患者中毒症状得到改善；另方面也可因体中潴积水分的排出，而使患者循环量改变，心脏负担减轻，心力衰竭情况因此而得到好转。温肾利尿的方剂很多，常用者有真武汤（150）、金匮肾气丸（32）、苓桂术甘汤（148）、黑锡丹（189）等。

（二）补阴：阴，即指人体生理需要的各种物质。补阴即指增加与补充此类物质之意。阴虚气喘患者，多责之于肺、心、肾三脏，因此在补阴总的原则之下又有补肺阴，补心阴，补肾阴之不同：

1. 补肺阴：肺，是整个呼吸系统。"肺阴虚"是指呼吸系统的神经营养功能降低，营养肺脏之某些生理必需物质缺乏。因而补肺阴，即是指增加肺脏之生理必需物质，改善肺脏之神经营养功能，以求肺部病变因此得到改善，以达到平喘目的而言。例如痨瘵患者的气喘症状即属此类。补肺阴的方剂甚多，虚劳第三章内已作介绍，如百合固金汤（40）、麦门冬汤（41）、补肺阿胶汤（42）等，均所常用。

2. 补心阴：心阴，是指血液。因此补心阴，即补血之意。血虚患者可因血虚而发生气喘，因此治疗上补血平喘是有效的方法。补血方剂很多，如炙甘草汤（39）、人参养荣汤（190）、天王补心丹（31）、人参固本汤（191）等，均为常用补血之剂。

3. 补肾阴：关于肾阴含义的探讨，在虚劳第三章内曾加论列，此不重复。肾阴不足可以发生气喘，补肾阴亦为治疗阴虚气喘的有效方法。补肾阴的方剂，如六味地黄汤（29）、左归饮（30）、贞元饮（192）、河车大造丸（193）等，均常用于阴虚气喘患者。

对于虚喘的治疗原则，大致如上所述，但亦有两点，应该附带加以说明：

1. 虚喘，原则上虽然是按照阴虚、阳虚辨证论治，但阴虚与阳虚并不是截然分开的。阳虚的原因，可能是由于阴虚所致，而阴虚的原因更多是由于阳虚的结果。即认为功能衰竭的发生，可能系由于生理需要物质不足引起，而生理物质的缺乏，则又可能系由于机体功能低下不能吸收、利用与维持代谢正常过程的结果。所以对于阳虚气喘的患者，有时亦须考虑补阴问题。对于阴虚气喘的患者有时亦须考虑补阳问题。陈修园原文亦谓："温补二字宜串看，有以温为补者，有以补为温者。"即是指此种情况而言，因此我们在临床上对于虚喘的治疗，必须活看，不能拘于一点而顾此失彼。

2. 患者如素有喘疾者，均列入虚喘范畴。症状发生之后，在临床上虽然亦按全身情况随证论治，但此种治疗已属下乘。对于素有喘疾之患者，强调治喘于未发之先。张景岳谓："喘有宿根，遇寒即发或遇劳即发，此名哮喘。未发时以扶正气为主，既发时以攻邪气为主。"又谓："然发久者，气无不虚，于消散中酌加温补，或于温补中酌加消散，总须惓惓以元气为念，庶可望其渐瘳。"（同上）张氏这一论述，很明显的指出了对于虚喘患者，须治疗其于未病之先，亦即在患者气喘症状并未发作之时，即可根据其体质特点，予以补剂，以旺盛其生理调节代偿适应功能，而制止其症状之发作，所谓："未发时以扶正气为主。"至于已发之后，虽然不得已而必须作各种不同情况的对症治疗，但亦必须时刻注意其原有体质特点，所谓："总须惓惓以元气为念。"张氏这些见解是完全正确的，而且是极其卓越的。"上工治未病"，这是中医的格言，也是中医治疗体系中的特点，我们临床上应该加以特别注意。

金水母　主诸坤①　六君子　妙难言②

他标剂　忘本根③

原注　①肺属金而主上，肾属水而主下。虚喘为天水不交之危候。治病当求其本。须知天水一气，而位乎天水之中者，坤土也。况乎土为金母、金为水母，危笃之症，必以脾胃为主。②六君子汤加五味、干姜、北细辛为治喘神剂。面肿加杏仁，面热如醉加大黄，此法时师闻之，莫不惊骇。能读金匮者，始知予言之不谬也。③唯黑锡丹镇纳元气，为喘症必用之剂。此外如苏子降气汤、定喘汤，及沉香黑铅丹，皆是害人之物。

浅说　关于虚喘患者的治疗，原则上以温补为主。温补之中又分补阳与补阴，而治疗重点则放在心、肺、肾三脏。不过尚有"温补脾阳"之法，有必要加以简单解说。温补脾阳即旺盛患者消化系生理调节代偿功能之意。虚喘患者，其主要病理变化虽然多在心、肺、肾三脏，但由于各脏器的相互作用，往往同时影响消化系统，因此对于虚喘患者的治疗，除了治其主要发病系统以外，往往亦多兼治其脾。至于久病重病的患者，更以治脾为极其重要的一个步骤。这是因为患者的饮食能否与脾阳密切相关，可以直接影响营养物质之供给。而虚喘患者对于营养物质的需要，较之实喘患者又更为迫切。因此对于虚喘患者，温补脾阳是一个主要的方面。五行中以土代脾，谓：土为万物之母，足见对于虚喘患者之脾阳盛衰，估价之高。

六君子汤为党参、白术、茯苓、甘草、半夏、陈皮等药物组成。党参、白术为助脾药，茯苓为利尿药，半夏、陈皮为祛痰药，本方主要作用为助脾、利尿、祛痰。如方中再加细辛、干姜、五味则更可以加强其祛痰平喘作用，因此可以用于虚喘患者，尤其是阳虚气喘的患者。不过以作者个人临床体验，本方以用于阳虚气喘者，平素调理为佳，如在气喘急性发作情况之下，必须兼以前节所论温补心肾诸方为宜。单用本方，则病重药轻，诚恐缓不济急，反致贻误。

黑锡丹为附子、木香、沉香、胡芦巴、阳起石、破故纸、小茴香、肉豆蔻、金铃子、硫黄、黑锡等药物所组成，为温心阳、温肾阳之剂，常用以治疗虚喘，尤其是阳虚气喘。至于苏子降气汤、定喘汤，亦为常用治喘方剂。这些方剂的作用，主要在于祛痰平喘，这些方剂虽云治标，但仍然有其一定的治疗作用。陈修园氏谓："他标剂，忘本根。"列为害人之物，似属言之过甚。

以上所举，均属方剂药物方面的治疗，至于针灸方面对于气喘患者有时亦具卓效。实喘患者宜针，常用穴位有大椎、身柱、风门、肺俞、曲池、合谷、外关、商阳等穴位。虚喘患者宜灸，常用穴位有气海、关元、神阙、三阴交、肾俞、复溜、命门等穴位。

至于气喘一证的预防方面，与其病因认识完全适应，如能对以上所述病因认识了解，当不难对本证得出系统的预防概念。

血证第十

血之道　化中焦①　本冲任　中溉浇②
温肌腠　外逍遥③

原注　①经曰：中焦受气，取汁变化而赤，是谓血。②血之流溢，半随冲任而行于经络。③血之流溢，半散于脉外而充肌腠皮毛。

浅说　血证，包括范围甚广，不论由于何种原因引起血液系统的异常改变，中医均列属血证范围之中。本章内容仅限于人体各种非正常出血症状的介绍，并非对于所有“血证”作广泛的探讨。兹结合本节原文原注，简要的先介绍一下中医对于“血液”的一般认识。

一、血液的产生　关于血液的产生，主要是由于饮食变化而来。《灵枢·决气篇》谓：“帝曰，何谓血？岐伯曰，中焦受气取汁，变化而赤，是谓血。”《平治荟萃·血属阴难成易亏论》谓：“血者，水谷之精也。”又谓：“生化于脾”，“常以饮食日滋，故能阳生阴长，取汁变化而赤为血也。生化旺，则诸经恃此而长养。衰耗竭，则百脉由此而空虚。”脾，其含义之一，系用以泛指人体消化系统。中焦是指胃肠部位。因此“生化于脾”，“中焦受气取汁，变化而赤，是谓血”，“饮食日滋，故能阳生阴长，取汁变化而为血”等语，很明显的即是指血液的产生，其物质来源主要是由于饮食的供给，以及胃肠正常生理功能相互作用所致。饮食营养供给适宜，胃肠作用健旺，则血液充足，所谓:“生化旺，则诸经恃此而长养。”反之则血液不足，所谓:“衰耗竭，则百脉由此而空虚。”按照现代医学认识，人体造血器官，虽然主要在骨髓，但组成血液的各种主要物质，一般则均系由于饮食摄入，而营养物质之所以能充分吸收利用，则又有赖于消化器官之能充分发挥其正常生理作用。这些认识，从概念上来说，与中医认识基本上近似。

二、血液之运行及与五脏间的关系 《素问·五脏生成》谓:“诸血者，皆属于心。”《素问·六节脏象论》谓:“心者，生之本，神之变也，其华在面，其充在血脉。”《素问·阴阳应象大论》谓:“在体为脉，在脏为心，在色为赤。”《素问·举痛论》谓:“经脉流行不止，环周不休。”《灵枢·邪气脏腑病形》谓:“经络之相贯，如环无端。”《灵枢·邪客》谓:“营气者，泌其津液，注之于脉，化以为血，以营四末，内注五脏六腑。”《素问·经脉别论》谓:“脉气流经，经气归于肺，肺朝百脉。”《灵枢·五味五音》谓:“冲脉、任脉皆起于胞中，上循背里为经络之海。”《素问·骨空论》谓:“冲脉者，起于气街，并少阴之经，侠脐上行，至胸中而散。”注:“起者外脉所起，非发源也。”《平治荟萃》谓:“《内经》云：荣者，水谷之精也，和调于五脏，洒陈于六腑，乃能入于脉也。源源而来，生化于脾，总统于心，藏于肝脾，宣布于肺，施泄于肾，灌溉一身……注之于脉，少则涩，充则实。”（同上）

归纳以上文献论述，我们即不难对于血液之运行以及其与五脏之间的关系得出以下概念：

1. 血液在体内的运行是一种循环状态，血液通过循环而到达全身。如:“经脉流行不止，环周不休”、“化以为血，以营四末，内注五脏六腑。”

2. 总管血液运行的动力是心脏，运输血液的器官是脉管。

大小脉管之间是相通的，血液即在脉管中不断的循环流行，脉管的充盈度与脉管中流行血液量的多少密切相关。如："诸血者，皆属于心"、"在脏为心，在体为脉"、"经络之相贯，如环无端"、"注之于脉，少则涩，充则实。"

3. 血液的正常运行，五脏各有专司，其相互之间是密切配合的。心是血液运行的原动力，如："心主血。"血液在人体中存储量较多的脏器是肝与脾，如："肝藏血，脾统血。"血液的发生，其物质主要来源，是通过消化系统而摄入，如："生化于脾。"血液对外界交通吸取清气的器官是在肺，排出浊气的器官是在肾，如："经气归于肺，肺朝百脉"、"宣布于肺，施泄于肾。"

4. 冲脉、任脉，列属奇经八脉之中。冲脉与任脉在临床上含义颇广，有的地方是指血管，有的地方是指神经，有的地方是指性腺及其它方面。至于在人体血液运行途径方面，则是指腹腔中的大血管而言，如："冲脉、任脉为经络之海。"其中有的是指腹腔中大的动脉，如："血之流溢，伴随冲、任而行于经络。"有的则又是指腹腔中大的静脉，如："冲脉、任脉皆起胞中，侠脐上行至胸中而散。"由于此，所以血液在人体中之循行不已，冲脉、任脉是其中最主要的循行途径之一。

以上四点，与现代生理学对于血液方面的认识，从概念上来说，基本上一致。

三、血液的生理功能 《素问·五脏生成》谓："肝受血而能视，足受血而能步，掌受血而能握，指受血而能摄。"《平治荟萃》谓："灌溉一身，目得之而能视，耳得之而能听，手得之而能握，足得之而能步，脏得之而能液，腑得之而能气，是以出入升降，濡润宣通者，由此使然也，……故曰，血者神气也，持之者存，失之者亡。"（同上）张景岳谓："血富于冲，所至皆是……灌溉一身，无所不及，故凡为七窍之灵，为四肢之用，为筋骨之和柔，为肌肉之丰盛，以至滋脏腑，安神魂，润颜色，充荣卫，津液得以通行，二阴得以调畅，凡形质所在，无非血之用也。是以人有此形，惟赖此血，故血衰则形衰，血败则形萎，而百骸表里之属，凡血亏之处，则必随所在而各见其偏废之病。”（《景岳全书·杂证谟·血证》）中医文献中描写血液生理功能的记载还有很多，但仅就以上引述，则已不难得出如下几点概念：

1. 人体之所以能维持正常生理活动其物质基础主要是血液，故谓：“目受血而能视，耳受血而能听，手受血而能握，足受血而能步……”。血液如果停止运行则人的生命亦即中止，故谓：“持之者存，失之者亡。”

2. 血液在人体中依靠循环关系，四通八达，无微不至。对人体全身起着灌溉的作用，故谓：“血富于冲，所至皆是，灌溉一身，无所不及。”

3. 人体中液体的分布主要是依靠血液的运行来进行调节，故谓：“滋脏腑，润颜色，充荣卫，津液得以通行，三焦得以调畅。”陈修园原注亦谓：“血之流溢，半散于脉外而充肌腠皮毛。”

4. 人体生理调节代偿功能与血液之运行正常与否密切相关，故谓：“人有此形，惟赖此血。故血衰则形衰，血败则形萎……凡血亏之处，则必随所在而各见其偏废之病。”

现代医学对血液的认识，亦谓其主要生理功能为运输、调节、防御等三大方面。从概念上来说，与中医以上认识基本上无大出入。

六淫逼　经道摇①　宜表散　麻芍条②
七情病　溢如潮③　引导法　草姜调④

原注　①六淫者，风、寒、暑、湿、燥、火也。经，常也。道，路也。言血所常行之路也。外邪伤之，则摇动。②外伤宜表散，东垣治一人，内蕴虚热，外感大寒而吐血，法仲景麻黄汤加补剂，名麻黄人参芍药汤，一服而愈。③七情者，喜、怒、哀、惧、爱、恶、欲也，七情之动，出于五志，医书恒谓五脏各有火，五志激之则火动，火动则血随火而溢，然五志受伤既久，则为虚火，宜以甘温之法治之。④甘草干姜汤如神，或加五味子二钱，火盛者再加干桑皮三钱，小麦一两。时医因归脾汤有引血归脾之说，谓引血归脾即是归经。试问脾有多大，能容离经之血，成斗成盆，尽返而归于内，而不裂破乎？市医固无论矣，而以名医自负者，亦蹈此弊，实可痛恨。

浅说 人体任何部位出血，除妇人生理性的月经出血以外，严格说来都是病理变化，因此一切非正常的出血，中医均列属“血证”范畴之中。引起非正常出血的疾病很多，因此血证包括范围很广。兹按“血证”发生的原因、发病机理、证候类型、诊断、治疗等各项作一般性的系统介绍与讨论。

四、血证的病因 对于血证发生原因的一般认识，大致可以分为下列几个方面：

1. 外伤：《灵枢·百病始生篇》谓：“阳络伤则血外溢，血外溢则衄血。阴络伤则血内溢，血内溢则后血。”《平治荟萃》谓：“堕恐跌仆，则瘀恶内凝。”（同上）《医学入门·杂病分类·血类》谓：“坠闪五脏，有瘀血聚膈间，从胃脘出者，则为呕吐，从鼻出者则为衄。”《医贯·绛血丹书》谓：“跌仆闪肭，伤重瘀蓄。”故外伤可以是出血原因之一，不论外伤性质及部位何如，只要伤及血管（阳络或阴络），都可以引起外出血或内出血（外溢或内溢）。

2. 外邪感染：《伤寒论》第46条谓：“太阳病，脉浮紧，无汗发热……其人发烦目瞑，剧者必衄。”（第55条）又谓：“伤寒脉浮紧，不发汗，因致衄。”《活人书》谓：“伤寒吐血由诸阳受邪热。”《医学入门·杂病分类·便血》谓：“下血自外感得者曰肠风。”《医贯》谓：“血症……，风、寒、暑、湿、燥、火外因也。”（同上）张景岳谓：“外邪不解而热郁于经……或乘风热则为斑为疹。”又谓：“暑毒伤人多令人吐衄失血。”（同上）是可见外邪感染亦为出血原因之一，由外邪而引起的皮肤发斑发疹，有时亦为出血现象而列入血证之中，如："温毒入营，发为斑疹。"

3. 饮食因素：《证治要诀·诸血门》谓："伤胃致衄名酒食衄。"《医学入门》谓："阳盛多因饮食辛热伤于肺胃，呕吐出血。"（同上）《医贯》谓："血证……过食生冷，好啖炙煿，醉饱无度外之因也。"（同上）是可见血证的发生与患者平日饮食因素有关，尤其是刺激性强烈的食物更易诱致出血症状，所谓多饮酒，好啖炙煿辛热，均可损伤肺胃而致出血。

4. 劳动因素：《证治要诀》谓："有因劳力太过，吐血不止。"（同上）《医学入门》谓："阴盛多由劳力伤气，吐血鲜红。"又谓："劳力伤肺，唾内有血。"（同上）《医贯》谓："或劳力过度，其血妄行，出如涌泉，口鼻皆流。"（同上）是可见劳力过度亦可以诱致出血。

5. 精神因素：朱震亨谓："怒气逆甚则呕血。"《医学入门·杂病提纲·血》谓："内伤七情，暴喜动心，不能主血。暴怒伤肝，不能藏血。积忧伤肺，过思伤脾，失志伤肾，皆能动血。"《医贯》谓："血症，喜、怒、忧、思、恐，内之因也。"（同上）张景岳谓："怒气伤肝，动肝火则火载血，上动肝气，则气逆为血奔，……忧思过度，损伤心脾，亦致吐血咯血。"（同上）是可见情绪方面重大波动，亦可损害人体器官而引致各种出血。

6. 继发于各种慢性疾病：《金匮要略·惊悸吐衄下血胸满瘀血病脉证并治》谓："心气不足吐血衄血。"《金匮要略·血痹虚劳病脉证并治》又谓："虚劳里急，悸衄。"《中藏经》谓："肾寒则阴中与腰脊俱痛、面黑耳干、哕而不食、或呕血。又喉鸣坐而喘咳、唾血出，亦为肾虚。"朱震亨谓："吐血阳盛阴虚。"《医学入门·杂病分类·血类》谓："劳伤气虚夹寒，阴阳不相为守，血则错行。"又谓："唾中红丝，乃是肺痿。"（同上）《明医杂著》谓："凡酒色过度，损伤脾肾真阴、咳嗽吐痰、衄血吐血、咳血、咯血。”《医贯·论血症》谓:“人之吐血，非阴虚则阳虚。”张景岳谓:“或中气虚寒，则不能收摄而注陷于下，或阴盛格阳，则火不归原而泛溢于上，是皆动血之因也。”（同上）各种慢性疾病在生理调节代偿功能不足或人体中某种重要物质缺乏之情况下，均可令人产生各种情况的出血。

7. 由于治疗错误的结果:《金匮要略·消渴小便不利淋病脉证并治》谓:“淋家不可发汗，发汗则便血。”《伤寒论》谓:“太阳中风，以火劫发汗，邪风被火热，血气流溢，失其常度，两阳相熏灼，其身发黄，阳盛则欲衄。”（114 条）又谓:“太阳病下之……其脉浮滑者，必下血。”（107 条）又谓:“少阴病，但厥无汗而强发之，必动其血，未知从何道出，或从口鼻，或从目出。”（294 条）《活人书·问吐血》谓:“伤寒吐血，由诸阳受邪热，初在表应发汗而不发汗，热毒入深，结于五脏，内有瘀积，故吐血也。”《医学纲目·伤寒部》谓:“因服凉剂，激而为衄血、唾血者有之，……下而为便血、溺血者有之。”综合上述，可见不论“虚证”或“实证”，如果在治疗上有不适当或者不及时，都可因此而使患者病情恶化，诱致各种出血。

五、病机 关于血证的发病机理，中医文献中论述颇多，归纳之，“血不循经”四字可以尽之。《严氏济生方·血病门》谓:“节宣失宜，必致壅闭，遂不得循经流注，失其常度，故有妄行之患焉。”经，指血液正常循行途径之意。陈修园氏谓:“经，常也。道，路也。言血所常行之路也。”因此“血不循经”，直译之亦即指血液不随正常途径循行之意。血液不随正常途径循行，其表现于临床上的即是各种出血症状。《时方妙用》谓:“若外有所感，内有所伤，则血不循经。从上而涌，则为吐血、咳血、咯血、鼻衄、齿衄、眦衄。从下而走，则为便血、溺血、妇人血崩。”于此可见，临床上所常见的各种出血，虽然因其出血部位不同而有许多区分，但总的发生机转则均是由于“血不循经”所致。

“血不循经”的发生，在人体病理生理变化方面，主要由于下列两因：

1. 因热：《中藏经·论大肠虚实寒热生死逆顺脉证并治》谓：“大肠热极则便血。”《证治要诀》谓：“热壅于肺则嗽血。”（同上）《严氏济生方》谓：“夫血之妄行也，未有不因热之所发。盖血得热则淖溢，血气俱热，血随气上，乃吐衄也。”（同上）刘完素谓：“热甚则血有余而妄行。”热的含义之一，是指人体在受病因作用以后，功能持续亢进及反应性增强之意。因此血之妄行等语，意译之，即是指在人体功能持续亢进的情况下，人体器官可以因充血进而导至出血。热在上则为吐血、咳血、衄血……热在下则为便血、溺血。

2. 因寒：《医学入门》谓：“劳伤气虚夹寒，阴阳不相为守，血亦错行，所谓阳虚阴必走。”（同上）《医贯》谓：“经中之水与血，一得寒气，皆凝滞而不行，咳嗽带痰而出。”（同上）《三因极一病证方论·衄血论治》谓：“血得冷而凝，不归经络而妄行。”张景岳谓：“或中气虚寒，则不能收摄而注陷于下，或阴盛格阳，则火不归原而泛溢于上。”（同上）寒的含义之一，是指人体生理调节代偿功能低下或不全之意，与气虚、阴盛等同义。中医认为在生理调节代偿功能失调的情况下，如果表现在循环方面的障碍，往往即可以因此而发生各种情况的出血，所谓：“血得冷而凝，不归经络而妄行。”妄行于上，则可表现为吐血、咳血、衄血……妄行于下，则可表现为“便血、溺血、妇人血崩……。”

归纳上述，可知血证出血的发病机理，主要是由于血不循经。而致成血不循经的原因，则又由于患者生理功能方面平衡失调，或寒或热所致。至于或寒或热的原因，则又或由于外在的因素，如外邪感染、饮食、劳动、精神刺激、治疗错误或不及时等等原因，或由于内在因素，如患者体质素质，各种慢性疾病等等原因。一般来说，在外因与内因间，又着重在以内因为主要。朱丹溪论血证谓:“肠胃不虚,邪气无从而入。”又谓:“胃气一回,血自循于经络。”(《丹溪心法·肠风脏毒》)《医贯》亦谓:“人之吐衄,非阴虚即阳虚。”(同上)可见血证,仍以“虚”字为主。外邪之所以能发生致病作用,仍然是建立在患者内因的基础之上。

六、证候类型 关于血证的证候类型,分为阳证与阴证两大类。在病理生理方面阳证多由于热,阴证多由于寒。在临床具体分析方面,一般按不同出血部位来进行诊断:

1. 鼻血:鼻血又名鼻衄,意即鼻腔出血之意。鼻血的发生,外因方面可以由于外伤(折伤衄),可以由于刺激性过分强烈的饮食(酒食衄),可以由于外邪感染(风热衄),可以由于医疗上的错误或不及时(不发汗,因致衄)。由于外因所致鼻腔出血,多属阳证、热证。张仲景谓:“阳盛则欲衄。”(《伤寒论》114条)刘完素谓:“衄者,阳热怫郁。”(《素问玄机原病式·六气为病》)由于内因所致鼻腔出血,多属阴证、虚证。虚的方面,以阴虚为主,张景岳谓:“衄血虽多由于火,而惟于阴虚者尤为多。”(同上)

2. 齿血:齿血即牙龈出血,又名齿衄,或称牙宣。张景岳谓:“血从齿缝牙龈中出者,名曰齿衄。”(同上)《医学入门·杂病提纲·诸血门》谓:“牙宣即齿衄。”牙宣的发生,或由外邪感染,或由肾虚所致。《证治要诀》谓:“牙宣有二症,有风壅牙宣,有肾虚牙宣。”慢性长期的齿龈出血,均系肾虚所致。张景岳谓:“牙缝时多出血者,此肾阴不固,虚火偶动而然。”(同上)

3. 咯血:不咳嗽而唾中有血为咯血。咯血的出血部位,主要在咽喉。《证治要诀·诸血门·咯血》谓:“咯血,不嗽而咯出血也。”张景岳谓:“……咯而出血者,出于喉,出于喉者其来近……不过在经络之间。”(同上)咯血的发生,中医认为热盛与阴虚均可引起。

4. 咳血:即咳嗽时出血。《证治要诀》谓:“咳血者,嗽出痰内有血者是。”(同上)咳血的出血部位，主要在“肺”。张景岳谓:“咳血嗽血皆自肺窍中出。”(同上)咳血的发生，或由于肺热，或由于肺虚。《证治要诀》谓:“热壅于肺能嗽血，久嗽损肺亦能嗽血。壅于肺者易治，不过凉之而已。损于肺者难治，以久成劳也。”(同上)

5. 吐血：由胃中吐出血液为吐血。秦景明谓:“胃中呕出血，曰吐血……吐血，阳明胃家症。”(《症因脉治·吐血咳血总论》)吐血的发生，或由于胃部本身病变。《备急千金要方·吐血》谓:“因伤裂胃，口吐血。”或由于肺出血吞咽入胃，再经胃吐出。又谓:“血从心肺间出，还流入胃中……血凝停胃中，因即满闷便吐。”或由于全身病变：因于热者，又谓:“蓄热吐血者，热蓄血中，因而妄行。”因于寒者，又谓:“气虚夹寒，阴阳不相为守，荣气虚散，血亦错行而致吐血。”

6. 便血：便血即大便出血，《金匮要略》将便血分为远血与近血两类，谓:“下血先便后血，此远血也……下血先血后便，此近血也。”(同上)故远血与近血以先便后血或先血后便来作区分。后世各家又将便血分为肠风与脏毒两类。《证治要诀》谓:“血清而色鲜者为肠风，浊而黯者为脏毒。或在粪前，或在粪后。”(同上)《医学入门》谓:“肠风随感随见，所以色鲜，多在粪前，自大肠气分来也。自内伤得者曰脏毒，积久而来，所以色黯，多在粪后，自小肠血分来也。”(同上)故便血除依据下血先后而分远血与近血之外，更进而依据出血颜色的鲜明与浊暗而分肠风与脏毒。肠风下血，属于大肠间病；脏毒下血，属于小肠间病。大便出血除肠风、脏毒之外，痢疾亦多有大便出血。不过一般不将痢疾列入便血范畴之内。张景岳谓:“便血之与肠澼，本非同类。盖便血者，大便多实而血自下也。肠澼者，因泻痢而见脓血，即痢疾也。”(同上)便血与肠澼并非一类，其间以鉴别大便的形状来作区分。大便成形下血者属于便血。泄泻，脓血便，里急后重者，则属于痢疾。

7. 溺血：溺血即尿血。溺血的发生，或由于热。《素问·气厥论》谓："胞移热于膀胱，则癃闭溺血。"《医学入门》谓："溺血乃心移热于小肠。"（同上）或由于虚。张景岳谓："溺血……心气不定，精神外驰，以致水火相残，精血失守……脾肺气虚下陷，不能摄血而下，肾阴不足，精血不固……多因房劳以致阴虚火动，营血妄行。"（同上）由于热者，其病变部位，主要在膀胱或尿道，其症状每多伴有尿道刺痛，尿闭尿少。张景岳谓："溺孔之血，其来近者，出自膀胱，其证溺时必孔道涩痛，小水红赤不利。"（同上）由于虚者，其病变部位主要在心在肾，其症状主要为血随尿出，腹部隐痛，尿时尿道无疼痛感觉。张景岳谓："溺孔之血，其来远者，其症则溺孔不痛而血随溺出，或痛隐于脐腹。"（同上）由于热者，又称血淋。由于虚者，直呼溺血、尿血或溲血。

以上七类出血，均为临床上最常见之出血证候，《医学入门》云："分经言之，呕吐胃也，咳、唾、衄肺也，痰带血脾也，咯血丝肾也，溺血小肠、膀胱也，下血大肠也，牙宣胃与肾虚火上炎也。"（同上）故咳血、衄血其病在肺，吐血其病在胃，便血其病在肠，咯血、溺血、齿血其病在肾，其他方面的出血，尚有舌衄（血从舌出）、肌衄（血从汗孔出，汗出污衣）等，因非常见证候，故不多赘。妇人血崩亦为血证中之主要证候，但因在本书二十三篇妇人经产杂病章中将专作讨论，因故本章从略。

七、诊断 关于血证的诊断，是根据患者的病史、症状与体征。兹将诊断要点分别简介如下：

（一）病史：由于血证患者，其发病原因甚多，或寒或热，其间出入很大，因此对于患者病史方面，必须详细询问，在病史的询问中，注意以下几点：

1. 患者发病前有无外伤、刺激性饮食、过度劳动、精神刺激等历史。因为这些因素均为出血的重要外因。

2. 患者平时健康情况，有无慢性疾病，尤其心、肺、脾、肾方面的疾病。因为慢性疾病可以使患者因“虚”而发生各种情况的出血。

3. 患者出血症状的发生，系偶然抑系经常，偶然发生而且明显为外因所诱致者，多属热、属实。经常发作，无明显外因可寻者，应该首先考虑虚证。

4. 患者发病经过、治疗经过、全身症状，均须详细询问。因为不论外感内伤或治疗上的错误或不及时，均可引起各种情况的出血。

（二）症状及体征：关于血证症状及体征方面，往往随各种出血部位不同而有所不同。临床上对于血证患者的诊断，不论其属何种类型出血，系按阴证与阳证先作总的区分，然后再结合其全身情况按表、里、寒、热、虚、实，辨证论治。按照四诊，在症状及体征方面，应该注意下列临床检查所见：

1. 望诊：血证患者望诊，应该观察下列三方面情况：

（1）出血部位：在血证患者的病名诊断上，系根据出血部位来作诊断，如以上七类出血的区分。因此对于出血部位首先应该加以注意。

（2）出血性质：出血性质方面的望诊，着重在出血颜色与出血量，颜色鲜红，血无凝块者，属热、属实，多为阳证；颜色暗赤，瘀血成块者，属寒、属虚，多为阴证。在预后方面，出血量少或与其它排出物夹杂，病势缓者，预后尚非恶劣；如出血量多或吐下纯血，病势急者，则为危证难治，预后不良。在鉴别各类出血方面，咳血颜色多呈鲜红，血中往往夹杂痰液，吐血颜色多呈暗褐，血中往往夹有食物残渣。便血属于远血者，血色多呈浊暗，近血者则血色多为鲜红。远血，大便多呈稀粪样，近血，则大便一般均无改变。溺血患者小便一般均可见红赤，或尿后出血。

（3）全身情况：单凭出血部位及出血颜色、出血量，有时尚不能确诊出血性质，因此对于血证患者，必须再详细观察其全身情况。全身情况的观察包括多方面，对出血患者的望诊：面赤、身热、无汗、苔白者，多为表证出血；身热、面赤、有汗、苔黄、苔燥、便结、溲赤者，为里证出血；有神怯、形瘦、汗出、面色青白、便溏、溲白者多为寒证或虚证出血。全身情况不同，治疗上亦不同，因此必须仔细观察。

2. 闻诊：对于血证患者的闻诊，主要应该注意患者的咳嗽、呼吸、言语、声调、呻吟等各方面。咳嗽出血者病多在肺，呕吐出血者，病多在胃。言语清朗，声音壮厉，为病尚轻浅。声调微弱，言语不清，则为病深病重。任何出血患者一见呼吸困难迫促，即为危笃。

3. 问诊：问诊方面除病史方面的询问已详上述外，在症状方面问诊要点是：问寒热情况、汗出与否，以确定症状性质之在表、在里。问出血部位、出血色量、全身自觉症状，以确定症状性质之属寒、属热、属实、属虚。大致上出血患者伴有发热、恶寒、无汗者病多在表；发热不恶寒、汗出烦渴，病多在里；心烦喜怒、渴欲饮冷、疼痛拒按、二便秘结，病多属实；精神倦怠、心悸怔忡、四肢厥冷、反胃溏泄或潮热骨蒸盗汗者，病多属虚；出血而并有胸痛、咽痛，病多在心、肺；出血而并有腹疼、胁下疼，病多在脾、肝；出血而并有腰痛、背痛、尿道痛，病多在肝、肾。这些都是临床上辨证的主要依据，必须详细加以询问。

4. 切诊：出血患者的脉诊，脉见浮、弦、紧者，病多在表；脉见洪、大、数者病多在里；脉见沉小、细数、浮芤者，病多属虚；脉见沉迟、沉微或结代者，病多属寒。出血患者脉以沉缓者为最好，细数者次之。如见浮大洪芤，或过急过快，即为真阴虚竭，孤阳无依之候，而为危殆病笃。

由于血证包括范围太广，以上四诊所见，不过一般概念，其细致区分，如“真寒假热”，或“真热假寒”等证候的鉴别，必须综合患者全部情况加以分析。限于文章性质及篇幅，不拟在本节中详加论述。

八、治疗 血证的治疗，如同其他疾患一样，仍着重在调节患者的病理生理变化为主。张景岳谓："凡治血证，须知其要，而血动之由，惟火惟气耳。故察火者，但察其有火无火。察气者。但察其气虚气实。知此四者而得其所以，则治血之法无余义矣。"（同上）陈士铎谓："治血必须理气，使无形生有形……治气必须理血，使有形生无形。"（《石室秘录·十三论气血》）张仲景谓："观其脉证，知犯何逆，随证治之。"（《伤寒论》16条）此一治疗原则，适用于中医任何临床治疗，自亦适用于血证患者。

血证的具体治疗方法，可以归纳为下列六个方面：

1. 解表：出血而伴有发热、恶寒、无汗、头痛、身痛、脉浮等全身症状及体征者，为属于表证出血，治疗原则以解表为主。人体在受外邪作用之下，其症状表现之一，即可为出血，因此解表即可以止血。《伤寒论》第55条谓："伤寒，脉浮紧，不发汗，因致衄。"《医学三字经》原文谓："六淫逼，经道摇，宜表散，麻芍条。"均明白指出表证出血，治疗应以解表为主。解表方剂，常用者有麻黄人参芍药汤(194)、人参败毒散(111)等。

2. 清里：出血而伴有发热、不恶寒、汗出、烦渴、饮冷、脉洪数、苔黄燥或焦黑，为里热出血。治疗原则应以清降里热为主。清里热，即指缓解人体内部功能过度亢进的一种办法。人体在里热过甚的情况之下，可以引起各种情况的出血，因此清热即所以止血。清里热的方法甚多，临床上大致可以归纳为三大类：第一大类是甘寒清热的办法；第二大类是苦寒清热的办法；第三大类是利湿清热的办法。病在上、中焦，如衄血、咳血、吐血、齿血等出血之由于里热所致者，一般多用甘寒清热的办法；病在中、下焦，如便血、溺血等出血之由于里热者，则一般多用苦寒清热或利湿清热的办法。甘寒清热的方剂，一般常用者有白虎汤(68)、竹叶石膏汤(60)、犀角地黄汤(195)、玉女煎(70)等。苦寒清热的方剂，一般常用者有葛根芩连汤(97)、泻心汤(196)、地榆散(135)、清脏汤(198)、芍药汤(102)等。利湿清热的方剂，一般常用者有五苓散(83)、猪苓汤(93)、导赤散(94)、萆薢分清饮(199)等。

3. 温中：出血而伴有无热恶寒、汗出肢厥、脉微嗜睡、吐泻不止等症状与体征者，为内寒出血。温中，即指振奋人体功能，急救衰竭的一种紧急处理的办法。人体在内寒情况之下，可以因血循障碍而发生各种情祝的出血，如："血得冷而凝，不归经络而妄行。"按照治则寒者温之，对于内寒的各种出血患者，均以温中为主要治疗方法。陈修园氏原文谓："引导法，草姜调。温摄法，理中趋。"原注亦谓："血得暖则循行经络。"均是指此而言。温中止血的方剂甚多，临床常用者，有甘草干姜汤(200)、理中汤（75)、柏叶汤（201）等。

4. 补虚：病势缓起，无急性衰竭症状之长期慢性出血患者，均列属虚证范畴，以补虚为主要治疗方法。不论阳虚、阴虚均可发生出血疾患。因而在补虚之中，又分补阳与补阴两类方法。不过慢性长期出血患者，一般以阴虚者居多，因而补虚之中，每每又多以补阴为主。即或患者阳虚症状显著，必须补阳，但亦多须在补阳之中合并补阴。阴虚、阳虚五脏均可发生，因此在补阴、补阳总的原则之下，临床上还须按五脏之不同而进补，慢性长期失血患者的补阴，一般多着重在肺、脾、肾三脏。长期咳血、鼻血者，以补肺为主；吐血、便血者，以补脾为主；溺血、咯血者，以补肾为主。补肺常用方剂有麦门冬汤（41)、炙甘草汤（39)、百合固金汤（40)、补肺阿胶汤(42)，麦门冬饮子（202)、月华丸（203)、蛤蚧汤（204）等。补脾常用方剂有归脾汤（28)、补中益气汤（14)、香砂六君子汤(45)、黄土汤（136）等。补肾常用方剂有加味地黄汤（206)、右归饮（33)、左归饮（30)、金匮肾气丸（32）等。

5. 行瘀：体内出血，凝积体内未能排出者，即称为瘀血。瘀血不排出，出血不能制止。朱丹溪谓："吐血觉胸中气塞，上吐紫血者，桃仁承气汤下之。”（《丹溪心法·吐血》）《医学入门》谓：“若有瘀血凝滞，当先去瘀而后调气，则其血立止。”（同上）因此，行瘀亦为治疗血证的一种常用方法。行瘀方剂甚多，常用于止血者有桂枝茯苓丸（131）、桃仁承气汤（130）、大黄䗪虫丸（47）、当归须散（207）、大成汤（208）等。

6. 止血：止血，即在血证出血患者出血不止时，紧急处理的一种急救办法。唐容川谓：“阳明之气，下行为顺，今乃逆吐，失其下行之令。急调其胃，使气顺吐止，则血不致奔脱矣。此时血之原委不暇究治，惟以止血为一要法。”（《血证论·吐血》）止血的方法，如出血部位暴露者，可以在出血处用药物或压迫方法止血。《医学纲目》谓：“衄，以纸捻蘸蟾酥少许于血出处按之立止。”（同上）《医学入门》谓：“血自皮肤间溅出，用煮酒瓶上纸碎揉如杨花，以手捏在出血处即止。”（同上）均属此类。内脏出血之止血，一般仍以内服药物为主。止血常用方有十灰散（133）、七厘散（205）、花蕊石散（197）、三七粉等。张景岳谓：“吐血不能止者，惟饮童便最效，或捣侧柏叶用童便二分、酒一分和而温饮之，大能止血。”（同上）

温摄法　理中超①　凉泻法　令瘀销②

原注　①理中汤加木香、当归煎服，凡吐血服凉药及滋润益甚，外有寒冷之象者，是阳虚阴走也，必用此方，血得暖则循行经络矣。此法出《仁斋直指》。②火势盛，脉洪有力，寒凉之剂，原不可废。但今人于血症，每用藕节、黑栀、白及、旧墨之类以止涩之，致留瘀不散，以为咳嗽虚痨之基。金匮泻心汤大黄倍于芩连，为寒以行瘀法；柏叶汤治吐不止，为温以行瘀法，二方为一温一寒之对子。

浅说　关于血证的各种药物治疗，上节中已作专门介绍。《医学三字经》以下所述，基本上均可以包括入上述治疗范围之中，因此本节以下不拟再重复详作解说。仅随原文原注简单的对所提方剂作一扼要介绍。

理中汤见于仲景《伤寒论》，由人参、干姜、甘草、白术等药物所组成。按照以上各药物之性能，人参为补气药，干姜为温中药，白术为健脾燥湿药，本方主要治疗作用为温胃、扶阳。意译之，即本方具有滋养强壮、振奋中枢的作用。按照温可祛寒治则，凡属因寒而致的各种血证，均皆适用本方。《时方妙用》中谓："褚氏遗书云：血虽阴类，运之者其阳和乎。阳和二字，指心肺而言也。心肺之阳宣布，如日月一出，爝火无光。凡诸般邪热之气俱除，血无所扰则循行常道矣。运之者三字最妙，血不自运，必借气以运之。既已运矣，则随冲任而行于经络，散于脉外，充于皮毛，有经常之道可行，何至妄行而为失血之症耶。"陈氏这一段引述，指出了心肺阳虚可以引起各种出血证候，心肺阳气恢复、血即自止、温中即所以止血的道理，为理中汤一类温中方剂治疗因寒而致的各种出血证候，提供了重要的理论依据。

《金匮》泻心汤为大黄、黄连、黄芩等药物所组成。大黄、黄连、黄芩，在中医药理上为泻下、清热、解毒药物，因此泻心汤属于苦寒清热一类方剂，适用于因热而致的各种出血。不过血证之因于热者，以虚热为多，非有绝对适应证，不主张用寒凉药物。朱丹溪谓："下血，其法不可纯用寒凉药，必于寒凉药中加辛味为佐。"（《丹溪心法·下血》）陈修园原注亦谓"五志受伤既久，则为虚火，宜以甘温之法治之。"因此，本方必须小心谨慎使用。

柏叶汤亦为《金匮要略》方，为侧柏叶、炮姜、艾叶、马通等药物所组成。炮姜为温中药，侧柏叶、艾叶、马通为止血药，本方仍应属于温中止血范围。

赤豆散　下血标①　若黄土　实翘翘②
一切血　此方饶③

原注　①粪前下血为近血，《金匮》用当归赤小豆散。②粪后下血为远血，《金匮》用黄土汤。③黄土汤不独粪后下血方也，凡吐血、衄血、便血、小便血、妇人血崩及血痢久不止，可以统治之。以此方暖中宫土脏，又以寒热之品互佐之，步步合法也。五脏有血，六腑无血，观剖诸兽腹心下，夹脊包络中多血，肝内多血，心脾肺肾中各有血，六腑无血。近时以吐血多者，谓为吐胃血，皆耳食昔医之误。凡吐五脏血必死，若吐血、衄血、下血皆是经络散行之血也。

浅说 赤小豆当归散（209）见于《金匮要略》。一见于“百合狐惑阴阳毒篇”，仲景用以治痈脓已成症；一见于“惊悸吐衄下血胸满瘀血篇”，仲景用以治下血先血后便。程应旄谓：“当归主恶疮疡，赤小豆主排痈肿，浆水能调理脏腑，三味为治痈脓已成之剂。”《医法指南》谓：“先血后便近血也，大肠血也。感而即发，俗谓之肠风，赤小豆当归散主之。”是可见赤小豆当归散之适应证，为肛门直肠间出血，其主要治疗是为排脓止血。黄土汤亦为《金匮要略·惊悸吐衄下血胸满瘀血病脉证并治》方，原文谓：“下血先便后血，此远血也，黄土汤主之。”黄土汤为附子、甘草、干地黄、白术、阿胶、黄芩、灶中黄土等药物所组成。附子为扶阳药，黄芩为清热药，白术为健脾燥湿药，黄土为温中止血药，干地黄为补血药，阿胶为止血药，本方实具有温中、补虚、止血、清热等各方面的综合作用。由于本方组织上的严密完整，因此一般评价甚高。尤在泾谓：“黄土温燥入脾，合白术、附子以复健行之气，阿胶、地黄、甘草以益脱竭之血，而又虑辛温之品转为血病之厉，故又以黄芩之苦寒，防其太过，所谓有制之师。”（《金匮要略心典·卷下》）《医学三字经》原注亦谓：“以寒热之品互佐之，步步为法。”由于本方各方面均有所照顾，所以其适应证颇广，除因热而引起的各种实证外，一般慢性虚性出血，均可加减使用本方。

以上所述，均为血证出血的内科药物疗法。除此以外针灸疗法亦为血证出血患者重要辅助疗法之一。针灸疗法之用于止血者，一般常用穴位：衄血刺风池、合谷、足三里、太冲等穴位，咳血刺尺泽、列缺、商阳等穴位，吐血刺足三里、内关、内庭、公孙等穴位，便血刺足三里、三阴交、气海、关元等穴位，尿血刺肾俞、小肠俞、气海、关元、复溜等穴位。针灸之用于出血昏厥者，一般常用穴位多取风池、人中、百会、少商、中冲等穴位。针灸疗法，在中医内科治疗中，对急性出血或出血而引起的昏厥，能产生很好的急救作用，不能不知。

水肿第十一

水肿病　有阴阳[①]　便清利　阴水殃[②]
便短缩　阳水伤[③]

原注　①肿，皮肤肿大，初起目下有形如卧蚕，后渐及于一身。按之即起为水肿，按之陷而不起为气肿。景岳以即起为气，不起为水。究之气行水即行，水滞气亦滞，可以分，可以不必分也。只以阴水阳水为分别。②小便自利、口不渴属寒，名为阴水。③小便短缩、口渴属热，名为阳水。

浅说　水肿只是一个症状而不是一个病名，很多疾病都可以引起水肿。由于其发病原因不同，因此其治疗方法也不相同。中医由于多年临床累积经验，对于本证的认识及处理是具有比较丰富的内容的。兹仅就作者个人所知，试作重点的介绍与讨论如下。

一、病因　水肿的发病原因，大致有下列几点：

1. 外邪感染：《医学入门·杂病分类·水肿》谓："阳水多因涉水冒雨，或兼风寒暑气而见阳证。"张景岳谓："凡外感毒风，邪留肌腠，则亦能忽然浮肿。"（《景岳全书·杂证谟·肿胀》）《医宗金鉴·订正金匮要略注·水气》谓："风水得之，内有水气，外感风邪，风则从上肿，故面浮肿。骨节疼痛恶风，风在经表也。皮水得之，内有水气，外受湿邪，湿则从下肿，故胕肿。”风寒、暑气、湿邪、毒风，均是指各种急性感染情况，故水肿发生，可以直接由于外邪感染而引起。

2. 饮食原因：《医学入门》谓：“阳水多兼食积或饮毒水所致。”又谓：“惟脾病则不化饮食，滋真水，非惟肾精损削而湿热下注，阴胕独肿者有之，甚则泛滥遍体无归。”又谓：“内伤外感，脾阴受伤，痰饮结聚，饮食之精华不能传布，上归于肺，下注膀胱……遂成鼓胀。”（同上）《景岳全书》谓：“少年纵酒无节，多成水肿。”（同上）由此可见，饮食因素亦常为发生水肿原因。不论由于食入物本身招致感染如“饮食毒水”，或由于刺激性过度强烈的食物如“嗜酒不节”，以及由于人体胃肠消化功能低下，对饮食不能充分消化吸收，营养缺乏，如“脾病则不能化饮食，滋真水，饮食之精华不能传布”等等原因，均可发生全身水肿。

3. 继发于各器官慢性病变：《金匮要略·水气病脉证并治》谓：“心水者，其身重而少气，不得卧，烦而躁，其人阴肿；肝水者，其腹大，不能自转侧，胁下腹痛……；肺水者，其身肿，小便难，时时鸭溏；脾水者，其腹大，四肢苦重，津液不生，但苦少气，小便难；肾水者，其腹大，脐肿腰痛，不得溺……。”朱丹溪谓：“水肿因脾虚不能制水，肾虚不能行水……于是三焦停滞，经络壅塞，水渗于皮肤而发肿，注于肌肉而发肿。”（《丹溪心法·水肿》）《医学入门》谓：“阴水多因久病或产后，久病盖谓久病喘咳疟痢也。”（同上）《医宗必读·水肿胀满》谓：“水肿之症，多属火衰。”从上述可见，五脏之中，任何一脏慢性病变，均可以直接或间接引起全身发生水肿，其中尤以脾、肾两脏引起水肿为最多。而发生水肿的原因，主要系由于脏腑久病，阳虚火衰所致。

4. 妇人妊娠末期：朱丹溪谓：“妇人怀胎，亦有气遏水道而虚肿症者，此但顺气安脾，饮食无阻，既产而肿自消。”陈无择谓："凡妇人宿有风寒冷湿，妊娠喜脚肿，俗名皱脚，亦有通身肿满，心腹急胀，名曰胎水。"（《三因极一病证方论·胎水证治》）可见妇人在妊娠过程中，有时亦可发生水肿。

5. 皮肤疾病：《医学入门》谓："阳水……或由疮痍所致。"可见皮肤疾患亦可发生水肿。（同上）

以上5点，其中第3点为常见，即一般水肿的发生，仍以继发于慢性病者为多。

二、病机 水肿症状的发病机理，中医文献中记载颇多。《素问·灵兰秘典论》谓："膀胱者，州都之官，津液藏焉，气化则能出矣。"《灵枢·五癃津液别》谓："五谷之津液，……阴阳不和，……四海闭塞，三焦不泻，津液不化，水谷并行肠胃之中，留于下焦，不得渗膀胱，则下焦胀，水溢则为水胀。"《诸病源候论·水肿病诸候》谓："三焦不泻，经脉闭塞，故水气溢于皮肤而令肿也。"又谓："水病者，由肾脾俱虚故也。肾虚不能宣通水气，脾虚又不能制水，故水气盈溢，渗溢皮肤，流遍四肢，所以通身肿。"张景岳谓："肿胀之病……气水二字，足以尽之……故治水者，当兼理气，气化则水自化也。"又谓："夫所谓气化者，即肾中之气也，即阴中之火也。阴中无阳，则气不能化，所以水道不通，溢而为肿。"陈修园氏亦谓："气滞水亦滞，气行水亦行。"

其他有关水肿症状发病机理的论述颇多，难加尽举，但仅就以上所引，则已不难对于水肿症状的病理生理认识，作如下小结：

1. 水肿的发生，是由于人体"气化"作用失调的结果。气，是指人体生理调节代偿功能。气化，是指人体在正常生理活动过程中所发生的一切物质变化。人体生理调节代偿功能不全，而导致的一切物质变化障碍，即为气化失调。气化失调，是水肿发生的主要病理生理机转。质言之，水肿的发生主要系由于人体生理调节代偿功能低下所致。

2. 水肿的发生，在脏腑方面，主要表现在“肾虚”、“脾虚”、“三焦不泻”、“经脉闭塞”、“水气渗溢皮肤。”肾虚、脾虚，是指泌尿生殖内分泌系或消化系的生理调节代偿功能失调。三焦，按照《内经》解释：“三焦者，决渎之官，水道出焉。”因此多数学者意见认为其含义之一是指人体水分循行器官。经脉，多数学者认为主要是指人体血管系统。联系上述，人体在泌尿、生殖、内分泌系或消化系生理调节代偿功能低下的情况下，或水分循行器官发生循行障碍的情况下，或血液循环发生障碍的情况下，都可以使人发生全身或局部的水肿症状。所谓“肾虚，不能行水，脾虚不能制水，故水气盈溢，渗溢皮肤”、“三焦不泻，经脉闭塞，故水气溢于皮肤而令人肿。”

三、证候类型 对于水肿证候类型的区分，有根据其全身反应情况作分类者；有根据其局部症状特点作分类者；有根据其发病器官作分类者，病名颇多，兹简要介绍如下：

（一）以人体全身反应情况作分类者

1. 阳水：水肿而伴有全身功能亢进症状者为阳水。《证治要诀·肿》谓：“遍身肿、烦渴、小便赤涩、大便多闭，此属阳水。”《医学入门》谓：“阳水热渴、二便闭。”（同上）陈修园原注亦谓：“小便短缩、口渴，属热，名为阳水。”

2. 阴水：水肿而合并有全身功能衰退或衰竭症状者为阴水。《证治要诀》谓：“遍身肿、不烦渴、大便自调或溏泻，小便虽少而不赤涩，此属阴水。”《医学入门》谓：“阴水身凉，大便利。”（同上）陈修园原注亦谓：“小便自利、口不渴，属寒，名为阴水。”

（二）以症状特点作分类者

1. 风水：《金匮要略》谓：“风水其脉自浮，外证骨节疼痛恶风。”又谓：“面目肿大有热，名曰风水。视人之目窠上微拥，如蚕新卧起状，其颈脉动，时时咳，按其手足上，陷而不起者，风水。”（同上）《诸病源候论·风水候》谓：“人身浮肿，如裹水之状，颈脉动，时咳，按肿上凹而不起也。骨节疼痛而恶风是也。脉浮大者，名曰风水也。”故风水主要特点为：浮肿先从面目开始，有发热、恶寒、骨节疼痛、咳嗽、脉浮等伴随症状。

2. 皮水：《金匮要略》谓：“皮水其脉亦浮，外证胕肿，按之没指，不恶风，其腹如鼓。”又谓：“渴而不恶寒者，此为皮水。”（同上）《诸病源候论·皮水候》谓：“身体面目悉肿，按之没指而无汗也。腹如鼓而不满，亦不渴，四肢重而不恶风是也。脉浮者，名曰皮水也。”（同上）故皮水主要特点为：浮肿先由四肢或腹部开始，有发热，但无恶寒，其他症状一如风水。

3. 正水：《金匮要略》谓：“正水，其脉沉迟，外证自喘。”故正水特点主要为：浮肿而兼有脉沉迟，气喘等伴随症状。

4. 石水：《金匮要略》谓：“石水，其脉自沉，外证腹满不喘。”（同上）《诸病源候论·石水候》谓：“小腹肿大鞕如石，故云石水。其候引胁下胀痛而不喘是也。脉沉者，名曰石水。尺脉微大，亦为石水。”（同上）故石水特点主要为：浮肿主要局限在小腹，脉沉或微，但无气喘。

5. 黄汗：《金匮要略》谓：“黄汗之为病，身体肿，发热汗出而渴，状如风水，汗沾衣，色正黄如药汁。”又谓：“黄汗，其脉沉迟、身发热、胸满、四肢头面肿，久不愈，必致痈脓。”又谓：“不恶风者，小便通利。上焦有寒，其口多涎，此为黄汗。”（同上）故黄汗特点为：身肿、发热、汗出黄色、小便利，可以继发痈脓。

（三）以其主要发病器官作分类者

1. 心水：《金匮要略》谓：“心水，其身重而少气，不得卧，烦而躁，其人阴肿。”（同上）故心水特点主要为：身重而伴随有短气、烦躁、阴肿、不能平卧。

2. 肝水：《金匮要略》谓：“肝水者，其腹大，不能自转侧，胁下腹痛。时时津液微生小便续通。”（同上）是肝水特点主要为：身重而伴随有胁下痛，且水肿部位主要在腹部。

3. 脾水：《金匮要略》谓："脾水者，其腹大、四肢苦重、津液不生，但苦少气，小便难。"故脾水特点主要为：身重、短气，水肿亦多在腹部开始。

4. 肺水：《金匮要略》谓："肺水者，其身肿、小便难、时时鸭溏。"故肺水特点主要为：身肿而伴随有腹泻。

5. 肾水：《金匮要略》谓："肾水者，其腹大，脐肿腰痛，不得溺。阴下湿如牛鼻上汗。其足逆冷，面反瘦。"（同上）故肾水特点主要为：身肿而伴随有腰疼及阴囊潮湿。（均同上）

以上三类水肿类型区分，仅为临床上所常见者，其他尚有各种不同的区分方法，如《诸病源候论》有："十水候"，区分水肿为青、赤、黄、白、黑、悬、风、石、暴、气等十种类型。以及所谓：毛水、疸水、燥水、湿水、水癥、水瘕、水蛊、水癖等等诸候。

水肿症状认识及证候类型区分，可作如下小结：

1. 水肿的一般症状，主要是：皮肤浮肿，以手按之随按随起，或按之陷而不起，浮肿部位或由面目开始，或由手足开始，或由腹部开始，其部位与浮肿性质，视水肿类型而不同，但各类水肿除黄汗以外，均兼有小便不利。

2. 水肿症状性质的辨别，按阴证与阳证作概念上的区分，水肿而具有阳证的症状列属阳水；水肿而具有阴证的症状列属阴水，任何类型的水肿，均可纳入阴水或阳水范围之内。

3. 具一般水肿症状与体征，浮肿部位主要由面目及四肢开始，且有脉浮恶风、骨节疼痛，或有咳嗽者，名曰风水；浮肿部位主要由腹部及四肢开始，不恶风者，名曰皮水；浮肿而有呼吸喘促困难，不能平卧，脉搏缓慢沉小者，名曰正水；仅有脉搏沉小而无呼吸喘促困难者，浮肿以腹部较著者，名曰石水；发热、四肢头面肿、皮肤流黄水、小便利，续致痈脓者，名曰黄汗。

4. 心、肝、脾、肺、肾等水，只不过分类方法上的不同。

如心的症状及体征，比较显著有心烦、心悸、不得卧、短气等症状者，即名之曰心水。其他各脏水肿，均可依此类推。

四、诊断及鉴别诊断 关于水肿症状之诊断及鉴别诊断，主要是根据患者病史、症状及体征，兹分别简要介绍如下：

（一）病史：由于水肿症状发生之原因，非由于外感即由于内伤。风寒、饮食、心虚、脾虚、肾虚，均皆可以致成本病。因此对于水肿患者的既往病史，及发病经过非常重视。病史的询问方面，一般注意以下几点：

1. 患者发病之前有无受寒、受冻或在潮湿环境中生活或工作历史。因为外感风寒、湿邪，可以引起全身水肿。

2. 患者一向饮食如何？胃肠消化功能如何？有无脾胃虚弱，如食欲减低，经常消化不良，腹满泄泻，或慢性营养障碍情况。因为脾虚可以引致全身水肿。

3. 患者既往有无心跳、气喘、神乏、咳嗽、痰多，或遗精、早泄、性交无力或不能、腰背痠痛等症状，因为心、肺、肾之阳虚，常为致成全身水肿之原因。

4. 发病经过，或急或缓。急起者多考虑阳水，表证、实证居多，缓起者多考虑阴水，里证、虚证居多，水肿缠绵不愈者，一般属于虚证，而列属阴水范畴。

5. 治疗经过，服过何药？药物性质属寒、属热，服后患者反应情况如何？

以上五点，在临床病询问中，必须一一问到，这些都是中医对于水肿证候类型诊断的重要依据。

（二）症状及体征：关于水肿各种类型之症状及体征，上节已经介绍。至于体征方面的检查，按望、闻、问、切四诊所及，对于水肿患者，必须注意下列所见：

1. 望诊：除一般情况的观察，望神、观形、察色、辨舌，必须详加注意外，水肿患者的望诊，尚应注意下列二点：

（1）水肿部位：水肿系全身或系局部，以何处为最明显。

头面目窠部重者，多为风水；四肢重者多为皮水；下肢腰背部重者，多为正水；但腹部重者，多为石水。

（2）水肿程度：水肿程度轻重与预后良否密切相关。张景岳谓："掌中无纹者死……脐肿突出甚者死……阴囊及茎俱肿者死……足胕肿，膝如斗者死。"（同上）以上所述，水肿过甚，可以肯定预后不良，因此在望诊方面，必须详为观察。

2. 闻诊：水肿患者的闻诊，着重在听患者的呼吸情况。呼吸平稳，不疾不徐者，属于稳定状态，预后尚好。呼吸如见困难迫促，即示病重病危。《世医得效方》谓："久病羸乏，喘息不得安，名曰脾肾俱败，不治。"

3. 问诊：除病史方面的问诊必须做到详尽以外，在症状方面，对于水肿患者的问询，应注意下列几点：

（1）水肿开始部位：此一点与鉴别水肿各种类型有关，水肿先由目窠部开始，然后逐渐及于全身者，多属风水或皮水；先由下肢开始然后逐渐及于全身者，多属正水；先由腹部开始者，多为石水或肝水。

（2）伴随症状：此一点与鉴别水肿性质有关，伴随症状可以因人而异，但一般特别注意下列三点：

1）寒热：水肿而伴有发热恶寒者，多属风水；但发热而不恶寒者，多属皮水；但恶寒而无发热者，多属正水；无寒热变化者，则多属石水。

2）头身：风水、皮水，多伴有头痛、头晕，全身骨节疼痛。正水、石水，可以伴有头痛、头晕，但一般少见全身骨节疼痛症状。

3）大小便：一般说来，水肿患者，小便皆短少。但风水、皮水患者特点是：小便少而黄赤：正水、石水患者小便虽少，但一般均不黄赤。大便方面，风水、皮水患者，往往多有便秘，即或大便不秘，但至少无溏泄；而正水、石水患者，大便则多为稀便，甚至常有腹泻发生。

4. 切诊：水肿患者脉象多见细涩。风水、皮水患者，脉象每多浮细而涩；正水、石水患者，脉象每多沉细而涩；风水、皮水，脉见浮大，是欲愈之兆；正水、石水，如突见脉象浮大或浮数，则示病危。

五、治疗 对于水肿的治疗，大致可以分为下列三个方面：

（一）一般治疗：关于水肿的一般治疗，主要是放在饮食方面及一般生活起居方面。在饮食方面，强调忌盐。危亦林《世医得效方》谓："凡水肿惟忌盐。虽毫末许不得入口，若无以为味，俟水病去后，宜以酢少许调和饮食，不能忌盐勿服药，果欲去病，切须忌盐"。《石室秘录·远治法》亦谓："忌食盐……犯则无生机矣。"可见中医对于水肿患者无盐饮食之重视，不但在水肿症状存在的情况下，必须忌盐，即使在水肿消退以后，亦须忌盐。只有在"苦无以为味"的情况下，才能酌进低盐饮食。不能忌盐，即不能治疗，所谓："不能忌盐，勿服药，果欲去病，必须忌盐。"

在饮食的质量方面，对于水肿患者，亦极其讲求。风水、皮水，应以清淡为主，忌肉食及油腻。正水、石水，应多食鲫鱼及猪肝等物，并应忌食生冷食物。《经验寿世良方》谓："气肿水肿多煮野鸭食之。"又谓："猪肝一具，洗切，和葱头，豆豉，姜椒炙食之。"这些都是中医对于水肿患者的饮食治疗，值得我们加以注意。

在生活方面，患者居住地应干燥，必须避免潮湿。多休息，尤应避免房事。郭可明先生谓："水肿之病，必须忌盐、房事，不尔虽愈，亦恐再发，轻者忌百天，重者忌三年。"

（二）药物治疗：关于水肿的药物治疗方面：大致分为：汗、利、温、补四个方面。汗即发汗，利即利水，温即温中，补即补虚，兹就此四者，简要分别介绍如下：

1. 发汗：发汗，即用药物使患者出汗增多。出汗增多可消肿。《金匮》谓:“风水……皮水……当发其汗。”又谓:“诸有水者，当发其汗。”（同上）张景岳谓:“凡外感毒风，邪留肌腠，则亦忽然浮肿。然其来必速，其证则必有脉紧、头晕、骨痛等症，方是外感之候，宜先解散其邪。”（同上）《时方妙用》亦谓:“风水，由于外邪，法宜发汗……皮水，水在皮，亦必从汗以泄之。”（同上）

水肿症状之适用发汗治疗者，须具备下列两点：

（1）确诊为风水或皮水之水肿患者。

（2）一般水肿而且有表证，如发热、恶寒、头痛、脉浮、苔白、不渴等症状者。

无上述两点适应证，不得使用汗法。消肿之发汗方剂甚多，常用者有：越婢汤（210）、甘草麻黄汤（211）、败毒散（212）、麻豆汤（213）等。

2. 利水：利水，即使用药物使患者身体积潴之多余水分排出体外之意。《金匮要略》谓:“此法当病水，若小便自利及汗出者，自当愈。”又谓:“诸有水者，腰以下肿，当利小便。”（同上）《石室秘录·正医法》谓:“水肿之病，亦土不能克水也。方用牵牛、甘遂各三钱水煎，一服即大泻水斗余，鼓胀全消……此则直夺其水势而土得其平矣……水势滔天，必开决其水口，则水旋消。”张景岳亦谓:“微则分利，甚则推逐。”（同上）

水肿的发生，是由于患者体内水分不能经由正常途径排出，潴留体内所致。因此利水一法，可以适用于各种类型的水肿。利水方法甚多，由大便，由小便，均可利水。一般以从小便利水为主要，只有在水肿极度严重时才允许使用从大便利水的方法。由小便利水的方剂很多，常用者有：五苓散（83）、五皮饮（149）、猪苓汤（93）等。由大便利水的方剂，常用者有：舟车丸（152）、十枣汤（151）等。所应注意者，舟车丸、十枣汤等方，属峻下剂，用之不当，祸不旋踵。张景岳谓:“舟车丸之类，所以逐水也……查其果系实邪，则此等治法，诚不可废，但必须审证的确，用当详慎。”（同上）因此，使用此类方剂时，必须谨慎小心。

至于其他方面利水药物，近人郭可明先生介绍有“消水丹”，谓本方利水消肿有良效（《中医杂志》1955 年 5 月），张礼耕、张志民先生介绍：虫笋、葫芦，利尿消肿有良效（《中医药杂志》1956 年 1 月），这些都是近代中医学者的宝贵经验报告，值得我们在临床上试用与参考。

3. 温中：温中与扶阳同义。意译之，亦即使用药物以兴奋刺激患者生理调节代偿功能之意。水肿之由于生理调节代偿功能低下或衰竭所致者，为阳虚湿滞或火不胜水，因而温中对于此类水肿是一个主要治疗的方法。《金匮要略·痰饮咳嗽病脉证并治》谓：“病痰饮者，当以温药和之。”《医宗金鉴》谓：“正水……石水……其邪俱在内，故脉均见沉迟，皆当从下从温解。”（同上）《医学入门》谓：“若中寒者，温补则气暖而小便自通。”（同上）

由于温中的作用主要属于兴奋刺激患者生理调节代偿功能，因此水肿症状适用温中方法治疗者，须具备下列三点情况：

（1）患者素体虚弱，有心、肝、脾、肺、肾等器官原发疾病症状与体征，如心跳、气喘、自利、肢厥、脉微等阳虚或里寒现象。

（2）水肿系继发于上述症状之后，发病时间经过较长，病势缓起，逐渐加重。

（3）无表证、实证，确诊为正水、石水或阴水。

温中方剂甚多，用于水肿者，一般有：麻黄附子汤（214）、桂枝去芍药加麻辛附子汤（215）、消水圣愈汤（216）、真武汤（150）、实脾饮（217）等。

4. 补虚：补虚，是指使用药物以加强患者生理调节代偿功能，或补充人体生理必要物质之意。补虚，一般分补阴、补阳与阴阳并补三类，对于水肿患者之补虚，大致均属于阴阳并补一类范畴。张景岳云："证有全由脾肾不足而为肿胀者，治宜以四君、归脾之类为主，固是正治之法，然亦须兼补命门，虚则补母，正此之谓。"又谓："凡属中年积损者，必以温补，盖气虚者不可复行气，肾虚者不可复利水，且温补即所以化气，气化而全愈者，愈出自然。"（同上）

水肿适用补剂作治疗者，须具备下列三点适应症状：

（1）患者素体虚弱，有心、肝、脾、肺、肾等器官原发疾病症状及体征，呈慢性营养障碍现象，但尚无亡阳症状。亡阳症状应作紧急处理，属于温中治疗范围。一般补剂，缓不济急。

（2）水肿发生经过较长，病势缓起，时轻时重，缠绵不愈。

（3）确诊正水、石水或阴水，必须把表证，实证除外。

温中、补虚，性质近似，颇难划分，不过在病势发展缓急的程度上处理稍有不同，因此在临床上亦往往温补并列，亦即滋养药与兴奋刺激药相互并用。

阴阳并补方剂甚多，常用者有金匮肾气丸（32）、济生肾气丸（218）等。

汗、利、温、补为药物治疗水肿之四种基本方法。所应说明者，这四种方法并不是孤立的，而往往是相互联系和相互配合的。发汗剂中往往合用利尿药，温补药中有时亦须配合发汗剂或利尿剂。因此上述诸类方剂，实际界线是不可能这样清楚的。原因是中医治病主要是方剂，而并非单味药物，这一点读者须根据中医辨证论治的精神，全面分析，不可执一而取。

（三）针灸治疗：针灸方面对于水肿所取穴位，《针灸大成》指出有：气海、行间、三里、内庭、水分、支沟等穴位，张景岳指出有：脾俞、肝俞、三焦俞、神阙、石门等穴位。近来医刊杂志中有人报告针灸治疗腹水，效果甚佳，读者可根据以上所列穴位斟酌试用。

六、预防 对于水肿的预防认识，与其病因认识相适应，归纳之，大约可有如下数点：

1. 慎风寒：因为风寒之邪可以诱致风水、皮水。

2. 注意饮食：勿过饥饱，饮食适度，营养适当，少饮酒，以免脾胃受伤及营养不良而致成水肿。

3. 节制性欲：性欲不节可致肾虚，肾虚则水不行，可致水肿。

4. 虚损、虚弱患者应早期治疗，因为五脏虚损，皆能继发水肿。

五皮饮 元化方

原注 以皮治皮，不伤中气，方出华元化《中藏经》。

浅说 五皮饮由大腹皮、桑白皮、茯苓皮、陈皮、生姜皮五味药物组成。大腹皮作用为“下气行水”，桑白皮作用为“治水肿”、“利二便”，茯苓皮作用为“利尿”、“行水”，陈皮作用为“降气”、“行痰”，生姜皮作用为“温胃”、“散寒”，故本方主要作用以利尿为主，兼有健胃作用，因此为中医临床上一般最常用之利尿消肿方剂。组成本方之五味药物，均系使用药用植物之皮，故名五皮饮。

五皮饮主要作用为利小便，而小便不利又为各型水肿之共同特征。因此五皮饮之适用范围甚广，只要在配合适宜的情况下，各型水肿均可采用本方利尿。不过利尿对于水肿患者来说，仅属治标而非治本，因此本方适应证，以实证水肿、尤其是皮水一类水肿为宜。虚证水肿除在治本兼治其标的情况下，可斟酌配合使用本方，一般虚证水肿，运用本方则并不很适宜。

阳水盛　加通防①　阴水盛　加桂姜②

原注　①五皮饮加木通、防己、赤小豆之类。②五皮饮加干姜、肉桂、附子之类。

浅说　阳水，是指水肿而伴有全身功能亢进症状者而言。阳水的发生，绝大多数属于外邪感染所致。患者水肿症状的产生，主要也是由于在外邪感染下，而引起的一种全身反应或一时性的水代谢失调，患者全身重要器官如心、肝、脾、肾等重要器官，并无功能衰退现象，因此谓为阳水。由于阳水，系由于外邪感染而起，因此对于阳水的治疗，亦以祛除外邪为主。病在表，使邪从表出，以发汗解表为主要治疗。病在里，使邪从里出，以清热、解毒、泻下为主要治疗。病在半表半里，以和解或表里两解为主要治疗。在消除由外邪而引起的水肿症状方面，则以利水为主。利水之中，而一般又以利小便为首要。原文“阳水盛，加通防”，即指治疗阳水症状之利小便一点而言。

五皮饮，主要作用为利尿，木通、防己、赤小豆亦为利尿药，五皮饮加此三味，利尿作用更加增强，因此阳水盛者可用本方。不过利尿消肿，仅为治疗阳水之标而非治本，假使外邪不除，则由外邪所引起的水肿症状，势必旋除旋生。因此在治疗阳水利尿的同时，必须考虑到如何祛除外邪本身的问题。前已述及，对于阳水祛除外邪方面，系区分表里，辨证论治。因此，病在表者，应以解表剂合本方使用，病在里者，应以清里剂合本方使用，病在半表半里者，应以和解剂合本方使用。必须如此，始能真正发挥本方的作用，否则，病必不除。

阴水，是指水肿而伴有全身功能衰退或衰竭等症状而言。阴水的发生，系由于阳虚，因此，对于阴水的治疗，以温中为主。附子、干姜、肉桂一类药物，均有温中、扶阳作用，合五皮饮，是本方除温中作用以外，具有利尿作用，因此本方从原则上来说，适用于阴水。应加说明者，阴水的发生，主要由于阳虚而起。温中扶阳才是主要的治疗，利尿药物在其中不过只能起一些辅助作用而已。五皮饮中之大腹皮系槟榔之皮，《本草》谓可下气行水，桑白皮，《本草》谓味苦甘而性寒，可以清热利水。一般来说，此类药物以应用于阳水之利尿为宜，并不宜于阴水。对于阴水，温中利尿的治疗原则是正确的，但利尿剂是否应该用五皮饮，值得考虑。

知实肿　萝枳商①　知虚肿　参术良②
兼喘促　真武汤③　从俗好　别低昂④

原注　①知者，真知其病情，而无两可之见。壮年，肿病骤起，脉实者，加萝卜子、枳实之类。②老弱病久，肿渐成，脉虚者，加人参、白术之类。③肿甚，小便不利，气喘，尺脉虚者，宜真武汤暖土行水，间用桂苓甘术汤化太阳之气，守服十余剂，继用导水茯苓汤，二剂愈，今人只重加味肾气丸，而不知其补助阴气，反益水邪，不可轻服也。④以上诸法，皆从俗也。然从俗中而不逾先民之矩矱，亦可以救人。

浅说　实，是指机体在受病因作用之后，全身功能呈持续亢进的一种现象。因而实肿，基本上是阳水的同义语。实证由于其病程的长短，患者在受病因作用以后，全身功能亢进的程度，以及所表现的症状特点的各种差异，又分为表实与里实两大类。疾病初起，患者全身功能尚非极度亢进，全身症状表现方面仅有发热、恶寒、身痛、脉浮等表证，无内脏器官明显功能亢进，或全身重度中毒症状者，为表实；全身功能呈持续亢进状态，无表证而有内脏器官功能亢进紧张或全身重度中毒症状，如胸痛、胸满、腹痛、腹满、大便秘结、小便短赤、烦躁、口渴、苔黄、苔燥、脉洪、脉数等症状者，为里实。表实者，以发汗解表为主；里实者，以清热、解毒、泻下、清里为主。水肿属于实证者，上节阳水治疗中已经提过，一方面区分表里，以治其本，另方面利尿消肿以治其标。实肿既是阳水的同义语，因此治疗原则，当亦不出上述范畴。陈修园原文："知实肿，萝枳商"，按照一般认识，萝卜子系消食、行滞、泻下药；枳实，系宽中、下气药，是陈氏所指实肿，明系仅指"里实"证而伴有水肿而言。亦即认为水肿患者而兼有腹痛、腹满、便结等症状者，即可使用本方，当非概指所有实肿。不过水肿患者之伴有腹胀、腹痛等症状者，亦非全由于里实，里虚亦可发生同样情况。如里虚，而用萝、枳等药，则为虚其虚，是一个原则错误问题。因此陈氏在原注中特别提出："知者，真知其病情而无两可之见"，并提出："壮年肿病骤起，脉实者"作为虚实方面的鉴别要点，这是陈修园氏谨慎小心之处，值得读者注意。

虚，指人体生理调节代偿功能不全，或生理必需物质不足或缺乏之意，由此情况而发生的水肿症状，为虚肿。人体生理调节代偿功能不全，为阳虚或气虚；生理必需物质缺乏，为阴虚或血虚。因此虚肿之中，又分阳虚水肿和阴虚水肿。虚肿的发生，阳虚是主要的，即或阴虚，亦系继发于阳虚情况之下。因此对于虚肿总的治疗原则，补阳为主，其次则为阴阳并补。单纯的补阴剂用于虚肿者，比较少见，不过却不能说没有。《医贯·气虚中满论》谓："又有一等纯是阴虚者，其证腹大、脐肿、腰痛、两足先肿、小水短涩、喘嗽有痰、不得卧，甚至头面皆肿，或面赤口渴，但其人饮食知味，大便反燥，皆相火泛滥其水而生病也。以六味地黄加门冬、五味大剂服之，余亲试有验，故录。"于此可见，单纯的补阴剂用于水肿，有时亦须考虑。本节陈氏原文："知虚肿，参术良"等语，按照临床认识，人参可以补气补血，白术可以燥湿、补脾、利尿。据此药物性能，是陈氏本节中所称虚肿，当亦系仅指一般慢性气虚水肿，亦即系指慢性营养障碍患者之兼有水肿症状而言，亦并非概指所有虚肿。前已述及，水肿患者虚证居多，因此如本方一类方剂，应用范围颇广，不过这也并不是绝对的。水肿之属于实证者，亦非少数，如实证而用人参等药，中医则谓为实其实，也是一个原则错误问题，因此陈修园氏在本节原注中也特别提出："老弱病久，肿渐成，脉虚”等要点来作鉴别诊断。亦即认为能确诊虚证水肿者始能应用本方，此一点亦值得读者加以注意。

至于真武汤为温肾利尿剂。所谓温肾利尿，质言之，即兴奋刺激心肾功能以达到利尿目的之意，因此本方适用于由于心肾功能衰竭而致之水肿。本方与上述之五皮饮加人参白术方，均属治疗阳虚水肿方剂，不过有急缓的不同。阳虚水肿缓起，无急性衰竭症状与体征者，可予五皮饮加人参白术方；阳虚水肿急起，有心肾功能衰竭症状与体征者，则应给予本方，按照前述阴水治疗原则，加以治疗。

以上所述，基本上均系以利尿方法为主。利尿为治疗水肿所习用，因此陈氏谓："以上诸法，皆从俗也。”不过利尿对于水肿，仅属治标而非治本。因此如单独考虑利尿，而不从患者出现水肿的根本原因着眼，把利尿方法用于各种水肿，则是错误的。《医门法律》谓："凡治水肿病，不知风水、皮水、正水、石水、黄汗五证之别及脾、肺、肾三脏所主，恣用驱水恶劣之药及禹功、舟车、导水等定方者，杀人之事也。”又谓："凡治水肿病，遇渴而下利之症，误利其水，致津液随竭，中土坐困，甚者脉代气促，至于死亡，医之罪也。”于此可见，随便使用利尿药物，不辨证论治，喻氏认为违反医门法律，是犯罪的行为，值得我们加以注意。

五水辨　金匮详[①]　补天手　十二方[②]
肩斯道　勿炎凉[③]

原注　①病有从外感而成者，名风水；病从外感而成，其邪已渗入于皮，不在表而在里者，名皮水；病有不因于风，由三阴结而成水者，名正水；病有阴邪多而沉于下者，名石水；病有因风、因水伤心郁热，名黄汗，《金匮》最详。熟读全书，自得其旨，否则鲁莽误事耳。药方中精义颇详，宜细玩之。②越婢汤、防已茯苓汤、越婢加白术汤、甘草麻黄汤、麻黄附子汤、杏子汤、蒲灰散、芪芍桂酒汤、桂枝加黄芪汤、桂甘姜枣麻辛附子汤、枳术汤、附方外台防己黄芪汤。③群言淆乱衷于圣，以斯道为己任，勿与世为浮沉，余有厚望焉。

浅说 所谓五水，即风水、皮水、正水、石水、黄汗。关于五水之症状特点、性质、治疗原则，上节中均已分别提到，不再重复。本节只着重谈一下陈氏所举《金匮》十二个方剂的大概性质及其临床应用。

1. 越婢汤：本方为麻黄、石膏、生姜、甘草等药味组成。麻黄为发汗、利尿、平喘药，石膏为清热、解毒药，生姜为发汗、健胃药，本方主要作用为发汗解表、清热解毒，有解表作用，亦有清里作用，适用于表证而兼有里热症状之患者。里热，主要为发热、汗出、口渴、心烦、便结、溲赤、脉数、苔燥等症状，表证存在而同时见有上述里热症状者，即可作表证而兼有里热诊断，基本上可应用本方治疗。风水、皮水，均属表证水肿范畴，原则上以发汗解表为主要治疗，但如兼见里证，则应表里两解。越婢汤即为风水兼见里热症状之表里两解方。《金匮要略》原文："风水，恶风、一身悉肿、脉浮不渴、续自汗出、无大热，越婢汤主之。"（同上）尤在泾注此条谓："脉浮不渴句，或作脉浮而渴，渴者，热之内炽，汗为热逼。"（《金匮要略心典·水气病脉证并治》）风水而见汗出而渴，即为兼见里热之明证，因此为本方之适应证。

2. 防已茯苓汤：本方为防已、茯苓、黄芪、桂枝、甘草等药物组成。防已、茯苓为利尿药，黄芪为补气药，桂枝为发汗药，故本方主要作用为发汗、利尿、补虚，有解表作用，亦有补虚作用，适用于表证而兼有里虚症状之患者。里虚，为体弱、消瘦、食少、神乏、便溏、脉微等症状，表证存在的同时见有上述里虚症状，或患者一向即有里虚症状，目前兼有新感而见表证症状者，即可作表证而兼有里虚诊断，选用本方一类方剂治疗。风水、皮水原则上虽属表证水肿，但如兼见里证，则必须表里两解，本方即为风水或皮水兼见里虚症状之表里两解方。《金匮要略》原文："皮水为病，四肢肿，水气在皮肤中，四肢聂聂动者，防己茯苓汤主之。"（同上）"聂聂"一语，一般理解为颤动之意，水肿患者而有四肢颤动者为虚。《诸病源候论·水分候》谓："水分者，言肾气虚弱，不能制水，令水气分散，流布四肢，故云水分。但四肢皮肤虚肿，聂聂而动者，名水分。"故巢氏明确指出了水肿而有四肢聂聂动者，名水分，亦即认为属于肾虚之候。皮水而兼见四肢聂聂动者，当然属于表证而兼见里虚的范畴，因此防己茯苓汤为其适应证。

3. 越婢加术汤：本方即越婢汤加白术。白术为利尿药、补脾药，越婢汤为治风水、皮水而兼有里热症状者之表里两解方，本方性质当亦如是。加白术，利尿消肿作用可能较越婢汤加强。《金匮要略》原文谓："里水者……越婢加术汤主之。"（同上）里水一词，《金匮要略》注家多谓为皮水之误，陈修园亦谓："按里水当是皮水笔误也。或水在皮里，即皮水之重者。"作者个人完全同意陈氏的说法。

4. 甘草麻黄汤：本方为甘草、麻黄二药组成。麻黄为发汗、利尿、平喘药，因此本方主要作用为发汗解表，适用于单纯表证水肿患者。夹有里热、里虚不能使用本方。

5. 麻黄附子汤：本方为麻黄、甘草、附子三药组成。附子为温中、扶阳药，配合麻黄、甘草，综合认识，则本方应有解表、温中之功，因此适用于表证水肿而兼有里寒症状之患者。里寒，为无热恶寒、肢厥、脉微、下利、冷汗等症状，如表证尚未全除而同时见有上述里寒部分症状者，即可作为表证而兼有里寒诊断，而用本方一类方剂来作治疗。

6. 杏子汤：本方《金匮要略》原书中不载，原条文云："水之为病……脉沉者，宜麻黄附子汤，浮者，宜杏子汤。"《医宗金鉴》注此条云："风水，脉沉者，宜麻黄附子汤汗之，脉浮者宜杏子汤汗之。"（同上）根据这些论述，反推本方大致为一般发汗剂，有谓杏子汤系麻黄杏仁甘草石膏汤。陈修园云："或云即甘草麻黄汤加杏仁"。因均非肯定，故此权作置疑。

7. 蒲灰散：本方为蒲灰、滑石二药组成。蒲灰有谓为蒲席烧灰，《医学纲目》谓系蒲黄粉。蒲灰、滑石均为利尿药。《金匮要略》原文云："小便不利，蒲灰散主之。"（同上）未列本方于五水治疗方剂之内，仅系作为单纯利尿剂使用。陈修园列本方于十二方之中，大约亦系用作一般利尿消肿之意，凡属小便不利，作对症治标处理时，均可使用本方。

8. 芪芍桂酒汤：本方为黄芪、芍药、桂枝、苦酒等药物组成。黄芪为补气药，芍药为和血药，桂枝为发汗药亦为和血药，苦酒即是醋，有清热解毒之功，故本方主要作用为补气、和血、解毒。补气，故指旺盛生理调节代偿功能或增强身体抵抗能力之意；和血是指旺盛血液循环之意；解毒是指消除病原或病原所产生的毒力之意。由于本方作用主要在于旺盛患者之调节及抵抗能力，活泼血循及解毒，因此本方主要适用于一般慢性感染，尤其是皮肤慢性感染，如痈脓一类疾患，并非治疗水肿方剂。用于水肿恐怕亦只限于由皮肤感染而引起的一般局部水肿。本方《金匮要略》系用以治疗黄汗，原文云："黄汗之为病，身体肿、发热汗出而渴，状如风水，汗沾衣，色正黄如药汁，脉自沉。何从得之？师曰，以汗出入水中浴，水从汗孔入得之，宜芪芍桂酒汤主之。"原文中一则曰："汗沾衣，色正黄如药汁"。再则曰："状如风水"。三则曰："汗出入水中浴，水从汗孔入得之。"《金匮要略》其他条文中更有："黄汗，发热不止者，必生恶疮"等描述。根据这些记载，联系所举治疗药物等性能，黄汗并非一般由心肝脾肾等器官病变而致之全身水肿，即很明显的仅属于皮肤化脓性感染引起之局部水肿或由感染而引起的全身反应。《诸病源候论》列黄汗于黄病诸候中，根本不列入水肿候内，是正确的也是卓越的认识。

9. 桂枝加黄芪汤：本方即桂枝汤加黄芪，《金匮要略》用以治黄汗。方剂之治疗机转，为补气、和血效方，由气虚血滞而引起的内外慢性炎症、本方均有治疗作用。本方重加芍药，加饴糖，即黄芪建中汤。常用以治多种慢性虚性消耗性疾患，为补虚之主要方剂。

10. 桂甘姜枣麻辛附子汤：本方为桂枝、生姜、甘草、麻黄、细辛、附子、大枣等药物所组成。麻黄、桂枝、细辛等均为发汗解表药，附子为温中药，故本方主要作用为发汗与温中，因而适用于有表证而兼有里寒之水饮患者。

11. 枳术汤：本方为枳实、白术二味组成。枳实为宽中下气药，有泻下作用，白术为利尿药。故本方主要作用为泻下与利尿，因而适用于水肿而有里实症状之患者。与前节中介绍之五皮饮加萝卜子枳实方，作用基本相同。本方与上述桂甘姜枣麻辛附子汤，其适应证，《金匮要略》原文均谓："心下坚，大如盘，边如旋杯，水饮所作。"不过一由于里寒，一由于里实。由里寒者，予桂甘姜枣麻辛附子汤，由里实者，予枳术汤。

12. 防己黄芪汤：本方为防己、甘草、白术、黄芪等药物组成，基本上亦为补气、利尿方剂。因而亦适用于水肿而伴有里虚症状之患者。

总的说来，以上所举《金匮要略》十二个方剂，除芪芍桂酒汤及桂枝加黄芪汤以外，基本上不出于上节总论中所述之汗、利、温、补治疗范畴。换言之，这些方剂，也正是上述法则在临床上的具体综合运用。从这些方剂中，可以体会出中医治疗是有高度灵活性的，任何一种方法都是彼此联系、彼此配合而不能孤立的来加以认识，辨证论治是为中医治疗上的特点，从上述这些方剂的临床应用上看，又可以作为一个有力例证。

胀满蛊胀第十二（水肿参看）

胀为病　辨实虚

原注　胀者，胀之于内也。虚胀，误攻则坏，实胀，误补则增。

浅说　人体由于各种病因作用而致之生理调节代偿功能失调，若干生理或病理产物不能得到正常排除，壅滞于人体内部，因而使患者产生膨膨然若不能容之的不适情况，即为胀满。所谓“胀者，胀之于内也。”由于胀满本身只是一个症状，许多疾病都可以使人发生胀满不适，因此其所包括的疾病相当广泛，人体各个系统病变都可以发生胀满。李杲《兰室秘藏·中满腹胀门》谓：“五脏六腑，俱有胀满。”《医宗必读·水肿胀满》亦谓：“按《内经》之论肿胀，五脏六腑靡不有之。”于此可见胀满症状包括范围之广。兹就临床上对于本症状的一般认识，按病因、发病机理、诊断、治疗等各方面，结合本书原文原注，简明系统地介绍如下：

一、病因　胀满症状发生的原因，可以分为以下几点：

1. 由于外邪感染：《素问·气交变大论》谓：“风气流行，脾土受邪，民病……腹支满。”又谓：“炎暑流行，肺金受邪……甚则胸中满，胁支满。”又谓：“雨湿流行，肾水受邪，民病……腹满。”李杲谓：“诸腹胀大，皆属于热，此乃八益之邪，有余之症，自天外而入，是感风寒之邪传里，寒变为热。”（《东垣十书·诸腹胀大皆属于热论》）朱丹溪谓：“因外寒郁内热而腹胀。”（《丹溪心法·鼓胀》）刘完素谓：“阳为热，气甚则腹胀。”（《素问玄机原病式·六气为病》）风气、炎暑、雨湿等流行，脾、肺、肾等器官因受邪而发病等等，是指各种感染，特别是消化系、呼吸系、泌尿系感染。“热”字多半是指各种炎症现象。故胀满症状的发生，可以直接由于外邪感染，使消化系（脾）、呼吸系（肺）、泌尿系（肾）等器官发生急慢性炎性病变所致。

2. 饮食原因：李杲谓：“伤酒食面及厚味之物，膏粱之人或食已便卧，使湿热之气不得施化，致令腹胀满。”（同上）《丹溪心法》谓：“因有食积而腹胀者，有热。”（同上）刘完素谓：“更有痰有热及宿食不化而胀满。”（同上）可见饮食滞留胃肠，消化不良，亦常为致成胸腹胀满原因。

3. 精神因素：杨士瀛谓：“七情郁结，气道壅塞，上不得降，下不得升，身体肿大，四肢瘦削，是为气胀。”（《仁斋直指方论·肿证》）朱丹溪亦谓：“可因大怒而腹胀。”（同上）七情系指：喜、怒、悲、惊、忧、思、恐等各种感情上的异常变化。《医学入门·杂病分类》谓：“七情郁结，气道升降失常，腹胀大而四肢多瘦……因怒伤肝胜脾，痞满喘急……因怒伤肝乘肺传大肠，肠鸣气走有声……恐伤肾，精气怯不上升而成下焦胀……”于此可见感情上的异常变化，亦可以伤害肺、脾、肾等正常生理功能，因而发生胸腹胀满。

4. 由于寄生虫：《医学入门》谓：“又有虫积胀，……虫积胀者，腹痛善食茶盐之物。”（同上）这说明寄生虫患者，亦可以由于寄生虫而出现胸腹胀满等症状。

5. 由于瘀血：杨士瀛谓：“烦躁漱水，迷妄惊狂，痛闷呕逆，小便多，大便黑，妇人多有之，是为血胀。”（同上）朱丹溪谓：“有因故蓄血而腹胀。”《医学入门》谓：“瘀血胀，便黑，多跌仆及产后所致。”（同上）瘀血，即人体内部有出血瘀积之意。人体因受损伤而致内脏出血瘀积，在症状上亦可表现为胀满。

6. 继发于脾、肺、肾等器官慢性疾病：《素问·阴阳应象大论》谓：“寒气生浊，浊气在上则生䐜胀。”李杲谓：“脏寒生满病，皆由脾胃之气虚弱，不能运化精微而致水谷聚而不散，而成胀满。”（同上）朱丹溪谓：“脾土之阴受伤，转输之官失职，胃虽受谷，不能运化……清浊相混，隧道壅塞……遂成胀满。”（同上）《医贯·气虚中满论》谓：“中满者，中空似鼓，虚满而非实满也。大略皆脾肾两虚所致。”《证治要诀·蛊胀》谓：“此病多以积渐而致。”虚或寒，均系指由于各种慢性疾患，而引起之衰弱或衰竭症状。故人体由于各种慢性疾病，而致生理调节代偿功能衰弱或衰竭时，均可伴发胀满症状。广泛言之，“脏寒生满病”，亦即人体五脏之中，任何一脏慢性病变，均可直接或间接引起胸腹胀满症状。不过根据临床经验，五脏慢性病变之中引起胀满症状者，又以脾、肺、肾三脏居多。《医宗必读·水肿胀满》谓：“诸经虽皆有肿胀，但无不由于脾、肺、肾者。”

以上六点，略举可能发生胀满之一般原因，至于具体情况，尚须具体分析，本书前后各章中，谈到有关胀满症状者尚多，读者可以前后参阅。

二、病机 对于胀满症状的发病机理认识，中医文献中记载颇多。《素问·阴阳应象大论》谓：“寒气生浊，浊气在上则生䐜胀。”《素问·五脏生成论》谓：“腹满䐜胀……过在足太阴阳明。”《灵枢·胀论》谓：“黄帝曰：胀者焉生，何因而有？岐伯曰……真邪相攻，两气相搏，乃合为胀也。”李杲谓：“诸腹胀大，皆属于热。”又谓：“胃中寒则胀满。”朱丹溪谓：“清浊相混，隧道壅塞，气化浊血，瘀郁而为热，热留日久，气化成湿，湿热相生，遂成胀满。”（同上）《医门法律·胀病论》谓：

“胀病不外水裹，气结，血凝。”又谓：“凡有癥瘕、积块、痞块，即是胀病之根。”有关胀满症状的发病机理方面，论述尚多，难以一一列举，但仅就以上引述，则已不难对于胀满症状的发病机理认识，试作如下小结：

1. 胀满症状的发生，可以因于热，如：“诸腹胀大，皆属于热。”“湿热相生，遂成胀满。”亦可以因于寒，如：“寒气生浊，浊气在上则生䐜胀”，“胃中寒则胀满。”热，指功能亢进或炎症现象，寒，指功能衰弱或衰竭现象。可见不论急性炎性病变或慢性虚性疾患，均可使患者直接或间接发生胀满症状。

2. 胀满症状之发生，五脏急慢性疾患均可引致，不过其中以脾、肺、肾三脏病变引致胀满者居多，即所谓：“诸经虽皆有肿胀，但无不由于脾、肺、肾者”。脾、肺、肾三脏之中，又以脾的病变为最常引起胀满之原因。所谓：“腹满䐜胀，过在足太阴阳明。”足太阴指脾，足阳明指胃，可见胀满症状之发生，其原发病变，多在脾、胃。

3. 由热而致之胀满症状，其病因多系由于外邪感染。胀满症状之发生，系属于机体在受病因作用下的一种反应现象。所谓：“正邪相攻，两气相搏，乃合而为胀。”由寒而致之胀满症状，其发生机转，则多系由于内脏慢性病变所继发。内脏慢性病变之中，又以腹部肿物最常引起胀满症状。所谓：“癥瘕、积块、痞块，即为胀病之根。”

4. 胀满症状的发生，水、气、血三者均可引致，即胀满的发生，可以由于机械性的液体或气体潴留，可以由于患者生理调节代偿功能障碍，也可以由于脏器损伤出血性疾病，所谓：“胀病不外水裹、气结、血凝。”总的来说，胀满的发生，不论其原因如何，只要人体生理或病理产物，不能得到正常排除，壅滞在人体内部，即可发生胀满。所谓：“清浊相混，隧道壅塞，遂成胀满”。

三、证候类型 胀满证候类型的区分，有根据其病理生理变化作分类者；有根据其发病原因作分类者；有根据其发病部位作分类者；有根据其症状特点作分类者，兹简要介绍如下：

（一）以总的病理生理变化特点作分类者

1. 热胀或实胀：胀满而伴有全身功能亢进症状者为热胀或实胀。危亦林谓："饮食如故，腹中胀满者为热胀。"（《世医得效方·胀病有寒有热》）《医宗必读》谓："阳证多热，热者多实，小便黄赤，大便秘结为实……脉滑数有力为实……色红气粗为实……阳邪急速，其至必暴，每成于数日之间。"（同上）可见热胀或实胀其特点主要为：胀满而伴有便结、溲赤、色红、气粗、脉滑数有力，且发病急、病程短。

2. 寒胀或虚胀：胀满而伴有全身功能衰弱或衰竭，为寒胀或虚胀。危亦林谓："寒胀者，腹满濡时减，吐利，厥冷。"（同上）《医宗必读》谓："阴证必寒，寒者多虚……小便清白，大便溏泄为虚……脉弦浮微细为虚……色悴声短为虚……若是虚证，或情志多劳，或酒色过度，日积月累，其来也渐，每成于经月之后。"（同上）可见寒胀或虚胀，其症状特点主要为：腹满而伴有便溏、溲清、色悴、声短、脉微细，且发病缓、病程长。

（二）以发病原因作分类者

1. 水胀：胀满原因系由于水饮停积所致者为水胀。杨士瀛谓："脾土受湿，水渍于肠胃而溢于皮肤，漉漉有声，怔忡喘息，是为水胀。"（同上）故水胀症状特点主要为：胀满而伴有怔忡、喘息、腹中有水声，且可以伴有皮肤浮肿。

2. 谷胀：胀满原因系由伤于饮食而致者为谷胀，杨士瀛谓："失饥伤饱，痞闷停酸……是为谷胀。"《医学入门》谓："因谷食不化，曰谷胀。"（同上）故谷胀症状上主要特点为：胀满而有痞闷吞酸等消化不良症状，且有伤食病史。

3. 气胀：胀满原因，系由于感情上的异常变化而致者为气胀。杨士瀛谓："七情郁结，气道壅塞，身体肿大，四肢瘦削……是为气胀。”（同上）故气胀特点主要为：患者腹胀、嗳气、矢气，且常由感情异常变化而致。

4. 虫积胀：胀满原因系由于寄生虫引起者为虫积胀。《医学入门》谓：“虫积胀者，腹痛善食茶盐之物。”（同上）故虫胀特点主要为：胀满而有腹痛多喜食异常之物。

5. 血胀：胀满原因，系由于内脏损伤出血瘀积而引起者为血胀。杨士瀛谓：“烦躁漱水，迷妄惊狂，痛闷呕逆，小便多，大便黑，是为血胀。”（同上）《医学入门》谓：“瘀血胀，便黑多跌仆及产后所致。”（同上）故血胀特点主要为：痛闷、便黑，有时且有惊狂，一般有外伤或生产历史。

（三）以体征特点作分类者

1. 单腹胀：胀满仅限于腹部，头面四肢瘦消为单腹胀，又名鼓胀。《景岳全书·杂证谟·肿胀》谓：“单腹胀者名为鼓胀，以外虽坚满而中空无物，其象如鼓，故名鼓胀……且肢体无恙，胀惟在腹，故又名单腹胀。”

2. 癥瘕胀：胀满伴有腹部肿块为癥瘕胀。《医学入门》谓：“积块癥瘕胀者，心腹坚硬，咳嗽不眠。”（同上）

（四）以主要发病器官作分类者

1. 五脏胀满：《灵枢·胀论》谓：

（1）心胀：“心胀者，烦心短气卧不安。”

（2）肝胀：“肝胀者，胁下满而痛引小腹。”

（3）脾胀：“脾胀者，善哕，四肢烦悗，体重不能胜衣，卧不安。”

（4）肺胀：“肺胀者，虚满而喘咳。”

（5）肾胀：“腹满引背，央央然腰髀痛。”

2. 六腑胀满

（1）胃胀：“胃胀者，腹满胃脘痛，鼻闻焦臭，妨于食，大便难。”

（2）大肠胀：“大肠胀者，肠鸣而痛濯濯。冬日重感于寒，则飧泄不化。”

(3) 小肠胀:“小肠胀者，少腹䐜胀，引腰而痛。”

(4) 膀胱胀:“膀胱胀者，少腹满而气癃。”

(5) 三焦胀:“三焦胀者，气满于皮肤中，轻轻然而不坚。”

(6) 胆胀:“胆胀者，胁下痛胀，口中苦，善太息。”

以上四类证候类型区分，除第四类外，其他三类，均为临床上诊断胀满症状所习用，读者应该加以熟悉。但应说明者，胀满本身，仅属症状之一，绝不能孤立认识，临床上必须综合患者全身症状加以分析。读此可以与心腹痛、血证、水肿等各篇与本章相互参证，当不难获得较有系统之了解。

四、诊断 对于胀满症状的诊断，是根据患者病史与体证，兹简要介绍如下：

(一) 病史：在病史方面，必须询问下列几点：

1. 患者在发病前有无受风、受暑、受湿等历史？因为风气可以伤脾，暑气可以伤肺，湿气可以伤肾，因而发生胀满。

2. 患者在发病前有无伤于饮食历史？因为伤食常为发生胀满的原因。

3. 患者有无精神刺激史？因为七情郁结可以发生气胀。

4. 患者有无寄生虫病史？因为可由寄生虫而引起虫积胀、蛊胀。

5. 患者外伤史、妇女生产史，亦须详细询问。因为跌仆、产后，常可因瘀血而引起血胀。

6. 患者既往健康如何？有无慢性病史？尤其脾、肺、肾慢性病，必须详细询问。因为胀满症状，多数继发于脾、肺、肾等器官慢性疾病之后。

以上6点，在临床问询中，必须周详，这些都是临床上诊断胀满症状的重要根据。

(二) 症状及体征：症状，在上节已经介绍，不再重复。至于体征方面，临床上，必须注意下列各点：

1. 望诊：胀满患者的望诊，应该注意下列三方面：

(1) 一般情况：精神正常，体不消瘦，有面赤气粗，溲赤便结，舌苔黄燥或厚腻症状者，多属于实胀或热胀。精神委顿，毛发干枯，面色苍白，形容憔悴，声音短小，溲清便溏，舌苔白薄或厚润者，多属于虚胀或寒胀。

(2) 胀满部位：胀满在胸部者，病在上焦，多属心肺间病。胀满在腹部者，病在中焦，多属脾胃间病。胀满在腰部或下腹部者，病在下焦，多属肝肾间病。胀满部位在头面四肢皮肤，为三焦胀。张景岳谓："盖中满者谓之胀，而肌肤之胀者，亦谓之胀。若以肿言，则单言肌表，此其所以当辨也。"（同上）是三焦胀应列属水肿范畴。

(3) 胀满程度：胀满程度重轻，与预后良否密切相关。危亦林谓："脐心突起，利后复腹急，久病羸乏，喘息不得安，名曰脾肾俱败，不治。"（同上）杨士瀛谓："脐心突起或下利频频，未见一愈者。"（同上）是胀满轻者病轻，胀满重者病重，腹部胀满而至脐心突起，为预后不良。

2. 闻诊：胀满患者的闻诊，着重在听患者的呼吸与言语声音。呼吸平稳调匀，言语洪亮清楚，预后尚好。呼吸困难迫促，言语声调微弱或失伦，为病危殆。危亦林谓："胀满，久病羸乏，喘息不得安，名曰，脾肾俱败，不治。"（同上）

3. 问诊：问诊方面，着重在询问患者病史及目前症状，此两点上节已曾述及，此不重赘。所应注意者，在问诊方面，对于胀满患者，临床上尚必须详细询问其伴随症状，因为一方面可以根据伴随症状而鉴别胀满症状之各种类型，另方面亦可以根据伴随症状而判断预后良否。危亦林谓："腹满咳逆，不得小便，不治。腹大满而下泄，不治。"（同上）《医宗必读》谓："腹胀身热者死。腹胀寒热如疟者死。腹大胀，四末清，形脱泄甚为逆，腹胀便血，脉大时绝者死。以上皆胀满之死证也。"（同上）胀满程度重，病程经过长之慢性胀满患者，如伴随下利、便血、喘促、寒热如疟等症状时，预后不良则可肯定，因此这方面必须详细询问。

4. 切诊：胀满患者的切诊可分为两方面，一方面切脉，一方面切腹部。脉诊方面，胀满患者之脉象变化颇大，往往随其疾病进行阶段不同而不同。由于外邪引起之腹满，多见浮、弦脉；由于饮食引起之胀满，多见沉数脉；由于寄生虫或瘀血引起之胀满，亦多见沉数或沉弦脉。继发于慢性疾病者，一般则以沉细或沉迟脉者居多。腹诊方面，则主要在切诊腹部胀满程度，有无痞块，喜按拒按等各个方面。大致喜按者多属虚胀，拒按者多属实胀，有痞块可以摸到者，则多属癥瘕胀。对于胀满患者的腹诊，必不可少。临床上必须详为检查，不可遗漏。

五、治疗　中医对于胀满症状的治疗，分一般治疗、药物治疗、针灸治疗三个方面，兹分别简要介绍如下：

（一）一般治疗：对于胀满症状的一般治疗，除在生活起居方面的休息、安静、清心、寡欲，如同其他疾病一样，应该特别加以注意外，一般则多着重在饮食方面的调理。胀满原因如系由于水饮所致者，同于水肿患者处理，应该绝对禁盐。如系由于伤食所致者，则应首先从节制饮食入手，尤其注意节制浓煎厚味及辛辣食物。胀满患者一般均应禁食或少食糖类食品。因为甘能壅中，胀满患者如不节制糖类食品，常可因此而使胀满症状加重。

（二）药物治疗：对于胀满症状的药物治疗，主要根据患者胀满症状之性质着手，总的来说：攻、补二字，足以尽之。兹就此二者介绍如下：

1. 攻：攻，即使用药物使患者因病因作用而停留体内之致病物质排出体外之意。攻的物质对象不同，其方剂药物也完全不同，胀满症状之由于水饮所致者，宜攻水。攻水方剂常用者有五苓散（83）、猪苓汤（93）、舟车丸（152）、十枣汤（151）

等。其他方面，如腹水草、半边莲、虫笋、葫芦，据近人实验报告，亦为有效攻水之剂。陈修园在《医学三字经》附方中更特别介绍禹余粮丸（219），陈氏谓："但是水气，悉皆主之。"胀满之由于气体潴留者，宜行气，行气方剂常用者有七气汤（125）、四味乌沉汤（220）、木香顺气汤（221）、枳术丸（222）等。胀满之由于饮食者，宜消食，消食方剂常用者有保和丸（147）、枳实导滞丸（146）、木香槟榔丸（81）、三承气汤（145）、失笑丸等。胀满症状之由于瘀血者，宜行血，行血方剂常用者有桃仁承气汤（130）、桂枝茯苓丸（131）、大黄䗪虫丸（47），消瘀涤荡汤（224）等；胀满症状之由于寄生虫者，宜驱虫，驱虫方剂常用者有乌梅丸（119）、化虫丸（120）、木香三棱散（121）、使君子散（122）、陈士铎虫臌方（225）等。总的来说，攻法的适应证，以实胀为主。虚胀患者，绝对不得轻易妄用攻剂。陈修园谓："虚胀误攻则坏。"《医门法律》律一条："凡治胀病（指虚胀）而用耗气散气、泻肺、泻膀胱诸药者，杀人之事也。"我们在临床上运用攻剂治疗胀满，必须特别小心。

2. 补：补，即使用药物以兴奋患者生理调节代偿功能，或增加生理必需营养物质之意。因此凡属继发于各种慢性病变之虚胀患者，原则上均可采用补法来作治疗。五脏之中，以脾、肾之虚而引起胀满者居多，因此对于胀满患者的进补又以补脾及补肾为首要，补脾消胀方剂常用者有：理中汤（75）、香砂六君子汤（45）、神香散（226）等。补肾方剂常用者有：金匮肾气丸（32）、右归饮（33）等。总的来说，补的适应证，以虚胀为主，实胀患者也绝对不能妄用补剂。陈修园谓："实胀误补则增。"实以虚治，是一个原则性的错误。因此临床上也必须特别加以注意。

（三）针灸治疗：胀满症状的针灸治疗，原则上实胀以针为主，虚胀以灸为主。所取穴位，上腹部可取中脘、建里、期门，下腹部可取气海、关元，上肢可取内关，下肢可取三里。

气骤滞　七气疏[①]　满拒按　七物祛[②]
胀闭痛　三物锄[③]

原注　①七气汤，能疏通滞气。②腹满拒按，宜金匮厚朴七物汤，即桂枝汤、小承气汤合用，以两解表里之实邪也。③腹满而痛，若大便实者，宜金匮厚朴三物汤，行气中兼荡实法，以锄其病根。以上言实胀之治法。

浅说　关于实胀的治疗方法，上节已经谈过，原则上以攻为主。七气汤方由厚朴、半夏、茯苓、苏叶四味药物组成，本方可以行气利湿，因此适用于水胀或气胀患者。本方行气作用较利湿作用强，因此临床上本方更多偏用于气胀。厚朴三物汤方由厚朴、枳实、大黄等三味药物组成，本方可以行气，荡实，亦即认为本方有泻下通便作用。因此凡属实胀患者，不论其为谷胀、气胀，只要在临床上检查有拒按、便结等症状时即可运用本方。厚朴七物汤即厚朴三物汤加桂枝、生姜、甘草、大枣，方中桂枝、生姜为发汗解表剂，因此本方除仍具厚朴三物汤泻下通便作用外，另外尚具解表作用，因而方剂组成性质上属于表里两解之剂，适用于胀满而兼具表证之患者。亦即认为胀满患者如兼见发热恶寒、头痛、身痛、脉浮等症状及体征者，即可使用本方。

若虚胀　且踌躇[①]　中央健　四旁如[②]
参竺典　大地舆[③]

原注　①仔细诊视，勿轻下药。②喻嘉言云：执中央以运四旁，千古格言。③土木无忤则为复，佛经以风轮主持大地，余于此悟到治胀之源头。

浅说　关于虚胀的治疗，上文中已经谈过，原则上以补虚为主，虚胀患者，绝对不得妄用攻剂，喻嘉言并以此列为医门法律。认为虚以实治，是犯罪的行为。因此以上三方，从原则上来说，绝对不能用以治疗虚胀。陈氏原文："若虚胀，且踌躇，"原注："仔细诊视，勿轻下药。"其目的亦无非谆谆告诫对于攻剂的运用，必须谨慎小心之意。

前已述及，虚胀患者的补虚，首先在于补脾。脾，系用以指代消化系统功能，补脾亦即指使用药物以旺盛消化系统之生理调节代偿功能之意。虚胀患者之补虚，何以特别着重在补脾？可能有两点原因：其一，胸腹部虚性胀满发生之最常见原因，多系由于消化系统慢性病变所致。在补脾作用之下，可以使消化系统之生理调节代偿功能增强，因而胀满症状消失或好转。其二，虚胀之发生，一般均皆继发于慢性疾病情况之下，慢性疾病患者，营养障碍常为其特征之一，而慢性疾病患者营养障碍之原因，又常系由于其消化系统消化吸收功能障碍，饮食营养不能正常摄入之结果。饮食营养愈障碍，则患者体力愈不足，病变亦愈发展，如此恶性循环，患者往往因衰竭而致死亡。补脾可以旺盛消化系统之生理调节代偿功能，促进胃肠之消化吸收，从而使患者慢性营养障碍情况得到改善，体力得到恢复，进而使原发慢性病变停止发展，症状趋于好转。中医常以五行中之土代脾，因此补脾，又名"培土"，并认为"土为万物之母"，于此可见对于补虚中补脾之重视。土，位居中央，因此喻嘉言"执中央以运四旁"之论，亦无非示人虚胀患者的治疗，首先应该考虑补脾之意。

单腹胀　实难除①　山风卦　指南车②
易中旨　费居诸③

原注　①四肢不肿，而腹大如鼓。②周易卦象，山风蛊。③蛊刚上而柔下，巽而止，蛊、注卦变，卦体，刚上柔下，上情高亢而不下接，下情退缩而不上交，两情不相通也。卦德，下巽上止，在下逡巡畏缩而无敢为之心，在上因循止息而无必为之志，庶事日以隳也。此言致蛊之由。医者参透此理、亦知蛊病之由。易又曰，蛊，元亨而天下治也。利涉大川，往有事也。先甲三日，后甲三日，终则有始天行也。注当蛊坏之日，有人以治之，以至于元亨，而天下之治，实始于此也。曰利涉大川者，言治蛊之人，宜涉险阻以济之。其止也，当矫之以奋发，其巽也，当矫之刚果，是往有事也。治之之道，必先甲三日以更始，后甲三日以图终，则拨乱反治，乱之终即治之始。终则有始，人事之挽回，即天运之循环，天行也。此言治蛊之事，医者参透此理，亦可以治蛊病矣。要知人身中胃属艮卦，不欲其一向苟止。肝属巽卦，不欲其一向卑巽，利涉大川，元亨前大有经济。自新丁宁，涉川时，大费精神。能具此回天手段，而后无愧为上医。

浅说　单腹胀中医又名蛊胀，其症状特点为四肢不肿，单独腹胀如鼓，故名单腹胀。有人认为单腹胀发病原因之一，系由于蛊毒所致，因此一名蛊胀。

关于蛊胀的发病原因，基本上不出以上总论所列。但晋唐以后医书中一般则更多强调外邪感染，其中尤其是寄生虫感染，以及肝脾病变所致。在外邪感染方面，有中于“蛊毒”之说。蛊毒，大致上是指寄生虫为病之意。《说文解字》虫部谓：“蛊者，腹中虫也，从虫从皿。”段注：“腹中虫者，谓之腹内中食蛊之毒也。自外而入故曰中。自内而蚀故曰虫。”是蛊毒之入人体为病，其进入途径，可以自外而入，亦可由内而入。在肝脾病变方面，系由慢性虚性疾病所继发或肝病影响及脾所致。《证治要诀》谓：“此病多以积渐而致，或是病后脏气未复，邪气乘虚。”（同上）《余听鸿诊余集》谓：“此乃木乘土位，中阳不运，故腹弦硬而肢不胀。”积渐而致，是指本病的发生系属于一个慢性过程，木乘土位，即肝病及脾之意。总而言之，单腹胀发生的原因很多，可以由于水，可以由于气，可以由于虫，亦可以由于血。按照现代医学认识，任何原因引起之肝脾肿大以及腹水、肿瘤等病变，均可能在症状上表现为单腹胀满。因此，在临床上对于单腹胀这一症状，我们必须应该十分注意的加以鉴别。现在有不少人，一提起单腹胀，就想起了血吸虫病，有的甚至肯定了“蛊胀”就是血吸虫病的晚期腹水症状，虽有部分理由，但是不够全面的。因为蛊胀，包括的疾病很多，绝对不仅止于腹水，更不是单指血吸虫病。单腹胀是难治的，尤其是水鼓，更难治。《寓意草》谓：“从来肿胀遍身头面俱肿尚易治，若只单腹肿胀则为难治。”《景岳全书》谓：“鼓胀数年不死者，必非水鼓。水鼓之症，不能越于两年。”（同上）可见中医认为单腹胀预后不良，“水鼓”预后尤其不良。

关于单腹胀的病因及治疗方面，陈修园氏在本节原文原注中用周易卦象来作了许多解释，大致上“山”卦属“土”、属“脾”，“风”卦属“木”、属“肝”，“山”卦、“风”卦合成“蛊”卦。因此陈氏所谓：“山风卦，指南车”等语，其含意亦即指蛊胀之成因，系由于“木克土”，亦即言系由于肝脾不和致病之意。因此读者只要懂得上节治疗中所论补脾培土的道理即可，对于所论《易经》内容，可以不必深钻。因为“卦者、挂也。”亦不过古人用以表示自然界几种主要物质相互关系之意，初学者无必要对此过作讲求。

暑证第十三

伤暑病　动静商①　动而得　热为殃②
六一散　白虎汤③　静而得　起贪凉④
恶寒象　热逾常⑤　心烦辨　切莫忘⑥

原注　①夏月伤暑，分动静者，说本东垣。②得于长途赤日，身热如焚，面垢体倦口渴，脉洪而弱。③六一散治一切暑证，白虎加人参者，以大汗不止，暑伤元气也。加苍术者，治身热足冷，以暑必夹湿也。④处于高厦深室，畏热贪凉，受阴暑之气。⑤恶寒与伤寒同，而发热较伤寒倍盛。⑥虽同伤寒而心烦以别之，且伤寒脉盛，伤暑脉虚。

浅说　暑证包括范围甚广。广义言之，凡属夏季一切热性病，均可以包括在暑证范围之中。《素问·热病论》谓："凡病伤寒而成温者，先夏至日者为病温，后夏至日者为病暑。"《明医杂著·暑病证治》谓："霍乱吐利，痰滞呕逆，腹痛泻痢……乃因暑而致之病也。以其因暑而得，故亦谓之暑病。"《温病条辨·上焦篇》谓："暑温者，正夏之时，暑病之偏于热者也。湿温者，长夏初秋，湿中生热，即暑病之偏于湿者也。"张景岳谓："暑本夏月之热病，然有中暑而病者，有因暑而致病者。"（《景岳全书·杂证谟·暑证》）温病、霍乱、吐泻、腹痛泻痢之发于夏月者，均皆列入暑证范畴，于此可见暑证范围之广。陈修园氏本章所论，并非广泛的讨论暑证的一切症状，其主要内容，仅系就因气候炎热直接或间接引起之发热症状，及其伴随症状而言。兹按病因、发病机理、症状、诊断、治疗、预防等各项，简要的作如下介绍：

一、病因

1. 主因

中暑症状的发生，主要系由于夏月天气炎热或外界气温增高，以致人体不能适应所致。《素问·六元正纪大论》说："炎暑至，……民病热中，聋瞑，血溢、咳呕、渴、喉痹、目赤、善暴死。"《金匮要略·痉湿暍病脉证治》谓："太阳中热者，暍是也。"李东垣谓："暑热者，夏之令也，火行于天地之间，人或劳动，或饥饿，元气亏乏，不足以御天令亢极，于是受伤而为病，名曰中暑，亦名中热。"(《东垣十书·中暑中热辨》)《丹溪心法·中暑》谓："暑乃夏月炎暑也，盛热之气着人也，有冒、有伤、有中。"《景岳全书》谓："阳暑者，乃因暑而热。"（同上）李东垣又谓："暑证……天气大热之时，在于路途中劳役得之，或在田野间劳形得之。"(《东垣十书·治暑宜顺天时》) 张洁古谓："行人或农夫于日中劳役得之者，名曰中热。"《诸病源候论·中恶病诸候》谓："夏月炎热，人冒涉途路，热毒入内，……奄然闷绝，谓之暍。"这些都说明了气候过度炎热，或在炎热气候中，过度的体力劳动，均可使人因此而发生中暑。

2. 素因

中暑症状的发生，其素因中医一般均责之于虚，质言之，亦即认为常系由于患者生理调节代偿功能不能适应外界气温变化而致病。李东垣谓："虚则邪入，邪入则病，不虚则天令虽亢，亦无由以伤之。"又谓："元气亏乏，不足以御天令亢极，于是受伤而为病。"又谓："暑证……有修善常斋之人，胃气久虚而因劳役得之。"《杂病源流犀烛·暑病源流》谓："凡暑病，多生于元虚气弱之人。”《医门法律·热暑湿三气门》谓：“体中多湿之人，最易中暑。”又谓：“虚者，阳之虚也，平素阳气衰微不振，阴寒久已用事，一旦感召盛暑，邪凑其虚，此湿暍病之得自虚寒者也。”这里所谓的“修善常斋之人，胃气久虚”，主要是指“修善常斋”的人由于长期素食而引起的营养缺乏状况，“体中多湿之人”主要是指平时脾胃运化功能低下或体形肥胖、或有嗜酒积习的患者。换言之，亦即平常身体虚弱特别是脾胃运化功能不好；或平常营养状况较差；或素有嗜酒积习；或身体肥胖，均为本病素因。具备上述这些情况的人，都容易在炎热的气候中发生中暑。中医对于中暑发生的素因是高度重视的，认为主因与素因是互为因果，单独的气候炎热原因，如果不在素因同时作用之下，一般说来也不一定会发生疾病，所谓“不虚则天令虽亢，亦无由以伤之”等语，充分可以说明中医对于本病素因的重视。

3. 诱因

中暑症状往往可以由于夏日起居失调或饮食不慎或劳动过度所诱发。《医门法律》谓：“中暑……因避天日之暑热，而反受阴湿风露瓜果生冷所伤。”（同上）李东垣谓：“暑病皆因饮食失节，劳倦所伤，日渐因循，损其脾胃，乘暑天而作病。”（同上）张洁古谓：“避暑热于深堂大厦中得之者，名曰中暑。”（同上）《景岳全书》谓：“阴暑者，因暑而受寒也。凡人之畏暑贪凉，不避寒气，则或于深堂大厦，或于风地树阴，或以乍热乍寒之时，不谨衣被，以致寒邪袭于肌表。”又谓：“不慎口腹，过食生冷，以致寒凉伤脏……是亦阴暑之属也。”（同上）《明医杂著》谓：“夏秋暑热，因过用冷物茶水伤其内。”（同上）《医学从众录·伤暑》谓：“长途赤日，荷重作劳，因而致病。”张洁古又谓：“行人或农夫于日中劳役得之者，名曰中热。”这些都说明了在夏月炎热气候中饮食生活起居等失调，特别过度的劳动，常可使人发生中暑。

按照现代医学认识，夏月中暑的发生原因，一般亦不外下列三点：

1. 本病的发生主要由于外界气温过高，人体内体温调节中枢因高热而受到压抑，身体散热功能发生障碍，因此体温上升致病。一般在气温超过34℃时开始有中暑病例发生，另外，除气温骤然升高，身体未对高温适应易于中暑外；在天气持续闷热的时候，身体不易散去余热也常发生中暑。

2. 易于罹病之体质。如老年人、产妇、向来健康不佳者，肥胖者，高血压患者，均易在夏月发生本病。

3. 过度体力劳动，房屋通风不良，空气湿度高，饮酒过量等等，亦可诱致本病之发生。

根据以上所述三点，联系中医对于中暑的病因认识，作者认为从概念上来说，中西医基本上是一致的。

二、病机 关于中暑的病机，中医书中论述颇详，归纳起来，大致可以分为以下几个方面：

1. 中暑症状的发生，从发病部位上来说，中医认为主要是由于人体在病因作用下"心"病所致。如《严氏济生方·诸暑门》谓："暑者在天为热，在地为火，在脏为心，是以暑喜伤心。"李东垣谓："动而伤暑，心火大盛……"（同上）《温热经纬·叶香岩三时伏气外感篇》谓："暑是火邪，心为火脏，邪易入之。"《证治准绳·中暑》谓："暑先入心"。所谓"心"，归纳中医文献中有关论述，一般大致上是指人体中具有主持全身作用的高级器官。《素问·灵兰秘典论》说："心者，君主之官也，神明出焉。""心者，五脏六腑之主也。""心藏神"，因此所谓暑病属心，质言之，亦即暑病的发生，系由于人体在病因作用之下人体中具有主持全身作用的高级器官作用障碍致病。

2. 中暑症状的发生，从临床现象上来说，中医认为属于火病。如《丹溪心法》谓："暑乃夏月炎暑也，盛热之气者，火也。"（同上）《明医杂著》谓："伤暑发热是火邪伤心。"（同上）

《温病条辨·原病篇》谓:“暑中有火……暑病在心。”所谓火，其含义有二：一方面的含义是指病因，例如天气炎热、气温增高，或烧伤烫伤等等，都可以叫做火；另一方面的含义则是指人体的各种紧张亢进现象，因此所谓暑为火病，质言之，亦即指暑病的发生，系属于因天气炎热促使人体生理调节代偿功能过度紧张而致不能适应所发生的疾病。

3. 中暑症状的发生，从证候性质本身来说，中医认为多属虚证，暑邪乘虚袭入而发病。暑证多虚的原因，一方面是因为“夏月伏阴”。《格致余论·夏月伏阴论》谓:“长夏气在肌肉，所以表实，表实者里必虚，世言夏月伏阴在内，此阴字有虚之义。”《景岳全书·夏月伏阴续论》谓:“夏月之阳，尽浮于外，则阴伏于内，阴盛则阳衰也……阳浮于外，则气虚于中矣，气虚即阳虚也……当三冬之寒冽而井泉则温，盛夏之炎蒸而泉源则冷，此非外热内寒，外寒内热之明验乎。”《伤暑全书》谓:“夏属阴虚。”所谓“阴”，其含义之一是指人体作用的衰退或衰竭。伏，即潜伏之意。因此所谓“夏月伏阴”，亦即人体在夏月气候之中，由于炎热影响，人体生理活动随时均处于比较紧张亢进状态，因而也就时刻潜伏着一种骤然衰退甚至衰竭的危机。另一方面是因为暑伤元气，李东垣谓:“中热者阴证，为热伤元气。”《明医杂著》谓:“若行人或农夫于日中劳役得之者，是动而得之……乃天热外伤元气也。”(同上)《医门法律》谓:“夏月人身之阳，以汗出而外泄，人身之阴，以热而内耗，阴阳两俱不足。”(同上)《杂病源流犀烛》谓:“凡暑病，多生于元虚气弱之人。”(同上）所谓“气”，其含义之一是指人体正常生理调节代偿功能，“元”字同“源”，因此所谓“元气”，当是指人体生理调节代偿功能来源或人体内的储备能力之意。中医认为，人体之所以能够维持正常生理活动，主要在于人体内部的阴阳协调。质言之，亦即认为人体有形之阴，如组成人体正常生理活动之各种必需物质，与无形之阳，如人体各个器官之正常生理作用，相互协调、相互作用所致。在夏月炎热气候之中，由于热的影响，人体器官常由于过度紧张亢进而处于衰惫状态；人体中各种生理必需物质，亦常由于消耗过多而处于供应失调状态。这种现象也就是喻嘉言氏所谓的“夏月人身之阳，以汗而外泄，人身之阴，以热而内耗，阴阳两俱不足。”

“夏月伏阴”与“暑伤元气”实质上是一致的，是同一问题的两方面。前者说明了人体在自然环境气候变化中的病理生理变化，后者说明了外因与内因之间的相互影响。“夏月伏阴”、“暑伤元气”，是中医根据自然变化规律，从客观实践中得出来的一个结论。从这个结论中，肯定了在夏令炎热气候之中，人体体质的一般病理状态虚者居多，由于此，所以中暑症状，从证候性质上来说也就多属虚证。

4. 中暑症状的发生，从症状上来说往往兼夹湿症，中医认为“暑必夹湿”。如《金匮要略》谓：“太阳中暍……身重而疼痛。”又谓：“太阳中暍，身热疼重……此以夏月伤冷水，水行皮中所致。”（同上）《温病条辨·上焦篇·暑温》谓：“暑中有阴耳，湿是也，非纯阴邪也。”又谓：“热极湿动……上热下湿，人居其中而暑成矣。”《医门法律》谓：“中暑，卒倒无知，名曰暑风，大率有虚实两途，实者，痰之实也，平素积痰，充满经络，一旦感召盛暑，痰阻其中，卒倒流涎，此湿暍合病之最剧者也。”因此“暑必夹湿”，质言之，亦即暑病的发生系由于自然界之外湿与人体之内湿，在暑热作用下，湿热相合为患，阻碍身体体热放散，以致使人体失去正常生理调节作用而发病。

由于中暑症状的病机，一般来说大致不外以上所述四点，这四点在临床上对于中暑患者的诊断与治疗都很重要。由于暑病属心，而心又是人体君主之官，所以中暑一般属于重证；由于暑为火邪，暑病在临床现象上属热，所以在治疗上要注意清暑去热；由于中暑在证候本质上属虚，所以在治疗上也要注意到益气养阴；由于暑必夹湿，暑病在症状上也兼有湿象，所以在治疗上也要注意到兼顾除湿，这些都是与临床治疗上密切相关的，因此我们应该加以深入的认识和理解。

三、一般症状及证候类型

1. 一般症状

关于中暑的一般症状，中医书上记载十分详细。《金匮要略》谓:“太阳中暍，发热恶寒，身重而疼痛，其脉弦细芤迟。小便已，洒洒然毛耸，手足逆冷，小有劳，身即热，口开，前板齿燥。”又谓:“太阳中热者，暍是也。汗出恶寒，身热而渴。”又谓:“太阳中暍，身热疼重而脉微弱。”(同上)《严氏济生方》谓:“夫中暑……令人身热头痛，状类伤寒，但背寒面垢，此为异耳。甚则昏倒不知人，手足微冷，烦渴口燥，或吐或泻，或喘或满，此皆暑气之所为也。”(同上)刘完素谓:“中暑之证，身热头痛，背寒面垢，自汗烦躁，大渴口干，倦怠而身不痛，或时恶寒，或畏日气，脉虚而弱。”《仁斋直指方论》谓:“伤暑之症，面垢自汗，身热背寒，烦闷大渴，倦怠少气，毛耸恶寒，或头痛、或霍乱，或四肢厥冷，或身体无痛。”《证治要诀·中暑》谓:“中暑为症，面垢，闷倒，昏不知人，冷汗自出，手足微冷，或吐泻，或喘满。”关于中暑的一般症状，中医书上记载很多，无法一一列举，但仅根据以上所述，我们已可看出中暑的一般症状主要有下列两点：

(1) 中暑患者在症状上一般有发热、恶寒、汗出、头痛、身重、口干、心烦、倦怠、恶心、呕吐、腹泻或便结，严重的可以昏仆倒地，不省人事。

(2) 中暑患者在体征上一般有面垢、脉虚，严重的可以有冷汗、肢厥，或有抽搐。

2. 证候类型

关于中暑的证候类型，主要是以上述一般症状为基础，视其中以何者为主要表现而加以分类。根据中医书上有关论述，中暑类型大致可以分为如下三类：

(1) 中暑阳证：中暑患者在临床表现上以发热、汗出、烦渴、便结、溲赤、脉洪等症状为主者，中医认为即属于中暑之阳证。《景岳全书》谓:“如身热、头痛、烦躁、大渴、大汗、脉洪滑、喜冷水、大便干结、小水痛赤之类，皆阳证也。”(同上)《明医杂著》谓:“动而得之，阳证也。其病必苦头痛、发燥、恶热，扪之肌肤大热，大渴引饮，汗泄无气以动。”(同上)

(2) 中暑阴证：中暑患者在临床表现上以恶寒、冷汗、肢厥、脉微、呕逆、泄泻、口虽干而不欲饮，或虽欲饮而喜饮热，或气喘不已……等症状为主者，中医认为此即属于中暑之阴证。《景岳全书》谓:“凡中暑热者，人皆知其为阳证，而不知阳中有阴也。盖外中热邪而内亦热者，方是阳证。若内本无热，而因热伤气，但气虚于中者，便有伏阴之象。故凡治暑热之证，最当辨其阴阳虚实，若脉虚无力，或为恶寒背寒，或为呕恶，或为腹痛泄泻，或四肢鼻尖微冷，或不喜凉茶冷水，或息短气促，无力以动之类，皆阳中之阴证也。”(同上)《明医杂著》谓:“若暑热之时……或避暑热纳凉于深堂大厦，凉台冷馆，大扇风车得之者，是静而得之阴证也。其病必头痛恶寒，身形拘急，肢节疼痛而心烦，肌肤大热无汗。”(同上)

(3) 暑风：中暑患者在临床表现上为卒然昏倒，不省人事，或四肢搐搦者，中医名为暑风。《证治要诀》谓:“伤暑自汗，手足时自搐搦者，谓之暑风。”(同上)《医学入门·杂病提纲·暑》谓:“暑风乃劳役内动五脏之火，与外火交炽，则金衰木旺生风。”《伤暑全书》谓:“忽然手足搐挛，厉声呻吟，角弓反张，如中恶状，为暑风。”(同上)《医门法律》谓:“夏月卒倒，不省人事，名曰暑风。”(同上)

以上三种类型，如以现代医学加以分析，中暑阳证似属于现代一般所谓中暑之中热型；中暑阴证则似属于现代一般所谓中暑之衰弱型或中暑衰竭；暑风则似属于现代一般所谓中暑之痉挛型，当然也可以包括夏令里其它脑血管疾病在内。

四、诊断 关于中暑症状的诊断，临床上主要是根据患者的病史，症状及体征：

1. 病史：暑证发生系由于外因与内因相互作用的结果，因此对于患者既往健康及发病经过十分重视。中医认为在病史询问上，应该注意下列三点：

(1) 患者在发病前有无在炎热气候中，或者温度较高的环境中过度体力活动，如在烈日下长途行路、田间劳动、高温环境中长时间工作等等。因为中医认为中暑症状的发生，往往均系由于在炎热气候中体力活动过度所致，所谓“动而得之”。

(2) 患者在发病前，有无避暑贪凉或过食生冷瓜果？居住地是否阴暗潮湿？因为中医认为中暑症状的发生，也有由避暑贪凉、环境潮湿以及过食生冷所致，所谓“静而得之”。

(3) 患者既往健康如何？有无长期不愈之慢性疾病？因为中医认为素体虚弱者常为中暑发生的内因。

2. 症状及体征

关于中暑的症状方面已详于上节证候类型之中，此处不再重复。在体征方面，一般应注意下列所见：

(1) 望诊：望诊方面，临床上应予注意者：

1) 中暑患者，面部多呈灰暗无神，皮肤无正常应有之光泽，中医谓为面垢，是为中暑患者特点之一。

2) 中暑患者，精神每多衰惫不振，呈极度乏力状态，体倦较其它热病突出，亦为中暑患者临床上特点之一。

3) 神识不清，或抽搐拘急者，中医谓为暑风，属于险证。

(2) 闻诊：中暑患者，一般多呈呼吸微弱，声音短小，疲乏情况常较其它急性热病突出。

(3) 问诊：中暑患者的问诊一方面应仔细询问病史，另一方面则应着重询问患者目前的自觉症状。对于中暑患者的病史询问要点已如上述，不再重复。对于中暑患者目前症状，一般则应该注意下列各点：

1）问寒热

中暑患者发热或发热恶寒者，多属中暑阳证。如身凉肢厥者多属中暑阴证。

2）问汗

中暑患者发热而有汗者，多属中暑阳证，身凉无汗者则多属中暑阴证。中暑患者以微汗为顺，如见汗出如洗或冷汗如油者，皆属凶证。

3）问饮水

中暑患者渴欲饮水，饮水后心中安适者，多属中暑阳证。如渴欲饮水，水入则吐者则多属中暑阴证。

（4）切诊

中暑阳证患者，脉多见沉数，亦可见洪芤。中暑阴证患者，脉多见沉迟，亦可见浮弦，但浮弦脉之中重按亦多呈芤象。《张氏医通·诸伤门·暑》谓："大抵脉来虚大无力，或小弱，皆本气虚而为暑所中，不足之证也。若得洪盛数疾之脉，皆热气燔灼，而为时气所伤，为有余之邪。"《古今医统大全·暑证门·脉候》谓："脉浮自汗，或浮大而散，或洪大无力，或虚而迟，中得洪缓，皆为伤暑之脉也。"《伤暑全书》谓："刘覆真曰：暑脉虚而微弱，按之无力，又脉来隐伏弦细芤迟，皆暑脉也。"《医学从众录》谓："伤暑，脉洪而虚。"（同上）《脉诀》谓："暑伤于气，所以脉虚。弦细芤迟，体状无余。"总之，无论阳证、阴证，中暑患者脉虚是其临床特点。

总的说来，中暑患者其症状上虽然某些地方可与其它发热疾病相类似，临床上以致造成鉴别困难，但是中暑患者在体征上如面垢、心烦、体倦、脉虚等亦具特点，如再参合其发病经过，病历特点，当亦不难对之作出正确的诊断。

五、治疗 关于中暑的治疗方法，中医书上记载很多，归纳起来，大致可以分为下列三个方面。

1. 一般处理

对于中暑患者的一般处理，中医着重在对患者的急救和护理方面。归纳中医文献中有关论述及民间治疗经验，大致有如下几种：

（1）把患者迅速移于风凉地方：如《医学入门》谓："若道途倒，汤药不便，恐气脱难治，急扶阴凉处，不可卧湿冷地。"（同上）

（2）忌饮冷水或用冷水冲洗：如《证治要诀》谓："中暑…切不可以冷水及用十分冷剂……。"《三因极一病证方论·叙中暑论》谓："中暑……切不得与冷。"《诸病源候论》谓："夫热暍不可得冷，冷便死。此谓外卒以冷触，其热蕴积于内，不得宣发故也。"（同上）

中暑患者如果还能喝水，可饮热盐水、姜糖开水，切忌用冰冷的饮料。

（3）温熨少腹部：对于中暑患者可以用热的东西温熨少腹。如《金匮要略·杂疗方》谓："凡中暍死，不可使得冷，得冷便死，疗之方：屈草带绕暍人脐，使三两人溺其中，令温，亦可用热泥和屈草，亦可扣瓦碗底，按及车缸以着暍人，取令溺，须得流去，此谓道路穷，卒无汤，当令溺其中，欲使多人溺，取令温若汤；便可与之，不可泥及车缸，恐此物冷，暍既在夏月，得热泥土，暖车缸，亦可用也。"《医学入门》谓："掬道上热土，放脐上，拨开作窍，令人尿其中……或外用布蘸热汤熨气海，立醒……"。（同上）《三因极一病证方论·中暑凡例》谓："中暑闷倒……当以布巾衣物等，蘸热汤熨脐中及气海，续以汤淋布上，令彻脐腹暖，即渐醒。"车缸，即车轮轴上的铁器。热土，即被太阳晒热了的泥土。用这些东西或人尿来作治疗，都是因在路上中暑卒倒，取其他东西来不及，就地想法热熨的意思。如果有其他东西可以作少腹部热熨，那就不一定要用这些办法。任何热的东西都是可以的。

（4）刮痧：中暑民间认为痧症，可以用刮痧的办法来作急救。其法是在患者胸、腹、颈、项、肩、背及手足弯等处，用手指掐扭或用羹匙、铜钱边缘刮皮肤，使皮下出血，皮肤上出现青紫出血斑，这样暑邪得泄，患者就会逐渐轻快。

2. 药物治疗

对于中暑患者的药物治疗，中医书上记载很多，归纳起来，一般的治疗方法，大致可以分为下列几个方面：

（1）益气：前已述及，中暑症状的发生，常系由于夏月伏阴与暑伤元气的缘故，在证候性质上多属虚证，因此对于中暑病人的临床治疗方面，益气是一个主要的治疗方法。《明医杂著》谓："暑伤气，宜补真气为要。"（同上）《杂病源流犀烛》谓："凡暑病多生于元虚气弱之人，气本虚，暑复伤气，无气以动，故治暑急补气。"（同上）所谓气，临床上主要是指人体正常生理功能，因此所谓益气，亦即指恢复或加强人体正常生理调节代偿功能。因此中暑阴证，亦即中暑以后衰弱或衰竭情况较著之患者，在治疗上即适宜于用益气的办法来作治疗。中医益气的方剂很多，临床上用于治疗中暑者，一般有清暑益气汤（227）、人参益气汤（228）、大顺散（229）等方剂。

（2）养阴：前已述及，中医认为"夏月人身之阴，多因热而内耗"，或者"因汗多而外泄"，因此在对于中暑患者的临床治疗上，养阴也是主要治疗方法之一。所谓阴，其含义之一即是指构成人体正常生理活动的各种有形物质，为人体所必需。因此所谓养阴，亦即指直接或间接增加或补充此类物质。由于养阴的办法可以直接或间接增加或补充构成人体正常生理活动的各种有形物质，因此凡属汗多、渴甚、热高之中暑患者，临床上应用养阴的办法来作治疗。中医养阴的方剂也很多，临床上用于治疗中暑者，一般有竹叶石膏汤（60）、生脉散（230）等方剂。

（3）清热：前已述及，中暑症状的发生，主要是由于暑热侵害人体，中暑的临床现象主要表现为火证、热证，因此在对于中暑患者的临床治疗上，清热也是主要治疗方法之一。所谓热，其含义之一即是指人体在病因作用之下所出现的功能紧张亢进之意。因此所谓清热，也就是指解除或抑制这种过度紧张亢进功能的治疗方法。由于清热的办法可以使人体紧张亢进的功能能够得到解除，或者能使它抑制。因此中暑阳证，亦即中暑以后，全身情况以旺盛紧张表现显著之患者，临床上应用清热的办法来作治疗。中医清热的方剂也很多，一般用于中暑者，有白虎汤（68）及其加味方、玉露散（231）、玉泉散（232）、清营汤（417）等方。

（4）除湿：中医认为热可以生湿，因此一般认为暑必夹湿，因而除湿也是治疗中暑常用方法之一。所谓湿，其含义之一，即是指人体在致病因素作用之下所产生的病理性液体，或由热而产生的某些于人体有害的物质。因此所谓“除湿”，质言之，亦即排除此类废料之意。由于除湿的方法可以排除人体在病因作用下所产生的各种废料，因此各型中暑患者，尤其是湿象较著如身重、汗少、尿短等之患者，均适宜于用除湿的方法来作治疗。除湿的途径有二：其一，从汗除湿，用发汗来除湿。此类除湿的方法，适宜于汗少，身重较著之中暑患者。其二，从小便除湿，用利尿来除湿。此类除湿的方法，适宜于尿短、尿赤之中暑患者。发汗除湿的方剂，常用于中暑者，一般有香薷饮（233）及其加味方，白虎加苍术汤（234）等方。利尿除湿的方剂，常用于中暑者，一般有六一散（235）、益元散（236）、辰砂五苓散（237）等方。

（5）开窍：中暑卒然昏仆倒地或四肢抽搐者，中医认为属于窍闭。窍，即孔窍，正常生理情况下，人体孔窍皆是通畅的。所谓窍闭，即是指人体在致病因素作用之下而出现的急性衰竭现象，或一时性的调节代偿不能。因此所谓开窍，质言之，亦即暂时刺激兴奋或复苏患者功能，以恢复其调节代偿能力之意。由于开窍的治疗作用如此，因此开窍是中医治疗中暑的一个急救方法，适用于暑风患者。中医开窍的方剂，常用于中暑者，一般有通关散（238）、来复丹（239）、苏合香丸（27）、诸葛行军散（240）等方。

不过需要说明的是开窍的方法只能作为急救，患者一旦复苏即当停止使用，改换其他当用方药。因为开窍之品，多具辛香走窜之性，过用则或徒伤正气、或引邪入里，造成不良后果。

3. 针灸治疗

针灸治疗中暑亦具明显效果，特别是中暑症状的发生，一般都比较急重，因此针灸也是中医治疗中暑的一个常用方法，尤其在药物不方便时，针刺艾灸回苏，更有其比较重要的地位。针灸治疗中暑，一般来说，中暑阴证以灸为主，一般以气海、关元、肾俞等为常用穴位；中暑阳证及暑风以针为主，一般以百会、人中、风池、风府、大椎、少商、商阳、神门、足三里、三阴交等为常用穴位；暑风患者，除必刺百会、人中、大椎以外，并可以针刺少商、商阳、委中出血。

六、预防　关于中暑的预防方面，一般说来应与其病因、病机相适应，亦即应从外因与内因两方面来进行预防。外因方面着重在消除或减少高热环境对人体的影响，以及注意起居饮食、劳动防护以求对暑热的适应。内因方面着重在增强人体的体质，以及对慢性病患者早期治疗，健壮身体。中暑的预防，归纳之，大致有如下几点：

1. 避免受热：因为中医认为中暑症状的发生，主要系由于天气炎热，或在炎热气候中过度劳役所致。如李东垣谓："暑证多为天气大热之时，在于路途中劳役得之，或在田野间劳形得之。"因此，预防中暑，首先要避免受热。

2. 注意起居饮食：居住地要清凉通风，但也不宜阴冷潮湿。因为通风是防暑降温的重要措施，可以加速对流和蒸发散热，也可以排除湿气，清凉可以减低炎热，自可起到预防作用。饮食方面要注意清洁，一般以清淡为宜，在夏月不宜多食浓煎厚味或过分油腻之品。饮料方面可常用绿豆或荷叶煎水，放白糖少许代茶，也可用六一散常服。注意起居饮食，对于预防中暑十分重要，因为中医认为在起居饮食失节的影响下，常常容易发生中暑。

3. 注意营养：夏月人体负担和消耗都比较大，因此必须注意营养，因为在营养不足的情况下，人体正气亦必随之不足，容易发生中暑。《东垣十书》谓："暑症……有修善常斋之人，胃气久虚而因劳役得之。"因为夏月高热，人体热量散失多，代谢提高，出汗多，体内物质消耗大，所以应注意补充营养。否则正气一虚，易于中暑。

4. 节制色欲：色欲过度可以使人虚损而致暑邪乘虚发病，因此在夏月中，中医认为尤应节制色欲。《活人书》谓："夏一季是人脱精神之时……是故尤慎房室，固养精神。"

5. 慢性疾病早期治疗：慢性疾病患者，体力虚弱，常常因为不能适应亢热天气而容易发生中暑，因此对于慢性疾病必须早期治疗。《医门法律·风湿论》谓："平素积痰充满经络，一旦感召盛暑，痰阻其气，卒倒流涎，此湿暍合病之最剧者也。……平素阳气衰微不振，阴寒久已用事，一旦感召盛暑，邪凑其虚，此湿暍病之得自虚寒者也。"这些都说明平素体虚的人，容易中暑，因此必须从这方面来早作预防。

6. 药物预防：能够预防中暑的中药成方、民间单方，中医书籍中记载很多，现介绍几种简便的药物如下。

（1）滑石18克，甘草3克，朱砂染灯心草3克，用开水泡渍服。吃后精神清爽，小便清利，虽在高温条件下劳动，心里也不现烦热。

（2）草豆蔻6克，香薷12克，加水适量，微火煎取汁，时时呷之，喝了胸腹舒畅，不感夏暑烦热，并可增进食欲。

（3）乌梅9克，山楂9克，薄荷3克，荆芥9克，牡蛎9

克，加水适量，微火煎取汁，时时饮用。

(4) 鲜荷叶边6克，鲜银花6克，西瓜翠衣6克，鲜扁豆花1支，丝瓜皮6克，鲜竹叶6克，此即《温病条辨》清络饮方，在夏季用以代茶常服，头目清爽，可以预防中暑。

另外，红糖姜开水，各种花露水，以及西瓜等都可作为消暑防暑之品。

香薷饮　有专长①　大顺散　从症方②
生脉散　久服康③　东垣法　防气伤④
杂说起　道弗彰⑤

原注　①香薷发汗利水，为暑证之专药也。有谓夏月不可用香薷，则香薷将用于何时也。③此治暑天畏热贪凉成病，非治暑也。此舍时从症之方。③此夏月常服之剂，非治病方也。④暑伤元气，药宜从补，东垣清暑益气汤，颇超。⑤以上皆诸家之臆说，而先圣之道，反为之晦。若行道人不可不熟记之，以资顾问。

浅说　关于暑证的治疗原则，上节中已经概要介绍，不再重复。本节只着重介绍一下陈氏书中所论的几个方剂如何在临床上具体应用：

1. 六一散：本方制于刘河间氏，全方由滑石、甘草二味组成。滑石与甘草二味，其分量为六与一之比，亦即六分滑石、一分甘草，共制散剂，故名六一散。滑石为利湿药，甘草为矫味解毒药，故本方主要作用为：利湿、解毒。因而临床上，适用于暑证发热而伴有小便短赤之患者。因为暑必夹湿，利湿是治疗暑证主要方法之一，因此本方为暑令常用方。本方加朱砂名为益元散，亦为清暑解热名方，临床上适用暑证发热而伴有惊烦不安症状者。加薄荷名为鸡苏散，临床上适用于暑证发热而汗出不畅有轻度表证者。加青黛名为碧玉散，为外用清热解毒药，临床上用以治疗皮肤疮疡。

2. 白虎汤：本方为《伤寒论》方。方由石膏、知母、甘草、粳米四味组成，一般用以治疗发热、汗出、烦渴之急性热病患者。典型之暑证发热患者，一般均有高热、烦渴、汗出症状，因此适用本方。不过暑证患者，常因暑伤元气而伴有虚象，亦即发热、汗出、烦渴症状之外，每多再有神乏、气短、脉虚、汗出过多等征象。亦常因暑必夹湿而伴有湿象，亦即发热汗出，烦渴症状之外，每多再有尿少、身酸，身虽热而足寒等征象，因此单用白虎汤治疗暑证发热者不多。一般暑证发热患者，虚象较著时，白虎汤加人参，人参困难时，加西洋参或南沙参亦可，方名白虎加人参汤。虚象并非太著，湿象较著时，白虎汤加苍术，方名白虎加苍术汤。

3. 香薷饮：本方出《太平惠民和剂局方》。方由香薷、扁豆、厚朴三味药物组成。香薷辛温香散，为发汗利湿药，厚朴除湿散满，为和胃消胀镇痛药，扁豆清暑和脾，为健胃利湿药。故本方作用为：发汗、利湿、健胃。暑必夹湿，暑证患者一般多呈胃纳不佳症状，本方有发汗、利湿、健胃作用，因此本方为暑证常用方剂。尤其是暑证发热、汗少、尿少、食少之患者，常用本方。应予说明者，本方仅系属于消暑利湿方剂，因此其适应证，仅限于暑证之湿象较著者。至于虚象较著之患者，则本方反成禁忌。张景岳论香薷饮文中对此论述颇详，张氏谓："香薷饮……必果属阳脏，果有火邪，果脾胃气强……乃足以当之。……若气本不充而服之，最能损气，火本非实而服之乃以败阳，凡素禀阴柔及年质将半，饮食不健，躯体素弱之辈，不知利害而效尤妄用者，未有不反助伏阴，损伤胃气而致为吐泻腹痛及阴寒危败等证。若加黄连，其寒尤甚。厚朴破气，均非所宜，用者不可不审。"（同上）前已述及，夏月伏阴、暑伤元气是夏月暑证患者之病理生理特点，因此临床上使用本方，必须谨慎小心，务使中病则止，不能过用，更不能滥用，张氏以上所论极具见解，值得我们重视。

4. 大顺散：本方系《局方》。方由干姜、甘草、杏仁、肉桂等组成。方中干姜、肉桂均为温中药，因此本方主要作用为温中扶阳，温中与扶阳，是兴奋患者衰弱或衰竭之生理调节代偿功能。夏月之中，人体常可因高热影响，而出现衰弱或衰竭症状。因此大顺散为暑证伤气或亡阳情况下的对症方剂。不过阳虚症状，非暑证所独具，各种疾病之晚期，或一般疾病在治疗上的伤伐过甚，均可出现阳虚症状，亦均可用温中扶阳。大顺散之治疗暑证，非直接治暑，乃治因暑而致之虚寒，因此陈氏谓为舍时从证之方。

5. 生脉散:本方由麦门冬、人参、五味子组成。麦冬为养阴清燥药,人参为补气药,五味子为补虚敛汗药,是本方有养阴、清燥、补虚、止汗之功。暑证患者,由于因汗伤气,因热伤阴,而常呈:汗出、烦渴、体倦、神乏等症状,因此适用本方。由于本方药物性味平和,偏重滋养,临床上常用以作为夏月炎热气候中调理之剂。暑证之轻者,即仅有烦渴、体倦、汗多,而无高热、神昏、或急性衰竭症状,可用本方。暑证之重者,亦可分别情况以本方为基础,酌加其他药物配合治疗。夏月常以本方煎水代茶饮用,可以预防中暑,因而本方为夏月常服之剂。

6. 清暑益气汤：本方为李东垣方。方由黄芪、人参、当归、苍术、白术、青皮、陈皮、麦冬、黄柏、葛根、泽泻、神曲、甘草、升麻、五味子等药物所组成。人参、黄芪为补气药；当归为和血药；青皮、陈皮、神曲为和胃药；升麻、葛根、黄柏为解热药；苍术、白术、泽泻为利湿药；麦冬、五味为养阴敛汗药。是本方有：补气、和血、养阴、清燥、解热、利湿、和胃等各方面的治疗作用。因而凡属暑证虚象如身倦、神乏、汗多、脉虚、气短；湿象如身重、肢酸、尿少；燥象如高热、烦渴等症状兼见之典型暑证患者，均可应用本方。

以上六个方剂，均系暑证的常用方剂，六一散、香薷饮偏重于除湿，白虎汤偏重于退热，大顺散偏重于温中，生脉散偏重于养阴，阴虚为夏月一般人所常具症状，因此生脉散又为一般夏月调理方剂。清暑益气汤具补气、养阴、清燥、除湿等作用，因此其适应证较广，一切典型暑证患者，均可运用本方。这些方剂，在夏月是常用的，也是有效的，而且立方也是有根据的。陈修园氏在原文中谓为："诸家之臆说，而先圣之道反为之晦。"是不够全面的看法，读者应该加以批判接受。

若精蕴　祖仲师[①]　太阳病　旨在兹[②]
经脉辨　标本歧[③]　临症辨　法外思[④]

原注　①仲景伤寒论、金匮要略痉湿暍篇，字字皆精义奥蕴。②仲师谓太阳中暍，太阳二字，大眼目也。因人俱认为热邪，故提出太阳二字以喝醒之。寒暑皆为外邪，中于阳而阳气盛，则寒亦为热。中于阳而阳气虚，则暑亦为寒。若中于阴，无分寒暑皆为阴证。如酷暑炎热，并无寒邪反多阴证。总之邪之中人，随人身之六气、阴阳、虚实而施转变化，非必伤寒为阴，中暑为阳也。③师云：太阳中暍。发热者，病太阳而得标阳之气也。恶寒者，病太阳而得本寒之气也。身重而疼痛者，病太阳通体之经也。脉弦细芤迟者，病太阳通体之脉也。小便已洒洒然毛耸，手足逆冷者，病太阳本寒之气不得阳热之化也。小有劳身即热，口开前板齿燥者，病太阳标阳之化不得阴液之滋也。此太阳中暍，标本经脉皆病，治当助其标本，益其经脉，若妄施汗下温针则误矣。④愚按：借用麻杏石甘汤，治中暑头痛，汗出而喘，口渴之外症。黄连阿胶鸡子黄汤，治心烦不得卧之内症。至柴胡、栀子、承气等汤俱可取用，师云：渴者与猪苓汤。又云：瘀热在里用麻连轺豆汤，育阴利湿，俱从小便而出。此法外之法，神而明之，存乎其人焉。

浅说　张仲景氏著《伤寒论》，概括一般临床上所有常见症状于六经之中。六经，即太阳、阳明、少阳、太阴、少阴、厥阴。张仲景氏用此以说明各种症状的临床特点，以及其发展变化的规律。暑证发热系属临床症状之一，因此当然可以列入六经之中，综合其全身伴随症状，分经论治。六经之中，太阳主表，暑证患者在临床上表现有发热、恶寒、头痛、身痛、无汗、不渴、脉浮等症状与体征者，即可按照太阳病论治，以解表为主要治疗方法；阳明主里，暑证患者在临床上表现有发热、不恶寒、有汗、口渴、心烦、脉洪数者，即可按照阳明病论治，以清里为主要治疗方法；少阳主半表半里，暑证患者，在临床上表现有寒热往来、口苦咽干、胸胁痞满、脉弦者即可按照少阳病论治，以和解为主要治疗方法。其他如表现有无热、吐利、脉虚太阴病症状者，即可按太阴病以温脾利湿方法论治；表现有肢厥、汗出、脉微、欲寐少阴症状者，即可按少阴病以温中救阳方法论治；表现有厥热来复、寒热互见厥阴症状者，即可按厥阴病方法论治。表里两病者，表里两解；虚实互见者，虚实兼顾。总而言之，临床上一切均根据患者之具体情况，作具体处理，绝对不能泥于暑证一名而拘于一点，掣手掣足。外因是单一的，但人体在受外因作用之后的反应变化，则是错综复杂的。陈修园原注谓："寒暑皆为外邪，中于阳而阳气盛，则寒亦为热，中于阳而阳气虚，则暑亦为寒；若中于阴，无分寒暑皆为阴证。"又谓："邪之中人，随人身之六气、阴阳、虚实而旋转变化。"充分说明症状性质之决定，完全以人体反应状况为准绳，外因决定于内因。至于陈修园氏在原文中所举麻杏石甘汤治中暑头痛、汗出、气喘、口渴，黄连阿胶鸡子黄汤治暑证心烦不得卧等等，此不过为读者辨证论治示例，如读者能掌握六经特点，及辨证论治精神，则《伤寒论》上诸方，均可在一定条件下用于暑证，限于篇幅不加列举。

方两出　大神奇

原注　暑之中人，随人之阴阳虚实为旋转变化，如阳脏多火，暑即寓于火之中为汗出而烦渴，师有白虎加人参之法。如阴脏多湿，暑即伏于湿之内为身热疼重脉微弱，师以夏月伤冷水，水行皮肤所致。指暑病以湿为病，治以一物瓜蒂汤，令水去而湿无所依，而亦解也。

浅说 张仲景《金匮要略·痉湿暍病脉证治》对于暑证曾作专节讨论，原文三条，大致可以归纳为下列四点：

1. 暑证患者其症状性质虚证居多，原文谓："太阳中暍……其脉弦细芤迟，小便已洒洒然毛耸，手足逆冷，小有劳身即热，口开前板齿燥。"又谓："太阳中热者，暍是也，汗出恶寒，身热而渴。"又谓："太阳中暍……脉微弱。"上述症状从性质上来说，或属阴虚，如"小有劳身即热"、口干齿燥、身热而渴；或属阳虚，如"其脉弦细芤迟"、手足逆冷、脉微弱，是指出了暑证症状特点，虚证为主。

2. 暑证患者在症状上往往兼夹湿证，原文谓："太阳中暍……身重而疼痛。"又谓："太阳中暍，身热疼重……水行皮中所致。"

3. 在治疗上提出了白虎加人参汤及一物瓜蒂汤，白虎加人参汤为养阴、退热、补气剂；瓜蒂汤为利湿行水剂，说明了暑证治疗，益气、养阴、清热、利水为主。偏虚者白虎加参，夹湿者一物瓜蒂。

4. 暑证属于虚证多，原则上不宜轻易使用汗、下、温针等办法以虚其虚。原文谓："若发其汗则恶寒甚，加温针则发热甚，数下之则淋甚。"

以上四点，说明了暑证多虚，药宜从补；暑必夹湿、药宜兼利。仲景对于暑证治疗，虽然仅仅只提出了白虎加人参汤及一物瓜蒂汤两个方剂，但从这两个方剂中，已经概括了对于暑证益气、养阴、清热、利湿的四点治疗原则。后人论述虽多，其基本认识，实均不能超出仲景《伤寒论》、《金匮要略》论述以外。陈修园氏因尊崇仲景而否定后世各家固属非是，但原注："仲景伤寒论、金匮要略痉湿暍篇，字字皆精义奥蕴"之说，却非夸张之语。

泄泻第十四

湿气胜　五泻成

原注　书云，湿成五泄。

浅说　泄泻即腹泻，是一个症状而不是一个病名，许多疾病都能引起腹泻，因此它所包括的范围极其广泛。广义言之，一切由于肠道运动功能增强；由于肠道吸收及分解障碍；由于肠道炎性变化及机械性刺激而致之腹泻症状，均属泄泻的范畴。不过目前临床上对于泄泻，一般多仅指排粪次数增多，大便稀薄或水泻而言。如泻出物中夹杂脓血者，则另称肠澼或下痢，不列入泄泻范畴之中。何梦瑶氏谓："泄泻之症，水谷或化或不化，腹痛或不痛，并无努责，亦无脓血及里急后重，惟觉困倦耳，故与痢疾异。"（《医碥·杂症·泄泻》）因此，本章所述内容，亦仅限于一般腹泻症状之讨论，关于痢疾症状，可参看前章，此处不再重复。

一、病因　关于腹泻的原因，可以分为下列几点：

1. 外邪感染：腹泻的发生，尤其是急性腹泻的发生，常系由于外邪感染所致。《素问·生气通天论》谓："春伤于风，邪气留连，乃为洞泄。"《素问·举痛论》谓："寒气客于小肠，小肠不得成聚，故后泄腹痛矣。"《中藏经·论胃虚实寒热生死逆顺脉证之法》谓："胃中风则溏泄不已。"《证治要诀·溏泄》谓："暑泻由冒感暑气。"《明医杂著·泄泻》谓："夏秋之间，湿热大行，暴注水泻。"张景岳谓："泄泻是暴病者……或为时气所犯。"（《景岳全书·杂证谟·泄泻》）所谓的风、寒、暑、湿、时气等均属外邪，外邪侵犯脾土后，即可发生腹泻。

2. 饮食原因：腹泻的发生，常系由于饮食失调所致。《素问·太阴阳明论》谓："食饮不节，起居不时，则阴受之，阴受之则入五脏，入五脏则䐜满闭塞，下为飧泄。"朱丹溪谓："伤食泻，因饮食过多，有伤脾气，遂或泄泻。"（《丹溪心法·泄泻》）《卫生宝鉴·飧泄》谓："或饮食太过，肠胃所伤，亦致米谷不化，此俗呼水谷利。"《证治要诀》谓："暑泻由冒感暑气，或饮啖日中之所晒物。"（同上）《明医杂著》谓："泄本属湿热，多因饮食不节，致伤脾胃而作。"（同上）是明显指出饮食过多或饮食不洁之物，均可损伤肠胃发生腹泻。

3. 精神因素：腹泻的发生，有时亦可为精神因素所引起。《素问·举痛论》谓："怒则气逆，甚则呕血及飧泄。"《医学入门·杂病分类·泄泻》："肝虚忿怒所伤，木克脾土，门户不束。"《医学六要·论泄泻》谓："肝虚者，忿怒所伤也……忿怒伤肝，木邪克土皆令泄泻。"《景岳全书》谓："气泄症，凡遇怒气便作泄泻者，必先以怒时夹食，致伤脾胃，故但有所犯，即随触而发，此肝脾二脏之病也。盖以肝木克土，脾气受伤而然。"（同上）可见剧烈情绪激动，尤其忿怒情况之下，常可损害人体正常消化功能，而致腹泻。

4. 脾胃虚寒：腹泻的发生，尤其是一般慢性长期腹泻的发生，常系由于脾胃虚寒所致。《素问·脏气法时论》谓："脾病者……虚则腹满肠鸣，飧泄食不化。"《中藏经》谓："中焦寒则下利不止。"（同上）《明医杂著》谓："若元气素弱，饮食难化，食多即腹内不和，疼痛泄泻，此虚寒也。"张景岳谓："久泻无火，多因脾肾之虚寒也。"雷氏《时病论·春伤于风夏生飧泄大意》谓：“寒泻者，因寒致泻也。致病之原，由寒气内袭于脾，脾胃受寒则阳虚，虚则不司运用，清阳之气，不主上升，反下陷而为便泻。”中焦、脾胃等词，系指人体胃肠系统；虚或寒，系指人体生理调节代偿功能衰弱或衰竭。因此脾胃虚寒致泻，即指人体在胃肠生理调节代偿功能衰退时，所发生之腹泻症状。慢性长期缠绵不愈之腹泻，多半系由于脾胃虚寒引起。

5. 治疗上的错误：腹泻的发生，可以由于治疗上的错误所造成。《伤寒论》谓：“太阳病，桂枝证，医反下之，利遂不止。”（34条）刘完素谓：“伤寒表热未入于里，误以寒药下之太早……因而里寒下利不止。”（《河间六书·泄泻》）《伤寒明理论·自利》谓：“伤寒下利，多由协热，其与杂病有以异也。表邪传里，里虚协热则利，不应下而便攻之，内虚协热遂利。”可见其他疾病在治疗上的错误或不及时，均可致成腹泻。表证患者未能及时解表，可以因表邪传里而发生腹泻。表证误下，可以引邪入里而发生腹泻。

以上5点病因，其中第2点与第4点最重要，急性腹泻患者，多半系由于饮食原因；慢性腹泻患者，多半系由于脾胃虚寒。

二、病机　关于泄泻的发病机理，《素问·阴阳应象大论》谓：“湿胜则濡泻。”《平治荟粹·泄泻从湿治有多少》谓：“泄泻者，水湿所为也……得此症者，或因于内伤，或感于外邪，皆能动乎脾湿。”又谓：“夫泄有五：飧泄者……湿兼风也，溏泄者……湿兼热也，鹜泄者……湿兼寒也，濡泄者……水湿自甚也，滑泄者……湿胜气脱也。”《医学入门》谓：“凡泻皆兼湿。”（同上）《医宗必读·泄泻》谓：“统而论之，脾土强者，自能胜湿，无湿则不泄，……若土虚不能制湿，则风寒与热皆得干之而为病。”《医贯·泻利并大便不通论》谓：“脏腑下利其证多端，大抵皆因脾胃而作。”张景岳谓：“泄泻之本，无不由于脾胃，盖胃为水谷之海而脾主运化，使脾健胃和，则水谷腐熟而化气化血以行营卫，若饮食失节，起居不时，以致脾胃受伤，则水反为湿，谷反为滞，精华之气不能输，乃致合污下降而泻利作矣。”（同上）就以上各家论述，已不难对于泄泻的发病机理作如下小结：

1. 泄泻的发生，主要系由于人体脾、胃病变所致。脾胃是指人体整个消化系统。质言之，即消化系统由于病因作用而致消化功能紊乱时，即可发生腹泻。

2. 泄泻之发生，主要系由于湿所致。湿，是指人体内液体病理产物之意。湿的产生，可以因于热，由热而生的湿，为湿热。亦可以因于寒，由寒而生的湿，为寒湿。不论系因于热或因于寒，只要人体内有湿盛情况，即可表现为腹泻症状。

3. 泄泻之发生，可以由于外感，亦可以由于内伤，但基本上则仍多由于脾土虚弱所致。质言之，亦即认为腹泻的发生，其根本原因常系由于人体胃肠消化系统抵抗力弱，生理调节代偿功能低下而发病。

三、证候类型　关于腹泻症状的证候类型，可以分为下列四大类：

（一）以患者全身证候性质作区分者

1. 热泻：泄泻而伴有全身功能亢进症状者为热泻。朱丹溪谓：“热泻粪色赤黄，肛门焦痛，粪出谷道，犹如汤浇，烦渴小便不利。”（同上）《医学入门》谓：“热泻实火口渴、喜冷，痛一阵，泻一阵，肛门焦痛，其来暴速。”又谓：“热者，小便赤涩、烦渴、腹中热、谷或不化而色变青黄或黄赤黑、身能动作、声响亮、手足温。”（同上）秦景明谓：“发热口渴、肚腹皮热、时或疼痛、小便赤涩、泻下黄沫、肛门重滞、时结时泻，此积热泄泻之症也。”（《症因脉治·泄泻论》）可见热泻特点为：粪色赤黄、肛门焦痛、烦渴喜冷、小便赤涩、泻时腹痛，可伴有发热症状，其来暴速，患者全身情况好。

2. 寒泻：腹泻症状而同时伴有全身功能衰退或衰竭症状者为寒泻。《医学入门》谓：“寒泻恶寒身痛、腹胀切痛、雷鸣、鸭溏清冷、完谷不化，甚则脾败肢冷。”又谓：“寒者，小便清白不渴，腹中冷，完谷色亦不变，变亦白色，身懒动作，目睛不了了，饮食不下。”（同上）朱丹溪谓：“寒泻，寒气在腹，攻刺作痛，洞下清水，腹内雷鸣，米饮不化。”（《丹溪心法·泄泻》）雷氏《时病论》谓：“寒泻者……所下澄沏清冷，俨如鸭粪，腹中绵痛，小便清白。”（同上）《明医杂著》谓：“若元气素弱，饮食难化，食多即腹内不和，疼痛泄泻，此虚寒也。”（同上）可见寒泻特点为：泻出物清冷或完谷不化，小便清白，神乏倦怠，甚者身冷肢凉，患者平素健康差，常有腹泻历史。

（二）以发病器官作区分者：《难经·五十七难》谓：

1. 胃泄：“胃泄者，饮食不化，色黄。”饮食不化，黄色稀便，是为胃泄特点。

2. 脾泄：“脾泄者，腹胀满泄注，食即呕吐逆。”腹泻而兼有腹胀呕吐是为脾泄特点。

3. 大肠泄：“大肠泄者，食已窘迫，大便色白，肠鸣切痛。”食已即泻，大便色白，是为大肠泄特点。大肠泄后世各家书中又名“直肠泄”。

4. 小肠泄：“溲而便脓血，少腹痛。”腹痛腹泻，大便脓血，是为小肠泄特点。小肠泄一般列入肠澼、滞下范畴。

5. 肾泻：《医宗必读·泄泻》谓：“肾泄者，五更溏泄，久而不愈。”张景岳谓：“肾泄者，每于五更初，或天将明时即洞泄数次，有经月连年弗止者，或暂愈而复作者。”（同上）泄泻经久不愈，泄泻多在天将明时，是为肾泻特点。肾泻一名脾肾泻，一名五更泻。《医贯》谓：“夫所谓大瘕泄者即肾泄也。”（同上）是肾泻亦即《难经》五泄中之“大瘕泄。”

（三）以腹泻症状特点作分类者

1. 飧泄：《医宗必读》谓：“飧泄者，水谷不化而完出也。”

（同上）尤在泾谓："飧泄完谷不化也。脾胃气衰，不能熟腐水谷而食物完出。"故飧泄特点主要为食物不化。

2. 洞泄：一名"濡泄"。《医宗必读》谓："洞泄一名濡泄，泻下多水也。"（同上）故洞泄特点主要为水泻。

3. 滑泄：《医学入门》谓："滑泻久不止，大孔如竹筒直出无禁。"（同上）故滑泄特点主要为大便失禁、泻下不已。

（四）以腹泻发生原因作区分者

1. 暑泻：《证治要诀》谓："暑泻由冒感暑气，或饮啖日中之所晒物，坐日中热处。"（同上）《医学入门》谓："暑泻如水，烦渴，尿赤，暴泻。"（同上）故暑泻特点为：有受热史，水泻、烦渴，发病暴速。

2. 伤食泻：《医学入门》谓："食泻食积痛甚，泻后痛减，如抱坏鸡子，噫气作酸。"（同上）故食泻特点为：有伤食史，腹痛、腹泻，泻后腹痛减轻，泻出物为消化不良便，且噫气反酸。

3. 气泻：《景岳全书》谓："气泄症，凡遇怒气，便作泄泻。"（同上）《证治要诀》谓："气泻，肠鸣气走，胸膈痞闷，腹急而痛，泻则稍可，须臾又急。"（同上）故气泻特点为：有情绪激动史，腹泻而伴有腹痛、腹胀、胸膈痞闷。

以上四类证候类型区分，以第一类尤为重要，《医学六要·论泄泻》谓："河间辨别寒热，黑白分明，可谓确论矣。大都以脉之迟数，口之渴否定寒热；日之新久，腹中痛否，定虚实，犹为切当。"《时方妙用》亦谓："《难经》有五泄之分，曰胃泄、脾泄、大肠泄、小肠泄，大瘕泄，即痢疾。其实不必泥也，总以虚实久暂为辨。"按照腹泻症状，区分寒热虚实性质，从而随证论治，是为中医诊疗要点，读者应该加以深切体会。

四、诊断 对于腹泻的诊断，是根据患者病史与体征，兹择要简介如下：

（一）病史方面，必须加以注意者

1. 发病前有无受风、受寒、受暑？居住环境有否潮湿？周围有无类似症状患者？因为风、寒、暑、湿、时气等等外邪，均可使人腹泻。

2. 发病前有无暴饮暴食或食入不洁饮食、腐坏肉类？因为伤食是发生腹泻最常见的原因。

3. 发病前有无情绪激动尤其是大怒等历史？因为大怒伤肝，可以使人发生腹泻。

4. 既往健康否？有无经常腹泻历史？每日腹泻时间以何时最多？既往健康，突然发病者，多属热泻、实泻；既往身体衰弱，经常腹泻，时愈时作者，多属寒泻、虚泻。腹泻已久，时轻时重，腹泻时间多在清晨天色将明未明之时，为脾肾泻（五更泻）。

5. 发病经过，原发症状，治疗过程，亦须详细询问。因为表证误用里药，治疗不及时或错误均可使人发腹泻。

（二）症状及体征：症状方面，已见上节证候类型中，此不重赘。至于体征方面，必须注意下列各点：

1. 望诊：腹泻患者的望诊，应该注意下列两方面：

（1）一般情况：体无消瘦，精神如常，虽可有痛苦表情，但无形羸色败虚脱之象，舌苔黄燥或厚腻者，多属实泻、热泻；反之，身体消瘦，形羸色败，汗出身凉，舌苔薄白或灰黑滑润者，多属虚泻、寒泻。

（2）大便外观：大便黄赤黑或淡黄水样稀便，多属实泻、热泻，大便青白或灰黑，或夹杂未消化食物，多属虚泻或寒泻。

2. 闻诊：着重在听患者的呼吸与声调。实泻、热泻患者，声亮，气粗；虚泻、寒泻患者，声低，气微。腹泻患者而见呼吸迫促困难，为脾肾败绝之象，属于危候。除此而外，患者大便气味，亦应加以注意。大便酸臭有味者，实泻、热泻居多。下利清谷，大便无味，则多属虚寒。

3. 问诊：问诊方面，除病史的询问已如上述外，尚必须详细询问患者腹泻过程中之各种伴随症状。下列四点必须详细询问：

（1）寒热情况：腹泻而伴有发热恶寒无汗者，多属外邪感染，病在表；发热不恶寒有汗口渴者，病已入里，恶寒无发热，口不渴，或口虽渴而欲饮热，则属于虚寒。

（2）腹痛情况：腹泻患者，一般伴有不同程度之腹痛，腹痛在先，泻后疼痛减轻者，腹痛拒按者、喜冷者，多属热、属实；泻后疼痛不减，腹痛喜按、喜热者，多属寒属虚。

（3）下坠与否：腹泻患者一般无下坠里急后重情况。如有里急后重下坠感觉，即有必要考虑其是否痢疾。

（4）小便情况：腹泻而小便多者，多属虚寒；小便不利或短少赤红者，多属实热。

4. 切诊：腹泻患者的切诊，须一方面切脉，一方面切腹部。腹泻患者脉象一般多见沉脉，热泻、实泻患者，脉多沉数、沉滑，腹痛甚者，脉多见沉弦。寒泻、虚泻患者，脉多沉迟、沉小。以沉缓为吉，如见浮大洪芤，则示病情严重，预后不良。《脉经·诊百病死生诀》谓：“泄注，脉缓时小结者生，浮大数者死。”《时方妙用》中谓：“泄而脉大，难治。”（同上）切腹方面，腹部皮肤热，胀满拒按者，多属实属热；腹部皮肤冷，喜热喜按者，多属寒、属虚。

五、治疗　关于腹泻的治疗，分一般治疗、药物治疗、针灸治疗三个方面，兹分别简单作下列介绍：

（一）一般治疗：一般治疗，主要着重在饮食调理方面。实证、热证腹泻患者，原则上短期禁食或少食，腹泻过程中，以稀粥、素菜、清淡之物为宜，禁忌浓煎厚味，酸辣荤腥油腻之食品。虚证、寒证腹泻患者，主张常服滋养食品。

（二）药物治疗：对于腹泻的药物治疗方法甚多。《医学入门》谓：“凡泻皆兼湿，初宜分理中焦，渗利下焦，久则升提。”

《医宗必读》谓："治法有九：一曰淡渗，……使湿从小便而去；一曰升提……鼓舞胃气上腾则注下自止；一曰清凉……热者清之是也；一曰疏利……通因通用是也；一曰甘缓……急者缓之是也；一曰酸收……散者收之是也；一曰燥脾……虚者补之是也；一曰温肾……寒者温之是也；一曰固涩……滑者涩之是也。"其他有关腹泻治疗论述尚多，难加尽举。但腹泻的药物治疗，大致可分为下列六类：

1. 利湿：《内经》谓："湿胜则濡泻"。朱丹溪谓："泄泻……多因于湿，惟分利小水，最为上策。"张景岳谓："凡泄泻之病，多由水谷不分，故以利水为上策。"又谓："泄泻之病，多见小水不利，水谷分则泻自止，故曰治泻不利小水，非其治也。"利湿，即利小便之意，利尿可止泻，一般用以治疗腹泻者，有胃苓汤（241）、五苓散（83）、大小分清饮（242）等方。

2. 清热：《素问·阴阳应象大论》谓："暴注下迫，皆属于热。"又谓："火郁之发，民病注下。"《医宗必读》谓："热淫所注，暴注下迫，苦寒之剂，用涤燔蒸，犹当溽暑伊郁之时，而商飙飒然倏动，则炎熇如失矣。"（同上）热，是指人体在受外邪感染后，所引起之全身或局部功能亢进或中毒症状，清热即用药物以制止亢进功能或直接解毒之意，腹泻之因热而致者，清热即可以止泻。清热之剂甚多，一般用以治疗腹泻者，有葛根黄芩黄连汤（97）、桂苓甘露饮（243）加减方、黄芩汤（96）等。

3. 去积：《医宗必读》谓："痰凝、气滞、食积、水停，皆令人泻。随证祛逐，勿使稽留。"（同上）积，系指有物停积之意，腹泻之由于积而发生者，去积是根本的治疗方法。腹泻之因积而致者，以食积为最多见，因此去食积，又为重点。去食积的方剂，一般用于腹泻者，有保和丸（147）、枳实导滞丸（146）等。

4. 补脾：《素问·藏气法时论》谓："脾病者……虚则腹满

肠鸣，飧泄食不化。”《医宗必读》：“土德无愆，水邪不滥，故泻皆成于土湿，湿皆本于脾虚，仓廪得职，水谷善分，虚而不培，湿淫转甚。”（同上）补脾，是旺盛人体消化功能之意，腹泻之发生，由消化功能衰弱或衰竭而致者，治疗上必须从补脾着手。补脾方剂甚多，用于腹泻者，有补中益气汤（14）、香砂六君子汤（45）、参苓白术散（244）、理中汤（75）、八珍散（245）等。

5. 温肾：《内经》谓：“肾主大小便。”又谓：“肾司开阖。”《医贯》谓：“大便之能开而复能闭者，肾操权也。今肾既虚衰，则命门之火熄矣。火熄则水独治，故令人多水泻不止。”（同上）肾，含义甚广，系泛指人体生理调节代偿功能之原动能力。腹泻之发生，由于肾虚所致者，治疗上应以温肾为主要治疗方法。温肾方剂甚多，用于肾虚致泻者，一般有四神丸（246）、金锁正元丹（247）、椒附丸（248）等。

6. 固涩：《内经》谓：“滑者涩之。”《医宗必读》谓：“注泄日久，幽门道滑，虽投温补，未克奏功，须行涩剂。”（同上）《明医杂著》谓：“久泄肠胃虚滑不禁者，宜涩之。”（同上）固涩，即用药物硬性止住泻下之意。如患者腹泻不止，且有虚脱现象，必须考虑应用涩剂以防止全身衰竭。固涩方剂甚多，常用于腹泻不止者，有诃子散（249）、真人养脏汤（106）、桃花汤（107）、固肠丸（250）等。

对于腹泻之药物治疗，原则上不出以上所述六种方法。所应说明者，此六种治疗方法，临床上并非截然分立的，当视病者之具体情况综合应用。例如：实证、热证腹泻患者，清热、去积治疗之下，往往须合并利湿；虚证、寒证之腹泻患者，补脾、温肾治疗之下，往往亦合并利湿或固涩。至于并有其他伴随症状者，则更须综合患者全身情况，辨证论治。《医学入门》谓：“其间有风胜，兼以解表；寒胜，兼以温中；滑脱涩住，虚弱补益，食积消导；湿则淡渗，陷则升举，随症变用而不拘于次序。”（同上）《医宗必读》谓：“至如先后缓急之权，岂能预设，须临症之顷，圆机临变。”（同上）因此，对于以上六种治疗腹泻方法的应用，在临床上必须高度灵活，时时掌握辨证论治原则，千万不可顾此失彼。

（三）针灸治疗：腹泻的针灸治疗，实证、热证腹泻患者宜针，虚证、寒证腹泻患者宜灸。所取穴位，上肢有内关、曲池、手三里、合谷等穴位，下肢有足三里、内庭等穴位，腹部有中脘、天枢、气海、关元等穴位，背部有三焦俞、气海俞、大肠俞、小肠俞、肾俞等穴位。

胃苓散　厥功宏①　湿而冷　萸附行②
湿而热　连芩程③　湿夹积　曲楂迎④
虚兼湿　参附苓⑤

原注　①胃苓散暖脾平胃利水，为泄泻之要方。②胃苓散加吴茱萸、附子之类，腹痛加木香。③胃苓散加黄芩、黄连，热甚去桂枝加葛根。④食积加山楂、神曲，酒积加葛根。⑤胃苓散加人参、附子之类。

浅说　腹泻之发生，其病变器官主要在脾胃，其病理生理变化主要为湿胜，因此对于腹泻之治疗，和胃利湿的方法是广泛适用的。和胃，即调和胃肠病理状态，使之变为正常生理状态之意；利湿，即利尿之意。和胃、利湿是治疗腹泻的常用方法。虚证、寒证腹泻患者，在和胃利湿的基础之上，兼以温补；实证、热证腹泻患者，在和胃利湿基础之上，兼以清热。胃苓散由平胃散与五苓散二方合组而成，方中苍术、白术，健脾、燥湿；厚朴、陈皮，行气、消胀；桂枝合泽泻、猪苓、茯苓等药，利湿、行水，综合各药性能，本方实具有和胃、利湿双重作用，因此为治疗腹泻常用之方剂。以本方为基础，根据患者全身不同症状之性质，增加其他对症药物。寒证、虚证腹泻患者，可于本方中加吴茱萸、附子、人参、干姜、黄芪之类温补药物，于和胃利湿基础之上兼行温中补虚；热证、实证腹泻患者，可于本方中加黄芩、黄连、山楂、神曲、麦芽、谷芽、枳实、瓜蒌、莱菔子之类清凉、消导药物，于和胃利湿基础之上，兼行清热、行滞。陈修园氏对本方是推重的。陈氏原文谓："胃苓散、厥功宏"，原注"胃苓散，暖脾，平胃，利水，为泄泻之要方"，于此可见陈氏对本方之重视。但应加以说明者，和胃利湿方法仅就一般腹泻而言，在一定情况之下，和胃利湿方法，并不是都能适用的。张景岳谓："病久者不可利，阴不足者不可利……口干非渴而不喜冷者不可利。盖虚寒之泻，本非水有余，实因火不足；本非水不利，实因气不行。夫病不因水，而利则亡阴，泻以火虚，而利复伤气。倘不察其所病之本，则未有不愈利愈虚而速其危者矣。"（同上）可见虚证、寒证腹泻患者，应以温补为主，胃苓散加温补药物，虽云亦可治疗虚寒腹泻，但究非正治之法，此一点读者不能不知。

脾肾泻　近天明①　四神服　勿纷更②

原注　①五鼓以后泻者，肾虚也。泻有定时者，土主信，脾虚也，故名脾肾泻。②四神丸加白术、人参、干姜、附子、茯苓、罂粟壳之类为丸，久服方效。

浅说　关于"脾肾泻"特点，在上节证候类型中已加介绍，此不重复。脾肾泻属虚寒腹泻范围，因此在治疗上，以温补脾肾为主。戴复菴谓："肾泻……本症之治疗大法，在温补下元。"四神丸由肉豆蔻、补骨脂、吴茱萸、五味子、生姜、大枣等药物组成，补骨脂、五味子温肾；吴茱萸、肉豆蔻、生姜温脾，因此本方为温补脾肾之常用方。此外尚有金锁正元丹、椒附丸等方，亦为治疗肾泻患者之常用方剂。

恒法外　内经精[①]　肠脏说　得其情[②]
泻心类　特丁宁[③]

原注　①照此法治而不愈者，宜求之《内经》。②肠热脏寒，肠寒脏热，内经精义，张石顽颇得其解。③诸泻心汤张石顽俱借来治泻，与《内经》之旨颇合，详载医学从众录。

浅说　关于腹泻之发生，前已述及，其病变器官，主要在胃肠，其症状之性质，非虚寒即实热。典型之腹泻患者，胃寒肠亦寒，胃热肠亦热，在治疗上亦不外寒以热治，热以寒治。但非典型腹泻症状，则比较复杂，有胃寒而肠热者，有胃热而肠寒者。胃寒肠热，是指人体胃功能衰退，肠功能亢进，胃热肠寒，是指胃功能亢进，肠功能衰弱。如何诊断，主要依靠症状。《灵枢·师传》谓："胃中热则消谷，令人悬心善饥……肠中热则出黄如糜……胃中寒则腹胀，肠中寒则肠鸣飧泄。胃中寒，肠中热则胀而且泄，胃中热肠中寒则疾饥，小腹痛胀。"张石顽谓："盖热泄则肠垢黄赤，寒泄则鹜溏清冷，此病机之最显著者，可以明辨。况有胀而泄利黄赤，此胀为胃寒阳气不布之胀，泄为肠热便垢之泄。复有消谷易饥，小腹胀痛之病，岂非胃中有热，肠中有寒之一验乎。"（《张氏医通·大小府门》）据上所述，在临床诊断上必须注意下列几点：

1. 胃热肠寒患者，主要表现为：食欲好、易饥饿，但食后易腹胀不适，少腹或痛或胀，泻出物多鹜溏清冷，甚至完谷不化。

2. 胃寒肠热患者，主要表现为：食欲不佳，经常腹部胀满不适，少腹痛胀或腹泻，泻出物为深黄色稀便，或黄色水泻。

3. 不论胃寒肠热或胃热肠寒患者，其平素必消化功能不佳，素有慢性消化不良历史。

由于胃热肠寒或胃寒肠热患者，其病理生理变化为正虚邪实之象，因此在治疗上，一方面应固正，一方面应祛邪。张仲景《伤寒论》中诸泻心汤（251）及黄连汤（252）、干姜黄连黄芩人参汤（253）等方，均属于正邪兼顾的治疗方剂，因此可用以治疗寒热错杂之腹泻患者。

眩晕第十五

眩晕症　皆属肝[①]　肝风木　相火干[②]
风火动　两动搏[③]　头旋转　眼纷繁[④]
虚痰火　各分观[⑤]　究其旨　总一般[⑥]

原注　①《内经》云：诸风掉眩，皆属于肝。②厥阴为风木之藏，厥阴风木为少阳相火所居。③风与火皆属阳而主动，两动相搏，则为旋转。④此二句写眩晕之象也。⑤仲景主痰饮。丹溪宗河间之说，谓无痰不眩，无火不晕。《内经》云：精虚则眩。又云：肾虚则头重高摇，髓海不足则脑转耳鸣。诸说不同如此。⑥究其殊途同归之旨，木动则生风，风生而火发，故河间以风火立论也。风生必挟木势而克土，土病则聚液而成痰，故仲景以痰饮立论，丹溪以痰火立论也。究之肾为肝母，肾主藏精，精虚则脑空，脑空则旋转而耳鸣，故内经以精虚及髓海不足立论也。言虚者言其病根，言实者言其病象，其实一以贯之也。

浅说　眩晕是一个症状而不是一个病名，许多疾病都可以引起眩晕症状的发生。《尹氏济生方·眩晕门》谓："眩运者，当分内外所因，……六淫外感，七情内伤皆能致此。"于此可见其包括范围之广。兹仍病因、病理生理、症状、诊断、治疗、预后等各方面，作下列概要介绍：

一、病因　关于眩晕发生的原因，有下列几点：

1. 外感六淫:《严氏济生方》谓:“六淫外感，七情内伤，皆能致此，当以外证与脉别之。风则脉浮有汗，项强不仁，寒则脉紧无汗，筋挛掣痛，暑则脉虚，烦闷，湿则脉细，沉重吐逆。”（同上)《古今医统大全》谓:“眩运宜审四气，眩运夹风则有汗，寒则掣痛，暑则热闷，湿则重滞，此四气乘虚而眩运也。”《医学入门·杂病分类》谓:“冒雨伤湿，头重眩痛。”《医学正传·眩晕》谓:“有因其气化而为外感风邪而眩者。”《医学六要》谓:“夏月头眩，偶冒暑劳，形脉虚细，烦闷口渴，属伤暑。”又谓:“冬月冒寒，鼓激痰涎，亦作眩运。”风、寒、暑、湿等，均属外邪，外感邪气，可以使人发生眩晕症状。

2. 内伤七情:《丹溪心法·头眩》谓:“或七情郁而生痰动火，随气上厥，此七情致虚而眩运也”。《奇效良方》谓:“天之气曰风，人之气曰怒，怒则致伤肝木，木动生风，令人头目眩转，皆由此矣。”《医学六要》谓:“头眩恒见于郁悒之人及妇女。”《景岳全书·杂证谟·眩运》谓:“头眩……有眴目惊心而运者，有焦思不释而运者，有被驱被辱，气夺而运者，有悲哀痛楚大叫大呼而运者……有大怒之后，木肆其强而运者。”七情，即指喜、怒、哀、乐、悲、思、恐等精神上的异常刺激，伤于七情可以使人发生眩晕症状。

3. 酒色过度:《丹溪心法·头眩》谓:“淫欲过度，肾家不能纳气归原，使诸气逆奔而上，此气虚眩运也。”《奇效良方》谓:“酒醉行房，劳伤精血，使气不能归原而诸气逆上，是为头目眩运也。”（同上）《景岳全书》谓:“有男子纵欲，气随精去而运者，有大醉之后，湿热相乘而运者。”（同上）酒色过度，亦可使人发生眩晕症状。

4. 由于失血引起:《严氏济生方》谓:“金疮吐衄便利及妇人崩中去血，皆令人眩晕。”（同上)《丹溪心法》谓:“吐衄漏崩，肝家不能收摄荣气，使诸血失道妄行，此血虚眩运也。”（同上)《古今医统大全》谓:“眩晕一症，……有血虚者，乃因亡血过多，阳无所附。”《景岳全书》谓：“有吐血、衄血、便血而运者，有痈脓大溃而运者，有金石破伤失血痛极而运者。”（同上）不论何种失血，只要失血过多，均可使人发生眩晕症状。

5. 由于外伤所致：《医学正传》谓：“外有因坠损而眩运者。”（同上）可见外伤震动之后，亦可以引起眩晕症状。

6. 由于体质年龄因素所致：《古今医统大全》谓：“肥人眩运，气虚有痰，瘦人眩运，血虚有火。”《景岳全书》谓：“年老精衰，劳倦日积，而忽患不眠，忽苦眩运者，此营卫两虚之致然也。”又谓：“今人之气禀薄弱者，无论少壮，或于劳倦，或于酒色之后，每忽有耳鸣如磬，或头眩眼黑。”（同上）《医学六要》谓：“少年无运病，亦有禀赋怯弱而有此者，又不可以常理论。”肥胖之人多属痰湿体质；瘦弱之人多属阴虚体质。痰湿、阴虚体质，均可发生眩运症状，至于老年人或少年之禀赋薄弱者，亦常可发生眩运症状。

7. 由于错误治疗：《伤寒论》谓：“太阳病，先下而不愈，因复发汗，以此表里俱虚，其人因致冒。”（95条）又谓：“伤寒吐下后，发汗，虚烦，脉甚微，八九日心下痞鞕、胁下痛、气上冲咽喉，眩冒。”（165条）《古今医统大全》谓：“眩运宜审三虚……伤寒吐汗下后，必是阳虚。”可见错误的治疗，尤其是不适当的汗、吐、下等，均可使人发生头目眩晕。

以上七类病因，其中以2、3、4、6为最多见，因为眩晕多属虚证，其症状的发生，一般均属于慢性过程，积渐而致。

二、病机 对于眩晕的发病机理认识，可以归纳为下列几点：

1. 由于肝病、肾病、脑病：《素问·至真要大论》谓：“诸风掉眩，皆属于肝。”又谓：“肝病头目眩。”《灵枢·终始》谓：“病生于头者，头重。”又谓：“脑为髓之海……髓海不足，则脑转耳鸣，胫痠眩冒。”（《灵枢·平人绝谷》）又谓：“乱于头，则为厥逆，头重眩仆。”(《灵枢·五乱》)《证治准绳·杂病·眩晕》谓:“此皆湿邪害肾，逼太阳之气留于上而然也。”肝与脑，系指人体神经系统，肾，是指人体泌尿生殖系统及内分泌作用。肝病、肾病、脑病，均可以使人发生眩晕症状。

2. 痰饮所作:《金匮要略·痰饮咳嗽病脉证治》谓:“心下有痰饮，胸胁支满目眩。”又谓:“脐下有悸，吐涎沫而癫眩，此水也。”《古今医统大全》谓:“肥人眩运，气虚有痰。”《丹溪心法》谓:“无痰则不作眩。”痰饮，是指人体在病因作用之下所积潴之病理液体产物，此种液体不能得到正常排除，即可发生眩晕症状。

3. 虚火上犯:《丹溪心法》谓:“头眩，痰夹气虚并火。”(同上)《古今医统大全》谓:“瘦人眩运，血虚有火。”(同上)《医学六要》谓:“眩运悉属痰火……瘦人脉弦数，乃阴虚相火上炎也。”火，是指人体在病因作用之下所呈现的功能亢进状态，功能亢进影响及于脑部时，即可发生眩运症状。

4. 气虚或血虚:《灵枢·卫气》谓:“上虚则眩。”《古今医统大全》谓:“眩运有气虚者，当升阳补气；有血虚者，当益阴补血。”《医学正传》谓:“痰夹虚火，上冲头目，正气不能胜敌，故忽眼黑生花，若坐舟车而眩运。”又谓:“不兼他病而运者，是皆虚损也。”(同上)《奇效良方》谓:“眩运虽属痰火，未尝不由肾虚兼风邪所得。”(同上)

对于眩晕之发病机理，大致不出以上四点，所应说明者，此四点并不是孤立的，而是互为因果。痰饮之生，往往系由于气虚，火气上犯，往往系由于血虚。肝、脑、肾等器官病变，从现象上来看，多系因痰、因火，但从本质上来看，则又多系由于气虚、血虚而来。《医学正传》谓:“痰夹虚火，上冲头目，正气不能胜敌，故忽眼黑生花，若坐舟车而眩运。”(同上)《医学六要》谓:“脑为髓海，脑实气旺，火自不能上升。”(同上)陈修园《医学三字经》原文:“虚痰火，各分观，究其旨，总一般。”原注：“言虚者，言其病根，言实者，言其病象，其实一以贯之也。”这些说法，都充分可以说明眩运的病理生理认识，以虚为主。痰火等均属在虚的基础之上所继发，此一点与治疗密切相关，读者应该加以深切理解。

三、症状 关于眩晕症状，成无已谓：“眩者非眩而见其眩，谓眼黑眩也，运者为运转之运，世谓之头眩是也。”《丹溪心法》谓：“眩者，言其黑运转旋，其状目闭眼暗，身转耳聋，如立舟船之上，起则欲倒。”（同上）《医学正传》谓：“眼黑生花，若坐舟车而旋运也。甚而至于卒倒无所知者有之。”（同上）《证治要诀》谓：“眩运之甚，抬头则屋转，眼常观见黑花，常如有物飞动，或见物为两。”（同上）《医学入门》谓：“眩运或云眩冒，眩言其黑，运言其转，冒言其昏，其义一也。”（同上）《证治准绳》谓：“眩运……甚则耳鸣眩转，目不识人，善暴僵仆。”（同上）《景岳全书》谓：“每忽有耳鸣如磬，或头眩眼黑，倏顷而止……中年之外，多见眩仆卒倒等证。”（同上）就以上所引述，可归纳为下列四点：

1. 本证症状主要为头目昏眩，眼睛发黑发花，患者有自身或外物旋转的感觉。

2. 本证患者，轻者头昏眼黑，倏顷而止。重者可以站立不稳，神识昏迷。

3. 本证患者，眩运同时可以伴有视力暂时丧失或视物不清，或视一物为二等症状。

4. 青年或中年患者，眩晕较轻，容易恢复。中年以外患者症状较重，常见眩仆卒倒等症。

四、诊断 关于眩晕的诊断，是根据患者的病史和体征。

（一）病史方面：对于眩晕患者的病史询问，应注意下列各点：

1. 有无受风、受寒、冒暑、伤湿等历史？因为外感六淫，尤其是伤于风、寒、暑、湿等，可以发生眩晕。

2. 有无精神感情上的异常变化？尤其是忧虑、忿怒、悲哀等历史，必须询问，因为内伤七情，常为诱发眩晕的原因。

3. 有无纵欲、嗜酒等历史？因为酒色过度，均可使人发生眩晕。

4. 有无吐血、衄血、外伤出血？妇女须问有无血崩、产后失血等历史，因为各种失血，均可使人发生眩晕。

5. 有无跌仆及由高处坠下等外伤史？因为坠损跌仆之后，可以引起眩晕。

6. 眩晕症状发生之前，有无其他疾病？如有其他原发疾病，必经详细询问其治疗过程，因为在治疗上的错误或不及时，亦可以引起眩晕。

（二）症状与体征：关于眩晕患者之症状，在上节中已作介绍，此不重列。至于患者体征方面，临床上必须注意下列各点：

1. 望诊：眩晕患者的望诊，一般应注意下列四点：

（1）体形：着重在观察患者之肥瘦，肥胖者其眩晕多属气虚痰盛，清瘦者其眩晕多属血虚火盛。

（2）面色：面赤唇红者，多属痰实、火盛，面色灰暗，口唇苍白者，多属气虚血虚。

（3）神志：神识清楚，动作自如者病轻，神志不清，动作不稳者病重，神志不清，手足乱动或兼见面色如醉者病危。

（4）望舌：舌质鲜红，舌苔黄燥厚腻者多属阴虚火盛，舌质淡红，舌苔薄白或厚腻或灰黑滑润者，多属阳虚痰盛。

2. 闻诊：呼吸平匀，言语不乱者轻，呼吸迫促，气短声微者重，呼吸困难，胸高痰涌，言语失伦者病危。

3. 问诊：症状方面的问诊，应注意眩晕患者各种自觉伴随症状，应详细询问下列三点：

（1）问寒热：眩晕伴有发热恶寒者，多属外感六淫所致，其中发热恶寒有汗者为夹风；发热恶寒、身痛无汗者为夹寒；

发热不恶寒，烦闷口渴者为夹暑；全身骨节疫痛重滞者为夹湿。

(2) 问大小便：眩晕患者大便干燥，小便黄赤者多属阴虚火盛，大便正常或溏泄，小便清白，或短少者多属气虚痰盛。

(3) 问所喜所恶：眩晕患者头面喜暖，手按则眩晕症状减轻者多属气虚；若喜冷恶暖，手按头部，眩晕情况无改变或加重者多属痰火。

(4) 切脉：眩晕患者脉象方面变化极大，一般说来，气虚痰盛者，脉多见沉濡、沉涩，或沉迟；血虚火盛者，脉多见沉数、沉滑或洪芤。眩晕脉象一般以沉缓为贵，如脉见浮弦躁急，则示病重。

五、治疗 眩晕的治疗，分为一般治疗、药物治疗、针灸治疗等三方面：

(一) 一般治疗：眩晕的一般治疗，从饮食生活调理方面着手，其具体内容大致可以分为下列三项：

1. 禁食或少食肥肉、浓煎厚味、酒类等刺激性食品：孙思邈《备急千金要方·小肠腑·风眩》谓："风眩之病……大都忌食十二属肉。"《医学六要》谓："屏除一切膏粱厚味、酒肉肥甘、生痰动火之物。"

2. 节制性欲，避免精神刺激因素：《薛氏医案》谓："戒七情，远帷幕。"张三锡谓："远色戒性。"朱丹溪谓："眩运乃中风之渐，中年之后，大病之余，必加补养，断酒色，方保无虞。"(同上)

3. 增强营养，注意休息：《医学六要》谓："因时培养。"《丹溪心法》谓："必加补养。"(同上)

(二) 药物治疗：眩晕症状的药物治疗，主要系针对患者病理生理变化。眩晕患者其病变器官，主要在脑、在肝，其病理生理变化主要为痰、为火、为虚，因此也主要据此分除痰、降火、平肝、补虚等四个方面来作治疗。兹简单分别作下列介绍：

1. 除痰：痰，指人体在病因作用之下所积潴的病理液体产物，除痰，即使用药物以排除此种积潴体内液体之意。痰在肺，以祛痰、清痰为主，此类方剂常用者有加味二陈汤（254）、苏子降气汤（255）、香橘饮（256）、旋覆花汤（257）、祛痰丸（258）、天南星丸（259）等。痰在肾，以利湿为主，此类方剂常用者有苓桂术甘汤（148）、五苓散（83）、泽泻白术汤（260）等。

2. 降火：火，是指人体在病因作用之下所呈现的功能亢进现象。降火，亦即使用药物以消除此种亢进紧张现象之意。降火的方法有二：其一为清火，即清热解毒之意。其二为泻火，即用泻下的方法降火。清火常用方剂有加减四物汤（13）、白虎汤（68）、钩藤散（261）、菊花散（262）等，泻火常用方剂，有荆黄汤（263）、凉膈散（264）、加减泻青丸（265）等。

3. 平肝：肝，系指人体神经系统。平肝，亦即镇静之意。眩晕症状之由于肝旺而致者，平肝为有效的治疗方法。常用之平肝剂，有朱砂安神丸（266）、磁朱丸（267）、陈氏麻菊散（268）等。

4. 补虚：虚，指人体生理调节代偿功能衰弱或衰竭。补虚，即使用药物以兴奋人体生理调节代偿功能，或补充人体生理必需物质之意，前者为补气，亦称补阳，后者为补血，亦称补阴。眩晕症状由于气虚而致者，以补气、补阳为主。补气、补阳方剂甚多，常用以治疗眩晕者，有调中益气汤（269）、加味人参散（270）、治中汤（271）、正元丹（272）、一味鹿茸酒（273）等。由于血虚而致者，以补血、补阴为主，常用以治疗眩晕者，有杞菊地黄汤（274）、左归饮（30）、守中丸（275）、补肝养荣汤（276）、金水六君煎（277）等方。

对于眩晕的药物治疗，大致不出以上四点所述。所应说明者，眩晕虚证居多，因此在治疗上以补虚为主，平肝为辅。至于除痰、降火等治疗，只不过是为了在紧急情况下，对症处理以及配合补虚、平肝等治疗而立。此类方法，原则上只能暂用，不能常用，中病则止。

（三）针灸治疗：眩晕的治疗，针灸是一个很重要的辅助疗法，读者不能不知。眩晕症状的针灸治疗，急症以针为主，缓起者可针灸并用。所取穴位，头部可取百会、攒竹、风池、太阳等穴；腹部可取期门、气海、关元等穴；背部可取肝俞、肾俞、气海俞等穴；上肢可取合谷、曲池等穴；下肢可取三里、三阴交、复溜等穴。

六、预后 眩晕症状之预后，与发生之原因，症状之轻重，患者之年龄体质等各方面密切相关。单纯由于外因所致之眩晕，在外因解除之后，可以完全恢复。眩晕程度轻，患者年龄少壮，全身情况非太恶劣者，预后亦好。由于内因而致之眩晕，或患者年高体弱，一般预后不良。张景岳谓："人于中年之后，每多耳鸣，如风雨、如蝉鸣、如潮声，是皆阴衰肾亏而然。经曰：人年四十而阴气自半，半即衰之谓也。欲求来复，其势诚难，但得稍缓，即已幸矣。"（《景岳全书·杂证谟·耳证》）明显说明由内因而致之眩晕症状，根治是比较困难的，一般只能做到减轻症状。其次，眩晕与中风密切相关，《丹溪心法》谓："眩运者，中风之渐也。"（同上）说明眩运往往是中风的前驱症状，不能控制其发展，患者可以继发中风，危及生命。

痰火亢　大黄安

原注 寸脉滑，按之益坚者为上实，丹溪用大黄一味，酒炒三遍为末，茶调下一二钱。

浅说 关于眩晕症状的治疗，上节中已加系统概要介绍。治本以补虚、平肝为主，治标以除痰、降火为主。本节所谓：

“痰火亢，大黄安”，即专指眩晕症状之治标而言。

眩晕患者之先治其标，是有条件的。《丹溪心法》谓：“眩运不可当者，以大黄酒炒为末，茶汤调下即止……急则治其标也。”（同上）《医学六要》谓：“所谓上实者，痰火泛上也，急则治痰火。”又谓：“脉弦实有力，口烦渴，壮盛之人，属实痰实火。”《景岳全书》谓：“大黄末之，治眩运不可当，惟痰火上壅者宜之。”（同上）《医学从众录》谓：“眩晕一症，余于寸口脉滑，按之益坚者为上实，遵丹溪以酒大黄治之。”（同上）《医学实在易》亦谓：“有火亢头眩晕不可当者，大黄酒炒三遍，研末，清茶调下。”据此可知，眩晕症状之必须以“除痰降火”办法先治其标者，必须在临床上具备下列条件：

1. 眩晕极度严重以致不能忍耐。

2. 具痰火上犯证候：如外形肥胖壮盛之人，且有心烦、口渴、便结等伴随症状。

3. 有痰火上犯体征：察脉时可见弦脉、数脉、滑脉等脉象。

以上三点，为眩晕患者临床上必须用“除痰降火”方法之适应证。酒炒大黄，为泻下药，用之于眩晕患者之痰火上犯者，亦不过取其泻下作用以泻火止眩之意。所应注意者，眩晕一症多属虚证。泻火并非正治之法。只能用于不得已情况之下。

上虚甚　鹿茸餐

原注　寸脉大，按之即散者为上虚，宜鹿茸酒。鹿茸生于头，取其以类相从，且入督脉而通于脑，每用半两酒煎去滓，入麝香少许服。或用补中益气汤及芪术膏之类。此证如钩藤、天麻、菊花，俱可为使。

浅说　上虚指气虚或阳虚，《灵枢·口问》谓：“上气不足，头为之苦倾，目为之眩。”《灵枢·卫气》谓：“上虚则眩。”气虚或阳虚，即谓眩晕症状之发生，系由于人体生理调节代偿功能衰弱所致。

鹿茸，味甘性温，为补气、补阳药。补中益气汤及芪术膏主要药物为人参、黄芪、白术，亦具补气、补阳作用，因此均可用以治疗由于上虚而致之头眩。陈氏原注谓："天麻、钩藤、菊花之类，俱可为使。"此类药物，可以明目、平肝，配于补气药物中，治疗头目晕眩，无非补虚之中，辅以平肝之意。

眩晕患者之必须用补气、补阳等药物来作治疗者，也是有一定条件的，其适应证有下列二点：

1. 具一般气虚、阳虚症状，如病程久、病势缓、精神倦怠、气短神乏、食欲不振、渴不欲饮、大便溏泻或便结、头面喜热，手按头部则眩晕症状减轻。

2. 具一般气虚、阳虚体征，如脉象缓大无力，或重按则散，或沉细微迟。

以上两点，为眩晕患者须用补气、补阳方法的适应证，鹿茸价格甚贵，可以用参、芪等药代替。

欲下取　求其端[①]　左归饮　正元丹[②]

原注　①端，头也。谓寻到源头也。欲荣其上，必灌其根。古人有上病下取法。②左归饮加肉苁蓉、川芎、细辛甚效。正元丹亦妙。

浅说　对于眩晕的治疗，一般有上病下取之说。陈修园《医学实在易》谓："海论曰：髓海不足，则脑转耳鸣，胫痠眩冒，目无所见，懈怠安卧。此言病在上而根起于下。"《三字经》原注谓："欲荣其上，必灌其根。"上病下取，即上病治下之意。眩晕下取的方法有二：其一为泻实，这方面的具体内容，包括泻火与利湿两类。火盛于上者，以泻火为主；痰盛于上者，以利湿为主。总的说来，泻实方法一般属于治标范畴。因此只适用于紧急情况之下。下取的另一种办法为补虚，补虚又以补肾为主，根据“诸风掉眩，皆属于肝”，肾为肝之母，因此，补肾即所以治肝。

左归饮由熟地、山茱萸、怀山药、茯苓、枸杞、甘草等药组成，加细辛、川芎、肉苁蓉名加味左归饮。临床上常用以治肾阴不足之头痛头眩。陈修园谓：“加味左归饮，治肾虚头痛如神，并治眩晕目痛。”正元丹由人参、白术、黄芪、山药、茯苓、甘草、附子、干姜、肉桂等药组成，临床上常用以治“肾阳不足”之头眩头痛。陈修园谓：“治命门火衰头眩。”二方或补肾阴，或补肾阳，均以补肾为主，为肾虚眩晕常用方剂。

以上所述眩晕证治，均系指较单纯之症状而言。前已述及，眩晕症状之发生，或由“气虚痰盛”，或由“血虚火盛”，因此实际在临床上，标本分明，单纯之眩晕患者并不多见，往往气虚与痰盛症状、血虚与火盛症状同时互见。因此在具体治疗上，也很难将治标治本截然划分，而一般均仍属于针对症状作综合治疗。

呕吐哕第十六（呃逆附）

呕吐哕　皆属胃

原注　呕者从沤，沤者水也，口中出水而无食也。呕吐者，水与食并出也。哕者，口中有秽味也，又谓之干呕。口中有秽味，未有不干呕也。呃逆者，气冲有声，声短而频也，其病皆属于胃。

浅说　关于呕吐，《伤寒明理论·呕吐论》谓："呕者有声者也，俗谓之啘。吐者吐出其物也。"陶华谓："呕者，声物俱出也。吐者，无声而但出物者也。"又谓："干呕者，空呕而无物出也。"（《伤寒六书·论呕吐》）朱丹溪谓："凡有声有物谓之呕吐。"（《丹溪心法·呕吐》）吐时有声无物叫呕，吐时有物无声叫吐，吐时有声有物叫呕吐。呕、吐、哕虽然各有特点，但均是属于胃的疾病，所以陈修园氏原文谓："呕吐哕，皆属胃。"

一、病因　关于呕吐与呃逆的发病原因，归纳起来，有下列七点：

1. 风寒外感：《伤寒论》谓："太阳病，或已发热，或未发热，必恶寒、体痛、呕逆，脉阴阳俱紧者，名曰伤寒。"（第3条）又谓："太阳中风……鼻鸣干呕。"（第12条）《伤寒明理论》谓："大抵伤寒表邪欲传里，里气上逆则为呕，是以半表半里症多云呕也。"（同上）张景岳谓："风寒外感，或伤寒，或痎疟，凡邪在少阳，表邪未解而渐入里，所以外为寒热，内作呕吐。”又谓：“伤寒……少阳证，邪在半表半里之间，则寒热往来，气为邪抑而哕逆者有之。”又谓：“伤寒失下，邪入正阳明……上冲作呃。”（《景岳全书·杂证谟·呕吐》）风、寒均属外邪，是人体致病的外因。太阳、少阳、阳明等，指疾病进行阶段及病势发展过程，人体外感风寒，可以合并发生呕吐、干呕或呃逆。

2. 饮食内伤：《严氏济生方·呕吐翻胃噎膈门》谓：“饮食失节，温凉不调，或喜餐腥脍乳酪，或贪食生冷肥腻，露卧湿处，当风取凉，动扰于胃，胃既病矣，则脾气停滞，清浊不分，中焦为之痞塞，遂成呕吐之患焉。”《证治要诀·呕吐》谓：“食呕多因……饮食不节而生。”张景岳谓：“饮食伤胃而作呕。”又谓：“杂证之呃……有因食滞而逆者。”（同上）是可见饮食停滞，亦常令人发生呕吐或呃逆。

3. 续发于心、脾、肝、肾等器官慢性疾病：《素问·厥论》谓：“太阴之厥，则腹满䐜胀，后不利，不欲食，食则呕。……少阴厥逆虚满呕变，下泄清。”《伤寒论》谓：“太阴之为病，腹满而吐。食不下。”（第273条）又谓：“少阴病，欲吐不吐，心烦但欲寐。”（第282条）又谓：“少阴病，饮食入口则吐，心中温温欲吐……干呕者，不可吐也，急温之，宜四逆汤。”（324条）张景岳谓：“本无内伤，又无外感而常为呕吐者，此既无邪，必胃虚也。”又谓：“下焦虚寒者，其肝肾生气之源不能畅达，故凡虚弱之人多见呃逆。”（同上）太阴指脾；少阴指心。脾多指人体消化系统，心多指循环系统。太阴病、少阴病，均可发生呕吐。即人体在慢性消化系疾患，或慢性循环系疾患至虚的情况之下，即可令人发生呕吐或干呕。肝多指人体神经系统，肾多指泌尿生殖系统。人体神经系或泌尿生殖系功能发生障碍时，即可令人发生呃逆。

4. 寄生虫：《伤寒论》谓：“蛔厥者，其人当吐蛔，今病者静而复时烦，此为脏寒。蛔上入膈故烦，须臾复止，得食而呕又烦者，蛔闻食臭出，其人当自吐蛔。”（第338条）《卫生宝鉴·呕吐》谓：“蛔上入膈，故吐蛔，此乃胃气虚寒。”《证治要诀》谓：“又有呕吐诸药不效……乃蛔在胸膈作呕。”（同上）蚘，即蛔虫，人体内如寄生有蛔虫，常因蛔虫活动而引起呕吐。

5. 妊娠恶阻：《金匮要略·妇人妊娠病脉证并治》谓：“妊娠，呕吐不止，干姜人参半夏丸主之。”《诸病源候论·妊娠恶阻候》谓：“恶阻病者……心中愦闷，气逆而呕吐也。”朱丹溪谓：“如二三个月内，呕吐恶心，不纳饮食，谓之恶阻。”可见妇人妊娠恶阻亦常为发生呕吐原因。

6. 精神因素：《证治要诀》谓：“食呕多因七情而得。”（同上）七情，主要是指人体喜怒哀乐悲思恐等情感上的刺激与变化，人体精神感情上的异常刺激与变化，亦常为呕吐发生的主要诱因。

7. 因治疗上的错误：《伤寒论》谓：“阳明病，不能食，攻其热，必哕。所以然者，胃中虚冷故也。以其人本虚，攻其热必哕。”（第199条）张景岳谓：“或因病误治，妄用克伐寒凉，本无呕吐而致呕吐者，胃虚也。”（同上）是可见治疗上的错误，尤其是对慢性虚性患者，妄用寒凉克伐之剂，常可因此而发生呕吐或呃逆。

以上七类情况，均为发生呕吐或呃逆之常见原因，其他如噎膈、反胃，基本上以呕吐为特点，眩晕、黄疸等，呕吐亦常为主要合并症状。这些疾病在相关各章中已作专门讨论，故此处不再重复。

二、病机 关于呕吐与呃逆的发病机理，《素问·举痛论》谓：“寒气客于肠胃……故痛而呕也。”《素问·至真要大论》谓：“诸呕吐酸，暴注下迫，皆属于热。”《灵枢·口问》谓：“真邪相攻，气并相逆，复出于胃故为哕。”《金匮要略·腹满寒疝宿食病脉证治》谓:“腹中寒气雷鸣切痛，胸胁逆满呕吐。”又谓:“卒呕吐，心下痞，膈间有水。”(《金匮要略·痰饮咳嗽病脉证治》)《活人书·呕吐》谓:“足阳明之气下行。今厥而上行，故为气逆，气逆则呕。”《严氏济生方》谓:“若脾胃无所伤则无呕吐之患。”《古今医统·呕吐之因不同》谓:“杨仁斋云：胃气不和而呕吐，人所共知。然有胃寒、有胃热、有痰饮、有宿食、有风邪入胃、有气逆冲上数种之异。”《诸病源候论·呕哕病诸候》谓:“呕哕之病者，由脾胃有邪，谷气不治所为也。胃受邪气则呕，脾受邪气，脾胀气逆，遇冷折之气不通则哕也。”张景岳谓:“杂证之呃，虽由气逆，然有兼寒者，有兼热者，有因食滞而逆者，有因气滞而逆者，有因中气虚而逆者，有因阴气竭而逆者……”（同上）就以上各家论述，可作如下小结：

1. 呕吐呃逆的发生，其病变主要在脾胃。故谓“呕吐哕，皆属胃。”“胃受邪气则呕，脾受邪气……则哕。”“若脾胃无所伤，则无呕吐之患。”

2. 呕吐呃逆的发生，其发病机理，主要由于人体消化功能的紊乱与反常。在正常情况之下，人体胃肠活动方向，系由上向下，如果反此而行由下上逆，即可发生呕吐或呃逆。所谓“足阳明（胃）之气下行，今厥而上行，故为气逆，气逆则呕。”“气并相逆，复出于胃而为哕。”

3. 呕吐呃逆的发生，其发病机转，主要由于人体脾胃气逆所致。引起脾胃气逆的原因很多，有因于寒者，有因于热者，有因于水者，有因于食者，有因于中气虚者，有因于阴气竭者。不论因寒、因热、因水、因阴阳虚竭均可影响脾胃，而使人发生呕吐或呃逆症状。人体在病因作用之下，不论胃肠功能衰退，炎性变化，饮食积滞，水饮潴留，或由其他器官如心、肝、肺、肾等慢性病变，而致之全身衰竭情况，均可影响人体消化系统，使人发生呕吐或呃逆。

三、证候类型 关于呕吐与呃逆的临床证候类型，归纳之可以分为下列三类：

（一）以证候性质作区分者

1. 虚呕或虚呃：呕吐或呃逆而伴有全身功能衰退或衰竭症状与体征者，为虚呕或寒呕、虚呃或寒呃。张景岳谓："胃虚作呕者，其证不一，当知所辨，若胃脘不胀者，非实邪也。胸膈不痛者，非气逆也。内无燥火者，非火邪也。外无风寒，非表邪也。无食无火而忽为呕吐者，胃虚也……"，又谓："凡杂证之呃……有因中气虚而逆者，有因阴气竭而逆者。"又谓："凡以大病之后或以虚羸之极，或以虚损误攻而致呃逆者，此最危之证。"（同上）秦景明谓："畏寒喜温，不思饮食，遇冷即呕，四肢清冷，二便清利，口不渴，唇不焦，食久不化，吐出不臭，此胃寒呕吐之症。"（《症因脉治·胃寒呕吐》）足见虚呕或虚呃其临床证候特点主要是：不胀不痛、喜温喜热、遇冷即呕、四肢清冷、二便清利，且患者素体虚弱，发病缓，病程长。虚呃或寒呃，一般更多发生在大病久病或病危情况之下。

2. 实呕或实呃：呕吐或呃逆而伴有全身功能亢进症状与体征者，为实呕或热呕、实呃或热呃。王肯堂谓："热呕食少则出，喜冷恶热，烦躁引饮，脉数而洪。"（《证治准绳·杂病·呕吐》）《医学入门·杂病分类·呕吐》谓："胃热面红手足热，食已即吐。"（《证治准绳·杂病·呕吐》）张景岳谓："凡实邪在胃而作呕者，必有所因，必有见证，若因寒滞者必多疼痛，因食滞者必多胀满，因气逆者，必痛胀连于胸胁，因火郁者，必烦热燥渴，脉洪而滑，因外感者，必头身发热，脉数而紧。"又谓："凡杂症之呃，有兼寒者，有兼热者，有因食滞而逆者，有因气滞而逆者……"（同上）故实呕或热呕、实呃或热呃，其临床证候特点主要是：或胀、或痛、或烦渴、或发热恶寒，脉或洪大或浮数，一般均有明显外因，如受凉、伤食、生气等等，且发病较急，病程较短。

（二）以发病原因作区分者

1. 伤寒呕呃：呕吐或呃逆由于受风受寒所发生者，为伤寒呕吐或呃逆。伤寒呕呃临床特点：一般均有表证如发热、恶寒、头痛、身痛、脉浮；或里证如发热不恶寒、汗出而渴、便闭溲短、脉洪；或半表半里，如往来寒热、口苦咽干、目眩、脉弦。伤寒呕吐症状，在表、在里、在半表半里均可发生，呃逆症状一般多发生在里证或半表半里证。表证阶段，少有发生呃逆。

2. 伤食呕呃：呕吐或呃逆由于饮食失节所致者，为食呕或食呃。《证治要诀》谓："伤食之症，胸膈痞塞，吐逆咽酸，噫败卵臭，畏食。"（同上）故伤食呕吐或呃逆其临床特点主要有胸满、噫臭、畏食等消化不良症状及伤食历史。

3. 伤气呕呃：呕吐或呃逆的发生，系由于精神情感方面的异常变化，如忿怒、忧虑等原因所致者，为伤气呕呃，或气呕、气呃。《医学入门》谓："凡气吐者，气冲胸痛、食已暴吐而渴。"（同上）张景岳谓："因气逆者，必痛胀连于胁肋。"（同上）故伤气呕呃临床特点主要是：胁胁满痛、食已即吐，且一般与精神因素有关。

（三）以临床症状特点作区分者

1. 干呕：呕而无物吐出，为干呕。陶华谓："干呕者，空呕而无物吐出也。"

2. 吐酸：呕吐酸水，为吐酸。吐酸一症，因寒、因热均可发生。《素问·至真要大论》谓："诸呕吐酸，暴注下迫，皆属于热。"张景岳谓："火气不能生土，则脾胃虚而肝邪侮之，故为酸也。"

3. 吐蛔：口中吐出蛔虫，为吐蛔，朱丹溪谓："蛔厥者，乃胃寒所生，经曰：蛔者长虫也，胃中冷即吐出蛔虫。"张景岳谓："有因胃火而吐蛔者。"

以上三种区分，均为临床诊断上所习用，其中尤以第一类为最重要。张景岳谓："呕吐一证，最当详辨虚实。"又谓："呃之大要，亦惟三者而已，一曰寒呃，二曰热呃，三曰虚脱之呃。”是可见临床上对于呕吐与呃逆之证候类型划分，主要的是以区分其寒热虚实为首要。

四、诊断 对于呕吐或呃逆的诊断，临床上主要是依据患者的病史与体征：

（一）病史：病史询问方面，呕吐或呃逆患者，必须询问下列各点：

1. 有无外感风寒、受冷、受凉、受暑等历史？因为呕吐或呃逆可因外感发生。

2. 有无伤食史？因为呕呃症状之发生，常与饮食因素有关。

3. 平素健康何如？有无心脾肝肾等器官慢性疾病？因为呕呃症状，常可由上述器官慢性疾病续发。

4. 有无泻蚘（蛔虫）或吐蛔史？因为呕呃症状，可以因寄生虫病而致。

5. 有无精神感情方面的异常变化？因为伤于七情，可以发生呕呃。

6. 妇女须问月经、妊娠生产情况，因为妊娠恶阻可以发生呕吐。妇人产后发生呃逆，一般多属危证。

7. 发病经过，治疗经过，亦须询问。因为治疗上的错误或不及时，亦可在临床上发生呕呃。

（二）症状及体征

1. 望诊：呕吐或呕逆的望诊，应注意下列两方面：

（1）一般情况：应注意患者神气、面色、体形、舌苔等各方面，虚呕或虚呃患者，一般多见精神倦怠、面色青白、体形消瘦、舌苔薄润，实呕或实呃患者一般多见面赤、形盛、舌苔黄腻或厚腻。

（2）吐出物：虚呕患者吐出物多为清水或未消化之食物，或青绿色黄水。实呕患者，吐出物或为半消化食物，或为暗黑色，或暗赤色液体。因蛔虫作吐者，常可直接吐出蛔虫。

2. 闻诊：虚呕气短声微，吐出物不酸不臭。虚呃患者，呃声多低怯，且呃逆间隔较长。实呕患者，气急声厉，吐出物臭如败卵。实呃患者，常有嗳气吞酸，呃逆间隔短，常呃呃连声发作。

3. 问诊：呕呃患者的问诊，一方面问病史，一方面问患者的各种自觉症状。问病史上面已经谈过，此不重复。问自觉症状，一般必须详细询问下列几点：

(1) 问寒热：呕呃患者伴有发热恶寒，或但热不寒，或寒热往来者，必须考虑伤寒呕呃。但寒不热，则应考虑阳虚呕呃。

(2) 问头身：头痛身痛者，多有表证；头眩身痛者，多夹湿邪；头身无病呕呃者，病情较轻，多属单纯脾胃疾病。

(3) 问大小便：呕呃大便溏泄，小便清白者，多属虚证；呕呃大便闭结，小便短赤者，多属实证；久泻不止，全身浮肿，小便不利患者，如忽然发生呃逆或呕吐，为脾肾气绝，难治。

(4) 问饮食：呕呃而尚能进食者，为病尚轻浅，呕呃而不能食者病深病重。饮食喜热喜咸者，口虽干而不欲饮水者多属虚证，饮食喜冷喜甜，口干欲饮者多属实证，恶食而噫气吞酸者亦多属实证。

(5) 问胸腹：呕呃胸腹胀满疼痛，病程短，发作急者多属实证，无胀满，或虽胀满而无疼痛，或疼痛程度不重，病程长，起病缓，逐渐加重者，多属虚证。

4. 切诊：切诊应当注意下列三方面：

(1) 脉象：实证呕呃，脉象沉数、沉弦者居多，夹表证者可见浮弦、浮数、或浮滑脉；虚证呕呃，脉象以沉细、沉迟者居多，虚证呕呃而见浮大滑数脉象，一般均示病重。

(2) 腹部：虚证呕呃，喜暖喜按。实证呕呃，喜冷拒按，且胀满疼痛，常较虚证呕呃患者明显。

（3）皮肤：虚证呕呃患者可有肢凉汗出，实证呕呃患者，皮肤切诊一般正常所见。夹表证者，皮肤可有发热感觉。

五、治疗 关于呕吐与呃逆的治疗方法，以药物治疗为主，针灸治疗为辅，兹分别简单加以介绍：

（一）药物治疗：呕吐或呃逆的药物治疗，系根据患者证候性质辨证论治。尤在泾谓："其病有虚有实，有寒有热，其治亦不拘一法。"张景岳谓："呕吐一证，最当详辨虚实，实者有邪，去其邪则愈，虚者无邪，则全由胃气之虚也……虚呕之治，当以温胃补脾为主。"治疗呕吐与呃逆的方剂与药物甚多，归纳之，可以分为以下十类：

1. 散寒：呕吐或呃逆而伴有表证，如发热、恶寒、头痛、身痛、无汗、脉浮等症状，治疗上以散寒、解表为主。表解里自和，表证解除之后，则呕吐或呃逆可以自止。呕吐或呃逆之解表散寒方剂，常用者有桂枝汤（110）、小柴胡汤（63）、正柴胡饮（278），柴陈煎（279）、藿香正气散（280）等。

2. 清热：呕吐或呃逆而伴有里热，如发热汗出不恶寒、烦渴、脉洪、脉数等症状与体征者，治疗上以清里热为主要方法。里热去则呕呃止。呕吐或呃逆之清热方剂，常用者有白虎汤（68）、竹叶石膏汤（60）、抽薪饮（281）等。

3. 消食：呕吐或呃逆系由于饮食因素所致，且临床上亦伴有伤食症状，如腹胀、腹疼、腹泻、噫气、反酸者，治疗上以消食的办法来作治疗。宿食去则呕呃自止，呕吐或呃逆之消食方剂，有保和丸（80）、楂曲平胃散（282）、大小和中饮（283）等。

4. 行气：呕吐或呃逆系由于情感因素所致，且临床上亦伴有气呕或气呃症状，如胸满、腹疼、腹胀者，治疗上以行气为主要方法。气滞行则呕呃止，呕吐或呃逆之行气方剂，有枳实导滞丸（146）、木香槟榔丸（81）、金匮橘皮汤（284）、排气饮（285）等。

5. 疏肝：呕吐或呃逆系由于精神因素所致，尤其是由于忿怒或忧虑等原因所致，且临床上亦伴有“肝郁”症状，如胁下胀满或疼痛者，治疗上以疏肝为主要方法。呕吐或呃逆的疏肝方剂，常用者有四逆散（286）、逍遥散（287）等。

6. 降逆：呕吐或呃逆伴有气上冲胸，或小便不利，动则呕呃加剧者，应以降逆为主要治疗方法，呕吐或呃逆之降逆方剂，常用者有小半夏加茯苓汤（288）、旋覆代赭石汤（289）、橘皮竹茹汤（290）等。

7. 驱虫：呕吐或呃逆系由于蛔虫所致，临床亦具备虫症症状，如腹大消瘦，面色乍赤乍白，腹痛时来时止，烦渴易饥，口涎多，有吐蛔或泻蛔史者，治疗上以驱虫为主要方法。呕吐或呃逆之驱虫方剂，常用者有乌梅丸（119）、使君子散（122）等。

8. 除痰：呕吐或呃逆之发生系由于痰饮所致，临床上具备痰饮症状，如痰多、气短、腹满、肤肿、小便不利者，治疗上以利痰为主要方法。痰在上即临床上咳嗽痰多气短较著者，一般以二陈汤（15）为主方加减；痰在下，即临床上腹满肤肿，小便不利较著者，一般以苓桂术甘汤（148）、茯苓泽泻汤（291）加减。

9. 温中：呕吐或呃逆系由慢性虚性疾病所续发，临床上伴有阳虚或亡阳症状，如久吐久泻，肢厥汗出，神乏气短，脉微者，治疗上应急以温中法救之。呕吐或呃逆之温中方剂，常用者有附子理中汤（76）、黄土汤（136）、吴茱萸汤（155）、丁附治中汤（292）等，大病之后续发呃逆者可用黑锡丹（189）、丁香柿蒂汤（293）。产后失血续发呃逆者，可用加味理中地黄汤（294）。

10. 补虚：患者一向体虚或呕吐呃逆已久，但临床上尚无亡阳之象者以平补为宜，一般平补脾胃方剂，用于呕呃者有香砂六君子汤（45）、理中汤（75）、参苓白术散（244）等。

以上10类治疗方法，均为常用方法。所应说明者，此10类方法并非截然分立，临床上亦常视患者之具体情况综合应用。例如食呕食呃患者，原则上以消食为主，但食积患者，一般多兼有气积，因此在治疗上则必须消食行气并用。又如患者呕呃原因本系食积、气积，但患者高年或一向体虚，因此在治疗食积、气积的同时，又宜酌兼温补。张景岳谓："凡胃气本虚而或停滞不行者，是又虚中有实，不得不暂从清理，然后可以培补，又或虽有停滞而中气虚困不支者，是又所急在虚，不得不先顾元气而略兼清理，此中本末先后，自有确然之理，贵乎知权也。"（同上）因此读者对于以上10类治疗方法，必须高度灵活掌握。综合诊断、综合治疗是为中医临床治疗特点。

（二）针灸治疗：呕吐与呃逆的针灸治疗，中医是高度重视的，大致上实呕实呃宜针，虚呕虚呃宜灸，所取穴位与腹泻大致相同，上肢一般多取内关、曲池、手三里，下肢一般多取足三里、内庭，腹部取中脘、关元、气海，背部取三焦俞、气海俞、胃俞、脾俞，虚呃一般均为患者病危之证，必须重灸关元或神阙。

二陈加　时医贵

原注　二陈汤倍生姜，安胃降逆药也。寒加丁香、砂仁，若热加黄连、鲜竹茹、石斛之类。

浅说　二陈汤为《太平惠民和剂局方》，方由陈皮、半夏、茯苓、甘草、生姜等五味药物所组成，陈皮行气，半夏降逆，茯苓利湿，生姜散寒镇吐，综合本方具有行气、降逆、散寒、镇吐作用，因此常用为治疗呕吐或呃逆的基础方剂。丁香、砂仁二味为温胃止吐药，单用此二味，张景岳氏为神香散，二陈汤合本方，适用于呕吐或呃逆偏寒情况之下，黄连、鲜竹茹、石斛为清热止吐药，二陈汤加此，适用于呕吐或呃逆之偏热、偏实情况之下。其它如夹食者，二陈汤加山楂、麦芽、谷芽、神曲、鸡内金之属；夹气者，二陈汤加枳实、厚朴、瓜蒌仁之属。总之不论实证或虚证，均可以本方加减。《时方妙用》中谓："呕吐哕呃……上四证皆属气逆。有统治之法，宜二陈汤随证加减。如为寒气所客，脉迟，畏寒加砂仁、藿香、干姜；如干呕吐涎沫加人参3克、吴茱萸6克、大枣3枚，倍生姜；如食不得入为火阻于上加黄连、黄芩、人参；如为饮食所伤，吞酸、嗳腐加苍术、藿香、砂仁、麦芽、山楂；如有声无物，加生竹茹6克、人参3克、旋覆花9克、代赭石4.5克、大枣3枚；如吐酸水加吴茱萸3克、黄连1.5克；如脾胃虚弱运化迟而呕吐者，加人参、白术、砂仁、木香；如食已即吐，是胃中有热，食入则两热相冲，不得停留而吐，若大便秘结，可加大黄9克；若寒热往来，胁痛而呕者为少阳证，加人参、黄芩各3克、柴胡9克、大枣2枚；如骤然发呃者为胃火上冲，加麦芽、石斛、麦冬、枇杷叶、竹茹、扁豆各6克。久病发呃有脾虚、肾虚之分，脾虚者加参、术、丁香、柿蒂；肾虚者加参、附、干姜、沉香、巴戟天，此证多死。如吐虫者去甘草，加川椒、人参、吴茱萸、黄连、川楝子、乌梅3枚、粳米100粒。"陈氏以上所述，言简意明，且颇实用，而临床上一般治疗呕呃亦大致不过如此，因此将其摘录以供读者临床中参考试用。

玉函经　难彷彿①　小柴胡　少阳谓②
吴茱萸　平酸味③　食已吐　胃热沸④
黄草汤　下其气⑤

原注　①寒热攻补，一定不移。②寒热往来而呕者，属少阳也。③吴茱萸汤治阳明食谷欲呕者，又治少阴证吐利手足逆冷烦躁欲死者，又治干呕吐涎沫者。此证呕吐多有酸味。④食已即吐，其人胃素有热，食复入，两热相冲不得停留。⑤大黄甘草汤治食已即吐。《金匮》云，欲吐者不可下之，又云：食已即吐者，大黄甘草汤下之，何也？曰病在上而欲吐，宜因而越之，若逆之使下，则必愦乱益甚，若既吐矣，吐而不已，是有升无降，当逆折之。

浅说 《金匮要略》第十七篇中，对于呕吐哕曾作专门讨论，对于呕吐呃逆的治疗，一共提出十五个方剂，其中用于治疗呕吐者有：吴茱萸汤、半夏泻心汤、黄芩加生姜半夏汤、小半夏汤、猪苓散、四逆汤、小柴胡汤、大半夏汤、大黄甘草汤、茯苓泽泻汤、文蛤汤、半夏干姜汤、生姜半夏汤等十三方。用于治疗呃逆者有：橘皮汤、橘皮竹茹汤二方。上述十五个方剂，根据仲景《金匮要略》原文，其适应方证一般大致可以分为下列七类：

1. 呕吐兼有表证，如发热恶寒，头疼身疼，脉浮或脉弦者宜选用小柴胡汤、文蛤汤。原文谓："吐后，渴欲得水而贪饮者。文蛤汤主之，兼主微风脉紧头痛。""呕而发热者，小柴胡汤主之。"

2. 呕吐而兼有里寒症状，如无热恶寒，头疼干呕，涎多，或四肢厥逆，脉微者，宜选用吴茱萸汤、四逆汤。原文谓："呕而脉弱，小便复利，身有微热，见厥者难治，四逆汤主之。"又谓："干呕吐涎沫头痛者，吴茱萸汤主之。"《备急肘后方·治卒胃反呕啘方》谓："治人食毕噫醋及醋心。"噫醋及醋心，即反吐酸水之意，因此本方一般又用以治疗胃寒吐酸。

3. 呕吐而兼有腹胀腹疼，大便秘结，食已即吐者，为里热、里实，宜选用大黄甘草汤。原文谓："食已即吐者，大黄甘草汤主之。"《医宗金鉴·订正金匮要略注·呕吐哕下利》注："食已而吐者，火也，以寒性迟，火性急也，故以大黄甘草汤，火平自不吐也。"陈修园原注亦谓："食已即吐，其人胃素有热。”

4. 呕吐兼有腹满、腹泻，或患者素体虚弱者，为胃热肠寒或胃寒肠热，宜选用半夏泻心汤、黄芩加生姜半夏汤。原文谓：“呕而肠鸣，心下痞者，半夏泻心汤主之。”“干呕而利者，黄芩加半夏生姜汤主之。”

5. 呕吐而兼有水积症状，如小便不利，口渴者，宜选用猪苓散、茯苓泽泻汤。原文谓：“呕吐……思水者，猪苓散主之。”“胃反吐而渴，欲饮水，茯苓泽泻汤主之。”

6. 呕吐或呃逆而兼有气积症状，如胸胁满胀，呃呃连声者，宜选用橘皮汤、橘皮竹茹汤等方。原文谓：“干呕哕……橘皮汤主之。”“哕逆者，橘皮竹茹汤主之。”

7. 一般呕吐，寒证、热证均非典型，可选用小半夏汤或生姜半夏汤等方为基础方加减。原文谓：“诸呕吐，谷不得下者，小半夏汤主之。”“病人胸中似喘不喘，似呕不呕，似哕不哕，心中愦愦然无奈者，生姜半夏汤主之。”

以上七类情况，均可分别纳入前节所述十类治疗方法之中，因为后世各家对于呕吐呃逆的各种治疗方法，基本上都是在仲景所述治疗原则上发展补充而来，读者可以前后参看。

食不入　火堪畏[①]　黄连汤　为经纬[②]

原注　①王太仆云，食不得入是有火也。②喻嘉言用进退黄连汤，柯韵伯用干姜黄连黄芩人参汤，推之泻心汤亦可用，以此数汤为经纬。

浅说　食不得入或食已即吐，可以因热，亦可因寒，单凭一点，临床上是难作诊断的，必须综合患者整个病史及其全身其他伴随症状加以分析，始能最后确诊，此一点读者可以参阅前节所述，此不重复。陈氏原文原注直谓：“食不得入，是有火也”，未免过简。

黄连汤、干姜黄连黄芩人参汤、诸泻心汤等方，就各方药物组合而论，均为寒热兼用，清补并施之方剂，方中既有清热药，亦有温补药，因此一般适宜于寒热错杂，正虚邪实之患者，亦即平素胃肠功能衰弱，又新感外邪而发生呕吐或呃逆之患者，一般均皆适用此类方剂。

若呃逆　代赭汇

原注　代赭旋覆汤治噫气，即治呃逆。若久病呃逆为胃气将绝，用人参一两，干姜、附子各三钱，丁香、柿蒂各一钱，可救十中之一。

浅说　关于呃逆的辨证及治疗，本章总论中均已大致提到。发病原因，或由外感，或由饮食，或由情志所伤，或由治疗错误，或由久病重病所继发。在病理生理认识方面，或由于寒，或由于热。在治疗方面由热证、实证所致者，以解表、清里、行气、消食、疏肝、降逆等方法论治，由寒证、虚证所致者，以温中、补虚等方法论治。关于这些方面具体内容，总论中已经加以系统介绍，读者可以参看前节中所述，此不重复。

旋覆代赭汤（289）见《伤寒论》太阳篇，方由旋覆花、人参、生姜、代赭石、甘草、半夏、大枣等药物所组成，方中旋覆花、代赭石祛痰、镇吐，半夏降逆，生姜温胃，人参补虚，为治疗呕吐或呃逆偏虚者的常用方剂。《伤寒论》原文谓:“伤寒发汗，若吐若下，解后，心下痞鞕，噫气不除者，旋覆代赭汤主之。”（第 166 条）病人在治疗过程中曾经用汗、吐、下的方法，解后腹胀腹满噫气，旋覆代赭汤补虚降逆，因此为主要治疗方剂。事实上凡属一切呕吐呃逆之患者，只要临床上实证不备，或病后呕呃，或身体素虚，均可以本方作为基础方加减应用。至于久病重病过程之中忽见呃逆，中医认为“胃气将绝”之兆。《素问・宝命全形论》谓:

“病深者，其声哕。”张景岳亦云：“凡以大病之后，或以虚羸之极，或以虚损误攻而致呃逆者，此最危之证。”（同上）虚寒呃逆的治疗方法，以急救胃气为主，四逆汤（117），或丁香柿蒂汤（293）等方均可运用。如属产后或其它原因血后呃逆，则必须于温阳治疗中兼顾补阴，人参附子理阴煎（177），或加味理中地黄汤（294）之属为加减，以求阴阳兼顾，气血并补。

《内经》中治疗呃逆尚有几种很简便的方法，《灵枢·杂病》谓：“哕，以草刺鼻嚏，嚏而已，无息而疾迎引之，立已。大惊之亦可已。”这里指出了三种方法：一种方法是用草刺激鼻孔，使病人打喷嚏，打嚏后，可以使呃逆停止发作；一种方法是在正要打呃的时候，闭一口气，可以使呃逆停止；一种方法是使病人忽然吃惊，也可以使呃逆停止，这三种方法都很简单。前两种方法，一般以实呃、热呃为宜，后一种方法，使病人惊吓，此法用之不善，每生流弊。而且也非基本治疗的方法。因《内经》既有此说，故附录于此，以供读者参考。

癫狂痫第十七

重阳狂　重阴癫[①]　静阴象　动阳宣[②]

狂多实　痰宜蠲[③]　癫虚发　石补天[④]

原注　①《内经》云，重阳者狂，重阴者癫。②癫者，笑哭无时，语言无序，其人常静，狂者詈骂不避亲疏，其人常动。③蠲除顽痰，滚痰丸加乌梅、朱砂治之，生铁落饮、当归承气汤亦妙。④磁朱丸是炼石补天手法，骆氏《内经拾遗》用温胆汤。

浅说　关于癫狂痫的定义，《难经·二十二难》谓："重阳者狂，重阴者癫。"朱丹溪谓："癫属阴，狂属阳，癫多喜而狂多怒。"（《丹溪心法·癫狂》）《医学纲目·狂癫》谓："狂谓妄言狂走也，癫谓僵仆不省也，各自一证。"癫狂痫三者，基本上可以分为癫狂与癫痫二证，兹结合本章原文原注，先简单介绍"癫狂"的一般认识及诊疗要点：

一、癫狂的病因　癫狂的发病原因，常见的大致有下列几种：

1. 外邪感染：癫狂症状的发生，可以由于外邪感染所致，《素问·宣明五气论》谓："邪入于阳则狂，搏阴则为癫疾。"《素问·至真要大论》谓："诸躁狂越，皆属于火。"《备急千金要方·小肠腑·风癫》谓："风入阳经则狂，入阴经则癫。"人体在遭受外邪感染，疾病进行过程中，可以发生癫狂症状。故谓“邪入于阳则狂”。

2. 精神创伤：癫狂的发生，可以由于精神因素所致，《医学正传·癫狂痫证》谓：“曰癫曰狂………多为求望高远，不得志者有之。”朱丹溪谓：“五志之火因七情而起，郁而成痰，故为癫痫狂妄之症。”（同上）《证治要诀·癫狂》谓：“癫狂由七情所郁。”张景岳谓：“痴呆证凡平素无痰而或以郁结，或以不遂，或以思虑，或以疑贰，或以惊恐而渐致痴呆，言辞颠倒，举动不经……”（《景岳全书·杂证谟·癫狂痴呆》）这里明确指出了急剧的精神创伤，恐惧，紧张以及各种情绪上的波动等，均可使人发生“癫狂”症状。

3. 胎中受病：癫狂的发生，可以由于胎中受病所致，《素问·奇病论》谓：“帝曰，人生而有癫疾者，病名曰何？安所得之？岐伯曰，病名为胎病，此得之在母腹中时，其母有所大惊，气上而不下，精气并居，故令子发癫疾也。”张景岳谓：“凡小儿之病，有从胎气而得者。”胎病、胎气，均系指病由母体中所得，是癫狂可以由于胎中受病所致。（同上）

4. 错误治疗后果：癫狂的发生，可以由于临床上错误治疗所致，《伤寒论》谓：“伤寒八九日，下之胸满烦惊，小便不利，谵语……。”（110条）又谓：“伤寒脉浮，医以火迫劫之，亡阳必惊狂。”又谓：“形作伤寒，其脉不弦紧而弱，弱者必渴，被火必谵语……。”（115条）《活人书·问伤寒发狂》谓：“大抵伤寒当汗不汗，热蓄在里，热化为血，其人喜忘而如狂……。”又谓：“又有火邪发惊狂者，医以火于卧床下或周身用火迫劫汗出，或熨而成火邪，其人亡阳烦躁、惊狂，卧起不安……”当汗不汗，当下不下，或不当汗而汗，不当下而下，尤其热性疾病用火迫的方法取汗，均可使病人发狂。

5. 饮食或药物中毒：癫狂的发生，可以由于饮食或药物中毒所致，《医学入门·杂病分类·癫狂》谓：“膏粱酒醉饱后发狂……服芳草石药，热气慓悍发狂……”故饮食及药物，尤其是毒草或金石类药物，用之不慎，常可使人中毒发狂。

以上五类原因，其1.4.5.三类，多并发于其他急性病，单纯表现为癫狂者，多属2.3.两类。

二、癫狂的病机 关于癫狂的发病机理，《素问·脉要精微论》谓：“衣被不敛，言语善恶不避亲疏者，此神明之乱也。”《金匮要略·五脏风寒积聚病脉证治》谓：“邪哭使魂魄不安者，血气少也，血气少者属于心，心气虚者，其人则畏，合目欲眠，梦远行而精神离散，魂魄妄行，阴气衰者为癫，阳气衰者为狂。”朱丹溪谓：“癫者，神不守舍，狂言如有所见，经年不愈，心经有损，是为真病。”（同上）《医学正传》谓：“多喜为癫，多怒为狂，然则喜属于心而怒属于肝，乃二脏相火有余之病。”（同上）《证治要诀》谓：“癫狂由七情所郁，遂生痰涎，迷塞心窍。”（同上）《古今医统大全·癫狂有同异之分》谓：“癫狂之病，总为心火所乘，神不守舍，一言尽矣。”又谓：“心风初作，多属虚候，何则？思虑伤脾则谷气寖少，血液日亏则心神漫散，神不守舍，卒成心风，故知其始皆属虚也。”张景岳谓：“风生热，热生痰，痰热客于心膈间，则风火相搏，故其形急暴……。”（同上）就以上各家所论，对于癫狂的发病机理可作如下小结：

1. 癫狂症状的发生，主要系由于心、肝等器官病变所致。关于心、肝的生理功能，《素问·灵兰秘典论》谓：“心者，君主之官，神明出焉。”又谓：“心者，五脏六腑之主也，精神之所舍也。”又谓：“肝者，将军之官，谋虑出焉。”这里明确指出了心、肝等器官，是人体高级神经活动的所在地，心、肝等器官，在病因作用下，可以使意识或运动发生障碍表现为癫狂。

2. 心或肝发生病变引起神明之乱的原因，可以由于火，亦可以由于虚。火，是指人体在病因作用之下所出现的一种持续亢进兴奋状态；虚，是指人体生理调节代偿功能的衰退，或某种生理必需物质的缺乏或不足。火与虚均可影响心或肝发生病变而在临床上表现为癫狂。

3. 由于火而致之癫狂，其发病过程系“风生热、热生痰”、“痰迷心”。风指外邪；热指由于外邪侵犯人体后所发生之中毒症状；痰指由于病因作用后，所产生之有害液性病理产物。因火而致之癫狂即指人体在感受外邪后，由于有毒病理产物而致之中毒之意。

4. 由虚而致之癫狂，其发病机转是“血亏心神不守”，引起血亏的原因可以由于精神因素，《古今医统大全·心病证治》谓:“思虑伤脾则谷气寖少，血液日亏，则心神漫散，神不守舍，卒成心风。”亦可以由于其他原因失血所致，《医学入门》谓:“有妇人月水崩漏过多，血气迷心，或产后恶露上冲而言语错乱神志不守者，此血虚神耗也。”（同上）故虚而致之癫狂，主要是由血虚所致。

三、癫狂的证候类型 关于癫狂症状，《素问·脉要精微论》谓:“衣被不敛，言语善恶不避亲疏。”《素问·阳明脉解篇》谓:“阳明病甚则弃衣而走，登高而歌，或至不食数日，逾垣上屋，所上之处，皆非其素所能也。”《素问·厥论》谓:“妄见而妄言。”《难经·五十九难》谓:“狂疾之始发，少卧而不饥，自高贤也，自辨智也，自倨贵也，妄笑好歌乐，妄行不休是也。癫疾始发意不乐，僵仆直视。”《中藏经·癫狂》谓:“癫狂……有能歌笑者，有能悲泣者，有能奔走者，有能呻吟者，有自委曲者，有自高贤者，有寤而不寐者，有不能言而声昧者，各各不同。”《医学入门》谓:“癫者，异常也，平日能言，癫则沉默，平日不言，癫则呻吟，甚则僵仆直视……狂者，凶狂也，轻则自高自是，好歌好舞，甚则弃衣而走，逾垣上屋，又甚则披头大叫，不避水火……”（同上）归纳以上所述可以分为下列几方面：

1. 知觉方面的障碍：表现在错觉、幻觉等，如妄见、妄言。

2. 思维方面的障碍：表现在各种妄想，尤其是夸大妄想，如“自高贤也，自倨贵也，自辨智也。”

3. 情感方面的障碍：表现在情绪高涨、焦虑、情绪低落、情感淡漠等，如：“少卧而不饥”，“有能歌笑者，有能悲泣者，有能奔走者，有能呻吟者，有自委屈者。”“或有默默而不声，或复多言而漫说。”“好歌好舞，甚则弃衣而走，逾垣上屋，又甚则披头大叫，不避水火，且好杀人……”。

4. 运动方面的障碍：表现在运动性兴奋或运动性抑制等，如：“逾垣上屋”、“僵仆直视”、“不能言而声昧者。”

5. 智能方面的障碍：表现在批判能力的缺乏，或语言行动的改变，如以上所述的“眠坐沟渠，啖食粪秽，或裸形露体。”“衣被不敛，言语善恶不避亲疏。”

至于癫狂的类型，有以下几种区分：

1. 癫：癫狂以抑郁现象及运动障碍为主者，《难经》谓：“癫疾始发意不乐，僵仆直视。”又谓：“重阴者癫。”（同上）

2. 狂：癫狂症状以躁狂现象及情感障碍为主者，《难经》谓：“狂疾之始发，少卧而不饥，自高贤也，自辨智也，自倨贵也，妄笑好歌乐，妄行不休是也。”《医学入门》谓：“狂者凶狂也。”（同上）

3. 心风：程度不如上述情况之严重，只临床上表现精神异常者，为心风。《证治要诀》谓：“心风者，精神恍惚，喜怒不常，言语时或错乱。”（同上）

4. 伤寒发狂：癫狂症状由于急性热病过程中所继发，临床上表现主要以躁狂现象或情感意识方面障碍者，为伤寒发狂。成无己谓：“伤寒热毒在胃，并于心脏，使神不宁而志不定，遂发狂也。”（《伤寒明理论·伤寒发狂》）《医学入门》谓：“伤寒发狂者，热毒在胃，并入于心，遂使神昏不定，言动急速，妄辨妄笑，甚则登高而歌，弃衣而走，逾墙上屋，不饥不

卧，皆因汗下失宜，阳气亢极。”（同上）

总的来说，癫狂主要表现是精神方面的异常。其中癫、狂、心风等，可能包括现代医学中所指之各种精神病，伤寒发狂则系指传染病性精神病而言。

四、癫狂的诊断 关于癫狂的诊断，是根据患者的病史、症状及体征：

（一）病史：病史方面必须重视下列各点：

1. 发病前有无受风、受寒、受热等历史，因为外邪感染，可以继发癫狂。

2. 有无精神创伤史，如忧郁、焦虑等，因为精神创伤常为癫狂症状发生的主要原因。

3. 有无过量饮酒或食用罕用药物，因为醉酒或食用芳草或金石类药物过量，均可发生癫狂。

4. 发病经过，治疗经过，必须详细询问，因为治疗上的错误，如不适当的汗吐下等，均可使人发生癫狂。

（二）症状及体征：癫狂症状方面，前节中已加介绍，体征方面，临床上一般应注意下列各点：

1. 望诊：癫狂患者精神举动异于寻常，一望而知，癫证患者常见面色发青，肌肉瘦削，目光射人，表情或抑郁，或痴呆，舌苔或薄白或厚腻。狂证患者，常见面色红赤，肌肉丰盛，表情急躁或轻松，举动活泼，舌苔或厚腻或黄燥。

2. 闻诊：癫狂患者言语方面，一般均皆颠倒不经，癫证患者，言语常多重复，或默默不语，或痛苦呻吟。狂证患者，言语多见急躁，絮絮不休，或大吼大叫，或见神疑鬼。

3. 问诊：问诊方面除病史询问要点已详上述外，一般现在症状的问诊，主要应询问下列三点：

（1）问寒热：一般癫狂患者多无体温上的变化，如患者有高热烦渴汗出等症状者，则须考虑由于外邪感染所致。

（2）问饮食：癫证患者一般饮食较差，甚至可数日不饮不食。狂者患者一般食欲好，或喜食异物，甚至啖食泥土粪秽。

(3) 问睡眠：癫证患者喜静喜睡，甚至可以连睡数天，不食不饮。狂证患者喜动不睡，甚至可以数天不睡而精神奕奕。

4. 切诊：癫证患者切诊方面，主要在切脉和切诊皮肤。脉象方面，癫证患者脉多见沉伏或细数。狂证患者脉多见洪大或滑数。皮肤切诊，癫狂患者一般无异状。狂证患者可有汗出，如发狂系由于伤寒所致，皮肤可有高热感觉。

以上四诊，不过略举大者以作示例，癫狂患者，其临床症状千变万化，因此其体征方面亦随之变化多端。

五、癫狂的治疗 关于癫狂患者的治疗，分为药物治疗、针灸治疗、精神治疗三方面：

(一) 药物治疗：对于癫狂的药物治疗，可以分为以下五方面：

1. 涤痰：朱丹溪谓："癫狂……大率多因痰结于心胸间，治当镇心神，开痰结。"（同上）《古今医统大全》谓："登高弃衣，引重致远者为癫，乃痰火亢炽之甚而然，治宜降下之剂，滚痰丸之属是也。"（同上）痰，是指人体液性病理产物，因此涤痰，即指用药物以清涤人体中积潴之液体病理产物之意，涤痰之剂甚多，常用以治癫狂者有礞石滚痰丸（295）、清心滚痰丸（296）温胆汤（184）、控涎丹（297）等。

2. 清火：《医学正传》谓："盖得之于阳气大盛，胃与大肠实热燥火郁结于中而为之耳，此则癫狂之候也。"（同上）《医学入门》谓："阳明发狂……胃与大肠实热燥火郁结于中，大便闭者，凉膈散加大黄下之。"（同上）火，是指人体功能亢进持续，因此清火即指用药物以消除此种亢进紧张状态，清火方剂甚多，常用以治疗癫狂者，有大承气汤（145）、当归承气汤（298）、当归龙荟丸（299）、清心牛黄丸（300）等。

3. 镇心：朱丹溪谓："癫狂……治当镇心神，开痰结，"（同上）《古今医统大全》谓："自高辨智，妄语狂言，神明失守为狂，治宜镇心安神清上之剂。”（同上）镇即镇静，心可能指中枢神经，因此，镇心，即用药物以镇静神经之意，镇心方剂甚多，用于治疗癫狂者，有生铁落饮（301）、磁朱丸（267）、金箔镇心丸（302）等方。

4. 养血：《医学正传》谓：“癫为心血不足……癫宜乎安神养血。”（同上）养血，即补血或滋养强壮之意。由于血虚而致之癫狂症状，必须以养血为主要治疗，养血方剂甚多，临床上常用以治疗癫狂者，有防己地黄汤（303）、归脾汤（28）、千金薯蓣丸（304）、清心养血汤（305）、河车丸（306）等。

5. 逐瘀：《伤寒论》谓：“其人发狂者，以热在下焦……下血乃愈。”又谓：“太阳病身黄，脉沉结，少腹鞕……小便自利，其人如狂者，血证谛也，抵当汤主之。”（128条）逐瘀，即指用泻下药物以排除积存体中瘀血之意，逐瘀方剂常用者有桃仁承气汤（130）、桂枝茯苓丸（131）、抵当汤（132）等。

（二）针灸治疗：癫狂症状的针灸治疗，一般以针刺为主，所取穴位，头部可取风池、风府、百会、人中、承浆，上肢可取商阳、少商、合谷、大陵、劳宫、神门，下肢可取三阴交、足三里、隐白。据近年来文献报告，针灸治疗精神病疗效显著，值得我们注意研究。

（三）精神治疗：癫狂症状的精神治疗方面，首先在随从患者之所好。《中藏经》谓：“其喜水者，以水济之，其喜冰者，以冰助之，病者之乐喜好勿违背亦不可强抑之也，如此从随，则十生其十，百生其百，疾无不愈耳。”（同上）《古今医统大全》谓：“治法须以七情相胜五志遂心。”（同上）其次亦可对患者作适当的精神刺激。朱丹溪谓：“五志之火，因七情而起，郁而成痰，故为癫痫狂妄之证，宜以人事制之，非药石所能疗也。须诊察其由以平之。”（同上）朱氏主张以喜怒哀乐忧思恐等，对患者适当的刺激来作治疗。

忽搐搦　痫病然[①]　五畜状　吐痰涎[②]
有生病　历岁年[③]　火气亢　芦荟平[④]
痰积痼　丹矾穿[⑤]

原注　①手足抽掣，猝倒无知，忽作忽止，病有间断，故名曰痫。②肺如犬吠，肝如羊嘶，心如马鸣，脾如牛吼，肾如猪叫，每发必口角流涎。③由母腹中受惊积久失调，一触而发，病起于有生之初，非年来之新病也。《内经拾遗》用温胆汤，柯韵伯用磁朱丸。④火气亢必以大苦大寒之剂以降之，宜当归芦荟丸。⑤丹矾丸能穿入心胞络，导其痰涎从大便而出，然不如磁朱丸之妥当。

浅说　痫病，包括《内经》所称之痫厥、痫瘈及一般之风痫、惊痫、食痫、子痫等内容，其临床特点主要是，发时昏不知人，猝然眩仆，四肢抽搐，双目上视，或口眼㖞斜，或口作六畜之声，将醒时口吐涎沫，醒后一切如常人，忽作忽止，有连日发作，有间数日发作。就症状而言，痫病似即现代医学中之癫痫。兹仍按病因、症状、诊断、治疗等项，简要介绍如次：

六、癫痫的病因　关于癫痫的病因，可以分为下列五方面：

1. 外邪引起:《古今医鉴·证治》谓:“夫痫者……原其所由……或为六淫之邪所干……”。

2. 精神因素:《古今医鉴》谓:“夫痫者……原其所由或为七情之气郁结……或因受大惊恐，神气不宁，或自幼受惊，感触而成……”。(同上)

3. 先天因素:《活幼心书·明本论痫证》谓:“胎痫者，因未产前，腹内被惊……或为七情所汩，致伤胎气，儿生百日内有者是也。”

4. 饮食失宜:《诸病源候论》谓:“食痫者，因乳哺不节所成。”《医宗金鉴·幼科杂病心法要诀》谓:“食痫者……食不克化，淹留日久，气郁痰结，痰结则风热生，每致此疾。”

5. 因妊娠而致病：《医宗金鉴·妇科心法要诀》谓：“孕妇忽然颠仆，抽搐不省人事，须臾即醒，醒而复发谓之子痫”。

七、癫痫的病机 关于癫痫的发病机理，有下列几点：

1. 癫痫的发生，主要系由于人体心、肝、肾等病变所致，《内经》谓：“二阴急为痫厥。”(《素问·大奇论》)《医学六要·癫痫》谓：“大抵癫痫之发由肾中阴火上逆而肝从之，故作搐搦。”

2. 癫痫的发生，可以由于痰涎所致，朱丹溪亦谓：“痫证有五……无非痰涎壅塞……”。(《丹溪心法·痫》)

3. 癫痫的发生，亦可以由于热所引起，《玉机微义》谓：“风癫之发者，皆由热甚，而风燥为其兼。”喻嘉言谓：“热必生痰、生风，生惊……”。

4. 癫痫的发生，亦可以由于虚所引起。《石室秘录·癫痫》谓：“癫痫之证，多因气虚有痰，一时如暴风疾雨，猝然而倒……。”

总的来说，癫痫的发生，以痰为主，《医学入门·杂病分类·痫》谓：“病只一痰。”引起痰的原因，可以由于热，亦可以由于虚。

八、癫痫的证候类型 癫痫的症状，《灵枢》谓：“癫疾始生，先不乐，头重痛，视举，目赤，甚作极，已而烦心。”《医旨绪余·癫狂痫辨》谓：“夫痫病，时发时止者是也，有连日发者，有一日三五发者，或因惊，或因怒而动其痰火，发则昏迷不知人，耳无所闻，目无所见，眩仆倒地，不省高下，甚而瘈疭抽掣，目作上视，或口眼㖞斜，或口作六畜之声，将醒时必吐涎沫……”这里明确的指出了癫痫的症状，主要是昏倒，抽搐，口作畜声，将醒时口吐涎沫，时发时止。发作以前可有不愉快，头重痛等先兆，发作以后亦可有心烦不适等感觉。

至于癫痫的证候类型方面，可分以下几种形式：

（一）按病原不同而分者

1. 风痫：因受风寒之邪而引起者。

2. 惊痫：因受惊恐或其他精神刺激而致者。

3. 食痫：因饮食因素而引起者。

4. 胎痫：因先天因素而引起者。

5. 子痫：因妊娠因素而引起者。

（二）按发作时的叫声而分者

1. 马痫：叫如马嘶，张口摇头。

2. 牛痫：叫如牛吼，面黄腹胀，或下利。

3. 羊痫：叫如羊鸣，扬目吐舌。

4. 鸡痫：叫如鸡鸣，摇头反折。

5. 犬痫：叫如犬吠，反折上窜。

6. 猪痫：叫如猪叫，面黑直视。

（三）按五脏而分者

1. 心痫：鲁伯嗣谓："面赤目强，吐舌啮齿，心下烦躁，气短息数者，曰心痫。"

2. 肝痫：又谓："面唇俱青，其眼上窜，手足拳挛，抽掣反折者，曰肝痫。"

3. 脾痫：又谓："面色萎黄，眼睛直视，腹满自利，四肢不收者，曰脾痫。"

4. 肺痫：又谓："面如枯骨，目白直视，惊跳摇头，口吐涎沫者，曰肺痫。"

5. 肾痫：又谓："面黑而晦，振目视人，口吐清沫，不动如尸者，曰肾痫。"

以上三类证候类型区分，以第一类区分临床上较常用，第二类一般多为民间俗称，临床上诊断意义不大。《医学入门》谓："五痫病状，偶类之耳，其实痰火与惊三者而已。"（同上）曾世荣《活幼心书》谓："作羊犬声者，咽喉偶为风痰所梗，声自如此，其理甚明，言六畜者，特强名耳。"可见古人亦不同意这样以“六畜”来分类的办法，因为民间有这样说法，所以附列如上，使读者知道有此一说。

九、癫痫的诊断 癫痫的诊断，主要是根据患者的病史、症状及体征：

（一）病史：病史方面须注意问询下列几点：

1. 有无外感史？

2. 有无精神刺激史？尤其是受惊的历史。

3. 先天情况，父母及直系亲属有无癫痫？

4. 妇女必须问月经情况，有无妊娠？

（二）症状及体征：癫痫的一般症状及证候类型，前已述及，体征方面一般须注意下列情况：

1. 望诊：癫痫患者未发作时如正常人，发作时眩仆倒地，昏不知人，四肢抽动，口吐涎沫，舌质红赤，舌苔黄燥者，多属于热；舌质淡红，舌苔厚腻，多属于痰；舌质淡红，舌苔薄润或薄腻者，多属于虚。

2. 闻诊：癫痫患者发作时，喉中常有痰声，亦可伴有各种近似畜类吼叫，似马嘶者曰马痫，似牛吼者曰牛痫，似羊鸣者曰羊痫，似猪叫者曰猪痫，似鸡鸣者曰鸡痫，一般以羊痫及猪痫较常见。

3. 问诊：除问病史外，癫痫患者尚须问各种伴随症状及发作频度，伴随症状可根据前述证候类型所列询问。发作愈频，发作时间愈长，发作间隔愈短则愈重，夜间发作者较白天发作者重。

4. 切诊：癫痫患者脉象属于热者，脉多见浮弦滑数；属于痰者，脉多见沉弦，亦可见沉涩或沉濡；属于虚者，阳虚者多见沉迟，阴虚者多见细数。

（三）鉴别诊断：有下列几种疾病需要与癫痫作鉴别：

1. “癫狂”：《赤水玄珠》谓：“夫痫时发时止……眩仆倒地……瘈疭抽掣……口作六畜之声，将醒时必吐涎沫，彼癫狂皆无此证也。”《医学入门》谓：“痫与癫狂相似，但痫病时发时止……癫狂经久不愈……”，故癫痫与癫狂，意识或运动障碍症状虽有相似处，但从症状特点上及发作时间上可以鉴别。

2. 中风、中寒、中暑、尸厥：《医学纲目》谓：“与中风、中寒、中暑、尸厥等仆倒不同，凡癫痫仆时，口中作声，将省时吐涎沫，省后又复发作，时作时止而不休息，中风、中寒、中暑、尸厥之类，则仆时无声，省时无涎沫，省后不复再发，间有发者亦非如癫痫之常发也。”是根据癫痫发作时症状特点及复发情况，即可与上述等疾病鉴别。

十、癫痫的治疗　癫痫的治疗，分为药物治疗与针灸治疗两方面：

1. 药物治疗：癫痫症状的药物治疗，基本上与治疗癫狂相似，亦分为涤痰、清火、镇心、养血、除风等各方面。胡光慈谓：“余认为痫之初一二度发者为实证，以清心涤痰为主，发作期中宜兼祛其风，清醒后宜兼养心安神，或调其气，以防其再发；久病宜着重于养心益智以为治本之图。”（《实用中医小儿科学》）治疗癫痫先以吐剂吐出痰涎，然后再以清火、镇心、养血、除风之剂，发作间期中久病者可服补剂。吐剂一般常用独圣散（307）；清火涤痰剂一般常用清心温胆汤（308）、当归龙荟丸（299）、丹矾丸（309）、镇心养血除风剂，一般常用风引汤（310）、安神丸（311）、磁朱丸（267）；久病补虚剂，气虚者一般常用香砂六君子汤（45）加涤痰除风之剂，血虚者一般常用八珍汤（312）、十全大补汤（89）、大补元煎（313）之属。

2. 针灸治疗：癫痫症状的针灸治疗，选穴基本上亦与癫狂相类。常用穴有：风池、肺俞、心俞、鸠尾、中脘、气海、神门、丰隆、三阴交、少商、人中、百会等穴位。关于癫痫与癫狂由于其病理生理方面及治疗方面有基本相似之处，因此本节叙述较简，读者可以与前节癫狂证治各项相互参看。

三症本　厥阴愆①　体用变　标本迁②

原注　①以上治法，时医习用而不效者，未知其本在厥阴也。厥阴属风木与少阳相火同居，厥阴之气逆则诸气皆逆。气逆则火发，火发则风生，风生则夹木势而害土，土病则聚液而成痰，痰成必归进入心为以上诸证。②其本阴，其体热。

浅说　癫狂癫痫虽然在临床上各具特点，但其病理生理变化，基本上是一致的。在病变部位上癫狂与癫痫均属心病、肝病，在发病机理上均属风生热、热生痰、痰迷心。癫狂痫证，其本在厥阴。厥阴有二，手厥阴指人体脏腑中之心包络；足厥阴指人体脏腑中之肝。心包络与肝可能均是指人体神经系统，因此所谓“三症本、厥阴愆，”如以今日观点理解，大致上癫狂、癫痫，皆属神经系统病变，尤其是中枢神经系统病变。

癫狂与癫痫在症状上多表现为热证、火证，但这种热证和火证是属于虚热或虚火，亦即认为产生这种热象或火象的根本原因是由于阴虚所致。因此癫狂与癫痫的发生，阴虚是本，痰热是标。陈修园氏原文谓:“其本阴，其体热。”即是指此而言。

伏所主　所因先①　收散互　逆从连②

和中气　妙转旋③　悟到此　治立痊④

原注　①伏其所主，先其所因。②或收或散，或逆或从，随所利而行之。③调其中气，使之和平。自伏所主至此，其小注俱《内经》本文。转旋言心手灵活也。其要旨在调其中气二句，中气者土气也，治肝不应，当取阳明，制其侮也。④症虽可治，而任之不专，亦无如之何矣。

浅说　关于癫狂与癫痫症状的治疗，前已述及，主要是根据病因及患者病理生理特点随证施治，殊无一定不易之法，一成不变之方，原方原注：“伏其所主，先其所因”、“随其所利而行之”、“调其中气使之和平”等语，亦无非示人治疗癫狂、癫痫，须根据患者具体情况，辨证论治之意。辨证论治是为中医治疗体系特点，适用于治疗癫狂、癫痫，亦适用于其他任何疾病。

人体消化系统，列属阳明，以五行言之，属于中央土。人体消化功能，中医谓为土气，以五行生克关系来说，土病则不能制水，因而生痰；土病则容易为木所克，因而不能制水亦能生痰。痰生则可以迷塞心窍而为狂为痫，因而在治疗上治标是治痰治热，而治本上则应当治脾治胃，故谓“培土即所以制水”，“脾实则肝不能侮”。质言之，即癫狂、癫痫的治疗，如治标不应，则应当以健强人体消化功能为主。原注谓:“治肝不应，当取阳明。”即是指此种情况而言。

五淋癃闭赤白浊遗精第十八

五淋病　皆热结[①]　膏石劳　气与血[②]
五淋汤　是秘诀[③]　败精淋　加味啜[④]
外冷淋　肾气咽[⑤]

原注　①淋者，小便痛涩淋沥，欲去不去，欲止不止是也。皆热气结于膀胱。②石淋下如沙石；膏淋下如膏脂；劳淋从劳力而得；气淋气滞不通，脐下闷痛；血淋瘀血停蓄，茎中割痛。③石淋以此汤煎送发灰、滑石、石首鱼头内石研末；膏淋合萆薢分清饮；气淋加荆芥、香附、生麦芽，不愈再加升麻或用吐法；劳淋合补中益气汤；血淋加牛膝、郁金、桃仁，入麝香少许，温服。④过服金石药，与老人阳已痿思色以降其精，以致内败而为淋，宜前汤加萆薢、石菖蒲、菟丝子以导之。⑤五淋之外，又有冷淋，其症外候恶冷，喜饮热汤，宜加味肾气丸以盐汤咽下。

浅说　中医所称之淋病与现代医学所称之淋病不同，中医所称之淋病，则系泛指一切小便涩痛淋沥之症。一方面包括现代医学所称之淋病在内，另方面包括一切膀胱或尿道刺激症状，如尿急、尿频、尿疼、尿血、尿脓等。

一、淋病的病因　关于淋病的发病原因，分为下列几方面：

1. 由于性交所引起：淋病主要系由于贪淫好色，性交无节所引起。《中藏经·论诸淋及小便不利》谓："劳伤血气，或因色兴而败精不出，或因迷宠而真髓多输。"《证治要诀》谓："劳淋病在多色，下元虚惫，清浊不分，肾气不行，郁结而为淋……"《石室秘录·石淋》谓："交感之后入水，或入水之后交感，皆有此症……"多色、好色，即指房事不节，放纵性欲之意。

2. 肾中有砂石结聚：《诸病源候论·石淋候》谓："石淋者，淋而出石也。肾主水，水结则化为石……则成淋。"《中藏经》谓："虚伤真气，邪热渐深，结聚成砂，有如以水煮盐，火大水少，盐渐成石之类……"（同上）明确指出肾病可以形成结石，因而成淋。

3. 继发于虚劳：淋病的发生，可以由虚劳疾病所继发，《诸病源候论·虚劳小便难候》谓："肾主水……热则水液涩，故小便难。"《诸病源候论·虚劳小便余沥候》谓："肾主水，劳伤之人，肾气虚弱……小便后，水液不止而有余沥……"虚劳，系指各种慢性虚性消耗性疾病，包括痨瘵在内，虚劳患者如其病变影响及肾时，即可发生淋证症状。

4. 饮食厚味醇酒金石药物所致：淋证的发生，可因饮食浓煎厚味酒类，或服用金石药物不当而致。王肯堂谓："有人服金石药者……则皆成淋。"（《证治准绳·杂病·淋》）方古庵谓："淋症其感不一，或房劳厚味醇酒忿怒所致……醇酒厚味者，酿成湿热也，积热既久，热结下焦，所以小便淋沥作痛……"金石类药物一般皆有毒性，厚味醇酒刺激性强烈，久服此类药品或食品，可以生湿生热，而成淋证。

5. 忍尿所致：忍尿，即应当排尿时而强力忍住不使尿排出。《中藏经》谓："或隐忍大小便……致起斯疾。"《医学入门·杂病分类·淋》谓："淋皆属热……或忿怒、房劳忍溺，……"忍住小便强不排出，可以因尿存膀胱而发淋证症状。

二、淋病的病机 关于淋证的发病机理，可以分为下列三点：

1. 淋病的病变部位主要在肾，其表现症状的器官在膀胱，所谓肾，指人体泌尿生殖，内分泌系统，膀胱俗称尿脬，盛溺之器，泌尿生殖、内分泌系有病，可以通过膀胱的病变而表现为尿频、尿急、尿疼、尿血、尿脓等淋病症状。

2. 淋病的发生其病理变化主要是肾虚膀胱热。肾虚，指人体泌尿生殖系抵抗力衰退，或内分泌调节失常，膀胱热，指膀胱有炎性变化之意。因此肾虚膀胱热，即指人体在泌尿生殖、内分泌系等器官正常生理功能衰退或障碍时，所发生之膀胱炎性病变。

3. 淋病初起，属于热，亦即认为系属急性炎症，故谓："淋有五，皆属乎热。""淋之初病，无不由乎热剧。"但淋病久而不愈者，则又属寒、属虚，即淋病久而不愈的原因，系由于人体抵抗疾病的能力衰弱之故。故谓："淋久不止及痛涩皆去而膏液不已如白浊者，此为中气下陷及命门不固之症。"

三、淋病的证候类型 淋病的证候类型，有下列五类：

1. 血淋：有淋病的一般症状而伴有尿血者，如《证治要诀》谓："血淋溺中有血。"（同上）

2. 石淋：有淋病一般症状而尿中伴有砂石样物，且疼痛特剧者，《医学入门》谓："石淋则溺有砂石，茎强痛甚"。（同上）

3. 气淋：有一般淋病症状而有精神刺激史，小便时主要表现为涩滞淋沥不尽，且患者自觉小腹膨满胀气者，《证治要诀》谓："气淋气郁所致，小腹有若膀胱气之状。"《医学入门》谓："气淋者，小便涩滞，常有余沥不尽，小腹胀满……"（同上）

4. 膏淋：小便中有脓样或精液样物，《诸病源候论》谓：

"膏淋者，淋而有肥状似膏，故谓之膏淋，"《证治要诀》谓："膏淋溺与精混，或沉在漩下如糊状，或浮在漩上如脂膏状……"。(同上)

5. 劳淋：有一般淋病症状小便涩痛淋沥，而其发作诱因常系由于劳倦而致者，《张氏医通·大小府门·淋》谓："劳淋者，遇劳即发，小便淋漓不绝，如水滴沥而不断……"。

以上五类淋病，总称五淋。除五淋之外，尚有冷淋、热淋等名称。但冷热二字仅属淋病证候性质总的概念，与虚实同义。《证治要诀》谓："五者得名而不及于冷与热何哉，盖五者皆有冷有热，血有热血有瘀血，气有热气有冷气，劳有虚冷有虚热……"(同上) 可见五淋之中皆有冷有热。

四、淋病的诊断 淋病的症状主要是小便涩痛淋沥，凡见尿疼、尿频、尿血、尿脓等症状者，即可诊断为淋病。除一般症状之外，尿血重者为血淋；尿中有砂石者为石淋；尿中有脂膏样物者为膏淋；淋沥不已时愈时止者为劳淋；余沥不尽，小腹胀满偏重者为气淋。

体征方面应注意者，为患者全身情况及小便情况。健康情况好，形盛体实者多属热、属实；健康情况差，形羸体弱者多属寒、属虚；尿血鲜红或黄赤者，排出脓液稠黄者，尿时疼痛甚者，多属热属实；尿血暗赤或尿色清白者，排出脓液白薄者，尿时疼痛不甚或无尿痛者，均属寒属虚。患者尿血如无涩痛淋沥，不称为淋病，直呼之为尿血或溺血。

五、淋病的治疗 对于淋病的治疗，原则上不外清湿热，养肾阴，温肾阳，三个方面：

1. 清湿热:《医宗必读·淋证》谓:"按《内经》言淋，湿与热两端而已。"因此清利湿热，对于淋病实为最常用之治疗方法，一切急性淋病，固可用清利湿热的办法来作根本治疗。慢性淋病如尿时涩痛淋沥明显者，也可以用此种办法暂治其标，本书原文:"五淋病，皆热结……五淋汤，是秘诀。"直接提出了以五淋汤为主方加减统治诸淋，于此可见清热利湿的治疗方法，对于淋病治疗的重要。清热利湿的方剂很多，本书着重的提出了五淋汤（314）。除此而外，其他如导赤散（94）、琥珀散（315）、八正散（316）等均为清利湿热，治疗淋病的常用方剂。

2. 养肾阴：淋病的发生既由于肾虚膀胱热，因此滋补肾阴亦为常用治疗淋病的方法之一，尤其是一般慢性淋病，用清利湿热方法无效者，即须从滋补肾阴着手。滋肾阴方剂很多，用于淋病者有六味地黄汤（29）、知柏地黄汤（317）、加减一阴煎（112）等。

3. 温肾阳：慢性淋病，久治不愈，虚寒现象较著者，为冷淋，必须以温补肾阳为主。治疗冷淋常用之温补肾阳方剂，有金匮肾气丸（32）、右归饮（33）等。

淋病的治疗，着重在肾与膀胱，湿热甚者利湿清热，肾阴虚者合并补肾阴，肾阳虚者合并温肾阳，治疗大致不出此三者。

点滴无　名癃闭①　气道调　江河决②
上窍通　下窍泄③　外窍开　水源凿④
分利多　医便错⑤

原注　①小便点滴不通，与五淋之短缩不同。②前汤加化气之药，或吞滋肾丸多效。孟子云，若决江河，沛然莫之能御也。引来喻小便之多也。③如滴水之器，闭其上而倒悬之，点滴不能下也，去其上闭而水自通。宜服补中益气汤，再服以手探吐。④又法启其外窍即以开其内窍，麻黄力猛，能通阳气于至阴之地下，肺气主皮毛，配杏仁以降气，下达州都，导水必自高原之义也。以前饮加此二味甚效，夏月不敢用麻黄，以苏叶、防风、杏仁等分，水煎服，温覆微汗，水即利矣，虚人以人参、麻黄各一两水煎服，神效。⑤愈利愈闭矣。

浅说 癃闭，临床上即指小便不通之意。《证治要诀》谓："古名曰癃者，罢也，不通为癃……小便急满不通者谓之闭。"（同上）《景岳全书·杂证谟·癃闭》亦谓："小水不通是为癃闭。"于此可见癃闭二字包括一切尿闭症状。

六、癃闭的病因及病机 关于癃闭的病因及其发病机理，归纳之，大致亦可分为下列几点：

1. 肾与膀胱有热：《诸病源候论·小便病诸候》谓："小便不通，由膀胱与肾俱热故也……热入于胞，热气太盛，故结涩，令小便不通。"《医学入门·杂病分类·小便不通》谓："热甚则小便闭而绝无。"肾与膀胱，指人体泌尿系统，热指各种急性炎性病变之意，肾与膀胱有热，常可因此引起癃闭症状的发生。

2. 尿道中有物梗阻：张景岳谓："或以败精，或以积血，阻塞水道而不通也。"（同上）《证治准绳·杂病·小便不通》谓："有瘀血而小便闭者。"可见尿道中有物梗阻，亦可致成癃闭。梗阻之物可以由于血块，可以由于败精，亦可以由于其他异物。

3. 转胞：《诸病源候论》谓："胞转者，由是胞屈辟小便不通名为胞转，其病状脐下急痛，小便不通是也。"（同上）胞，是指人体的膀胱。《备急千金要方·膀胱府·胞囊》谓："胞囊者，肾膀胱候也。贮津液并尿。"明确指出了胞囊是人体贮存尿液的器官。转胞，是指膀胱受到压迫之意。导致转胞的原因很多，最常见的原因，为妊娠所引起。《证治准绳》谓："妊娠胎满逼胞，多致小便不利，若胞系了戾，小便不通，名曰转胞，但升举其胎，胞系疏而小便自行。"（同上）指出了妊娠所致的转胞。

4. 气闭：《景岳全书》谓："凡癃闭之症……惟是气闭之症，则尤为危候。然气闭之义为二焉，有气实而闭者，有气虚而闭者……"（同上）气，是指人体生理调节代偿功能。至于气虚、气实，《景岳全书》的解释是："气实而闭者，不过肝强气逆，移碍膀胱。气虚而闭者，必以真阳下竭。"质言之气实而闭者，是指人体生理调节功能一时性的失调；气虚而闭者，则是指人体生理调节代偿功能衰竭或衰退。

七、癃闭的诊断 癃闭的症状可以纳为下列几点：

1. 癃闭的局部症状主要为小便不通，点滴均无，少腹胀满，一般多为突然发病。

2. 癃闭的全身症状，可因癃闭不通的时间长短而有所不同。一般开始为小腹胀满疼痛，以后为水肿，以后为呕逆，以后为气喘。

3. 癃闭不通如不能及时得到紧急处理，预后不良。期朝不通，便可发生呕逆，气喘，四五日不通，即可令人因不通而致死亡。

至于体征方面，应该注意者为：

1. 患者神气，表情，肤色：如神色自如，无痛苦表情，无全身浮肿，肤色正常者轻，神气委顿，表情痛苦，皮肤有浮肿者重，如有面青汗出，呕吐不止或神志昏迷者，则示病危。

2. 患者呼吸、言语、口中特殊气味：如呼吸平匀，语声清朗，口无异臭者轻，呼吸喘促，呻吟不止者重，言语障碍或失伦，口中有异臭者，则示病危。

3. 脉象、皮肤切诊：如脉象沉微，沉缓，或沉涩者轻，皮肤冷热如常者轻，如脉见浮大滑数，皮肤见灼热或冰凉，或汗出如脂者，则示病重或病危。

八、癃闭的治疗 癃闭的治疗，分为药物、针灸与外治三类：

（一）药物治疗：又分为清热利湿、发汗利尿、调气行血、温补脾肾等四个方面：

1. 清热利湿：癃闭属于肾与膀胱火热者，即可用清热利湿的方法来作治疗。《景岳全书》谓："火在下焦而膀胱热闭不通者，必有火症火脉及溺管疼痛等证，大都清去其火，水必自通。”（同上）《医宗必读·小便癃闭》谓：“……小便闭癃……宜以淡渗之品，茯苓，泽泻，猪苓，通草之类，分利而已。”清热利湿的适应证，主要是实证、热证。清热利湿的主要方剂，常用者有八正散（316）、导气除燥汤（318）、猪苓汤（93），透泉散（319）、五苓散（83）等。

2. 发汗利尿：癃闭，由于外感风寒，或服利尿药效果不显者，可用发汗的办法来作治疗。原注：“启其外窍，开其内窍，”即是指此。发汗利尿方剂用于癃闭者，除陈氏所介绍者以外，尚有甘草麻黄汤（211）、麻豆汤（213）、越婢汤（210）等。

3. 调气行瘀：癃闭属气滞血瘀者，可用调气行血的方法来作治疗。《医宗必读》谓：“气滞不能通调水道下输膀胱者，顺气为急。”（同上）《证治准绳》谓：“有瘀血而小便闭者，宜多用牛膝。”又谓：“血瘀在下者，桃仁煎代抵当丸。”（同上）调气的常用方剂主要有加味二陈汤（254）、二香丸（320）、逍遥散（287）等，行瘀常用方剂主要有桃仁煎（321）、桃仁承气汤（130）、牛膝膏（322）等。

4. 温补脾肾：癃闭由于脾肾虚弱或年高久病而致者，可用温补脾肾的方法来作治疗。《医贯·小便不通并不禁》谓：“脾胃一虚，令人九窍不通，用补中益气汤以参芪甘温之品先调其胃气，以升柴从九原之下而提之，则清升而浊自降矣。”《石室秘录·小便不通》谓：“凡久病后小便点滴不出，乃肾气不能行于膀胱也，补肾气则小便自出……”。脾虚症状显著者，补脾为主，补脾方剂主要有补中益气汤（14）、升阳益胃汤（323）等。肾虚症状显著者，温肾为主，温肾方剂主要有济生肾气丸（218）、右归饮（33）等。

（二）针灸治疗：针灸为治疗癃闭有效辅助疗法，尤以对于气闭或气滞之癃闭尤具显效，由于精神因素而致之小便不通，用针灸疗法，绝大多数均可于针后10～15分钟排尿。实证、热证患者宜针，手法以泻为主，虚证、寒证，或高年患者宜灸，手法以补为主，并须注意晕针。所取穴位有气海、关元、阴陵泉、三阴交、中髎、次髎等。

（三）外治法

1. 探吐法：用手指或鹅翎探吐，亦有先根据病情服药，服药后再探吐，探吐可以使患者气往上行，气上行则下窍通利。《景岳全书》谓："凡气实等证，无如吐之为妙。譬之滴水之器，闭其上窍则下窍不通，开其上窍则下窍必利，盖有升有降此理势之使然。"（同上）

2. 盐熨法：以盐一杯，于锅中炒热，用布包好，熨腹部，可以利尿。《证治要诀》谓："若服凉药不效……宜炒盐熨其小腹……"。《医宗必读》亦谓："寒郁不通，炒盐熨脐下。"此法简便易行。（同上）

3. 蒸浴法：以麻黄一两，苏叶四两，白芷一两，苍术一两，老姜一两，将前药（水量约浴盆半盆）在锅内煮沸，倒入浴盆中，于浴盆中放一小凳，令患者坐小凳上，四周密闭，使热气熏蒸患者，水温后再坐入水中洗浴。

4. 妇人生产时小便不通，助产者可以手托起其胎，其小便即通。《证治要诀》谓："若临盆之际，胎压膀胱而小便不通者，宜以手指托起其胎，则小水自出。"

浊又殊　窍道别[①]　前饮投　精愈涸[②]

肾套谈　理脾恪[③]　分清饮　佐黄柏[④]

心肾方　随补缀[⑤]

原注　①淋出溺窍，浊出精窍。②水愈利而肾愈虚矣。③治浊只用肾家套药不效，盖以脾主土，土病湿热下注，则小水浑浊，湿胜于热则为白浊，热甚于湿则为赤浊，湿热去则浊自清矣。④萆薢分清饮加苍术、白术再加黄柏，苦以燥湿，寒以除热。⑤六、八味丸加龙牡，肾药也。四君子汤加远志心药也。心肾之药与前饮间服。

浅说 “浊”是一个症状，也是一个病名，其临床特点主要是尿痛、尿频、尿道口时有浓汁排出。排出物中混有血液者为赤浊，不混血液或血色单纯浓汁者，为白浊。从症状上来看浊证与淋证是相似的。赤浊近似淋证中之血淋，白浊近似淋证中之膏淋。《景岳全书》谓：“淋之为病……是亦便浊之类……”故浊证与淋证基本上属于一类疾病，不过从其所包括的范围上来看，浊证与淋证仍然是有区别的，不论其在病因，发病机理，诊断与治疗等各方面，均各有特点，因此有必要就浊证加以介绍：

九、浊证的病因 浊证的病因，主要系由于放纵淫欲所致。《医宗必读》谓：“心动于欲，肾伤于色，或强忍房事，或多服淫方，败精流溢乃为白浊……”服淫方是指服用各种兴奋刺激助淫方剂。

十、浊证的病机 关于浊证的发病机理，可以归纳为如下三点：

1. 浊证的发病部位主要是在精道。精道，即生殖系统。而淋病的发病部位，则主要在溺道。溺道，指泌尿系统。精道与溺道虽均属于肾的范围，但在具体部位上是有区别的，此为淋证与浊证的不同点。

2. 浊证的发生因素，主要是由于湿热。湿热，是指炎症及炎性渗出物之意。换言之，浊证的病理变化基本上属于一种炎性变化，这点与淋证相同。

3. 淋证与浊证有其不同点，亦有其共同点，浊证久而不已亦可由精道蔓延到溺道而发生淋病。因此淋、浊基本上属于一类疾病。

根据上述，浊证不论从病因或发病机理上来看，似乎均可直接列入淋病范围之中，而成为淋病的一种类型。

十一、浊证的诊断与治疗 淋、浊既基本上属于一类疾病，因此在诊断与治疗上是有其共同之处的。张景岳谓："治淋之法，大都与治浊相同，凡热者宜清，涩者宜利，下陷者宜升提，虚者宜补，阳气不固者宜温补命门，但当以前法通用，无他技也。"关于淋证的诊断及治疗，前节已系统介绍，浊证患者，基本上可按血淋或膏淋来作治疗，因此不再重复叙述，本节只着重提出几点浊证诊断与治疗的特殊之点：

1. 在诊断上浊证患者应特别注意放纵淫欲史，因为浊证发生主要原因为性交所致，如患者未婚亦无性交历史，则可不必先考虑浊证，首先应考虑其他原因而致之淋病。

2. 浊证的特点是尿道口排出浓汁，淋漓不断，尿时尿道中疼痛难忍，如刀割，如火烧，但尿内容并无变化。《医宗必读》谓："患浊者，茎中如刀割火灼而溺自清，惟窍端时有秽物，如疮之脓，如目之眵，淋漓不断，与便溺绝不相混……"而淋病尿内容有显明改变，脓血与溺相混，此一点与浊证不同。

3. 在治疗上淋浊治疗基本相同，所不同者浊证是精病不是溺病，因此不用利尿方法，而偏重于治脾治肾，其中尤其偏于治脾，陈氏原文："水愈利而肾愈虚矣。"又谓："土病则湿热下注。"《证治准绳·杂病·赤白浊》谓："赤白浊……每见时医以淋法治之，五苓、八正杂投不已而增剧者不可胜数，……"均是指此而言，不过浊证初起尿疼甚者，临床治疗上仍可以利湿清热，以萆薢分清饮（199）为主方，五苓散（83）、八正散（316）之类，亦可暂用。浊证已久，疼痛不甚，但尿道口排脓排血淋漓不断，则以补脾补肾为主，利湿清热之法，不宜再用。补脾以四君子汤（324）为主。其他如人参散（270）、苍白二陈汤（527），亦所常用。补肾以金匮肾气丸（32）为主，其他如固精丸（325）、玉锁固真丹（326）等亦所常用。

若遗精　另有说①　有梦遗　龙胆折②
无梦遗　十全设③　坎离交　亦不切④

原注　①与浊病又殊。②有梦而遗，相火旺也，余每用龙胆泻肝汤送下五倍子丸二钱多效。张石顽云，肝热则火淫于内，魂不内守，故多淫梦失精。又云多是阴虚阳扰，其作必在黎明阳气发动之时，可以悟矣。妙香散甚佳。③无梦而遗是气虚不能摄精，宜十全大补汤加龙骨、牡蛎、莲须、五味子、黄柏为丸常服。④时医遇此证，便云心肾不交，用茯苓、远志、莲子、枣仁之类，未中病情，皆不切之套方也。

浅说　凡男子在睡眠中自行排出精液者为遗精，有性交行为的梦而遗精者叫梦遗。无性交行为的梦而遗精者叫滑精。白日稍感性的刺激即遗精者也叫滑精。梦遗与滑精，其证候上虽然有区别，但其病因与发病机理基本上是一致的，所以均皆列入遗精范畴。《景岳全书·杂证谟·遗精》云："梦遗精滑总皆失精之病，虽其证不同，而所致之本则一。"明显指出此点。

十二、遗精的病因　关于遗精的病因，可以归纳为下列几点：

1. 精神紧张：遗精症状的发生，可由于精神过度紧张所致，《灵枢·本神篇》谓："恐惧不解则伤精，精伤则……精时自下……"《证治要诀·遗精》谓："有用心过度，心不摄肾，以致失精者……"精神过度紧张，其中尤其是恐惧及用脑过度，为发生遗精的主要原因。

2. 性的刺激：遗精症状的发生，常系由于性的刺激所致，《证治要诀》谓："有因思色欲不遂，致精失位，输泻而出者……"（同上）《医学入门·杂病分类·梦遗》谓"其不御女而漏者，或闻淫事，或见美色，或思想无穷，所愿不得……"闻淫事、见美色均属性的刺激，性的刺激，是发生遗精最常见的原因。

3. 房事过度：遗精的发生，常由放纵性欲，房事过度所致，《证治要诀》谓："有色欲太过而滑泄不禁者。"（同上）《医

学入门》谓:“入房太甚，宗筋弛纵，发为筋萎而精自出者。”房事过度可以伤肾，肾伤则可以发生遗精。(同上)

4. 饮食原因：饮食酒类及浓煎厚味等刺激性强烈食品，亦可发生遗精，《明医杂著·梦遗精滑》谓:“梦遗精滑……饮酒厚味，痰火湿热之人多有之……”故饮食因素亦可发生遗精。

5. 治疗错误：其他疾病治疗上的错误，亦可使患者发生遗精，《景岳全书》谓:“有久服冷利等剂，以致元阳失守而滑泄者，此误药之所致也。”(同上）误服药物，尤其是久服清凉攻利的药物，能因寒凉伤肾而发生遗精。

6. 壮年久旷：壮年体健者，长时期无性行为，亦可发生遗精，戴思恭谓:“遗精……有壮年气盛，久无色欲，精气满泄者。”《景岳全书》亦谓:“有壮年气盛，久节房欲而遗者，此满而溢者也。”(同上)

以上六类原因，其以第 2、3 两项为遗精最常见的原因，第 6 项中医一般认为系正常现象，其他各项则仅属偶发。

十三、遗精的病机 关于遗精的发病机理，归纳为下列两点：

1. 遗精的发生，其病变部位主要在心、肝、肾三脏，三脏之中又以心为主宰。如“精之藏制虽在肾而精之主宰则在心。”其他各脏腑亦可直接或间接影响上述三脏而发生遗精，如“五脏各得其职，则精藏而治，倘一脏不得其正，则必害心肾之主精者。”

2. 中医认为遗精的发生，其病理机转主要系由于君火失调，相火妄动所致。君系指心，相系指肝或肾，火指人体功能亢进或兴奋，因此君火失调，相火妄动，即指心有亢进兴奋时，肝、肾也必随之亢进或兴奋，肝肾亢进兴奋的结果，即可遗精。如“心动则相火亦动，动则精自走”，“心为君火，肾为相火，心有所动，肾必应之。”(《格致余论·阳有余阴不足论》)

十四、遗精的诊断 关于遗精的诊断，是根据患者脉证及其生活，健康情况，分如下三点：

1. 有梦而遗者叫梦遗，其性质多属虚火；无梦而遗或白日见色即遗者叫滑精，其性质多属虚寒。

2. 属于虚火者，除有梦遗外，尚伴有烦热、口渴、汗出、便结、溲赤、脉数、苔燥等症状，遗精之后，患者精神一般无太大影响；属于虚寒者，除无梦而遗或见色即遗，或自行滑出外，尚伴有神乏、倦怠、思卧、冷汗出、便溏、溲清、阳痿、阴囊潮湿、食欲低下、饮食减少、脉弱、舌润等症状，遗滑之后，患者精神委顿，有明显虚弱现象。

3. 属于虚火而遗者，预后尚好，属于虚寒而遗者，预后不良。对于遗精应极其重视，因为“遗久则玉关不固，精尽而亡。”此点应该注意。

十五、遗精的治疗 关于遗精的治疗，可以分为一般调摄，药物治疗，针灸治疗，外治法等几个方面：

（一）一般调摄：主要在生活、饮食、精神等各方面，在精神方面，除了注意避免过度紧张以外，最主要的则是要做到清心寡欲，保持思想上的安静。张景岳谓：“苟知惜命，先须惜精，苟欲惜精，先宜静心……及其既病而求瘥，则尤以持心为先，然后随症调理无不自愈，使不知求本之道，全恃药饵而欲望成功者，盖亦几希矣。”于此可见，对于遗精患者的清心寡欲是何等重要。在生活方面，应该注意寒暖，被褥勿使过厚过薄，适当节制性欲，夜晚进食不宜过饱，尤其应该少进辛辣刺激、浓煎厚味之食物。其中尤以睡觉时被褥过厚或双足受凉，或临睡前饮酒等，常可使人发生梦遗，因此对于遗精患者的临床治疗，必须告知注意上述各点。

（二）药物治疗：遗精患者的药物治疗，可以分为泻火、安神、补肾、固精等四个方面：

1. 泻火：遗精由于虚火而致者，即用泻火方剂。一般有龙胆泻肝汤（327）、知柏地黄汤（317）等方。

2. 安神：遗精由于心神不安而致者，用安神方剂。一般有茯神汤（328）、人参汤（270）、坎离汤（329）、天王补心丹（330）等方。

3. 补肾：遗精由于肾虚而致者，即用补肾的方法来治疗。由于肾阳虚而致者，常用方剂有金匮肾气丸（32）、右归饮（33）等；由于肾阴虚而致者，常用方剂有六味地黄丸（29）、左归饮（30）、枸杞丸（331）、三才封髓丹（332）等。

4. 固精：遗精由于精关不固，且滑泄难止者，即用固精的办法来作治疗。常用方剂有桑螵蛸丸（333）、锁阳丸（334）、秘精丸（335）、金锁固精丸（336）等。

（三）针灸治疗：针灸治疗遗精有时亦具卓效，大致梦遗者以针为主。常用穴有：大陵、神门、心俞、三阴交、复溜等；滑精以灸为主。常用穴有：关元、中极、肾俞、三阴交等。

（四）外治法：遗精的外治方法甚多，大致有下列几种：

1. 提肛法：提肛，即收缩肛门。其法，每天晚上临睡前收缩肛门十至二十次，收缩时作深吸气，呼气时即松弛，一收一松算做一次，此法对于遗精患者确实有效，亦可治疗早泄。

2. 冷水冲洗外阴：每天晚上临睡时以冷水冲洗外阴三至五分钟，对于梦遗有效。

3. 热水烫脚：每天晚上临睡前以热水烫脚五至十分钟，对于遗精有治疗作用。

疝气第十九

疝任病　归厥阴①　寒筋水　气血寻②
狐出入　㿗顽麻③　专治气　景岳箴④

原注　①经云：任脉为病，外结七疝，女子带下瘕聚。丹溪专治厥阴者，以肝主筋，又主痛也。②寒疝、水疝、筋疝、气疝、血疝。③狐疝卧则入腹，立则出腹。㿗疝大如升斗，顽麻不痛。④景岳云：疝而曰气者，病在气也。寒有寒气，热有热气，湿有湿气，逆有逆气，俱当兼用气药也。

浅说　疝病一般又称疝气。根据中医文献的记载，其范围极其广泛，有的系泛指少腹及前后阴疾患，如《诸病源候论·诸疝候》谓："疝者痛也，或少腹痛，不得大小便。或手足厥冷，绕脐痛，自汗出。或冷气逆上抢心腹，令心痛，或里急而腹痛。此诸候非一，故云诸疝也。"《儒门事亲·疝本肝经宜通勿塞状》谓："遗溺，闭癃，阴痿，脬痹，精滑，白淫，皆男子之疝也……血涸不月，月罢腰膝上热，足躄，嗌干，癃闭，少腹有块或定或移，前阴突出，后阴痔核，皆女子之疝也。"尤在泾谓："疝者痛也。不特睾丸肿痛为疝，即腹中攻击作痛，按引上下者，亦名曰疝。"一切少腹痛症以及男子阴痿，滑精，尿闭……妇人月经不调，癥瘕，痔核……均可列入疝病范畴。

有的则系专指睾丸疾病，在妇人则指阴户突出。《景岳全书·杂证谟·疝气》谓:“疝气病者，凡小腹睾丸为肿为痛，止作无时者皆是也。”又谓:“疝之病不独男子有之，而妇人亦有之。”《医学入门·杂病分类·疝气》谓:“凡疝……在妇人则为阴户突出。”实际临床上所称的“疝气”，一般均属后者。主要专指男子睾丸疾病，陈修园氏在其所著《医学实在易》中谓:“疝气者，睾丸肿大而痛也。”《医学从众录》中谓:“疝气，睾丸肿大牵引小腹而痛。”《时方妙用》中谓:“疝者，小腹睾丸为肿为痛是也。”从这些论述中可见陈修园氏心目中的“疝气”，亦为男子睾丸疾病。因此，本书亦只以《三字经》原文原注以及陈氏其他著述中所提到的内容为中心加以阐述，其他方面不准备作过多的介绍。

一、病因　关于疝气的病因，中医书中记载颇详尽。一般可以归纳为下列五点：

1. 外邪感染：疝气的发生，可以由于“外邪”感染所致，《诸病源候论·诸疝候》谓:“诸疝者，阴气积于内，复为寒气所加，使荣卫不调，血气虚弱，故风冷入其腹内而成疝也。”《古今医统大全》谓:“疝者多湿热。”《景岳全书》谓:“疝气之病有寒证亦有热证，然必先因受寒湿，或犯生冷以致邪聚阴分，此其肇源未有不因寒湿而致然者。”(同上）风、寒、湿、热等均属外邪，在外邪作用之下，可以使人发生疝气。

2. 精神及劳役原因：疝气的发生，可以由于精神及劳役原因所致，《医学入门》谓:“气疝上连肾俞，下及阴囊，得于号哭忿怒气郁而胀；或劳役坐马，致核肿胀。”(同上）精神的重度刺激，如忿怒，号叫啼哭，劳役过度，如久坐，久立，久行，均可使人发生疝气。

3. 外伤原因：疝气的发生，可以由于跌仆伤损等外伤所致，《医方考·七疝门》谓:“外肾因扑损而伤，睾丸偏大有时疼痛者，此中有死血，名曰血疝。”《医学入门》谓:

“疝……又有跌伤惊气与败血攻入者，当消瘀血。”（同上）外肾即指男子睾丸，睾丸外伤可以因出血瘀积在内，发生血肿而成疝气。

4. 地理因素：疝气的发生，可以由于地理环境因素所致。《儒门事亲》谓：“㿉疝……其状阴囊肿缒，如升如斗，不痒不痛者是也。得之地气卑湿所生，故江淮之间，湫塘之处，多感此疾。”（同上）说明某些疝气的发生与地理环境因素有关。例如㿉疝主要系发生在南方炎热潮湿池塘较多的地带。

5. 先天遗传因素：疝气的发生，可以由于先天遗传所致。《儒门事亲》谓：“小儿亦有此疾，俗曰偏气，得于父已年老或年少多病，阴痿精怯，强力入房，因而有子，胎中病也。”（同上）“胎中病”，即指在胎中受病，说明本病可以由先天遗传发生。

二、病机　关于疝气的发病机理，中医书中论述颇多，《素问·骨空论》谓：“任脉为病，男子内结七疝。女子带下瘕聚。”《儒门事亲》谓：“疝乃属足厥阴肝经，盖环阴器而上入小腹者，足厥阴，肝经也。”李杲谓：“风寒湿热，下出囊中，致两睾肿大，谓之曰疝。”《奇效良方·疝论》谓：“大凡内外之气交入于肾者为肾气，入于膀胱者为膀胱气……肾与膀胱为脏腑，其气相通，连为外肾，系于睾丸……乃相连而病者也。”《景岳全书》谓：“疝气之病，有寒证亦有热证……”（同上）根据以上所述，对于疝气的发病机理，可以归纳为下列几点：

1. 疝气的发生，主要为任脉和足厥阴肝经疾病。关于“任脉”和“足厥阴肝经”，根据中医文献记载，“任为阴脉之海，其脉起于中极之下，少腹之内，会阴之分……”（李时珍《奇经八脉考》）足厥阴肝经“起于大敦入阴中，环阴器抵小腹……”（《针灸大成》）故少腹部分以及外生殖器附近部分，均属任脉和足厥阴循行范围。任脉属奇经八脉之一，足厥阴属十二经之一，十二经及奇经八脉是维持正常生理活动的有机系统。各经各脉，各有专司。任脉和足厥阴肝经既然发生疾病，当然可以影响其所属器官发生病态，故有："任脉为病，男子内结七疝"、"疝乃属足厥阴肝经"等语。简言之，发生疝气的原因，主要系由于管理少腹及阴囊睾丸等器官的经脉发生疾病所致。所应说明者，任脉和足厥阴肝经所辖范围较广，表现于其他方面的病，有其他方面的病名，表现于少腹及睾丸者，才叫疝气。

2. 疝气的发生，由于感受外邪所致。外邪首先侵犯肾与膀胱，由于肾及膀胱与睾丸是相通的，所以外邪亦可循此下降，侵犯睾丸而发生疝气。即所谓："肾与膀胱为脏腑，其气相通，连为外肾，系于睾丸……乃相连而为病者也。""风寒湿热，下出囊中，致两睾肿大，谓之曰疝。"

3. 疝气的发生，可以由于热，亦可以由于寒。热，是指炎性病变；寒，是指生理调节代偿功能衰弱。因此有："疝气之病，有寒证亦有热证。"之语。质言之，即疝气的发生，有的系属于炎性病变所致，而有的则系属于人体生理调节代偿功能衰弱而成。

三、证候类型 关于疝气的证候类型，临床上一般有七疝之说。七疝，即寒疝，筋疝，水疝，气疝，血疝，狐疝，㿗疝等七种疝病，兹分别简要介绍其特点：

1. 寒疝：《儒门事亲》谓："寒疝久而无子，其状囊冷，结硬如石，阴茎不举，或控睾丸而痛，得于坐卧湿地或寒月涉水……"《医方考》谓："寒疝腰痛牵引睾丸，屈而不伸，尺内脉沉迟。"(同上)《时方妙用》谓："寒疝囊冷结硬如石，阴茎不举或控睾丸而痛。"是寒疝特点主要为阴囊发冷、发硬，睾丸痛，腰痛，脉沉迟。

2. 水疝：《儒门事亲》谓："水疝，其状肾囊肿痛，阴汗时出，或囊肿而状如水晶，或囊痒而燥出黄水，或少腹中按之作水声……"《时方妙用》谓："水疝肾囊肿痛，阴汗时出，或肿状如水晶，或囊痒而外出黄水。”故水疝特点，主要为阴囊水肿疼痛，发痒，出汗，或流黄水。

3. 筋疝：《儒门事亲》谓：“筋疝，其状阴茎肿胀，或溃或脓，或痛而里急筋缩，或茎中痛极则痒，或挺纵不收，或白物如精，随溲而下……”《时方妙用》谓：“筋疝阴茎肿胀，或溃或脓，或里急筋缩，或出白物……”。故筋疝特点，主要为阴茎肿胀，有下坠感，茎中或痛或痒，或有精液样物流出。

4. 气疝：《儒门事亲》谓：“气疝，其状上连肾区，下及阴囊，或因号哭忿怒，则气郁之而胀，怒哭罢则气散者是也。”《时方妙用》谓：“气疝上连肾区，下及阴囊，或因号哭忿怒则胀，罢则气散。”故气疝特点主要为：忿怒号哭后则阴囊胀大，如哭怒停止，则阴囊亦即随之缩小。

5. 血疝：《儒门事亲》谓：“血疝，其状如黄瓜，在大腹两旁，横骨两端，俗云便痈……”。《医学入门》谓：“俗云便毒，实血疝也。生腿胯小腹之间。”《医方考》谓：“外肾因扑损而伤，睾丸偏大，有时疼痛者，此中有死血，名曰血疝。”（同上）据此可知，人体两侧腿缝处有条状物突出者，由跌仆伤损，睾丸受伤，积血肿痛者，皆为血疝，临床上的血疝多属后者，前者通称便毒，列入性病。

6. 狐疝：《儒门事亲》谓：“狐疝其状如瓦，卧则入小腹，行立则出小腹入囊中……亦与气疝大同小异……”。《时方妙用》谓：“狐疝卧则入小腹，行立则出小腹。”故狐疝特点，主要为疝气可以还纳出入，卧则还纳，阴囊缩小，行立则下降，阴囊增大。

7. 㿗疝：《儒门事亲》谓：“㿗疝其状阴囊肿缒，如升如斗，不痒不痛者是也。得之地气卑湿所生，故江淮之间，湫塘之处，多感此疾……女子阴户突出，亦属此类……”《时方妙用》谓：“㿗疝阴囊肿缒，如升如斗，不痒不痛。”故㿗疝特点，在男子则为阴囊肿大，不痒不痛，在女子则为阴户突出。本病一般多发生在南方地气卑湿，池塘较多之处。

除此而外，中医文献中尚有许多疝病名称，如厥疝、癥疝、盘疝、附疝、狼疝、蛊疝、瘕疝等等名称，不过目前中医临床上对于疝气的诊断，一般均以张子和氏所列七疝为根据，而且上述名称，从症状上亦均大致可以分别列入张氏七疝范围之中，限于浅说内容，在此不作过多的介绍。

四、诊断

（一）病史：关于疝气患者的病史，必须注意者，有下列各点：

1. 患者在发病前有无受风、受寒、受热、受湿等历史。因为在风、寒、湿、热等外邪作用之下可以令人发生疝气。

2. 有无重大精神刺激，如大怒、大哭等，有无过度劳役，如久行、久立、久坐等，因为忿怒号哭，久行久立等，常为发生气疝、狐疝的主要原因。

3. 有无跌仆损伤史及性交不洁史，因为跌仆伤损及不洁性交常可使人发生血疝。

4. 生活环境及居住地区须加以询问，因为癞疝主要发生在沼泽地带，与地理因素密切相关。

5. 发病年龄如何？系自幼发病或系成年后发病。自幼即发者，多属先天遗传，成年后发病者，则多属后天原因。

（二）症状及体征：关于疝气症状方面，前节证候类型中已作介绍，此处不再重复。至于疝气患者体征方面，应该注意下列各点：

1. 望诊：疝气患者的望诊，应该注意观察下列两方面：

（1）一般情况：如患者的神志、外形、面色、舌苔和舌质等，大致上寒疝患者，一般多有痛苦表情，腹痛甚者可有面色发青，或冷汗；筋疝，血疝患者亦有痛苦表情，但一般不如寒疝明显；水疝患者，面色可发黄，皮肤可伴有浮肿或单腹胀；狐疝、气疝、癞疝患者，一般可有痛苦表情，但亦可无任何表现。

(2) 外阴检查：疝气患者必须检查外阴，尤其是要注意观察阴囊肿大情况。寒疝患者一般阴囊不肿大，但外观可发硬、发紫；水疝患者一般阴囊均有高度浮肿，或透明如水晶，或表面有水渗出，甚者阴茎亦有浮肿；气疝、狐疝患者，行走起立则阴囊肿大，卧下则阴囊缩小；㿗疝患者阴囊亦高度肿大，但阴囊皮肤粗厚，不似水疝，且阴囊大小亦与体位无关；血疝患者两腿缝间可见索条状物，亦可有阴囊红肿。筋疝患者外阴外观方面，一般则常无特殊所见，但亦可有阴纵不收或流出白物。

2. 闻诊：疝气患者的闻诊，属于一般。呼吸匀调，无呻吟，言语声调自如者轻；呼吸迫促，呻吟或号叫，言语紧张者重。

3. 问诊：疝气患者的问诊主要在问病史及目前症状。关于病史方面，前已述及，不再重复。目前症状，必须询问下列各点：

(1) 问寒热：疝气伴有寒热者，为由外邪引起。发热恶寒者属于表，发热不恶寒者属于里。

(2) 问饮食：一般情况，疝病患者饮食方面常无甚大障碍，但在较重情况之下，患者常不能食，或饮食即吐。《严氏济生方·诸疝门》谓："厥疝则心痛足冷，食已即吐。"疝病而伴有心痛足冷，食已即吐，一般属于重症。

(3) 问小便：各类疝病小便各具特点：寒疝小便清白，筋疝小便前后可有精液样物流出，水疝小便短少，血疝可有尿血，㿗疝小便发白发浑。患者小便为鉴别疝病的重要指征之一。

4. 切诊：疝病患者的切诊，应注意下列二方面：

(1) 脉象：寒疝脉多沉弦，沉迟，若疼痛甚者，脉可见沉伏；筋疝、血疝脉多沉滑；水疝、㿗疝脉多沉涩、沉细或沉濡；气疝、狐疝则以滑数脉象居多。

(2) 腹部及阴囊：寒疝多少腹急结，喜暖恶寒，阴囊发紧；水疝有腹胀或身肿，阴囊多肿如水晶；血疝阴囊红肿或两股缝处可摸到索条状物（张子和谓："血疝其状如黄瓜，在少腹两旁。"）；㿗疝大如升斗，顽麻不痛不痒，气疝、狐疝发病时腹痛，可有形可无形，有形者可以摸到癥块。

由于疝气包括范围甚广，以上四诊所见，只能略举其要。读者可与本书心胃痛、胀满蛊胀、水肿各章相互参阅。

五、治疗 关于疝气的治疗方法，分为药物，针灸，外治法等三方面：

(一) 药物治疗：对于疝气的药物治疗，一般可分为下列五点：

1. 温中：温中，是指用药物以兴奋患者生理调节代偿功能之意。因为疝气的发生，由于虚寒原因。寒气过甚所致者，或在发作过程中继发虚寒症状，如肢冷、汗出、呕逆、脉伏者，即可用温中的办法来作治疗。温中的适应证主要是寒疝。其他各型疝气如合并有虚寒症状者，亦可以此作对症处理。温中的方剂很多，一般常用有乌头桂枝汤 (337)、楼氏当归四逆汤 (338)、暖肝煎 (339) 等。

2. 理气：所谓理气，根据中医文献论述，其含义之一，有止痛之意。因此疝气症状之疼痛较著者，须用理气的方法来作治疗。理气的方剂很多，一般用于疝气者有天台乌药散 (340)、橘核丸 (341)、荔枝散 (342)、荔香散 (343) 等。

3. 利湿：利湿，即利尿之意。疝气之发生，由于水饮湿气所致者，即可用利湿的方法来作治疗。利湿的适应证主要是水疝、㿗疝。其他各型疝气合并阴囊积水积液等湿气过甚症状者，亦可以兼用利湿的方法。利湿的方剂用于疝气者，一般有五苓散(83)及其加味方、禹功散(344)加减香苓散(345)等。

4. 清热：清热，有消炎解毒之意。疝气症状的发生，由于热所致，即炎症现象比较明显者，即可用清热的方法来作治疗。清热的适应证，主要是筋疝、血疝或㿗疝。其他各型疝气合并热证现象，亦可用清热的方法来作治疗。清热的方法甚多，对于疝气，一般以清湿热为主。清湿热方剂常用于疝气者有加减柴苓汤（346）、加味通心饮（347）、解毒木通汤（348）、加味大分清饮（349）等。

5. 行瘀：行瘀，指用药物以排出瘀血之意。疝气症状的发生，由于跌仆伤损积瘀，或由于其他原因瘀血停积以致气滞为病者，即可用行瘀的办法来作治疗。行瘀的适应证主要是血疝。其他各型疝气合并有血积气滞症状者，亦可兼用行瘀的方法来作治疗。行瘀的方剂，用于疝气者有龙胆汤（350）、红花散瘀汤（351）、玉烛散（352）等。

以上五类治疗方法，为药物治疗疝气所常用的方法，其中理气，尤其重要。因为疝本气病，所以各种治疗方法中均可兼用理气药物。《景岳全书》谓："故治疝者，必于诸证之中，俱当兼用气药。"陈修园原文中亦特别介绍此点。本节中各种治疗方法所用之方剂，如详细分析其药物组成，亦几乎无一方不与理气药物合用。这些都明确说明了理气对于疝气治疗上的重要性。治疝必兼理气这一点，对于疝病的治疗来说，是一个原则性的问题。

（二）针灸治疗：各型疝气一般均有疼痛，针灸是止痛有效方法之一，因此亦为治疗本证有效的辅助治疗方法。一般来说，寒疝、水疝患者以灸为主；筋疝、血疝患者以针为主，狐疝、气疝、㿗疝患者可针可灸。由于疝气病位主要在任脉及足厥阴肝经，因此所取穴位，一般也以上述二经穴位为主。足厥阴肝经穴位中用于疝气者，一般有大敦、急脉、期门、章门等穴位。任脉穴位中用于疝气者，一般有气海，关元，中极，神阙等穴位。

（三）外治法：疝气的外治法，常用者有下列几种：

1. 盐熨法：以食盐炒热布包，熨少腹，可使疼痛减轻或缓解，寒疝患者用此有效。

2. 洗法：陈修园在本书中介绍《千金翼》方，用雄黄一两，矾石二两，甘草一尺（约七八钱）煮水洗阴囊，治阴肿核中痛。此法对于寒疝睾丸肿痛者，确有止痛作用。

3. 敷药法：鲜地骨皮和糯米饭捣烂，敷睾丸，觉热痒即除去。此乃浙江经验方，据谓治睾丸肿痛有效。

五苓散　加减斟①　茴香料　著医林②
痛不已　须洗淋③

原注　①《别录》以此方加川楝子、木通、橘核、木香，通治诸疝。②三层茴香丸治久疝，虽三十年之久，大如栲栳，皆可消散。③阴肿核中痛，《千金翼》用雄黄一两，矾石二两，甘草一尺，水一斗，煮二升洗之，如神。

浅说　五苓散（83）为《伤寒论》方，由茯苓、白术、泽泻、猪苓、桂枝等药物所组成，为临床上常用的利尿方剂。木通为利尿药，川楝子、橘核、木香为理气镇痛药，五苓散加此数味，是本方除利尿作用之外，尚有镇痛理气的作用。因此临床上常用本方以治疗水疝、癞疝，或其他各型疝气之挟有水气如囊肿、囊痒、小便不利等症状者。其他疝气由于本方兼有理气作用，根据治疝必兼理气的原则，亦可以本方作治疗。

三层茴香丸为《证治准绳》方，共分三料，第一料由茴香、川楝子、沙参、木香等四味组成，第二料即前方加荜拨、槟榔，第三料即第二料中再加茯苓、附子。第一料主要作用为理气镇痛，第二料、第三料合并温中。本方为常用之止痛剂，尤其适用于寒疝患者。轻者用第一料即可止痛，重者用第二料，疼痛剧烈或用第一、二料无效者，则可用第三料。栲栳系指用竹条或柳条编成之筐，大如栲栳，言阴囊极度肿大之意。

所引《千金翼方》之方，为治疗睾丸肿痛的外治方法，方中主药为雄黄与矾石。雄黄又名雄精，《本草》谓可“燥湿杀虫，散结行气”；矾石亦为燥湿杀虫药。燥湿，一般有促进吸收之意，散结行气有消炎镇痛之意。本方主要适用于由外邪感染而致之睾丸肿痛患者。

痰饮第二十

痰饮源　水气作①　燥湿分　治痰略②
四饮名　宜斟酌③　参五脏　细量度④
补和攻　视强弱⑤

原注　①水气上逆，得阳煎熬则稠而成痰，得阴凝聚则稀而成饮，然水归于肾而受制于脾，治者必以脾肾为主。②方书支离不可听，只以燥湿为辨，燥痰宜润肺，湿痰宜温脾，握要之法也。宜参之虚劳咳嗽等篇，或老痰宜王节斋化痰丸，实痰怪痰宜滚痰丸之类。③《金匮》云："其人素盛今瘦，水走肠间，沥沥有声，谓之痰饮。"注："即今之久咳痰喘是也。""饮后水流胁下，咳唾引痛，谓之悬饮。"注："即今之停饮胁痛证也。""饮水流行，归于四肢，当汗出而不汗出，身体疼重，谓之溢饮。"注："即今之风水，水肿证也。""咳逆倚息气短不得卧，其形如肿，谓之支饮。"注："即今之停饮喘满不得卧证也。又支饮偏而不中正也。"④四饮犹未尽饮邪之为病也。凡五脏有偏虚之处而饮留之。言脏不及腑者，脏属阳在腑则行矣。《金匮》曰："水在心，心下坚筑短气，恶水不欲饮。水在肺，吐涎沫欲饮水。水在脾，少气身重。水在肝，胁下支满，嚏而痛。水在肾，心下悸。"⑤宜补宜攻宜和，视乎病情，亦视乎人之本体强弱而施治也。

浅说　痰饮是一个病理名词。根据中医文献中有关论述，凡属人体在病因作用之下有非正常液性物质潴留时，此种液性物质即叫痰饮。其中稠者叫痰，稀者叫饮。引起非正常液性潴留的原因很多，因此痰饮所包括的疾病也是多种多样。《医学入门·杂病提纲·痰》谓:“人知气血为病，而不知痰病为尤多。”《医门法律·痰饮门》谓:“痰饮为病，十人居其七八。”明确说明痰饮所包括范围之广。许多疾病都可以引起痰饮的发生。为了帮助初学者对痰饮有系统概念认识，兹按病因、发病机理、诊断、治疗等各项，提要加以介绍。

一、病因 关于痰饮发生的原因，可以分为下列三方面:

1. 六淫外感:《医学入门》谓:“风痰，外感贼邪……寒痰，因形寒饮冷……湿痰或，外感湿滞……”。又谓:“痰者，津液所化。风伤肺，湿伤脾，凝浊而生……”(同上)《景岳全书·杂证谟·痰饮》谓:“风寒之痰，以邪自皮毛内袭于肺，肺气不清，乃致生痰，是即伤寒之类。”风、寒、湿、热等贼邪，统称六淫，列属外因。外感六淫，可以使人发生痰饮。

2. 七情内伤:《儒门事亲·饮当去水温补转剧论》谓:“饮之所得……有愤郁而得之者……有思虑而得之者。夫愤郁而不得伸，则肝气乘脾，脾气不化，故为留饮……”《丹溪心法·痫》谓:“假如痫病，因惊而得，惊则神出舍，舍空则痰生……”愤郁、忧虑、惊恐等，为情志之邪，列属七情范围之中。内伤七情，亦可使人发生痰饮。

3. 饮食房劳原因:刘完素谓:“酒性大热而引饮冷，冷与热凝于胸中，不散而成湿，故痰作矣。”《儒门事亲》谓:“人因劳役远行，乘困饮水，脾胃力衰，因而嗜卧，不能布散于脉，亦为留饮。人饮酒过多，肠胃已满，又复增之，脬经不及渗泄，久久如斯，亦为留饮。因隆暑津液焦涸，喜饮寒水，本欲止渴，乘快过多，逸而不动，亦为留饮……积水则生湿，停酒则生燥，久则成痰……”(同上)《医学入门》谓:“热痰因厚味积热……食痰因饮食不化……”又谓:“痰饮……皆因饮水及茶酒停蓄不散，再加外邪生冷七情相搏成痰……”(同上)《景岳全书》谓:“或以忧思酒色致成劳损，非风卒厥者，亦虚痰也……”。(同上)厚味一般系指煎炒辛辣等刺激性食品，酒色，即指贪酒好色，有放纵淫欲之意。耽溺酒色，喜进浓煎厚味或过饮茶水，均可使人发生痰饮。总的来说，痰饮发生的原因大致不出以上三者。急性发作者，一般多由六淫外感所致，慢性发作者，一般多由七情内伤或饮食房劳而成。

二、病机 关于痰饮的发病机理，中医书中论述颇多，《济生方·咳嗽痰饮门》谓:“调摄失宜，气道闭塞，水饮停于胸腑，结而成痰……”。《儒门事亲》谓:“积水则生湿，停酒则生燥，久则成痰……”。《医学正传·痰饮门》谓:“肺气郁则成热，热盛则生痰……”。《证治要诀·停饮伏痰》谓:“痰饮者，多因气道闭塞，津液不通。譬如沟渠壅遏，积潦停滞，则倒流逆上，瘀浊臭秽，无所不有。”《明医杂著·痰饮》谓:“痰之本水也，原于肾，痰之动湿也，主于脾。痰因火上，肺气不清，咳嗽时作，及老痰郁痰结成粘块、凝滞喉间，吐咯难出，此痰皆因火邪炎上熏于上焦，肺气被郁，故津液之随气而升者为火熏蒸、凝浊郁结而成。岁月积久，根深蒂固，故名老、名郁，而其原则火也。病在上焦心肺之分，咽喉之间……”。《景岳全书》谓:“五脏之病，虽俱能生痰，然无不由乎脾肾，盖脾主湿，湿动则为痰，肾主水，水泛亦为痰……”又谓:“痰有虚实，不可不辨……脾胃之痰，有虚有实，肾家之痰，则无非虚耳……”。(同上)《医学从众录》谓:“王节斋曰：痰之本水也，原于肾，痰之动湿也，主于脾。余又从而续之曰，痰之成气也，贮于肺。此六语堪为痰病之纲领。大抵脾肺分其虚实，肾脏辨其水火。肺实者，肺有邪也，若非寒邪，即是火邪。肺虚者，本脏自虚，治节不行而痰聚之……脾土太过，气滞郁热而生痰……脾土不及，气虚不运，食少化迟而生痰……肾虚不能制水，则水不归源，上泛溢而为痰……阴虚火动，则水沸动于肾……水随波涌而为痰，"《医学实在易》谓："痰饮之病源皆水也。经云，三焦者，决渎之官，水道出焉。设三焦失职，因之聚成痰饮，变证多端。"根据以上论述，痰饮的发病机理，可以归纳为下列几点：

1. 痰饮的发生，其病变器官主要在于肺、脾、肾三脏。肺，是指呼吸系统，脾，是指消化系统，肾，是指泌尿生殖内分泌系统。所谓："痰之本，原于肾，痰之动，主于脾，痰之成，贮于肺"等语，质言之，即呼吸、消化、泌尿等器官，在病因作用之下，正常生理功能失调时，即可形成痰饮。

2. 痰饮的发生，主要是由于人体输送水分的道路发生了障碍，因而液体平衡失调，水饮停留而成痰饮。

3. 痰饮的发生可以由于热，由于实。如："热盛则生痰。""气滞郁热而生痰。""阴虚火动，水随波涌而为痰。"亦可以由于寒。由于虚。如："本脏自虚，治节不行，而痰聚之。""脾土不及，气虚不运，食少化迟而生痰。""肾虚不能制水，则水不归源，上泛溢而为痰。"热与实，是指功能亢进现象，虚与寒，是指生理调节代偿功能的衰弱或衰竭。因此由热，由实而致之痰，是由于各种炎性病变而致之分泌或渗出增多；由寒，由虚而致之痰，则是由于生理调节代偿功能衰弱或衰竭而致之液体平衡障碍。

三、证候类型 关于痰饮的证候类型，根据中医文献有关论述，有下列几种区分：

（一）以证候性质作区分者

1. 湿痰或寒痰：痰饮之发生，系由于生理调节代偿功能衰弱或衰竭，一般所谓脾肾阳虚所致者，即称为湿痰或寒痰。《证治准绳·杂病·痰饮》谓："湿在脾经，谓之湿痰……湿在肾经，谓之寒痰。"

2. 燥痰或热痰：痰饮之发生，系由于生理功能亢进，一般所谓内热过甚所致者，即称为燥痰或热痰。《明医杂著》谓：

"痰因火上，肺气不清。"《医学入门》谓："热痰因厚味积热或外感误温所致。"《医学实在易》谓："因热所伤者名热痰。"

（二）以痰饮所在部位作区分者

1. 痰饮：痰饮所在部位主要在腹中者，称为痰饮。《金匮要略·痰饮咳嗽病脉证并治》谓："水走肠间，沥沥有声，谓之痰饮。"

2. 溢饮：痰饮所在部位主要在皮肤或四肢者称为溢饮。《金匮要略》谓："饮水流行，归于四肢，当汗出而不汗出，身体疼重，谓之溢饮。"（同上）

3. 悬饮：痰饮所在部位主要在胁下者称为悬饮。《金匮要略》谓："水流在胁下，咳唾引痛，谓之悬饮。"（同上）

4. 支饮：痰饮所在部位主要在心、肺者，称为支饮。《金匮要略》谓："咳逆倚息，气短不得卧，其形如肿，谓之支饮。"尤在泾谓："其偏结而上附心肺者，则为支饮……咳逆倚息不得卧者，上迫肺也。"（《金匮要略·心典·痰饮咳嗽病脉证治》）

（三）以发病原因作区分者

1. 食痰：因饮食原因而发生痰饮者称为食痰。《医学入门》谓："食痰因饮食不化，结成痞块。"（同上）

2. 酒痰：因经常饮酒而发生痰饮者称为酒痰。《医学入门》谓："若因饮酒，干呕嗳呃，臂胁痛，又名酒痰。"（同上）

3. 气痰：因忧郁，忿怒等精神因素而发生痰饮者称为气痰。《医学入门》谓："气痰，七情郁成。"（同上）

4. 风痰：因外感原因而发生痰饮者称为风痰。《医学入门》谓："风痰外感贼邪。"（同上）

5. 火痰：因饮食燥热或衣被过厚致人体受热而发生痰饮者，称为火痰。《医学入门》谓："火痰因饮食衣被过厚，火蒸津液成痰。"

以上三种痰饮证候类型的区分，均属一般临床所习用者，除此而外，中医书中还有很多名称，例如：留饮、伏饮、老痰等，均可列入痰饮范围之中，不过这些名称，因非一般所习用，限于篇幅，故此从略。

四、诊断

（一）病史：关于痰饮患者的病史，应该注意下列各点：

1. 患者有无外感史。因为外感六淫可以使人发生痰饮。

2. 患者发病前有无忿怒、忧郁、惊恐等精神刺激史。因为内伤七情亦可使人发生痰饮。

3. 患者饮食情况如何，有无饮酒习惯。因为饮食浓煎厚味，辛辣煎炒，嗜酒，或过饮茶水等，均可引起痰饮的发生。

4. 患者既往身体健康情况如何，有无主要器官慢性病变。因为慢性疾病可以使人因病致虚而继发痰饮。

5. 患者发病经过如何，起病或急或缓。因为痰饮只是一个症状而不是病因，所以必须详细询问发病经过，以便据此找出原发疾病，根本治疗。

（二）症状及体征

1. 症状：关于痰饮的临床症状，比较复杂，一般常随痰饮发生的原因及痰饮停聚的部位而表现为多种多样。概而言之，痰饮的发生由于心病、肺病，痰饮停留的部位在上焦者，其临床症状主要为头疼、头晕、头重、咳嗽、心跳、气短、涕多、痰多、胸痛、面目浮肿等，有时亦可表现为卒倒、眩仆、抽搐、惊痫等，此为痰厥，俗称“痰迷心窍”；痰饮的发生由于脾病、胃病，其停留的部位在中焦者，其临床症状主要是腹胀、腹满、四肢浮肿、神倦乏力、食欲减退、或呕吐泄泻等；痰饮的发生由于肝病、肾病，其停留部位在下焦者，其临床症状主要是腹肿、腰胁痛、小便少、或气喘眩晕。一般来说，在上者有涕多、痰多、胸满、气喘；在中者有腹满、肢肿、呕逆；在下者有大便泄泻、小便不利、腰重、腰疼；在外者有肤肿，关节痠痛等症状者，即可诊断为痰饮。

2. 体征

（1）望诊：痰饮患者的望诊，应着重在患者的神、形、色、舌等各方面。湿痰或寒痰患者，一般多面色苍白或灰暗，精神不振，倦怠嗜睡，或全身浮肿，舌白薄或滑腻，或痰多，涕多；燥痰或热痰患者，一般多面色红赤，口干唇燥，烦躁不安，舌黄腻或绛红，涕痰黄稠如脓样，或痰多粘块，停滞喉间，吐咯难出；如见卒然晕倒，神识昏迷，或肢体抽搐，痰鸣痰涌，为卒中，或称痰厥，属于危候。

（2）闻诊：痰饮患者的闻诊，着重在检查患者的言语、声音、呼吸、以及咯出痰涎之气味等。湿痰或寒痰患者，多见语声低弱，咯出之痰涎清冷无味；燥痰或热痰患者多见语声洪亮，咯出之痰涎如脓样或凝结成块，腥臭刺鼻。痰饮患者呼吸方面，一般均较正常人为略快，但如见喘促则示病重，如见鼻扇口张，痰涌痰鸣，则示病危。《景岳全书》谓："杂症势已至剧，而喉中痰声漉漉，随息渐甚者，此垂危之候，不可治也。"

（3）问诊：痰饮患者的问诊，主要在询问病史及目前全身症状，关于病史方面的问诊，前已述及，全身症状的问诊，主要应该询问下列各点：

1）问寒热：发热恶寒者多属风痰；发热汗出不恶寒者，多属火痰；无热恶寒者则多属湿痰或寒痰。

2）问饮食：食欲尚可，口干喜冷喜甜者多属燥痰或热痰；食欲低下，口不干，或口虽干而不欲饮水，饮食喜热喜咸者，多属湿痰或寒痰；发病系由于饮食因素所致，且有腹疼或腹胀，噫气反酸者，则属食痰。

3）问大小便：大便秘结，小便短赤，属燥痰或热痰；大便溏泻，小便虽短而色清白或浑浊属湿痰或寒痰。

（4）切诊：痰饮患者的切诊，分为切脉、切肤、切腹等三方面：

1）切脉：痰饮患者的脉象变化甚大，常随痰饮发生的原因不同而不同，燥痰热痰脉象多见滑数；风痰脉多见浮滑或浮数；湿痰或寒痰脉象多见沉细或沉濡；湿痰或寒痰患者，如脉见浮大滑数，则示病重。

2）切肤：溢饮、痰饮、湿痰、寒痰患者，皮肤常有浮肿；风痰可有发热；患者身上有结核可以摸到者为痰核，又名痰注。《丹溪心法》谓："人身中有结核，不痛不红不作脓，痰注也。"痰饮患者皮肤冰凉汗出示病重。《医学入门》谓："凡痰喘胸高脉散，汗出如油，身冰冷者死。"

3）切腹部：痰饮患者如见身肿腹胀腹疼者，临床上必须检查腹部。湿痰或寒痰患者，腹部多喜暖，喜按，恶冷；燥痰或热痰，食痰或气痰患者，腹部多喜凉，拒按，恶热。痰饮患者见身肿腹肿者，一般示病重，腹肿如鼓，坚硬如石者，预后尤其恶劣。

五、治疗 痰饮的治疗方法，可以归纳为汗、吐、利、攻、清、温、补、化等八大类。

1. 汗：汗，即发汗之意。《金匮要略》谓："病溢饮者，当发其汗。"《医门法律》谓："溢饮之证，水饮溢出于表，荣卫尽为之不利，必仿伤寒荣卫两伤之法，发汗以散其水而荣卫通，经脉行，则四肢之水亦散矣。"《景岳全书》谓："风寒之痰，以邪自皮毛内袭于肺，肺气不清乃致生痰，是即伤寒之类，但从辛散，其痰自愈。"发汗，即指使用药物以调整人体肌表正常排泄功能，使汗出增多之意。汗出增多可以解表停留肌表之痰饮，可以因肌表正常排泄功能增强，汗出增多而排出体外。发汗的适应证主要为溢饮、风痰，发汗的常用方剂用以治疗痰饮者，有小青龙汤（49）、败毒散（212）、麻豆汤（213）等。

2. 吐：吐，即涌吐之意。《金匮要略》谓："宿食在上脘，当吐之。"《儒门事亲》谓："诸痰在膈上……可用独圣散吐之。"又谓："痰在胸膈之上，大满大实，非吐安能得出。"《景岳全书》谓："若痰之甚者，惟用吐法为最妙。"涌吐，即指用药物或用其他办法使患者发生呕吐之意。涌吐可以使停聚在胸膈间的痰饮，因呕吐而排出体外。涌吐的适应证，主要为食痰或痰涎停聚胸膈症状比较急迫者。涌吐的方法，一般常用以吐痰者，药物方面有瓜蒂散（143）、独圣散（307）、三圣散（144）、稀涎散（4）等。盐汤或童便热服亦可使患者发生呕吐，如取药不及，用手指或鹅翎探吐，亦为急迫时所常用之简易办法。

3. 利：利，即利尿之意。《金匮要略》谓："夫短气有微饮，当从小便去之。"又谓："心下有痰饮，胸胁支满，目眩，苓桂术甘汤主之。"利尿，即指使用药物使患者小便增多之意。小便增多，停留体内之痰饮即可随小便增多而排出体外。利尿是一个排出体内积水的办法，因此其适应证比较广泛，原则上一切痰饮均可配合利尿的办法来作治疗。利尿的方剂很多，常用者一般有五苓散（83）、苓桂术甘汤（148）、泽泻白术汤（260）等。

4. 攻：攻，即攻下之意。《医学入门》谓："痰在肠胃里分者，十枣汤下之。"《医学实在易》谓："譬如沟渠壅滞，久则倒流逆上，污浊臭秽，无所不有，若不决而去之，而欲澄治已壅之水而使之清，无是理也。故须攻逐之剂。"攻下或攻逐，均指用泻水药物使大便增多，大便增多，患者体内停留之痰饮，即可以随大便经肛门而排出体外。攻下的适应证主要为悬饮、痰饮，或其他痰饮之极其顽固，用利尿的方法效果不著者，或水势滔天，情况极度紧急，必须立即排出积水者。攻水的方剂很多，攻逐作用较缓者，有葶苈大枣泻肺汤（185）、己椒苈黄丸（162）等。攻逐作用较强者，有舟车丸（152）、控涎丹（297）、十枣汤（151）、礞石滚痰丸（295）等。

5. 清：清，即清热或清火之意。《丹溪心法·痰》谓："痰病……热者清之。"《明医杂著》谓："若夫痰因火上，肺气不清……惟在开郁降火，清润肺金而消凝结之痰……"《景岳全书》谓："凡痰因火动者，宜治火为先……"清热或清火，是指消炎解毒之意。痰饮之由于热或火而产生者，清热或清火即可以制止痰饮之产生。清热或清火的适应证，主要为燥痰、热痰。清热或清火的方剂，一般分为甘寒及苦寒两大类，由于阴虚化燥生痰者，以甘寒为主，甘寒的方剂一般常用者有加味麦门冬汤（353）、竹叶石膏汤（60）、一阴煎（354）等；由于实火内结生痰者，以苦寒为主，苦寒的方剂，一般常用者有厚朴大黄汤（187）、清膈化痰丸（355）、抽薪饮（281）、当归承气汤（298）、当归龙荟丸（299）等。

6. 温：温，即温阳之意。《金匮要略》谓："病痰饮者，当以温药和之。"《医门法律》谓："若果脾胃虚寒，饮食不思，阴气痞塞，呕吐涎沫者，宜温其中……"。《医学实在易》谓："凡痰饮停凝心膈上下，或痞或呕或利，久而不去，或虽去而复生者，法当温之。盖痰本于脾，温则能健之，痰生于湿，温则能行之。"温阳即指使用药物以兴奋患者生理调节代偿功能之意。痰饮之发生系由于人体生理调节代偿功能衰弱，即阳虚不能化水所致者，即可用温阳的办法来作治疗。温阳的适应证为湿痰或寒痰。温阳的常用方剂，一般常用于痰饮者有真武汤（150）、附子理中汤（76）、附子五苓散（356）、三因白散（357）等。

7. 补：补，即补虚之意。《景岳全书》谓："有虚损而生痰者，此水亏金涸，精不化气，气不化精而然，使不养阴以济阳，则水气不充，痰终不化，水不归源，痰终不宁……若火本非真，则宜纯补……"《医学实在易》谓："夫痰即水也，其本在肾，痰即液也，其本在脾。在肾者，气虚水泛，在脾者，土虚不化，攻之则弥坚，补之则潜消，非明者不能知也。"补虚，即指用药物增加人体生理功能或补充人体某类生理必需物质之意。前者叫做补阳亦称补气，后者叫做补阴，或叫补精。痰饮的发生系由于阳虚或气虚所致者，补阳或补气即可以制止痰饮的发生；痰饮的发生系由于阴虚或精亏所致者，补阴或补精即可以制止痰饮的发生。补阳或补气的适应证主要为湿痰、寒痰，一般常用方剂有补中益气汤（14）、香砂六君子汤（45）、理中汤（75）、参苓汤（358）等；补阴或补精的适应证主要为燥痰或热痰之由于虚火所致者，一般常用方剂有六味地黄丸（29）、左归饮（30）等；如阴阳精气均虚者，则宜阴阳精气兼补，一般常用方剂有济生肾气丸（218）、右归饮（33）等方。

8. 化：化，即化痰之意，化痰又名消导。《医学实在易》谓："凡病痰饮未盛，或虽盛而未至坚顽者，不可攻之，但当消导而已。消者损而尽之，导者引而去之也。"化痰或消导均指用药物化去痰涎，即所谓"消者损而尽之。"或使痰涎稀释容易排出，所谓"导者引而去之。"一般痰饮积聚，病势不盛，无必要用攻利或涌吐的办法来排除者，或病人素体虚弱，不任吐泻者，即可用化痰或消导的办法来作治疗。化痰或消导的适应证很广，同利尿一样，一切痰饮，原则上均可以配合使用化痰或消导的办法，化痰或消导的方剂很多，一般常用者有二陈汤（15）、竹沥丸（359）、导痰汤（360）、清气化痰丸（361）、王节斋化痰丸（362）等。

中医对于痰饮的药物疗法，大致不出以上八类，此八类治疗方法，其中吐、利、攻、化等四种方法，为治标；汗、清、温、补等四种方法，实属治本。《景岳全书》谓："痰之为病，必有所致之者。如因风因火而生痰者，但治其风火，风火息而痰自清也。因虚因实而生痰者，但治其虚实，虚实愈而痰自平。未闻治其痰而风火可自散，虚实可自调者。此所以痰必因病而生，非病之因痰而致也……治痰当知求本，则痰无不清。"陈修园谓："攻下之法，不过一时之权宜而始终不可离温和之旨。"这些都说明了痰饮的治疗必须是以治本为主，治标为辅。吐、利、攻、化等办法，只用于紧急处理或作为配合治疗之用。"缓则治本，急则治标，"是中医治疗的一个原则，读者应该加以注意。

十六方　各凿凿

原注　苓桂术甘汤、肾气丸、甘遂半夏汤、十枣汤、大青龙汤、小青龙汤、木防己汤、木防己加茯苓芒硝汤、泽泻汤、厚朴大黄汤、葶苈大枣泻肺汤、小半夏汤、己椒苈黄丸、小半夏加茯苓汤、五苓散，附外台茯苓饮。

浅说　十六方即原注中所列举的十六个方剂，这十六个方剂见于《金匮要略·痰饮咳嗽病脉证治》章中，为仲景治疗痰饮主要的方剂。其中大小青龙汤，属于发汗一类方剂；苓桂术甘汤、泽泻汤、五苓散、木防己汤及其加减方，属于利尿一类方剂；甘遂半夏汤、十枣汤、厚朴大黄汤、葶苈大枣泻肺汤、己椒苈黄丸，属于攻水一类方剂；肾气丸及附方外台茯苓饮，属于温补一类方剂；小半夏汤属于化痰一类方剂，从这些方剂中不难看出，前述的汗、吐、利、攻、清、温、补、化等治痰八法，可以说基本上是从《金匮要略》治疗痰饮基础上发展和补充而来。这十六个方剂，现在仍然是治疗痰饮的常用方。

温药和　博返约①　阴霾除　阳光灼②　滋润流　时医错③

原注　①《金匮》云，病痰者当以温药和之，忽揭出温药和之四字，即金针之度也。盖痰水病也，水归于肾而受制于脾，欲水由地中行而归其壑者，非用温药以化气不可也；欲水不泛溢而筑以堤防者，非用温药以补脾不可也。如苓桂术甘汤、肾气丸、小半夏汤、五苓散之类，皆温药也。即如十枣汤之十枚大枣，甘遂半夏汤之半升白蜜，木防己汤之参桂，葶苈汤之大枣，亦寓温和之意。至于攻下之法，不过一时之权宜，而始终不可离温和之旨也。②饮为阴邪，必使离照当空而群阴方能退散，余用参术附加生姜汁之类取效。③方中若杂以地黄、麦冬、五味，附合其阴，则阴霾冲逆肆空，饮邪滔天莫救矣。即肾气丸亦宜慎用。

浅说 关于痰饮的治疗，一般重视温法，理由是痰饮本身系属水饮，而水饮不行，滞留成痰的原因，绝大多数均系由于患者阳虚所致。温可以扶阳，因此凡属由于阳虚所致之痰饮患者，均可使用温药治疗。由于痰饮的发生以阳虚所致者较多，所以临床上温药的使用也比较广。不过有一点应该加以说明者，用温法治疗痰饮，必须是患者具有阳虚症状，其痰饮发生的原因确系属阳不化湿，火不胜水所致者，始能应用温法。如系热痰，燥痰，则温法适成禁忌。《医门法律》列治疗痰饮律三条：第一条："凡热痰乘风火上入，目暗耳鸣，多似虚症，误行温补，转锢其痰，永无出路，医之罪也。"第二条："凡痰饮随食并出，不开幽门，徒温其胃，束手无策，迁延误人，医之罪也。"第三条："凡遇肾虚水泛，痰涌气高喘急之症，不补其下，反清其上，必致气脱而死，医之罪也。"喻氏在此明确指出了治疗痰饮必须分别寒热，随证施治。如寒热不分，滥用温补就是犯罪的行为。《金匮》所谓："病痰饮者，当以温药和之。"陈修园原文："阴霾除，阳光灼，滋润流，时医错。"等语，均系指阳虚所致之痰饮而言，非谓温药可以统治一切痰饮。辨证施治是中医治疗特点，读者应该加以特别注意。

真武汤　水归壑①　白散方　窥秘钥②

原注 ①方中以茯苓之淡以导之，白术之燥以制之，生姜之辛以行之，白芍之苦以泄之，得附子本经之药领之以归其壑。②三因白散之妙，喻嘉言解之甚详，见于医门法律中风门。

浅说 真武汤为《伤寒论》方，方由附子、白术、芍药、生姜、茯苓等药物组成，为临床上常用的温阳利尿方剂，适用于寒痰、湿痰患者。三因白散（"白散子"）见陈言《三因极一病证方论》，方由附子、滑石、半夏、生姜、白蜜等药组成，一般用以治疗中风痰鸣涎涌，或霍乱吐泻，小便不通等证候。

方中附子、生姜为温中散寒药，半夏为祛痰药，滑石为利尿药，白蜜为补中药。综合各药性能，是本方有温中、祛痰、利湿之功。因此亦可适用于一般寒痰、湿痰患者。所云治霍乱吐泻、小便淋漓不通者，亦系指由阳虚所致之吐泻或小便不利症状而言。此方，喻嘉言氏极其推崇，喻氏在《医门法律》中解释本方谓:“……非附子不能驱其浊阴。然浊阴走下窍者也，浊阴既上逆，其下窍必不通，故用滑石之重，引浊阴仍顺走前阴之窍，亦因附子雄入之势而利导之也。更虑浊阴遇胸中之湿痰，两相留恋，再加半夏以开其痰，庶涎沫与浊阴俱下……”喻氏所谓浊阴，湿痰，即指患者由于阳虚而停滞之水饮，所谓:“非附子不能驱其浊阴……引浊阴仍顺走前阴之窍。”即指此种由阳虚而停滞之水饮，应以温中利湿的办法，使停滞之水饮从小便排出，亦即陈氏原文“引水归壑”之意。

消渴第二十一

消渴症　津液干①　七味饮　一服安②

原注　①口渴不止为上消，治以人参白虎汤。食入即饥为中消，治以调胃承气汤。饮一溲一，小便如膏为下消，治以肾气丸。其实皆津液干之病也，赵养葵变其法。②赵养葵云："治消症无分上中下，但见大渴大燥，须六味丸料一斤，肉桂一两，五味子一两，水煎六七碗，恣意冷饮之。睡熟而渴如失矣。白虎承气汤，皆非所治也。

浅说　消渴是一个病名，其特点主要是患者多饮，多食，多尿，消瘦，小便发甜。消渴病名，最早见于《黄帝内经》。《素问·奇病论》谓："……肥者令人内热，甘者令人中满，故其气上溢，转为消渴……" 消渴，《内经》中又叫消瘅、膈消、肺消。《诸病源候论》及《备急千金要方》又称为内消，金元诸家又以本证中之多饮、多食、多尿三症，分为上中下三消。并以上消为膈消，中消为消中，下消为肾消。以多饮者称为上消，以多食者称为中消，以多尿者称为下消。如多饮、多食、多尿均皆显著者，则称为三消或总称消渴。

一、病因　关于消渴的病因可以归纳为下列五方面：

1. 饮食因素：《素问·奇病论》谓："此人必数食甘美而多肥也，肥者令人内热，甘者令人中满，故其气上溢，转为消渴。”刘完素《三消论》谓:“故三消渴者，皆由久嗜咸物，恣食炙煿，饮酒过度。”《备急千金要方·消渴》谓:“凡积久饮酒，未有不成消渴。”“数食甘美”，意即多食甜食。“恣食炙煿”，意即常进辛燥刺激食品。多食甜食或辛燥刺激食品，或常饮酒类，均可使人发生消渴。

2. 精神因素:《外台秘要·消渴方》谓:“消渴病人，悲哀憔悴伤也。”《儒门事亲·三消之说当从火断》谓:“故消渴一症……不戒嗜欲，不节喜怒，病已而复作……。”《三消论》谓:“或耗乱精神，过违其度。”喜、怒、悲、哀等，系属情志之邪，即精神因素，不节喜怒悲哀，耗乱精神，过违其度，可使人发生消渴。

3. 疾病因素:《三消论》谓:“或因大病，阴气损而血液衰。”《医学纲目·消渴》谓:“饮食不节，劳倦所伤，以致脾胃虚弱，乃血所生病。主口中津液不行，故口干咽干，病人自以为渴。”大病之后，血气不足，或病后脾胃衰败，不能纳谷生血，运输津液，亦可使人发生消渴。

4. 药物因素:《诸病源候论·消渴候》谓:“夫消渴者，渴不止，小便多是也，由少服五石诸丸散，积经年岁，石势结于肾中，使人下焦虚热……故引水而多小便也。”《备急千金要方》谓:“惧不能房，多服石散。真气既尽，石气孤立，惟有虚耗，唇口干焦，精液自泄。或小便赤黄，大便干实。或渴而且利，日夜一石。或渴而不利，或不渴而利，所食之物，皆化小便……。”(同上) 五石，即指阳起石、钟乳石、灵磁石、空青石、金刚石等五种石类药物，这些药物在古代有一个时期曾流行为求长生及壮阳药用，这些药物一般均皆性温有毒，如常服此类药物，亦可发生消渴。

5. 体质因素:《灵枢·五变》谓:“五脏皆柔弱者，善病消瘅……。”《医贯·消渴论》谓:“人之水火得其平，气血得其养，何消之有。其间摄养失宜，水火偏胜，津液枯槁，以致龙雷之火上炎，熬煎既久，肠胃合消，五脏干燥，令人四肢瘦削，精神倦怠，故治消之法，无分上中下，先治肾为急……”患者素体虚弱，尤其是肾虚，常易发生消渴。

以上五类病因，其中以第1、2、5三项为最重要，因消渴一证，绝大多数均系由于饮食，精神，肾虚等原因所引起。

二、病机 关于消渴的发病机理，可以分为下列几点：

1. 本病的发生，从现象上来说，属于内热。如《备急千金要方》谓：“夫内消之病，皆由热中所致。”(同上)《医学入门·杂病分类·消渴》谓：“热在上焦，心肺烦躁，舌赤唇红，少食，引饮，小便数……热蓄中焦，脾胃消谷善饥……热伏下焦，肾分精竭，引水自救……”热，有功能亢进之意，消渴症状之发生，系由于人体各部器官功能亢进，消耗增多而来，消渴多饮的原因，系由于引水自救。

2. 本病的发生，从性质上来说，系属于虚。如《丹溪心法》谓：“真水不竭，安有所谓渴哉?”《景岳全书·三消干渴》谓：“水不济火，则火不归原，故有火游于肺而为上消者，有火游于胃而为中消者，有火烁阴精而为下消者，是皆真阴不足，水亏于下之证。”原注亦谓：“其实皆津液干之病也。”真水、精、津液等，统称为阴，上述这些物质的缺乏或不足，统称为阴虚。阴虚则生内热，内热的结果，即发生消渴。由于内热的发生，系由于阴虚所致，所以内热是标，阴虚是本。

3. 本病的发生，其发病器官主要在于肺、脾、肾三脏，如《景岳全书》谓：“上消者……古云其病在肺……中消者……其病在脾胃……下消者……其病在肾。”(同上)

肺病发生消渴的原因，理论上是肺主气，肺无病则气正常，则可以调节管理津液，反之则气失常，不能正常调节管理津液，津液中的精华即可因失去管制而随小便排出体外，因而在临床上发生消渴。如《医学纲目》谓：“肺藏气，肺无病则气能管摄津液，而津液之精微者，收养筋骨血脉，余者为溲。肺

病则津液无气管摄，而精微者亦随溲下，故饮一溲二。”(同上)

脾病发生消渴的原因，理论上是脾主运输，脾病则不能正常运化水谷，输送津液，不能正常运化水谷的结果，则饮食的精华随小便而漏出体外；不能正常输送津液的结果，则在症状上发生消渴。如《备急千金要方》谓：“夫内消者，食物皆消作小便也。”《证治要诀·三消》谓：“脾经燥热，食物易化，皆为小便，转食转饥。”《医贯》谓：“脾土浇濯四旁，与胃行其津液者也。脾胃既虚，则不能敷布其津液，故渴。其间纵有能食者，亦是胃虚引谷自救。”(同上)

肾病发生消渴的原因，理论上是肾主人身中之元阴元阳。肾病元阴不足，则水不济火，虚火上犯而成消渴。如《医贯》谓：“下焦命门火不归元，游于肺则为上消，游于胃则为中消。”《丹溪心法·消渴》谓：“热伏于下，肾虚受之，腿膝枯细，骨节痠疼，精走髓空，引水自救。”肾病元阳不足，则阴气不升，精气不能为人体所正常利用而化为小便排出体外。如《外台秘要》谓：“腰肾气盛，则上蒸精气。气则下入骨髓，其次以为脂膏，其次以为血肉也，其次则为小便，……腰肾既虚冷，则不能蒸于上，谷气则尽下为小便者也，故甘味不变。”(同上)

肺、脾、肾三脏之中，以肾为最主要，即使症状主要表现在肺或在脾，亦与肾密切相关。《医学纲目》谓：“然肺病本于肾虚，肾虚则心寡于畏，妄行凌肺而移热与之，然后肺病消。”《石室秘录》谓：“消渴之症，虽分上中下，而肾虚以致渴，则无不同也。”由于此，所以消渴属于肾病。

按现代医学临床上对于多饮、多食、多尿、尿甜、消瘦等症状，一般多考虑糖尿病。不过中医的消渴，包括疾病尚多，固然可以包括糖尿病，但不能说消渴就等于糖尿病。因为由于人体神经精神因素及内分泌病而引起的多尿、多饮等症状；或由于其他原因而引起的多饮症状，广义言之，均可列入消渴的范围。

三、症状、证候类型、合并症　关于消渴病的一般症状、证候类型及合并症，中医书中均记述甚详，兹分别加以简介。

（一）一般症状：本病的一般症状主要是多饮、多尿、多食、尿甜、消瘦。如《金匮要略·消渴小便不利淋病脉证并治》谓："男子消渴，小便反多，饮一斗，小便亦一斗。"《诸病源候论》谓："夫消渴者，渴不止，小便多是也。"甄立言《古今录验》谓"渴而饮水多，小便数，无脂似麸片甜者，皆是消渴病也。"《丹溪心法》谓："消谷善饥，饮食倍常，不生肌肉……但欲饮冷，小便数而甜，病属中焦，谓之消中。""渴不止，小便多。""饮食倍常，不生肌肤。""小便数而甜"等记述，均明确指出了本病的症状特点。

（二）证候类型：本病的证候类型，分为上消、中消、下消三类：

1. 上消：刘完素谓："上消者，上焦受病，又谓之膈消病也。多饮水而少食，大便如常，或小便清利。"《证治要诀》谓："上消消心，心火炎上，大渴而小便多。"可见上消症状特点主要为多饮，多尿。上消一般又称膈消、肺消或心消。（同上）

2. 中消：刘完素谓："中消者，胃也，渴而饮食多，小便黄。"《证治要诀》谓："中消消脾，脾气热燥，饮食倍常，皆消为小便。"《医学纲目》谓："中消者，经谓之消中。消中者，渴而饮食俱多。"《丹溪心法》谓："消谷善饥，饮食倍常，不生肌肉……小便数而甜，病属中焦，谓之消中。"故中消症状特点主要为多食、多尿、尿甜、消瘦。中消一般又称为消中、胃消、脾消或内消。（同上）

3. 下消：《丹溪心法》谓："热伏于下，肾虚受之，腿膝枯细，骨节痠疼，精走髓空，引水自救。此渴饮水不多，随即溺下，小便多而浊，病属下焦，谓之消肾。"《医学纲目》谓："下消者，经谓之肾消。肾消者，饮一溲二，其溲如膏油。"故下消症状特点主要为多饮，多尿，小便浓稠、混浊、消瘦。下消

一般又称为肾消或消肾。（同上）

（三）合并症：关于消渴的合并症，有下列几种：

1. 皮肤病：消渴患者常有合并皮肤病的情况，如《备急千金要方》谓："消渴之人，愈与未愈，常须思虑有大痈。何者？消渴之人，必于大骨节间发大痈而卒，所以戒之在大痈也。"《诸病源候论》谓："其病变多发痈疽。"（同上）

2. 眼病：消渴患者常有合并眼病的情况，如《三消论》谓："夫消渴者，多变盲、聋、疮癣痤痱之类。"《证治要诀》谓："三消久之，精血既亏，或目无所见。"（同上）

3. 身痛或瘫痪：消渴患者常有合并一身关节痠痛症状，甚者且可手足瘫痪症状，如《证治要诀》谓："三消久之……或手足偏废如风。"

4. 水肿：消渴患者，常有合并水肿症状，如《外台秘要》谓："其久病变，或发痈疽，或为水病。"《三消论》谓："夫消渴者……或热甚而膀胱怫郁，不能渗泄，水液妄行，而面上肿也。"《儒门事亲》谓："其状多饮而数溲，或不数溲变为水肿。"

四、诊断

（一）病史：关于消渴患者的病史方面，应该询问下列各点：

1. 患者发病前饮食情况如何，平常是否喜食肥甘之类食品，有无饮酒习惯。因为过食肥甘或嗜酒，均可发生本病。

2. 患者发病前有无长期精神紧张或其他重度精神刺激。因为精神过度紧张或重度刺激，亦常可发生本病。

3. 患者发病前有无经常服用金石类药物历史。因为常服金石类药物，亦可发生本病。

4. 既往健康情况如何。有无肺、脾、肾等器官慢性疾病。因为肺病、脾病、肾病，常可合并发生本病。

5. 其他如发病时间、治疗经过、服药效果，亦须详细询问。因为这些都与正确判断证候性质有关。

（二）症状及体征　关于本病的症状、证候类型、合并症，前已述及，此不重复。体征方面，按照四诊，应该注意检查下列各点：

1. 望诊：面赤，唇红，舌黄，汗多，烦躁不安者，属于热甚；面黄，唇淡，舌白，神倦嗜卧者，属于虚极；行动如常者，示病轻；行动乏力，目盲或瘫痪手足不仁者，示病重；如有神志上的昏迷或肢体抽动，或小便如脂者，则示病危。《儒门事亲》谓："久则变瘐，不救必死。"《医学入门》谓："饮食滋味入腹、如汤浇雪，随小便而出，落于沟中结如白脂，肌肤日瘦者，无治法。"

2. 闻诊：言多、声厉、息数者，多属热甚；懒言，声低，息弱者，则多属极虚；患者小便无尿臭味者，示病重。《证治要诀》谓："三消久而小便不臭，反作甜气，在溺桶中滚涌，其病为重。"

3. 问诊：关于消渴患者的问诊，除病史及主要症状已详上述，临床上必须仔细询问外，目前全身症状，尚须注意询问下列各点：

（1）问寒热：消渴患者一般并无体温上的变化，如有寒热则应考虑有无其他外感疾病。因为外感疾病有时在症状上亦可出现消渴，如消渴症状在先而忽然继发寒热者，则除了应考虑合并外感外，并应考虑是否病情转趋恶化。

（2）问头身：消渴患者头身无病者，示病轻；如有头痛身痛者，示病重。

（3）问大便：消渴患者一般说来大便秘结者居多，如有大便溏泻，此乃脾胃败绝之象，示病重。

（4）问视听：消渴患者视力听力如常者，示病轻；如视力障碍，听力障碍，示病重；如突然失明、耳聋者，为肝肾败绝之征。

（5）问睡眠：消渴患者睡眠好者，示病轻；如心中懊侬，睡眠不安者，示病重。

4. 切诊：消渴患者脉象以滑数脉为多见，临床上以细数者，示病轻病浅；洪大而芤或沉细而弱者，示病重病深；症状未减而脉转细缓者，此为好转之前兆；皮肤以润泽者为佳，干燥或汗多者，均示病深病重；皮肤干燥如摸粗纸，或汗出如油者，则示病危。

五、治疗 关于消渴的治疗，分为一般治疗、药物治疗、针灸治疗等三方面：

（一）一般治疗：消渴患者的一般治疗，主要在于生活起居饮食的调理。《备急千金要方》谓："其所慎有三，一饮酒，二房室，三咸食及面。能慎此者，虽不服药而自可无他。不知此者，纵有金丹亦不可救，深思慎之。"《外台秘要》谓："人欲小劳，但莫久劳瘦极也，亦不可强所不能堪耳……食欲得少而数，不欲顿而多，多即难消也……先候腹空，积饥乃食。"《儒门事亲》谓："不减滋味，不戒嗜欲，不节喜怒，病已而复作。能从此三者，消渴亦不足忧矣。"于此可见消渴病的生活饮食起居调理，主要在于不使身体过于劳乏；适当控制性欲；适当控制饮食，忌食咸食及面食，而且一般饮食也不宜多。注意精神情绪的安定，所谓："戒嗜欲，节喜怒。"这几点极其重要，能够注意到这几方面，本病不服药亦能达到满意的治疗效果。故谓："能慎此者，虽不服药而自可无他。"不能注意到这几方面：既使吃药也无济于事，故谓："不知此者，纵有金丹亦不可救。"明确指出了生活调理对于本病治疗，极度重要。

（二）药物治疗：关于本病的发病机理，基本上是属于"阴虚内热"。热是标，虚是本。因此在本病的药物治疗方面，以补虚及清热为两个总的原则，前者是治本，后者是治标。《三消论》谓："故治消渴者，补肾水阴寒之虚，泻心火阳热之实，除肠胃燥热之甚。济身中津液之衰，使道路散而不结，津液生而不枯，气血利而不涩，则病日已矣。"明确指出此点。

兹就此二者分别加以简介。

1. 清热：清热，是指使用药物解除或制止患者因病因作用而出现之紧张亢进状态之意。消渴患者在症状上表现为内热甚者，即可用清热的办法来作治疗。清热方剂，一般分为甘寒清热，苦寒清热，利湿清热等三大类。热在肺，上消症状突出者，以甘寒清热为主。甘寒清热的方剂常用于消渴者，有人参白虎汤（363）、竹叶石膏汤（60）、白虎汤（68）、玉女煎（70）、天花散（364）等；热在胃，中消症状突出者，以苦寒清热为主。苦寒清热的方剂常用于消渴者，有调胃承气汤（145）、黄连丸（365）、黄连猪肚丸（366）、生地八物汤（367）等；热在肾，下消症状突出者，以利湿清热为主。利湿清热的方剂常用于消渴者，有瞿麦汤（368）、抽薪饮（281）、合治汤（369）、知柏地黄汤（317）等。

2. 补虚：补虚，即指使用药物以旺盛患者生理调节代偿功能，或补充某类生理必需物质之意。消渴本身是因虚而致，因此补虚对于消渴，是根本的治疗方法。消渴患者之虚，主要在于肺、脾、肾三脏。因此对于消渴患者的补虚，又可分为补肺、补脾、补肾等三类。虚在肺，上消症状为主者，以补肺为主。补肺方剂常用于消渴者，有黄芪汤（370）、麦门冬饮子（202）、生地黄饮子（371）等。虚在脾，中消症状为主者，以补脾为主。补脾方剂常用于消渴者，有参芪汤（372）、七味白术散（373）、乌梅丸（119）等；虚在肾，下消症状为主者，以补肾为主。补肾方剂常用于消渴者，有金匮肾气丸（32）、加减肾气丸（375）、左归饮（30）、右归饮（33）、枸杞子丸（374）等方。

对于消渴的治疗，大致不出以上所述，但有三点应该在此附带加以说明：

（1）中医对于消渴的治疗，虽然分为清热与补虚两大类，但是由于消渴病的本身，本质上是由于虚，因此在治疗上一般以补虚为主。清热的方法仅属治标，只能暂用不能常用，尤其是在脾胃热甚用苦寒泻火剂清热时，更必须中病则止，不能过用。《医门法律》谓:“凡治消渴病用寒凉太过，乃至水胜火湮，犹不知反，渐成肿满不救，医之罪也。”治疗消渴过用寒凉，是错误的，读者应该加以特别注意。

(2) 对于消渴的治本方面，以补虚为主，而补虚之中，一般又着重在于补肾，《医贯》谓:“治消之法，无分上中下，先治肾为急，惟六味八味丸随证而服，降其心火，滋其肾水，则渴自止。”补肾，系属治疗消渴之主要方法，因此在此着重提出。

(3) 对于消渴患者的内热症状，以清热为主，对于消渴患者的阴虚症状，以补阴为主。不过由于消渴的内热与阴虚，往往互为因果。热之盛，系由于阴之虚；而阴之虚又由于热之盛，由于虚与热之间的恶性循环关系，因此在临床上对于消渴患者的实际治疗中，一般采取标本兼治的办法。亦即常以清热与补虚二者并进，本章所举各种治疗方剂，虽然一般均皆各有特点，但细加分析，多数方剂实均含有标本兼顾之意。标本兼治为中医治疗消渴特点，读者应该加以注意。

(三) 针灸治疗：针灸治疗消渴亦具明显效果。一般常用穴有肺俞、肝俞、脾俞、肾俞、廉泉、中脘、关元、太渊、神门、三阴交、然谷等穴位。

金匮法　别三般[①]　二阳病　治多端[②]
少阴病　肾气寒[③]　厥阴症　乌梅丸[④]

原注　①能食而渴者，重在二阳论治。以手太阳主津液，足太阳主血也。饮一溲一者，重在少阴论治，以肾气虚不能收摄，则水直下趋，肾气虚不能蒸动，则水不能上济也。不能食而气冲者，重在厥阴论治，以一身中惟肝火最横，燔灼无忌，耗伤津液而为消渴也。《金匮》论消渴，开口即揭此旨以补内经之未及。不必疑其错简也。②劳伤荣卫，渐郁而为热者，炙甘草汤可用。喻嘉言清燥汤即此汤变甘温为甘寒之用也。热气蒸胸者，人参白虎汤可用，金匮麦门冬汤即此汤变甘寒而为甘平之用也。消谷大坚者，麻仁丸加甘草人参当归可用，妙在滋液之中，攻其坚也。盖坚则不能消水，如以水投石，水去而石自若也。消证属火，内郁之火本足以消水，所饮之水本足以济渴。只缘胃中坚燥，全不受水之浸润，转从火热之势急走膀胱，故小便数。愈数而愈坚，愈坚而愈消矣。此论本喻嘉言，最精。③饮水多，小便少名上消。食谷多而大便坚名食消，亦名中消。上中二消属热，唯下消症饮一溲一，中无火化，可知肾气之寒也。故用肾气丸。④方中甘辛苦酸并用，甘以缓之，所以遂肝之志也。辛以散之，所以悦肝之神也。苦以降之，则逆上之火，顺而下行矣。酸以收之，以还其曲直作酸之本性。则率性而行所无事矣。故此丸为厥阴症之总剂。治此症除此丸外，皆不用苦药。恐苦从火化也。

浅说 《金匮要略》第十三章消渴小便利淋病脉证并治中，专论消渴的条文有九条。将这九条条文加以归纳，其内容大致可以分以下几点：

1. 关于消渴的病因：消渴的发生，可以由于胃热，如原文："趺阳脉数，胃中有热，即消谷引食，大便必坚，小便则数。"亦可以由于肾虚，如原文："男子消渴，小便反多，以饮一斗，小便一斗，肾气丸主之。"亦可以由于寒热夹杂，如原文："厥阴之为病，消渴。"亦可以由于外感，如原文："脉浮，小便不利，微热，消渴。"

2. 关于消渴的症状：消渴的主要症状是口渴，如原文："渴欲饮水，口干舌燥。"有的是善饥，如原文："消谷引食。"有的是多尿，如原文："饮一斗，小便一斗。"有的是少尿，如原文："小便不利，微热消渴。"这些症状之中，以口渴为主要症状。有的口渴与多食同见，如原文："胃中有热，即消谷引食，大便必坚，小便则数。"有的口渴与多尿同见，如原文："男子消渴，小便反多。"有的口渴与小便不利、发热等症状同见，如原文：“脉浮发热，渴欲饮水，小便不利。”

3. 关于消渴的治疗：消渴之由于胃热而致，在症状上有消谷、善饥、口渴、多尿、便坚者，以麻仁丸为主方；症状上口渴独著者，白虎加人参汤为主方；由于肾虚而致，在症状上多饮、多尿、饮一溲一者，以肾气丸为主方；由于寒热夹杂而致，在症状上有口渴、食少、便稀者，以乌梅丸、栝蒌瞿麦丸为主方；由于外感而致，在症状上有发热、口渴、小便不利者，以五苓散、猪苓汤为主方。

从这些论述中，我们不难看出《金匮要略》是把消渴作为一个症状来处理的。这个症状的发生，可以由于热；也可以由于寒；也可以由于寒热夹杂。因而在治疗上也就是热者清热；寒者补虚；寒热夹杂者，清热与补虚同用；小便不利者，利小便；大便干结者，通大便。基本上是针对不同的证候作不同的处理。由于《金匮要略》对于消渴只是把它作为一个症状，因此《金匮要略》中的消渴，所包括的范围是很广的，一方面它固然可以包括后世的三消，但另一方面也可以包括其他原因所致的一切口渴症状。因此《金匮要略》中的消渴与后世一般所称的消渴是有区别的。它们之间有其共同点，但也有其不同点。

变通妙　燥热餐

原注　有脾不能为胃行其津液，肺不能通调水道而为消渴者，人但知以清润治之，而不知脾喜燥而肺恶寒，试观泄泻者必渴，此因水精不能上输而惟下泄故尔。以燥脾之药治之，水液上升，即不渴矣。余每用理中汤倍白术加栝蒌根，神效。

浅说　脾的含义有二，其一是指人体正常消化功能，如《素问·灵兰秘典论》谓：“脾胃者，仓廪之官，五味出焉。”其二是指人体中运输营养功能，如《素问·经脉别论》谓：“饮食入胃，游溢精气，上输于脾，脾气散精，上归于肺。”《素问·

太阴阳明论》谓:"故为胃行其津液。"消渴的发生，基本上是属于阴虚，属于津液不足。脾是人体后天阴精的来源所在，是津液运输的主要器官。因此治疗消渴，必须治脾，治脾就是治本。

脾的特性，是喜燥恶湿，因此临床上对于脾病的治疗，亦以燥湿为主。脾喜燥恶湿，即指人体消化运输功能以活泼旺盛为正常；以呆滞衰退为病象燥湿，即指使用药物以旺盛活泼人体消化运输功能。消渴症状之发生，如果是由于脾虚所致者，则治疗上燥湿的方法是主要的。因为只有在燥湿药物的作用下，脾的作用才能得到正常的发挥，津液才能得到正常的吸收与分布，消渴症状也才能因此随之而解除。这种现象叫做阳生阴长。补阳即所以补阴，消渴症状从现象上来说是阴虚，我们不直接补阴而反补阳，这是阴阳互根的道理。是常，也是变。陈修园原文所谓:"变通妙，燥热餐。"即是指此而言。

燥湿温脾的方剂很多，理中汤为常用方剂之一。栝蒌根有清热止渴作用，为治疗消渴之常用有效药物。理中汤加此，即补虚与清热并进，标本兼顾之意。

伤寒瘟疫第二十二

伤寒病　极变迁①　六经法　有真传②

原注　①太阳主一身之表，司寒水之经，凡病自外来者，皆谓伤寒，非寒热之寒也。变迁者，或三阳，或三阴，或寒化，或热化，及转属合并之异。②太阳寒水，其经主表，编中备发汗诸法。阳明燥金，其经主里，编中备攻里诸法。少阳相火，其经居表里之界，所谓阳枢也，编中备和解诸法。太阴湿土，经阴而主寒，编中备温补诸法。少阴君火，标本寒热不同，所谓阴枢也，编中寒热二法并立。厥阴风木，木中有火而主热，编中备清火诸法。虽太阳亦有里证，阳明亦有表证，太阴亦有热证，厥阴亦有寒证，而提纲却不在此也。

浅说　中医的伤寒，包括范围极其广泛，凡属由于自然环境变化，人体不能适应而发生由表入里的疾病，即叫作伤寒。故陈修园原注谓："太阳主一身之表，司寒水之经。凡病自外来者，皆谓伤寒，非寒热之寒也。"《难经·五十八难》谓："伤寒有五，有中风，有伤寒，有湿温，有热病，有温病。"根据以上这些说法，可以看出伤寒所包括的范围是极其广泛的，它既不完全是指某一类症状，更不是专指某一个疾病，或只是外邪侵犯太阳经而致病的总称。

中医具体讨论伤寒的专书，最早的也最有名的就是后汉张仲景氏所著的《伤寒论》，在这部书里，把伤寒的一切症状，都用六经来加以概括。六经，即太阳、阳明、少阳、太阴、少阴、厥阴。这六个名称的含义，按照《内经》的解释，可以分为三个方面：

1. 六经是指人体脏腑经络而言，六经又各分手足，如手太阳小肠，足太阳膀胱，手阳明大肠，足阳明胃，手少阳三焦，足少阳胆，手太阴肺，足太阴脾，手少阴心，足少阴肾，手厥阴心包络，足厥阴肝，这就是“十二经”。《灵枢》和《素问》中的一部分所谈的“六经”，属于这种性质。

2. 六经是指气化而言，如：少阴君火，太阴湿土，少阳相火，阳明燥金，太阳寒水，厥阴风木；少阴司天，阳明在泉；太阴司天，太阳在泉；少阳司天，厥阴在泉；阳明司天，少阴在泉；太阳司天，太阴在泉；厥阴司天，少阳在泉等，中医运气学说所述。《素问·天元纪大论》等运气七篇中所谈的六经，就是属于这种性质。

3. 六经是伤寒的各种不同症状，如：“伤寒一日，巨阳（太阳）受之，故头项痛，腰脊强。二日阳明受之，阳明主肉，其脉侠鼻络于目，故身热目疼而鼻干不得卧也。三日少阳受之，少阳主胆，其脉循胁络于耳，故胸胁痛而耳聋。四日太阴受之，太阴脉布胃中，络于嗌，故腹满而嗌干。五日少阴受之，少阴脉贯肾，络于肺，系舌本，故口燥舌干而渴。六日厥阴受之，厥阴脉循阴器而络于肝，故烦满而囊缩。三阴三阳，五脏六腑皆受病，营卫不行，五脏不通，则死矣。”这就是《素问·热论》中所谈的六经。

《伤寒论》的六经，基本上是在《内经》基础之上提出来的，所以在《伤寒论》原文里也有：“伤寒一日，太阳受之，脉若静者，为不传也。”“伤寒二三日，阳明少阳证不见者，为不传也。”“伤寒头痛至七日以上自愈者，以行其经尽故也。若欲作再经，针足阳明，使经不传则愈。”类似《素问·热论》的说法。但是《内经》中所谈的六经与《伤寒论》中所谈的六经是不完全相同的。仲景虽然在《内经》基础之上提出了六经，但他却赋予了它新的内容。

那么《伤寒论》中所谈的六经，究竟是些什么内容呢？根据近代多数学者意见伤寒六经的含义，大致可以归纳为下列二点：

1.《伤寒论》中的六经，就是六类证候，也就是六种不同性质的证候群。人体一切疾病，均可以其性质及临床特点分别的归纳入这六种症候群中。这一点柯韵伯在其所著《伤寒来苏集·伤寒论翼》中谈得最清楚，柯氏谓："夫仲景之六经，是分六区地面，所赅者广，虽以脉为经络，而不专在经络上立说，凡风寒温热，内伤外感，自表及里，有寒有热，或虚或实，无乎不包，故以伤寒杂病合为一书，而总名为《伤寒杂病论》，所以六经提纲，各立一局。"

2.《伤寒论》的六经，是指人体各种疾病发展变化的规律，疾病的发生，可以由浅及深，由表入里，循序而进。因此伤寒六经也可以由太阳、阳明、少阳、太阴、少阴、厥阴，由浅而深，由表入里，循序相传。这就是一般所谓的伤寒传经；也可以由于治疗上的不及时或有错误，使本来在这一经的病却转入了那一经，这就是一般所谓的转属；也可以由于邪盛或正虚，一开始就表现比较重笃的症状，不经过由浅入深，由表入里的传经过程，这就是一般所谓的直中；也可以两类或两类以上的证候同时出现。这就是一般所谓的合病。所谓传经、转属、直中、合病的根据，主要都是依靠患者的脉与证。《伤寒论》原文："伤寒一日，太阳受之，脉若静者，为不传也。若躁烦数急者，为传也。"（第4条）"伤寒二三日，阳明少阳病不见者，为不传也。"（第5条）"太阳病，若发汗，若下，若利小便，此亡津液，胃中干燥，因转属阳明，不更衣，内实大便难者，此名阳明也。"（第181条）"正阳阳明者，胃家实是也。"（第179条）"太阳与阳明合病者，必自下利。"（第32条）从上述这些条文中，我们可以看出传经、转属、直中、合病等，都是根据患者的症状与体征，而非其他。有的人因为看见仲景原文中有伤寒一日、二日等字句，便硬把《伤寒论》中的六经变化与《素问·热论》中的一日巨阳（太阳）、二日阳明、三日少阳、四日太阴、五日少阴、六日厥阴，日行一经的说法拉在一起，这是不对的。柯韵伯《伤寒来苏集·伤寒论注》谓："旧谓伤寒日传一经，六日至厥阴，七日再传太阳，八日再传阳明，谓之再经。自此说行，而仲景之堂，无门可入也。"章太炎先生《医论·论〈伤寒论〉原本及注家优劣》谓："人之病也，客邪自有浅深，形体亦各有强弱，或不待一经而愈，或过经不愈，或不待一经而传，或始终未尝传。其以七日为一经者，特略说大候，以示别于旧义焉耳。若然者，传经之文，虽若与《素问》相同，要其取义绝异，则可知也。"柯、章二氏的说法，为上述说法的有力例证。

根据上述，可见《伤寒论》的六经，主要是包括人体一切疾病，把它作为一个对一切疾病进行辨证论治的最高纲领和基本法则。柯韵伯谓："仲景约法，能含百病，兼赅于六经，而不能逃六经之外，只在六经上求根本，不在诸病目上寻枝叶。"柯氏这一段话可以算是《伤寒论》六经的定义，也是比较正确的结语。

此外，还应特别指出的是：由于《伤寒论》与《金匮要略》原为一书，即《伤寒卒病论》十六卷，所以，有关《伤寒论》六经的论述，就应与《金匮要略》有关章节综合起来加以分析，绝不可断然割裂。

头项痛　太阳编①　胃家实　阳明编②
眩苦呕　少阳编③　吐利痛　太阴编④
但欲寐　少阴编⑤　吐蛔渴　厥阴编⑥

原注　①三阳俱主表，而太阳为表中之表也。论以头痛项强发热恶寒为提纲，有汗宜桂枝汤，无汗宜麻黄汤。②阳明为表中之里，主里实证。宜三承气汤。论以胃家实为提纲。又鼻干目痛不眠为经病。若恶寒头痛为未离太阳，审其有汗无汗，用桂枝、麻黄法。无头痛恶寒，但见壮热自汗口渴，为已离太阳，宜白虎汤。仲景提纲不以此者，凡解表诸法，求之太阳；攻里诸法，求之阳明，立法之严也。③少阳居太阳阳明之界，谓之阳枢。寒热相杂，若寒热往来于外，为胸胁满烦，宜大小柴胡汤。若寒热互搏于中，呕吐腹痛，宜黄连汤。痞满呕逆宜半夏泻心汤。拒格食不入，宜干姜黄连人参汤。若邪入于胆府，下攻于脾为自利，宜黄芩汤。上逆于胃，利又兼呕，宜黄芩加半夏生姜汤。论以口苦咽干目眩为提纲。④太阴湿土为纯阴之脏，从寒化者多，从热化者少。此经主寒证而言，宜理中汤、四逆汤为主，第原本为王叔和所乱耳。论以腹中满、吐食、自利不渴、手足自温、腹时痛为提纲。⑤少阴居太阴厥阴之界，谓之阴枢。有寒有热，论以脉微细，但欲寐为提纲。寒用麻黄附子细辛汤、麻黄附子甘草汤及白通汤、通脉四逆汤；热用猪苓汤、黄连鸡子黄汤及大承气汤诸法。⑥厥阴阴之尽也，阴尽阳生，且属风木。木中有火，主热证而言。论以消渴、气上冲心、心中疼热、饥不欲食、食则吐蛔、下之利不止为提纲，乌梅丸主之；自利下重，饮水者，白头翁汤主之。

凡一切宜发表法，备之太阳；一切宜攻里法，备之阳明；一切宜和解法，备之少阳；一切宜温补法，备之太阴；一切寒热兼用法，备之少阴；一切宜寒凉法，备之厥阴。此伤寒论之六经与《内经·热病论》之六经不同也。

浅说 《伤寒论》的六经，就是临床上的六类证候。这六类证候，由于其性质各不相同，所以在临床症状上和处理上均皆各有特点。下面分别加以简述，以供读者参考。

一、太阳病

1. 太阳病是指人体各种热性病的早期，如《伤寒论》原文："伤寒一日，太阳受之。"(第4条)

2. 太阳病的主要证候是恶寒，发热，头项强痛，脉浮。如《伤寒论》原文："太阳之为病，脉浮，头项强痛而恶寒。"(第1条)

3. 太阳病的证候类型，除中风与伤寒两类之外，还应包括温病，湿痹和中暍（中热），故共分五类。

中风：其症状特点是：发热，恶风，头痛，项强，汗出，脉浮缓。如《伤寒论》原文："太阳病，发热，汗出，恶风，脉缓者，名为中风。"(第2条)

伤寒：其症状特点是：发热，恶寒，头痛，身痛，无汗，脉浮紧。如《伤寒论》原文："太阳病，或已发热，或未发热，必恶寒，体痛，呕逆，脉阴阳俱紧者，名为伤寒。"(第3条)

温病：其症状特点是：发热，不恶寒，口渴。如《伤寒论》原文："太阳病，发热而渴，不恶寒者为温病。"(第6条)

湿痹：其症状特点是：关节疼痛而烦，或发黄疸、脉沉细。如《金匮要略·痉湿暍病脉证治》原文："太阳病，关节疼痛而烦，脉沉细者，此为湿痹。湿痹之候，小便不利，大便反快。""湿家之为病，一身尽痛，发热，身色如熏黄也。"

中暍（中热）：其症状特点是：汗出，恶寒，身热而渴，或身热疼痛而脉微弱。如《金匮要略·痉湿暍病脉证治》原文："太阳中热者，暍是也，汗出恶寒，身热而渴"，"太阳中暍，身热疼重而脉微弱。"

4. 太阳病的主要兼证和变证：

蓄水证：其症状特点是：浮肿，小便不利，咳喘不能平卧，口渴欲饮水，但水入即吐。如《伤寒论》原文："太阳病……脉浮，小便不利，微热消渴……"(第71条)"中风发热，六七日不解而烦，有表里证，渴欲饮水，水入则吐者，名曰水逆，五苓散主之。"(第79条)

蓄血证：其症状特点是：少腹硬满，大便漆黑，或同时出现精神症状。如《伤寒论》原文："太阳病不解，热结膀胱，其人如狂"(第106条)，"伤寒有热，少腹满，应小便不利，今反利者，为有血也，当下之。"(第126条)

结胸证：其症状特点是：项强，腹部硬满疼痛及明显压痛。如《伤寒论》原文："结胸者，项亦强，如柔痉状。"(第

131条)“太阳病，重发汗而复下之，……日晡所小有潮热，从心下至少腹硬满而痛不可近者，大陷胸汤主之。”(第141条)

痉证：其症状特点是：项强，头摇，口噤，背反张。如《金匮要略·痉湿暍病脉证治》原文:“痉为病，胸满口噤，卧不着席，脚挛急，必龂齿。”“太阳病，其证备，身体强，几几然，脉反沉迟，此为痉。”(同上)

下利或下利脓血：其症状特点是：腹泻，或里急后重，大便脓血。如《伤寒论》原文:“太阳与阳明合病，必自下利”(第32条)，“太阳病，桂枝症，医反下之，利遂不止”。(第34条)

亡阴或亡阳：其症状特点是：汗出不止，身冷肢厥，心慌心跳，脉迟或脉结代。如《伤寒论》原文:“太阳病发汗，遂漏不止，其人恶风，小便难，四肢微急，难以屈伸。”(第21条)“伤寒，脉结代，心动悸。”(第182条)

5. 太阳病的治疗：以解表发汗为主，如《伤寒论》原文：“脉浮者，病在表，可发汗。”

太阳中风，以桂枝汤（110）为主方。太阳伤寒，以麻黄汤（180）为主方。太阳温病，以麻杏石甘汤（54）或白虎汤（68）为主方。太阳湿痹，以麻黄加术汤（376）或麻杏苡甘汤（377）为主方；合并黄疸者可用麻黄连翘赤小豆汤（378）。太阳中暍，以白虎加人参汤（379）为主方，也可用一物瓜蒂汤（380）。

蓄水证中以呼吸道症状为主者，可用桂枝加厚朴杏子汤（381），大、小青龙汤（178）；蓄水证中以泌尿道症状为主者，可用五苓散（83），苓桂术甘汤（148），苓桂枣甘汤（382），茯苓甘草汤（383）。蓄血证以抵当汤（132）、抵当丸（385）为主方。结胸证以大陷胸汤（153）、小陷胸汤（157）、大陷胸丸（388）为主方。痉病，或表现为其他神经、精神症状者，可用栝蒌桂枝汤（389）、桂枝加龙骨牡蛎汤（390）、桂枝去芍药加蜀漆牡蛎龙骨救逆汤（391）、桂枝甘草龙骨牡蛎汤（392）。下利者用葛根汤（393）；或见脓血者，用葛根黄芩黄连汤（97）。亡阳或亡阴者，可分别选用桂枝加附子汤（395）、桂枝加芍药生姜各一两人参三两新加汤（396）或炙甘草汤（39）。

6. 太阳病禁下，禁吐，禁汗太过。如《伤寒论》原文："太阳病，外证未解，不可下也，下之为逆。"（第44条）"太阳病，当恶寒发热，今自汗出，反不恶寒发热，关上脉细数者，以医吐之过也。"（第124条）"发汗过多，其人叉手自冒心，心下悸。"（第64条）

根据以上六点可以看出，太阳病的症状是以发热恶寒为特点，在治疗上是以汗法为特点。太阳病之所以有发热恶寒的原因，根据《伤寒论》原文的解释是："病有发热恶寒者，发于阳也。"阳，是指人体生理调节代偿功能和抵御病邪侵袭的能力。因此，所谓"发热恶寒者，发于阳也"，意即太阳病的发热恶寒，属于人体抵抗疾病侵袭时的一种全身反应，也就是"正邪分争"的现象。太阳病的治疗之所以要以汗法为主，也是因为发汗药物具有升发人体阳气的作用，能鼓舞人体抵抗疾病的能力。热病初期，外邪尚非太盛，在发汗药物的作用下，人体生理调节代偿的功能，可以迅速增强，抵抗疾病侵袭的能力，也可以因此迅速增高，对进入人体的外邪，也就能够迅速发生制止和驱除的作用，从而达到治疗目的。至于太阳病之所以禁下和禁吐，乃是因为吐下皆有伤阳气，以致衰弱或降低了人体因抵抗外邪而产生的生理紧张状态。外邪开始侵入人体时，治疗上应以鼓动阳气，加强生理调节代偿功能，旺盛抵抗疾病能力，以求迅速驱邪外出为主。此时如果误用吐下之剂，则必然适得其反，外邪反而乘虚深入，得到发展和扩大。所以《伤寒论》谓："太阳病，外证未解，不可下也，下之为逆。"这就是说，太阳病在证候性质上属于表证，发汗亦即解表之法。"表不解，不可攻里"，攻里即引邪入里。

二、阳明病

1. 阳明病是人体各种热性病中的又一类证候。这一类证候的发生，即可以由于外邪直接侵入人体引起（即正阳阳明），如《伤寒论》原文："阳明之为病，胃家实是也。"（第185条）也可以由于太阳病或少阳病失治误治转变而来（即太阳阳明，少阳阳明），如《伤寒论》原文："太阳病，若发汗，若下，若利小便，此亡津液，胃中干燥，因转属阳明。"（第186条）"少阳阳明者，发汗利小便已，胃中燥烦实，大便难是也。"（第184条）

2. 阳明病的主要证候是发热，汗出，不恶寒，反恶热，烦渴，便秘，脉大，乃至神昏谵语等。如《伤寒论》原文："阳明病外证云何？答曰：身热，汗自出，不恶寒反恶热也。"（第187条）"阳明病，其人多汗，以津液外出，胃中燥，大便必硬，硬则谵语"（第218条）"伤寒三日，阳明脉大。"（第191条）

3. 阳明病的证候类型：

轻证：其症状特点是：发热，汗出，烦渴，脉大。如《伤寒论》原文："阳明病……咽燥口苦……发热汗出，不恶寒，反恶热。"（第226条）这也就是一般所谓的阳明经证。

重证：其症状特点是：腹满，腹痛，便结，或同时出现神昏谵语。如《伤寒论》原文："不大便五六日，上至十余日，日晡所发潮热，不恶寒，独语如见鬼状。若剧者，发则不识人，循衣摸床，惕而不安。"（第217条）这也就是一般所谓的阳明腑证。

4. 阳明病的主要兼证和变证：

黄疸：其症状特点是：全身发黄，如橘子色。如《伤寒论》原文："伤寒七八日，身黄如橘子色。"（第261条）"伤寒身黄发热。"（第262条）

瘀血：其症状特点是：健忘，粪便干硬漆黑，大便易，与太阳蓄血证相同。如《伤寒论》原文："阳明证，其人喜忘者，必有蓄血。所以然者，必有久瘀血，故令喜忘，屎虽硬，大便

反易，其色必黑。”(第 239 条)

5. 阳明病的治疗以清泻里热为主，以益气养阴为辅。阳明轻证用白虎汤（68）或白虎加人参汤（379）。阳明重证用大承气汤、小承气汤或调胃承气汤（145）。

兼黄疸者用茵陈蒿汤（400）或栀子柏皮汤（401）、兼瘀血者用抵当汤（132）。其他如心烦不得眠者用栀子豉汤（398）。小便不通者用猪苓汤（93）。大便秘结不宜下者，用蜜煎导法，土瓜根汁，及大猪胆汁灌肠，或服麻子仁丸（399）。

6. 阳明病在治疗上禁止发汗，如《伤寒论》原文:“阳明病，脉浮而紧，咽燥口苦，腹满而喘，发热汗出，不恶寒反恶热，身重，若发汗则躁，心愦愦，反谵语。”(第 226 条）阳明病也禁止利尿，如《伤寒论》原文:“阳明病，汗出多而渴者，不可与猪苓汤。以汗多胃中燥，猪苓汤复利其小便故也。”(第 227 条）至于下法，亦不可用之过早，必须到腹满、便秘而有燥屎存在的时候才能运用，而且也只能中病即止，不能连续服用，如《伤寒论》原文:“汗出谵语者，以有燥屎在胃中，此为风也。须下者，过经乃可下之。下之若早，语言必乱，以表虚里实故也。”(第 222 条)“发热谵语者，大承气汤主之，若一服利，则止后服。”

7. 阳明病若见汗多，尿多，有津液枯竭现象者，则不可内服攻下之剂。即使有大便秘结的表现，也只能外用润导药物进行治疗。如《伤寒论》原文:“阳明病，自汗出，若发汗，小便自利者，此为津液内竭，虽硬不可攻之。当须自欲大便，宜蜜煎导而通之。若土瓜根，及大猪胆汁，皆可为导。”(第 235 条）素体脾胃虚弱之人，承气汤更要慎用，如《伤寒论》原文:“阳明病，不能食，攻其热必哕。所以然者，胃中虚冷故也。以其人本虚，攻其热必哕。”(第 199 条)

根据以上七点可以看出：阳明病的症状是以发热，汗出，不恶寒，反恶热，口渴，便结为特点，在治疗上宜清，宜攻，忌汗，忌利。阳明病之所以有发热汗出，不恶寒，反恶热的原因，一方面是由于外邪更进一步地侵犯人体，邪毒加重，因而全身中毒症状也随之加深，所以发热汗出不解。另一方面是由于人体在外邪深入侵犯之后，正邪分争到极度而引起人体呈现持续亢进紧张的状态。阳明病之所以口渴，便硬的原因，是由于高热汗出，津液不足而引起。阳明病之所以有神昏谵语的原因，是由于热深，便结，邪毒不能排出而引起。至于外邪之所以能更深一步地侵犯人体的原因，则是由于正气不足，所以邪气方能长驱直入。由于阳明病的发病机理如此，因此在对阳明病的治疗上，也就是一方面要清热，即直接针对邪气来作治疗，如白虎汤之用石膏、知母；另一方面则应攻下，即使人体中由于外邪作用而产生的热毒有出路，如承气汤之用大黄、芒硝；第三方面则应扶正，即扶持生理调节代偿的功能和抵抗疾病侵袭的能力，以求正气能够战胜邪气，并以此来预防患者因高热汗出而引起的全身衰竭，如白虎加人参汤之用人参、粳米。至于用承气汤攻下之所以必须中病则止，也是出于固卫正气的原因。总之，由于阳明病的病理生理状态是外邪深入侵犯人体之后，正邪分争到极度而引起的持续亢进紧张状态，所以阳明病在本质上属于里证，热证，实证。

三、少阳病

1. 少阳病是指人体各种热性病的另一类型。少阳为由阳入阴之枢，证属半表半里。这一类证候的发生，可以由于外邪直接侵入而引起，如《伤寒论》原文:“血弱气尽，腠理开，邪气因入，与正气相搏，结于胁下。正邪分争，往来寒热，休作有时。”(第 99 条）也可以由于太阳病转变而来，如《伤寒论》原文:“本太阳病不解，转入少阳者，胁下硬满，干呕不能食，往来寒热……。”(第 267 条)

2. 少阳病的主要证候是阵发性寒热，胸胁部胀满或疼痛，恶心，干呕，口苦，咽干，目眩，脉弦，如《伤寒论》原文：

“少阳之为病，口苦咽干目眩也。”(第264条)“伤寒五六日，中风，往来寒热，胸胁苦满，嘿嘿不欲饮食，心烦喜呕。”(第98条)“伤寒脉弦细，头痛发热者，属少阳。”(第266条)

3. 少阳病的主要兼证：

兼表寒证：即在少阳病典型症状的基础上，同时出现发热恶寒，骨节疼痛等表寒症状，如《伤寒论》原文:“伤寒六七日，发热微恶寒，支节烦疼，微呕，心下支结，外证未去者，柴胡桂枝汤主之。”(第151条)

兼里热证：即在少阳病典型症状的基础上，同时出现脘腹胀满拘急，心中烦闷等里热症状，如《伤寒论》原文:“太阳病，过经十余日……呕不止，心下急，郁郁微烦者，为未解也，与大柴胡汤下之则愈。”(第106条)

兼里寒证：即在少阳病典型症状的基础上，同时出现胸胁满闷，小便不利，口渴心烦，但头汗出，或食入即吐。如《伤寒论》原文:“伤寒五六日，已发汗而复下之，胸胁满微结，小便不利，渴而不呕，但头汗出，往来寒热，心烦者，此为未解也，柴胡桂枝干姜汤主之。”(第147条)

4. 少阳病的治疗以和解为主，小柴胡汤（63）为其基本方。临床上只要具备了少阳病的典型症状，都可在此基础上加减化裁。如少阳病兼表寒证者，可用柴胡桂枝汤（402）；少阳病兼里热证者，可用柴胡白虎汤（64）、大柴胡汤（403）、柴胡加芒硝汤（404）；少阳兼里寒证者，可用柴胡桂枝干姜汤（65）、半夏泻心汤（104）、黄连汤（252）、干姜黄芩黄连人参汤（253）等。

5. 少阳病的治疗有三禁，即禁止单独使用汗，吐，下法，如《伤寒论》原文:“少阳不可发汗，发汗则谵语。”(第266条)“少阳中风，两耳无所闻，目赤，胸中满而烦者，不可吐下。吐下则悸而惊。”(第265条)

根据以上5点可以看出，少阳病的症状是以往来寒热，胸胁苦满，恶心呕吐，口苦咽干目眩为特点。在治疗上是以和解为特点。少阳病之所以有往来寒热的原因，是由于人体在外邪作用下产生了一种积极抵抗疾病侵袭的全身性反应，即《伤寒论》所谓:“邪气因入，与正气相搏，结于胁下，正邪分争，往来寒热，休作有时”。少阳病之所以有胸胁苦满，恶心呕吐，口苦咽干目眩的原因，也是由于外邪深入侵犯人体，引起紧张混乱和功能失调所致。至于外邪之所以能够深入侵犯人体，其原因无非两个方面。一方面是由于邪盛，亦即致病的外因作用甚强，如《伤寒论》原文:“邪高痛下，故使呕也。”(第99条)《医宗金鉴·订正伤寒全书》也说:“口苦者，热蒸胆气上溢也；咽干者，热耗其津液也；目眩者，热熏眼发黑也。”所谓“邪高”，“热熏”，“热耗”等，无非示人以“邪盛、热盛”之意。另一方面是由于正虚，即生理调节代偿抵抗疾病的能力，尚不足以制止外邪的深入侵犯。《伤寒论》所谓“血弱气尽，腠理开，邪气因入”，无非示人以机体抵抗疾病侵袭的能力低下之意。既然少阳病的发病机理如此，那么在其治疗上也就必须祛邪与扶正同时并举。所以，小柴胡汤中柴胡、黄芩与人参、生姜、大枣同用。半夏泻心汤、黄连汤等方中，黄芩、黄连与人参、干姜同用。寒热并见者，寒热并进。虚实兼有者，虚实兼顾，这就是所谓的和法。总之，对于少阳病的治疗，必须是寒热兼顾，和解为主，偏治任何一方都是片面的。这也就是为什么少阳病要有“三禁”(禁汗，禁吐，禁下）的道理。再者，少阳病的寒热往来，在证候性质上属于表证，而少阳病的口苦、咽干，目眩，胸胁苦满，或呕吐、腹痛，在证候性质上则属于里证。所以，整个少阳病的发展变化过程，就是一个由于正虚邪实，外邪逐渐由表（三阳为表）入里（三阴为里），由浅入深的中间移行过程。因此，少阳病的性质，总的来说属于半表半里。

四、太阴病

1. 太阴病是指人体急性热病过程中所出现的一类衰弱或衰竭的状态，其性质属于里证、虚证、寒证。这类证候的发生，可以由于人体在病因作用下直接引起，如《伤寒论》原文:“自利不渴者，属太阴，以其藏有寒故也。”(第 277 条）也可以由于急性疾病治疗不当转变而来，如《伤寒论》原文:“本太阳病，医反下之。因尔腹满时痛者，属太阴也。”(第 279 条)

2. 太阴病的主要证候是腹满腹痛，食欲减退，呕吐腹泻，脉弱，如《伤寒论》原文:“太阴之为病，腹满而吐，食不下，自利益甚，时腹自痛。”(第 273 条)“太阴为病，脉弱，其人续自便利。”(第 280 条)

3. 太阴病的主要兼证：

兼表寒证：即在太阴病典型症状的基础上，同时出现脉浮和手足温暖等表寒症状，如《伤寒论》原文:“太阴病，脉浮者，可发汗，宜桂枝汤。”(第 276 条)“伤寒脉浮而缓，手足自温者，系在太阴。”(第 276 条)

兼黄疸(阴黄)证:即在太阴病典型症状的基础上,同时出现体表和双目黄染,其色晦暗,如《伤寒论》原文:“伤寒发汗已，身目为黄，所以然者，以寒湿在里不解故也。”(第 260 条)

兼里实证：即在太阴病典型症状的基础上，同时出现腹满或腹痛，如《伤寒论》原文:“本太阳病，医反下之，因尔腹满时痛者，属太阴也。”(第 279 条)

4. 太阴病的治疗以温中散寒为主，以附子理中汤 (76)、四逆汤 (71) 为主方。

兼表证者可用桂枝汤 (110)。兼阴黄者可用茵陈四逆汤 (386)、茵陈五苓散 (387)。兼里实者，可用桂枝加芍药汤 (406)、桂枝加大黄汤 (159)。

5. 太阴病慎用苦寒药物，如《伤寒论》原文:“太阴为病，脉弱，其人续自便利，设当行大黄、芍药者，宜减之。以其人胃气弱，易动故也。”

根据以上5点可以看出：太阴病的证候特点是腹满，吐泻，脉弱，其治疗特点是宜温，忌寒。太阴病之所以有腹满，食减，吐泻的原因，主要是由于人体在病因作用之下所产生的脾胃功能衰弱或衰竭现象，即《伤寒论》原文:“自利不渴者，属太阴，以其脏有寒故也。”“太阴为病，脉弱，其人续自便利……其人胃气弱，易动故也。”所谓“脏有寒”、“胃气弱”，均示人以消化系统生理调节代偿功能衰弱或衰竭之意。由于太阴病的发病机理如此，所以在治疗上也就以温中为主法，亦即以旺盛强壮人体脾胃正常生理调节代偿功能为主要的治疗途径。由于太阴病的病理生理状态，主要表现为衰弱或衰竭，所以在证候性质上，太阴病属于里证，寒证，虚证，与阳明病的性质恰恰相反。

五、少阴病

1. 少阴病是指人体急性热病过程中所出现的另一类衰竭症状。这类症状的发生，可以由于病因作用直接引起，如《伤寒论》原文:“少阴病……始得之，手足寒。”(第301条，305条）也可以由于急性病处理不当转变而来，如《伤寒论》原文:“伤寒，医下之，续得下利清谷不止。”(第93条)

2. 少阴病的主要证候可以分为两类：

少阴寒化证：其症状特点是：肢冷，身痛，脉微，气喘，身肿，小便不利，汗出，嗜睡，下利清谷等，如《伤寒论》原文:“少阴病，身体痛，手足寒，骨节痛，脉沉。”(第305条)“反汗出者，亡阳也，此属少阴。”(第283条)“少阴之为病，脉微细但欲寐。”(第281条)“少阴病六七日，息高者死。”(第299条)“少阴病，二三日不已，至四五日，腹痛，小便不利，四肢沉重疼痛，自下利者，此为有水气。”(第316条)

少阴热化证：其症状特点是：心中烦，不得卧，如《伤寒论》原文:“少阴病……心中烦，不得卧。”(第303条)“少阴病……烦躁不得卧寐者死。”(第300条)

3. 少阴病的主要兼证：

兼表寒证：即在少阴寒化证的基础上，同时出现发热，脉沉，如《伤寒论》原文："少阴病，始得之，反发热，脉沉者，麻黄细辛附子汤主之。"(第 301 条)

兼下利脓血证：即在少阴寒化症的基础上，同时出现腹痛，小便不利，大便脓血，如《伤寒论》原文："少阴病，二三日至四五日，腹痛，小便不利，下利不止，便脓血者，桃花汤主之。"(第 307 条)

兼咽痛证：即在少阴热化证的基础上，同时出现咽痛，咽部损伤或生疮，如《伤寒论》原文："少阴病，二三日，咽痛。"(第 311 条)"少阴病，咽中伤，生疮，不能语言，声不出者，苦酒汤主之。"(第 312 条)

兼呕证：即在少阴寒化证的基础上，同时出现呕吐，下利，手足发凉，烦躁等，如《伤寒论》原文："少阴病，吐利，手足逆冷，烦躁欲死者，吴茱萸汤主之。"(第 309 条)"少阴病，下利，脉微涩，呕而汗出。"(第 325 条)

兼里实热证：即在少阴热化证的基础上，同时出现口燥咽干，腹胀，便结，或腹泻稀水，大便呈青色，心窝部疼痛，如《伤寒论》原文："少阴病，自利清水，色纯青，心下必痛，口干燥者，可下之，宜大承气汤。"(第 321 条)

4. 少阴病的治疗也可以相应地分为两类：

寒化证以回阳救急为主法，以四逆汤（71）为主方，其他如附子汤（528）、白通汤（529）、真武汤（150）等，均系在此基础上加减变化而来。热化证以养阴清热为主法，以炙甘草汤（39）、黄连阿胶汤（407）为主方。

兼表证者，可用麻黄附子细辛汤（408）或麻黄附子甘草汤（214）。兼下利脓血者，可用桃花汤（107）。兼咽痛者，可用甘草汤（384）、桔梗汤（405）、半夏散及汤（409）、猪肤汤（410）。兼呕者可用吴茱萸汤（155）。兼里实热者，可用大承气汤

(145)。

5. 少阴病禁汗,禁下,如《伤寒论》原文:“少阴病,脉微不可发汗,亡阳故也。阳已虚,尺中脉涩者,复不可下之。”(第286条)

6. 少阴病寒化证者,若手足由凉转温,往往示病有转机,如《伤寒论》原文:“少阴病下利,若利自止,恶寒而蜷卧,手足温者可治。”(第288条)倘若手足不温,且有烦躁、气喘、不得卧寐者,则示病危难治,如《伤寒论》原文:“少阴病,吐利躁烦,四逆者死。”(第296条)“少阴病,六七日息高者死。”(第299条)“少阴病,复烦躁不得卧寐者死。”(第300条)

根据以上六点可以看出:少阴病的证候可以分为寒化与热化两类。少阴寒化证以肢冷,汗出,脉微,吐泻,下利清谷为特点,治疗以回阳救急为主法。少阴寒化证的病因是阳气衰微,质言之,也就是一种生理调节代偿功能的衰竭状态,因此,其治疗也就很自然地以回阳为主,亦即以兴奋生理调节代偿功能作为最主要的治疗方法。这也就是《伤寒论》原文所说的“急当救里”的方法。少阴热化证以心中烦,不得眠为特点,治疗以养阴清热为主法。少阴热化证的病因是伤阴、亡阴,质言之,也就是一种有形生理物质的虚损状态,因此,其治疗也就很自然地以养阴为主,亦即以补偿有形物质基础作为最主要的治疗方法。

此外,虽然太阴病与少阴病的寒化证都属里,虚,寒证,但太阴病较缓较轻,少阴寒化证则较急较重。至于少阴热化证与三阳热证虽然都有热象,但少阴热化证属于里虚之热,而三阳病属于表实或里实之热,两者性质迥然不同。

六、厥阴病

1. 厥阴病是指人体急性热病过程中所出现的又一类衰竭症状,性质属于危症和急症,病在半表半里。这一类证候的发生,可以由于病因作用直接引起,即《伤寒论》原文:“病人手足厥冷，脉乍紧者，邪结在胸中。”(第354条) 也可以由于急性热病处理不当或外邪毒力过甚迅速发展而来，即《伤寒论》原文:“伤寒六七日，大下后，寸脉沉而迟，手足厥逆。”(第356条)“伤寒发热，下利厥逆，躁不得卧者死。”(第344条)“伤寒发热下利至甚，厥不止者死。”(第345条)“下利后，脉绝，手足厥冷。”(第367条)

2. 关于厥阴病的性质，历代众说纷纭，莫衷一是，归纳起来主要有以下四种。其一，认为厥阴病证属两阴之尽，阴之极也。其二，认为厥阴病证属寒热错杂，有寒有热。其三，认为厥阴病证属阳气内陷，热气逆伏。其四，根本否认厥阴病的存在（如陆渊雷)。

陆九芝是持“阳气内陷，热气逆伏”观点的主要代表，他在《世补斋医书》中说:“厥者何，热是也。先厥者后必热。厥深者热亦深。厥微者热亦微。此盖阳热在里，阴气被格。阳反居内，阴反居外。其热不除，其厥不已，其人不生。切不可因手足之冷，而遂认作虚寒，遽投姜附。”“三阴中，少阴多内真寒，外假热。厥阴多内真热，外假寒”。又说:“厥阴之上，风气主之，中见少阳火化，故有热。人身之阳到此亦化热，阳邪退伏于内，不能充达于外，故有厥。此其热固是热，而其厥则更是热，非当其热时则为热，而当其厥时则为寒也。”“热为阳邪向外，厥为阳邪向内”，“总之，厥阴篇中，凡有厥而复有热者，其厥也定为热厥。唯有厥无热，甚则一厥不复热者，其厥也，方是寒厥，以此为辨。”

我本人同意“阳气内陷，热气逆伏”“因热致厥”的论点。其根据有二：首先，《伤寒论》原文明确指出:“凡厥者，阴阳气不相顺接，便为厥。厥者，手足逆冷者是也。”(第337条)“伤寒一二日至四五日厥者，必发热。前热者，后必厥。厥深者热亦深，厥微者热亦微。厥应下之而反发汗者，必口伤烂赤。”(第335条) 其次，有关厥阴篇中的处方规律也很有说服力：厥阴篇中共有处方十六个，其中属于解表，清热，催吐，通便，利尿的有9个（白头翁汤，小承气汤，白虎汤，麻黄升麻汤，桂枝汤，瓜蒂散，小柴胡汤，栀子豉汤，茯苓甘草汤）；属于和解之剂的有4个（乌梅丸，当归四逆汤，当归四逆加吴茱萸生姜汤，干姜黄连黄芩人参汤）；而属于温中的却只有3个（四逆汤，通脉四逆汤，吴茱萸汤）。因此，我认为：厥阴病本质上属于热病，乃是里热至极，使人体阴阳气不相顺接，发生厥逆所致。厥阴病与现代医学中的中毒性休克颇为相似。

3. 厥阴病的主要证候是发热，肢厥，脉微或无脉，以及厥热来复。如《伤寒论》原文："伤寒脉微而厥，至七八日肤冷，其人躁，无暂时安者，此为脏厥。"（第338条）"伤寒厥四日，热反三日，复厥五日，其病为进，寒多热少，阳气退，故为进也。"（第341条）

4. 厥阴病的主要兼证有呕吐，腹泻或大便脓血，如《伤寒论》原文："……若厥而呕，胸胁烦满者，其后必便血。"（第339条）"大汗出，热不去，内拘急，四肢疼。"（第352条）

5. 厥阴病属于急症，危症，其预后良否，一般视厥热来复的情况而定。如热多于厥，示预后尚好，如《伤寒论》原文："厥少热多者其病当愈。"（第341条）如厥多于热，则示预后不良，如《伤寒论》原文："……寒多热少，阳气退，故为进也。"（第342条）如但厥无热，则示无法挽回，如《伤寒论》原文："伤寒六七日，脉微，手足厥冷，烦躁，灸厥阴，厥不还者死。"（第343条）

6. 厥阴病的治疗，可以分为治本，治标，以及标本同治三种。治本则以清，吐，下为主法。其中，清法以白虎汤（68）、白头翁汤（98）为主方；吐法以瓜蒂散（143）为主方；下法以小承气汤（145）为主方。治标则以温为主法，以四逆汤（71）为主方。标本同治则以清温兼用为主法，用乌梅丸（119）、麻黄升麻汤（411）、当归四逆汤（412）等。

根据以上六点可以看出：厥阴病在证候上是以发热，肢冷，厥热来复，脉微，或呕吐，腹泻，大便脓血为特点。在治疗方面，治本以清热，涌吐，泻下为特点；治标以温中救急为特点；标本并治以清热理中并用为特点。厥阴病之所以有发热的原因，如同其他热性疾病一样，是由于外邪作用而引起的一种正邪分争现象。厥阴病之所以有肢厥，脉微的原因，是由于外邪毒力过甚，正气不支，人体因热毒过甚而引起了衰竭，所以热毒愈重，肢体厥冷也愈重，如《伤寒论》原文："阴阳气不相顺接便为厥"，"前热者，后必厥。厥深者，热亦深，厥微者，热亦微。"厥阴病之所以有厥热来复的原因，是由于人体生理调节代偿功能在作最后的挣扎。热多于厥，说明人体正气尚强，即还有生理调节代偿的能力，所以预后较好。如厥多于热，说明人体生理调节代偿的功能已趋衰败，所以预后不良。如但厥不热，说明人体生理调节代偿功能已经消失，所以病属不治。可见，厥阴病出现肢冷，脉微的原因，是由于热毒过甚而引起。厥阴病治疗中应用清热之法的原因，是由于厥阴病基本上属于热证；应用涌吐或攻下之法的原因，是由于涌吐或泻下可以使壅滞体内的热毒随吐泻而从体内排出。既然清热，涌吐，泻下都是直接作用于热毒本身，所以都叫做治本。而厥阴病治疗中之所以要温中的原因，是因为厥阴病阶段，人体已因热毒作用而发生了衰竭症状，为了抢救患者的生命，所以不得不用温中救急的方法。可见，温中之法在厥阴病治疗中属于抢救性质，如果热毒未去，衰竭现象是不能控制的，因此温中之法属于治标。总之，厥阴病的发热症状属于表证，厥阴病的肢冷，吐泻属于里证。整个厥阴病的发展过程，乃是一个由于正虚邪实，外邪逐渐由表入里，由浅入深的中间移行过程。所以，厥阴病的性质，总的来说也是属于半表半里。其与少阳病不同者，是少阳病在外邪逐渐入里之后，正气尚非不支，仍能继续抵抗，所以在症状上仍然表现为热证，实证的现象；而厥阴病在外邪逐渐入里之后，正气衰败，不能继续抵抗，所以在症状上表现为寒证，虚证的现象。总之，少阳病之半表半里，相对地属热、属实；而厥阴病之半表半里，则相对地属寒，属虚。

长沙论　叹高坚①　存津液　是真诠②
汗吐下　温清悬③　补贵当　方而圆④

原注　①仰之弥高，钻之弥坚。②存津液是全书宗旨，善读书者，读于无字处，如桂枝汤甘温以解肌，养液也。即麻黄汤直入皮毛，不加姜之辛热，枣之甘壅。从外治外，不伤营气，亦养液也。承气汤急下之，不使邪火灼阴，养液也。即麻黄附子细辛汤，用附子以固少阴之根，令津液内守不随汗泻，亦养液也。麻黄附子甘草汤，以甘草易细辛，缓麻黄于中焦，取水谷之津而为汗，毫不伤阴，更养液也。推之理中汤、五苓散，必啜粥、饮水，小柴胡汤、吴茱萸汤皆用人参。何一而非养液之法乎。③在表宜汗，在胸膈宜吐，在里宜下，寒者温之，热者清之。④虚则补之，合上为六法。曰方而圆者，言一部伤寒论全是活法。

浅说　津液，系指维持人体正常生理活动所必需的各种液体。如《灵枢·五癃津液别》谓:“故三焦出气，以温肌肉，充皮肤，为其津。”又谓:“液者，所以灌精濡空窍者也。”周澂之解释谓:“津亦水谷所化，其浊者为血，清者为津，以润脏腑脉络，使气血得以周行通利而不滞者也。凡气血中不可无此，无此则槁涩不行矣。”(《读医随笔·气血精神论》）于此可见，津液在人体生理活动中具有何等重要的地位。由于津液系属人体中生理活动必不可少的物质，而人体在疾病过程中，又常可由于病因作用而使体内津液受到损害，因此在临床上也就必须对之加以严密注意，使其不至于在疾病和治疗的过程中，受到直接或间接的损伤，影响人体正常活动的进行。这种措施，就叫“存津液”。

一部《伤寒论》，对于“存津液”是高度重视的，可以说

《伤寒论》中对于一切疾病的处理，都考虑到了存津液的问题。比如说，太阳病的发汗应以微汗为准，切忌汗出太多，是因为汗出太多，可以损伤津液。少阳病的禁汗、禁吐、禁下，是因为少阳病口苦咽干，津液已有损伤的征兆，汗、吐、下都可以再损伤津液。阳明病禁汗，禁利小便，即使泻下也只能中病则止，故谓“一服利，止后服。”这也因为阳明病高热汗多，汗、利、下可以进一步损伤津液。太阴病有呕吐腹泻，少阴病和厥阴病除吐泻之外且有汗出，吐泻汗出都可使人体津液受到重大的损伤，所以必须回阳固脱、急止吐泻。可见急止的原因，就是为了保存津液。其他如已汗者不应再汗，已下者不应再下，里热甚者不可用辛温等，无一不是从存津液的角度着眼。于此可见，《伤寒论》对于一切疾病的治疗，都考虑到了津液的情况。亦即一切治疗均以不损害人体津液平衡为基础，因此“存津液”也就成了《伤寒论》辨证施治的重要指标。人体内津液的平衡受到损害的原因是多方面的，因此存津液的方法也是多方面的。所以陈修园原注中所谓的“存津液是全书宗旨”、“一部《伤寒论》全是活法”，其精神实质就在于此。

规矩废　甚于今①　二陈尚　九味寻②
香苏外　平胃临③　汗源涸　耗真阴④
邪传变　病日深⑤　目击者　实痛心⑥
医医法　脑后针⑦

原注　①自王叔和而后，注家多误，然亦是非参半。今则不知伤寒论为何物，规矩尽废矣。②人皆曰二陈汤为发汗平稳之剂。而不知茯苓之渗，半夏之涩，皆能留邪生热，变成谵语不便等证。人皆曰九味羌活汤视麻桂二汤较妥，而不知太阳病重须防侵入少阴，此方中有芩地之苦寒，服之不汗，恐苦寒陷入少阴。变成脉沉细但欲寐之证。服之得汗，恐苦寒戕伐肾阳，阳虚不能内固，变成遂漏不止之证。时医喜用此方，其亦知此方之流弊，害人匪浅也。③香苏饮力量太薄，不能驱邪尽出，恐余邪之传变多端，平胃散为燥湿消导之剂，仲景从无燥药发汗之法，且外邪未去，更无先攻其内法。④阴者阳之家也，桂枝汤之芍药及啜粥，俱是滋阴以救汗源，麻黄汤之用甘草与不啜粥，亦是保阴以救汗源。景岳误认其旨，每用归地，贻害不少。⑤治之得法，无不即愈，若逆证、坏证，过经不愈之证，皆误治所致也。⑥人之死于病者少，死于药者多。今行道人先学利口，以此药杀人，即以此药得名，是可慨也。吾知其殃在子孙。⑦闻前辈云。医人当先医医。以一医而治千万人，不过千万人计耳。救一医便救千万医，救千万医便救天下后世无量恒河沙数人耳，余所以于医者脑后痛下一针。

浅说 陈氏原文中所提到的几个方剂，如二陈汤、九味羌活汤、香苏饮、平胃散等方，均为中医临床上常用的方剂，陈氏贬之太甚，不合乎临床实际情况，有必要提出来加以讨论，以免读者对上述数方发生怀疑。

二陈汤出自《太平惠民和剂局方》，方由陈皮、半夏、茯苓、甘草等药物所组成，为一般常用祛痰、镇吐方剂。患者临床症状上如有痰多、恶心、呕吐者，用此方来作治疗是有效的。在外感发热恶寒情况之下，如无恶心、呕吐、痰多、咳嗽者，固然不必选用本方，但如伴有上述症状者，以解表药合本方同用，当亦未尝不可。陈修园氏原注中谓本方能留邪生热，值得商讨。

九味羌活汤为《证治准绳》方，方由羌活、防风、苍术、白芷、川芎、黄芩、生地、甘草、细辛等药物所组成，为一般常用解表退热的有效方剂。尤其表证头痛身痛较重，且兼有口苦咽干目眩等症状者效果更好。陈修园在原注中谓本方害人匪浅，未免言之过甚。其实陈修园在《时方歌括》九味羌活汤方解中对于本方是极其推崇的。他说："羌活散太阳之寒，为拨乱反正之药，能除头痛项强，及一身尽痛无汗者，以此为主；防风驱太阳之风，能除头痛项强，恶风自汗者，以此为主；又恐风寒不解，传入他经，以白芷断阳明之路，黄芩断少阳之路，苍术断太阴之路，川芎断厥阴之路，细辛断少阴之路，又以甘草协和诸药，使和衷共济也；佐以生地者，汗化于液，补阴即托邪之法也。”在此处却说此方害人不浅可见自相矛盾。

香苏饮出自《太平惠民和剂局方》，方由紫苏叶、香附、陈皮、甘草等药物所组成，亦为中医治疗感冒常用的发汗解热剂。这个方剂，陈修园氏在原注中谓：“香苏饮力量太薄，不能驱邪外出。”在《时方歌括》中谓：“紫苏血中气药，香附气中血药，甘草兼调气血，陈皮宣邪气之郁，从皮毛而散，视时方颇高一格。”彼此说法不同，亦属自相矛盾。

平胃散亦出自《太平惠民和剂局方》，方由厚朴、陈皮、苍术、甘草等药物所组成，为中医常用行气消满的有效方剂，一般并不用本方来发汗。实不知陈氏原注何所据而云然。

总的来说，陈修园在本节中所有的感慨是主观的。陈氏为了尊崇仲景而鄙弃了后世的一切，这是不对的。陈氏在本节中所鄙弃的几个方剂，都是现在一般所常用的方剂。只要确具各方的适应证，可以放心使用，不必怀疑。

若瘟疫　治相侔①　通圣散　两解求②
六法备　汗为尤③　达原饮　昧其由④
司命者　勿逐流⑤

原注　①四时不正之气及方土异气，病人秽气，感而成病，则为瘟疫。虽有从经络入，从口鼻入之分，而见证亦以六经为据，与伤寒同。②仲师于太阳条，独挈出发热不恶寒而渴为温病，是遵《内经》人伤于寒则为热病，冬伤于寒，春必病温，先夏至日为病温，后夏至日为病暑之三说也，初时用麻杏甘石汤，在经用白虎加人参汤，入里用承气汤及太阳之茵陈蒿汤，少阴之黄连阿胶汤、猪苓汤，厥阴之白头翁汤等，皆其要药，究与瘟疫之病不同也。瘟疫之病，皆新感乖戾之气而发，初起若兼恶寒者，邪从经络入，用人参败毒散为匡正托邪法。初起若兼胸满口吐黄涎者，邪从口鼻入，用藿香正气散，为辛香解秽法。唯防风通圣散，面面周到，即初起未必内实，而方中之硝黄别有妙用，从无陷邪之害。若读仲师书，死于句下者闻之，无不咋舌，而不知其有利无弊也。③汗吐下温清补为治伤寒之六法，六法中唯取汗为要，以瘟疫得汗则生，不得汗则死。汗期以七日为准，如七日无汗，再俟七日以汗之。又参论中圣法以吐之、下之、温之、清之、补之，皆所以求其汗也。详于时方妙用中。④吴又可谓，病在膜原，以达原饮为方。创异说以欺人，实昧其病由也。⑤医为人之司命，熟读仲圣书而兼临症之多者，自有定识，切不可随波逐流。

浅说

七、瘟疫

瘟疫，也就是一般所谓的温病及其流行。为使大家对温病有一个比较全面的了解，兹分以下五个方面加以简介，以供读者参考。

（一）温病的涵义：温病，是一切急性热病的总称。温病流行，一方之内，多人同时发病，就叫做瘟疫。如《温病条辨·上焦篇》谓："温疫者，疠气流行，多兼秽浊，家家若是，若役使然也。"周扬俊《温热暑疫全书·序》谓："一人受之则谓温，一方受之则谓疫"。于此可见，所谓温病，大致相当于现代的各种急性传染病。传染病发生流行者，就叫做瘟疫。

（二）温病的病因：温病发生的原因甚多，归纳之，可以分为主因，素因与诱因三个方面。

1. 主因：温病发生的主因，主要是人体感受了外界毒气，疠气，时气等致病原因所致。《内经》中首先提出了疠气与温病的关系："民乃疠，温病乃作"。《类证活人书》谓："人感疫疠之气，故一岁之中，病无长少率相似者。此则时行之气，俗谓之天行是也。"《丹溪心法》谓："时气者，乃天时暴疠之气，流行人间……"。《景岳全书·杂证谟·瘟疫》谓："温疫本即伤寒，无非外邪之病，但染时气而病无少长率相似者，是即瘟疫之谓。"陈修园原注亦谓："四时不正之气及方土异气，病人秽气，感而成病，则为瘟疫。”毒气，疠气，时气，秽气等都是天之邪气，也是使人发生温病的主要原因。人体感受了这种邪气，即可发生温病。这种邪气如果流行开了，即可使一方之内发生瘟疫。

2. 素因：温病发生的素因，与患者素体虚弱，正气不足有关。《素问·金匮真言论》中说：“正气存内，邪不可干。”“夫精者，身之本也，故藏于精者，春不病温。”《景岳全书》谓：“疫气既盛，势必传染，又必于体质虚浊者，先受其气。”（同上）《温病条辨·原病篇》谓：“能藏精者，一切疾患皆可却”。《伤寒全生集·辨时气例》谓：“邪伤真气，若近秽气而伤真气，正如墙壁不固，贼乃敢入。若正气既盛，则邪难侵矣。”正气不足，即指人体生理调节代偿功能衰退及抵抗疾病侵袭的能力不足之意。正气不足是发生温病的素因，在瘟疫流行的情况下，就容易为邪气所传染而发生本病。

3. 诱因：温病发生的诱因，与患者生活起居饮食等失调有关。《素问·阴阳应象大论》中说：“喜怒不节，寒暑过度，生乃不固，故重阳必阴，重阴必阳，故曰：冬伤于寒，春必病温。”《景岳全书》谓：“瘟疫多起于冬不藏精及辛苦饥饿之人。盖冬不藏精，则邪气乘虚易入，而饥饿劳倦之流则受伤尤甚。”（同上）《温病条辨》谓：“不藏精三字须活看，不专主房劳说，一切人事之能动摇其精者皆是……”又谓：“上热下湿，人居其中，而暑成矣。”（同上）辛苦劳役，房劳饥饱，生活起居，一切人事因素，均可影响人体正气，动摇人体阴精，从而使人体对疾病的抵抗能力降低，在温疫流行时，也就容易发生本病。

（三）温病的分类：吴鞠通在《温病条辨·上焦篇》中将温病分为九类，即：“温病者，有风温，有温热，有温疫，有温毒，有暑温，有湿温，有秋燥，有冬温，有温疟。”以上九种，从本质上来说，又可分为温热与湿温两大类。其中，风温、温热、温疫、温毒、秋燥、冬温、温疟等都属于温热；而暑温，湿温则属于湿温。不论温热或湿温，凡传染性强者，都可称为温疫（即瘟疫）。

（四）温病的辨证论治：温病的辨证论治体系主要包括两个方面，即卫气营血辨证和三焦辨证。下面分别加以讨论，以供读者参考。

1. 卫气营血辨证：卫气营血的概念源于《内经》："营者，水谷之精气也，和调于五脏，洒陈于六腑。"（《素问·痹论》）"卫气者，所以温分肉，充皮肤，肥腠理，司开合者也。"（《灵枢·本脏》）自清代叶天士之后，卫气营血则转而用来说明温病的传变过程，以及各自所代表的一类证候群。叶天士在《外感温热篇》中说："温邪上受，首先犯肺，逆传心包。肺主气属卫，心主血属营。""大凡看法，卫之后方言气，营之后方言血。在卫汗之可也，到气才可清气，入营犹可透热转气……入血就恐耗血动血，直须凉血散血。"这就是说，温病多始于卫分，再入气分，渐转营分，最后深入血分。所以，卫气营血不仅代表了温病的传变规律及其临床证候群，也成为温病辨证论治的重要依据。下面分别简述如下：

（1）卫分：卫分证的临床特点是：发热，微恶风寒，头痛，口渴，咳嗽，脉浮数，舌边尖红，苔薄白或薄黄。

卫分证的治疗原则是辛凉解表，其代表方剂是银翘散（413）和桑菊饮（55）。

（2）气分：气分证中以高热、汗出、烦渴、脉洪大为主要表现者，属于气分积热证，其治疗以清气生津为法，方用白虎汤（68）。以大便秘结为主要表现者，属于肠燥结实证，其治疗以增液通下为法，方用增液承气汤（415）。以咳嗽气喘为主要表现者，属于邪热壅肺证，其治疗以清宣肺热为法，方用麻杏石甘汤（54）。以身热不扬，脘痞泛恶，身重肢倦，苔腻，脉濡为主要表现者，属于湿热困脾证，其治疗以芳香化浊为法，方用藿香正气散（280）。

(3) 营分：营分证中以身热，烦躁，不眠，口干而渴不甚，或谵语狂妄，舌绛，脉数为主要表现者，属于邪热入营证，其治疗以清营透热为法，方用清营汤(417)。以壮热，烦躁，口渴，谵狂为主要表现者，属于气营两燔证，其治疗以清气凉营为法，方用加减玉女煎(418)。以神昏谵语，舌謇肢厥为主要表现者，属于热入心包证，其治疗以清心开窍为法，方用清宫汤(419)，安宫牛黄丸(73)，至宝丹(20)，紫雪丹(74)。

(4) 血分：血分证中以各种出血为主要表现者，属于血热妄行证，其治以清热凉血为法，方用犀角地黄汤(195)。以壮热，皮肤发斑为主要表现者，属于血热发斑证，其治以清气凉血，解毒化斑为法，方用化斑汤(416)。

一般来说，卫气营血可以代表温病由浅入深的传变规律，但也有一开始就表现为气分乃至营分证候者，甚至有从卫分直入营血，以及卫气营血四证俱在等等情况，限于本文篇幅，难以一一介绍。

2. 三焦辨证：三焦的概念亦出自《内经》，至吴鞠通所著《温病条辨》一书，则转而用来概括温病的传变及其临床特点。

在温病学中，三焦的概念可包括五个内容：

(1) 温病的三焦，是指温病的三类证候，即以上焦温病，中焦温病，下焦温病为名。

(2) 温病的三焦，是指温病的发生发展及其变化过程。温病的发生多自上焦开始，以后发展到中焦，最后发展到下焦，即《温病条辨·上焦篇》所谓“凡病温者，始于上焦，在手太阴。”《温病条辨·中焦篇》“上焦病不治即传中焦，胃与脾也；中焦病不治即传下焦，肝与肾也。始于上焦，终于下焦。”

(3) 温病的三焦，是指一定的病变部位，即上焦病在心肺，中焦病在脾胃，下焦病在肝肾。

(4) 温病的三焦是指一定的证候性质。温病总的性质均属热证，但上焦温病又属于表热证，中焦温病又属于里热证，下焦温病又属于虚热证。

（5）温病的三焦，虽然是由上而下地依次相传，但也并非绝对如此。传与不传，与患者体力强壮与否，以及治疗的恰当及时与否都有密切关系。吴鞠通所谓的“上焦不治，即传中焦”，“中焦不治，即传下焦”，就是说，如果治疗及时恰当，就可以不传，反之就会传变。谓：“湿在上焦，若中阳不虚者，必始终在上焦，断不内陷。”“中阳本虚，或因误伤于药，其势必致内陷。”这就是说，如果患者平常体力尚好，就可以不传，反之则会传变。

下面，再分上焦温病，中焦温病，下焦温病三个方面，对三焦温病的证治概要作一简述：

（1）上焦温病

①性质：温病早期。

②主证：发热，微恶风寒，自汗，口渴，咽痛，脉数。若夹湿邪，则见身重，喉阻，胸闷，舌白，不渴，脉濡。

③兼证或变证：出血及发斑；耳前后肿（温毒）；神昏谵语；如疟（温疟，瘅疟，肺疟，心疟）；汗多，脉散，肢厥欲脱。

④治疗：一般以辛凉解表为主法，方用桑菊饮（55），银翘散（413），白虎汤（68）。夹湿者，可用三仁汤（421），宣痹汤（423），藿朴夏苓汤（422）。其兼出血发斑者，一般可用银翘散去芥穗加茅根，侧柏，栀子，重者可用犀角地黄汤（195），化斑汤（416）。神昏谵语者，可用至宝丹（20），紫雪丹（74），安宫牛黄丸（73）。耳前后肿者，可用普济消毒饮（424）去升麻柴胡。温疟可用白虎加桂枝汤（69）。瘅疟可用五汁饮（425）。汗多，脉散欲脱者可用生脉散（426）。

（2）中焦温病

①性质：温病中期。

②主证：高热汗出，面目俱赤，语声重浊，呼吸俱粗，大便闭，小便涩，舌苔老黄，甚者黑有芒刺，但恶热，不恶寒，

日晡益甚。夹湿者身重，呕呃，脘闷腹胀，渴而不能多饮，苔白而滑，脉濡数。

③兼证或变证：神昏谵语；肢厥或遍体发厥（热厥）；下利清水（热结旁流）；发斑；发黄；痰涎壅盛；下之脉芤；下后不解，下证复具；干呕口苦；或疟或痢。

④治疗：一般以清热保津为主法：清热可用白虎汤（68）；养阴可用增液汤（427），清燥汤（428），玉竹麦门冬汤（429）。便闭者则用通下，以三承气汤（145），新加黄龙汤（430），宣白承气汤（431），导赤承气汤（432），牛黄承气汤（433），增液承气汤（434）等治之。夹湿者则用化湿，以一至五加减正气散（435），三石汤（436）等为治。若见神昏谵语之证，则用安宫牛黄丸（73），紫雪丹（74）。若见热厥或热结旁流之证，则用调胃承气汤（145）。若见发斑，则用化斑汤（416），但不可令大泄，大泄则内陷。若见发黄，则用茵陈蒿汤（400），栀子柏皮汤（401）。若下后脉洪芤，则用白虎加人参汤（379）。若下后不解，下证复具，只可与增液承气汤（434）。若干呕口苦，则用黄连黄芩汤（437）。若见疟证，其偏寒者宜小柴胡汤（63），其偏热者宜青蒿鳖甲汤（438），久疟者则用补中益气汤（14）。若见痢证，可用加味白头翁汤（439），加减芩芍汤（440），久痢者则用加减附子理中汤（445）。

⑤治疗中的注意点：忌利小便，忌任用苦寒。若解后不可即食，食者必复，周十二时后缓缓与食，先取清者，饱则必复，复必重也。下后不可复予承气。下后调理可用益胃汤（441），清燥汤（428），玉竹麦冬汤（429），牛乳饮（442），五汁饮（425），雪梨浆（443）之类。

（3）下焦温病

①性质：温病晚期。

②主证：身热；手足心热，甚于手背；面赤，口干，舌燥，苔黑，唇裂，肌肤甲错，神倦欲眠；心中烦热或狂乱不

宁，或抽搐；口噤，厥逆，或循衣摸床，撮空理线，脉虚大。其夹湿者，可见腹胀，胸满，肛坠痛，呕逆，咳唾引痛，或劳疟，或久痢。

③兼证或变证：心中震震，乃至心中憺憺大动，脉结代或两至，肢厥；痉厥，手指蠕动，舌强，神昏，瘈疭；耳聋；烦躁不得卧；夜热早凉；蓄血（时欲漱水不欲咽，大便黑而反易，或少腹坠满，小便自利，或妇女经水过期）；蓄水（腹满胁痛，小便不利）；下利稀水或大便脓血；战汗（先烦乃有汗而解，勿事骚扰，脉见单伏或双伏，四肢厥逆，爪甲青紫）；咽痛或咽中生疮。

④治疗：以育阴潜阳，清热凉血为主。育阴可用加减复脉汤(444)。潜阳可用一至三甲复脉汤(445)，大小定风珠(446)。清热可用黄连阿胶汤(407)，青蒿鳖甲汤(438)。凉血散血可用犀角地黄汤(420)，桃仁承气汤(130)，抵当汤(132)。若见战汗者，可用加减复脉汤(444)加参热饮。若见咽痛或咽生疮，可用甘草汤(384)，桔梗汤(405)，猪肤汤(410)，苦酒汤(447)。若夹湿者，则用化湿之法。其中，因湿以致大便秘结者，可用宣清导浊汤(448)，半硫丸(449)；因湿以致小便不利，水留胸胁者，轻则用香附旋覆花汤(450)，重则用控涎丹(297)；因湿以致胃不喜食，舌苔薄白者，可用术附汤(7)；因湿以致久痢，下痢脓血者，可用断下渗湿汤(454)，白头翁汤，桃花汤(107)，桃花粥(455)，三神丸(456)，乌梅丸(119)，加减泻心汤(457)，双补汤(458)，加减参苓白术散(459)，人参乌梅汤(460)，参茸汤(461)，加减理阴煎(462)。

⑤治疗中的注意点：治疗中要分辨虚实，掌握时机，如《温病条辨·下焦篇》谓："壮火尚盛者，不得用定风珠，复脉。邪少虚多者，不得用黄连阿胶汤。阴虚欲痉者，不得用青蒿鳖甲汤。""痉厥神昏，舌短烦躁，手少阴证未罢者，先与牛黄，紫雪丹，开窍搜邪，再与复脉汤存阴，三甲潜阳，临证细参，勿致倒乱。"温病之后，宜用药物调理，以利恢复：失眠者可

用半夏汤（463），食欲不振者可用半夏桂枝汤（464），自汗者可用桂枝汤（110），面色萎黄者可用小建中汤（43）。一般情况下，则可用益胃汤（441），五汁饮（425），牛乳饮（442）调治。

以上所述，仅系温病辨证论治的一个轮廓，其间还有多种变化和论点，限于篇幅，在此不作详细介绍。

（五）伤寒与温病学派之争：

温病学派形成以后，伤寒与温病学派之争亦随之而起，兹简要对此加以介绍，并谈谈我的个人见解，以纠正读者。

1. 争论的起因：温病一名，首见于《内经》。如《素问》中说："冬伤于寒，春必病温。""藏于精者，春不病温。""凡病伤寒而成温者，先夏至为病温，后夏至为病暑。""尺肤盛热，脉盛躁者，病温也。""有病温者，汗出复热而脉躁疾，不为汗衰，狂言不能食。"等等。这都说明：早在《内经》年代（公元前246～220年），温病就已经成为一个独立的病名，对其病因和临床表现，也有了较为明确的记载。但是，由于《素问·热论》中明确地提出了"今夫热病者，皆伤寒之类也"，"人之伤于寒也，则为病热"的归类方法；《难经·五十八难》中进而提出："伤寒有五，有中风，有伤寒，有湿温，有热病，有温病。"张仲景《伤寒论》也把温病明确地列入伤寒的范围，提出了"太阳病，发热而渴，不恶寒者为温病"的概念，因此，这就导致了后世对伤寒和温病的不同理解，形成了一场以陆九芝为首的伤寒学派和以叶天士、吴鞠通为首的温病学派之争。

2. 争论的焦点：伤寒学派承认温病是一个独立的疾病，但又认为温病完全可以包括在伤寒的范围之内，也完全可以用张仲景《伤寒论》中的六经来概括温病，而且，《伤寒论》中的白虎汤，承气汤，黄连阿胶汤，竹叶石膏汤，麻杏石甘汤，葛根芩连汤等等，又都是治疗温病的有效方剂，因此，他们直斥叶、吴所创之卫气营血，三焦辨证为标新立异。

温病学派则认为：伤寒与温病根本不同。在病因方面，伤寒为寒邪，温病为热邪；在传入途径上，伤寒由肌表入，为横传，故分作六经，温病由口鼻入，为竖传，故分为三焦；在治疗上，伤寒用辛温，温病用寒凉；《伤寒论》的全部内容均为伤寒而立，不能治温病；认为“仲景但论伤寒，河间始知温热”，甚至说“仲景所治为冬月北方疾病”“南人无伤寒”。

3. 前贤对伤寒温病学派之争的评论：前贤对伤寒温病学派之争的评论可大致分为三类意见。

第一类意见认为：《伤寒论》可以包括温病在内，但《伤寒论》内容并不完备，如王孟英在《温热经纬·自序》中说：“《难经》云，伤寒有五，有中风，有伤寒，有湿温，有热病，有温病。此五气感人，古人皆谓之伤寒，故仲圣著论，亦以伤寒统之。而条分中风，伤寒，温病，湿，暍五者之证，治与《内经》，《难经》渊源一辙，法虽未尽，名已备焉。”“后贤不见，遂至议论愈多，至理愈晦。或以伤寒为温热，或以温热为伤寒，或并疫于风温，或并风温于疫，或不知有伏气为病，或不知有外感之温，甚至并暑暍二字而不识，良可慨矣。”

第二类意见认为：《伤寒论》所述内容，完全可以将温病概括在内。如陆渊雷在《清代名医医案精华·序》中说：“晋唐以前，凡流行发热之疾，皆谓之伤寒，其范围至广，故《内经》言热病皆伤寒之类。《难经》言伤寒有五，有中风，伤寒，湿温，热病，温病。仲景自序《伤寒卒病论》集，卒病者，卒然而病，犹西医所谓急性病矣。故《伤寒论》所集，不限脉紧无汗之麻黄证，亦不限于杆菌为疠之肠窒扶斯。论中阳明病即概括温热，少阳病亦概括疟疾。他若小青龙汤证，概括大叶肺炎及其类似之病。理中汤概括慢性及结核性肠炎。而急性传染病之前驱证，亦即伤寒太阳病也。由是言之，凡哆口谈温热，欲与伤寒对峙者，皆谬妄弗可从。”

第三类意见认为：温病学派也有其所长，可以弥补伤寒之不足。如裘吉生在《重刊伤寒全书·序》中认为：“叶天士之温热，张凤逵之伤暑，喻嘉言之伤燥，吴又可之瘟疫，陈耕道之疫痧，余师愚之疫疹，陈平伯之风温，薛生白之湿热等，皆可有一得之处，以能羽翼仲景，即有功于医学。”

4. 个人认识：根据以上各种论述，从表面上来看，似乎伤寒与温病确属两种体系，但就其内容实质而言，伤寒六经与三焦温病并无原则性区别。例如：伤寒与温病之病原，皆属外感邪气；伤寒与温病之发病，皆因正气不足以御邪；伤寒与温病之始，皆有肺经证候；伤寒与温病之传变，皆由表入里，由浅入深；伤寒与温病之损害，皆伤阳又伤阴；伤寒与温病之表证，皆用汗法；伤寒与温病之里实证，皆用清法，下法，兼保津液；伤寒与温病之里虚证，皆以温阳益气和养阴生津之法并举；伤寒与温病之夹湿证，皆用温燥而忌阴柔。具体地说，《伤寒论》太阳病中的发热恶寒，汗出脉缓者，用桂枝汤；而《温病条辨》中的上焦温病初起，恶风寒者，也用桂枝汤。《伤寒论》中太阳病发热恶寒，热多寒少者，以辛凉解表为法，方用桂枝二越婢一汤，麻杏石甘汤；而《温病条辨》中的上焦温病，发热微恶风者，亦以辛凉解表为法，方用桑菊饮，银翘散。《伤寒论》中阳明病发热汗出，便秘者，用白虎汤或承气汤；《温病条辨》的中焦温病，发热汗出，便秘者，亦用白虎汤或承气汤。《伤寒论》中少阴热化证，方用黄连阿胶汤；《温病条辨》中的下焦温病之真阴欲竭，壮火复炽者，亦用黄连阿胶汤。总之，经过这样一番比较，我认为：上焦温病与太阳病或太阳阳明合病十分相似。中焦温病与阳明病十分相似。下焦温病与少阴热化证十分相似。因此，我们就可以进而得出如下的结论：

（1）伤寒与温病都是指现代的急性传染病，硬说这两种病根本不同的论点，是不符合实际情况的。

（2）伤寒学派与温病学派在传染病的认识及其临床诊断，治疗原则等等方面，并无本质和原则的分歧。

(3) 伤寒六经辨证与温病三焦、卫气营血辨证，只不过是证候分类方法的不同而已。对此，本可不必强求一致。但后世为了要区别“六经”与“三焦”，主观地将温邪与寒邪，伏气与新感，肌表入与口鼻入，横传与竖传等等，截然对立起来，这就值得商榷。

(4) 硬说《伤寒论》方不能治疗温病，这是不符合实际情况的。但是，如果说《伤寒论》方已经完美无缺，那也是十分片面的。温病学派确曾创新了一些很好的治疗方药，完全可以补《伤寒论》之不逮。

因此，我个人认为：正确的态度，应该是将伤寒与温病结合起来，互相取长补短。如果真能如此，伤寒与温病之争则可以休矣。

至于原注中所提到的人参败毒散（111）为解表发汗剂，一般用以治疗温病而挟有表证者；防风通圣散（5）为表里两解剂，一般用以治疗温病之表里两实证，如非表里两实者则禁用。陈氏原注谓本方面面周到，有利无弊等语，不太合实际，也值得商榷。

妇人经产杂病第二十三

妇人病　四物良[①]　月信准　体自康[②]

原注　①与男子同，唯经前产后异耳。《济阴纲目》以四物汤加香附、炙草为主，凡经前产后俱以此出入加减。②经水一月一至，不愆其期，故名月信，调经则体自康。

浅说　女子生理上最大特点之一是月经，因此本章也首先讨论女子月经方面的疾病。月经又称月信，一名月水，是女子所特有的一种生理现象。《万全妇人秘科》谓："按经云，女子二七而天癸至，冲任脉盛，月事以时下。故得其常候者为无病，不可妄投调经之剂。苟或不及期而经先行者，或过期而经后行者，或一月而经再行者，或数月而经一行者，或经闭不行者，或崩者，或漏下者，此皆失其常候，不可不调也。"万氏之论，说明了月经以一月一次为常，反之如经多、经少、早至、迟至、不至等现象即为失常。月经失常，临床上总称之为月经不调，是一种疾病。

一、月经不调的病因　月经不调的原因很多，可以归纳为下列5点：

1. 月经不调的原因，可以由于外感六淫而发生。如《妇人大全良方·调经门》谓："妇人月水不调，由风邪乘虚客于胞中。”胞的含义在女子来说，一般是指子宫。子宫如受外邪侵犯，即可以发生月经不调。

2. 月经不调的原因，可以由于七情内伤。《妇人大全良方》谓:“暴怒气逆，经闭不行。”(同上)《妇人秘科》谓:“忧愁思虑则伤心，心气受伤，脾气失养……斯有血枯，血闭，及血少，色淡，过期始行，数日一行之病。”七情，即各种精神因素，这里说明重度的精神刺激，亦可使人发生月经不调。

3. 月经不调的原因，亦可以由于性交原因所致。《妇人大全良方》谓:“妇人月水不断，淋漓腹痛……或因经行而合阴阳，以致外邪客于胞内，滞于血海故也。”(同上)《妇人秘科》谓:“女子未及二七天癸之期，而男子强与之合，或于月事适来未断之时，而男子纵欲不已，冲任内伤，血海不固，由斯二者为崩为漏。”“经行而合阴阳”，即指在月经期中性交；“未及二七天癸之期”，即指女子尚未发育成熟。在月经期中性交，可以使外邪进入子宫之内；未发育成熟而有性交，可以影响发育。此二者均可发生月经不调。

4. 月经不调的原因，可以是损病的继发症状。《景岳全书·妇人规》谓:“凡妇女病损至旬月半载之后，则未有不闭经者……故或以羸弱，或以困倦，或以咳嗽，或以血热，或以液燥，或以饮食减少，或以亡血失血，及一切无胀无痛，无阻无隔而经久不至者，即无非血枯经闭之候。”损病，即一般所谓的痨病。痨病患者往往可以发生月经不调，甚者月经停止。

5. 月经不调的原因，可以由于脾病，亦可以由于肾病。《妇人秘科》谓:“妇人女子经闭不行……乃脾胃伤损，饮食减少，气耗血枯而不行……。”《景岳全书》谓:“妇人因情欲房室，以至经络不调者，其病皆在肾经，此证最多，所当辨而治之。”(同上）脾，指人体消化系统，人体脾胃衰败，血液来源枯少，可以发生月经不调；肾是指人体生殖内分泌系统，女子肾虚，亦可以发生月经不调。

二、月经不调的病机 关于女子月经不调的发生原因，大致不出以上五者。至于月经不调的病变部位，为在冲、任，在胞中。冲、任即冲脉与任脉。冲任二脉为血海，是女子月经的来源所在。胞，是指子宫。冲脉与任脉皆起于胞中。可见胞与冲脉、任脉的密切关系。女子胞有病亦即子宫有病，即可以影响冲、任而表现为月经不调。

渐早至　药宜凉①　渐迟至　重桂姜②
错杂至　气血伤③　归脾法　主二阳④
兼郁结　逍遥长⑤

原注 ①血海有热也，宜加味四物汤，加续断、地榆、黄芩、黄连之类。②血海有寒也，宜加味四物汤加干姜、肉桂之类，甚加附子。③经来或早或迟不一者，气血虚而经乱也，宜前汤加人参、白术、黄芪之类。④《内经》云，二阳之病发心脾，有不得隐曲，为女子不月，宜归脾汤。⑤郁气伤肝，思虑伤脾。宜加味逍遥散。

浅说 关于月经不调的治疗，中医书中论述甚详，重点作如下的介绍。

三、月经不调的治疗 《妇人秘科》谓:“大抵调治之法，热者清之，冷者温之，虚者补之，滞者行之，滑者固之，下陷则举之，对证施治，以平为期。”《景岳全书》谓:“调经之法，但欲得其和平。”可见对于女子月经不调的治疗，是以调经为主。调经的方法，归纳之，可分下列六类：

1. 清热：月经不调，量多、色紫、先期而至，且形盛体实、舌黄、脉数，或伴有发热汗出而渴者，属于热证。治疗上即可用“清热”的办法。清热的方剂用于调经者，有四物汤(21)加黄连、固经丸(465)、黄连解毒汤(466)等。

2. 行滞：月经不调，量少、色暗、点滴而至、脉弦，且伴有胁痛腹满，或有忧郁，忿怒等病史者，属于气滞。治疗上即可用行滞的办法。行滞的方剂用于调经者，有加味四物汤（467）、十味香附丸（468）、加味逍遥散（469）等。

3. 温中：月经不调，量少或量多、色暗、色淡，或如屋漏水，或如腐败之宿血，腹痛、喜热、喜按、脉沉迟者，属于寒证。即可用温中的办法来作治疗。温中的方剂用于调经者，有四物汤加姜桂（397）、胶姜汤（470）、鹿茸丸（471）等。

4. 补虚：月经不调，或早或迟，量少，色淡，神倦、纳少、心悸、失眠、头晕、耳鸣、汗出、脉细者，属于虚证。即可用补虚的方法来作治疗。补虚的方剂用于调经者，有四物汤（21）加参芪术、归脾汤（28）、十全大补汤（89）等。

5. 行瘀：月经不调，经闭不至、腰胀、腹疼、拒按、脉实者，为瘀血在里。即可以用行瘀的方法来作治疗。行瘀的方剂用于调经者，有四物汤（21）加桃仁红花元胡、桃仁承气汤（130）、桂枝茯苓丸（131）等。

6. 固脱：月经不调，淋漓不止或突然汗出、心悸、脉细数，或脉洪芤者，为气脱之象，必须急用固脱的办法来作治疗。固脱的方剂用于月经者，有独参汤（472）、真人养脏汤（106）、龙骨散（473）等。

种玉者　即此详[①]　经闭塞　禁地黄[②]

原注　①种子必调经，以归脾汤治其源，以逍遥散治其流，并以上诸法皆妙，不必他求。唯妇人体肥厚者，恐子宫脂满，另用二陈汤加川芎、香附为丸。②闭塞脉实，小腹胀痛，与二阳病为女子不月者不同，虽四物汤为妇科所不禁，而经闭及积瘀实证，宜去地黄之濡滞，恐其护蓄血不行，加醋炒大黄二钱，桂一钱，桃仁二钱，服五六剂。

浅说　女子不孕，使之受孕叫做种子，妇女不孕的原因，是多方面的，可以由于女子方面有病，尤其是月经有病。如

《医学纲目·妇人部》谓:“每见妇人之无子者,其经必或前或后,或多或少,或将行作痛,或行后作痛,或紫或黑,或淡或凝而不调,不调则气血乖争,不能成孕矣。”《妇人秘科》谓:“女子素有浊漏带下之疾,经水不调者,不能成胎。”也可以由于男子有病,尤其是性器官功能衰弱。如《诸病源候论·虚劳无子候》谓:“丈夫无子者,其精清如水,冷如冰铁,皆为无子之候。”又:“泄精精不射出,但聚于阴头者,亦无子。”;也可以由于男女双方均皆有病。如《备急千金要方·妇人方》谓:“凡人无子当为夫妻俱有五劳七伤虚羸百病所致。”也可以由于早婚,身体发育尚未完全。如《妇人大全良方·求嗣门》谓:“男女必当其年,男虽十六而精道通,必三十而娶,女虽十四而天癸至,必二十而嫁,皆欲阴阳完实,然后交而孕,孕而育……未笄之女,天癸始至,乃近男色,阴气早泄,未完而伤,未实而动,是以交而不孕,孕而不育。”根据以上所述,可见不孕的原因是多方面的。不过妇女不孕,仍以女子有病者居多,所以种子和调经常常并为一谈。

女子有病不孕的原因,其病变主要在于胞和冲脉、任脉。胞、冲脉、任脉为经络之海,与女子月经密切相关,因此女子有病不孕,其表现于外者,主要也就是月经不调。因此对于女子不孕的治疗,也以调经为重点。《医学纲目》谓:“胎前之法,始于求子,求子之法,莫先调经。”陈修园原注谓:“种子必调经。”于此可见调经对于种子最主要的办法。调经的方法很多,前节中已加概要介绍,本节不作重复。

孕三月　六君尝①　安胎法　寒热商②

原注　①得孕三月之内,多有呕吐不食,名恶阻,宜六君子汤。俗疑半夏碍胎,而不知仲师惯用之妙品也。高鼓峰云,半夏合参术为安胎止呕进食之上药。②四物汤去川芎为主,热加黄芩、白术、续断,寒加艾叶、阿胶、杜仲、白术,大抵胎气不安,虚寒者多,庸医以胎火二字惑人,误人无算。

浅说 恶阻是中医妇科常用的一个病名，也是妊娠期中所常有的病理现象。《诸病源候论·妊娠恶阻候》谓:“恶阻病者，心中愦闷、头眩、四肢烦疼、懈惰不欲执作，恶闻食气，欲啖咸酸果实，多睡少起。”《证治要诀·胎前产后》谓:“胎前恶阻，见食呕吐，喜啖酸物，多卧少起，俗谓之病儿。”可见妊娠恶阻的临床特点主要是恶心、呕吐、头眩、身酸、恶食、喜食水果酸味、多睡少起、精神倦怠。

四、孕病的病因及治疗 妊娠恶阻的病因，一般责之于虚，尤其是脾虚。《诸病源候论·妊娠恶阻候》谓:“恶阻病者……此由妇人元本虚羸，血气不足。”《妇人大全良方·妊娠门》谓:“妊娠恶阻病……由胃气怯弱，中脘停痰。”《景岳全书》谓:“凡恶阻多由胃虚气滞，然亦有素本不虚而忽受胎妊，则冲任上壅，气不下行，故为呕逆等证。”(同上）气滞是指功能障碍之意，因此:“恶阻多由胃虚气滞”等语，即谓在妊娠过程中，由于患者消化系统生理调节代偿功能衰弱，不能适应因妊娠而产生之新变化，所以消化功能发生障碍而成恶阻。

恶阻的产生原因既由于脾虚气滞，因此在治疗上健脾、和胃、行气、镇吐，也就是对妊娠恶阻最根本的治疗方法。这一类方剂很多，常用者有干姜人参半夏丸（474)、小半夏加茯苓汤（288)、温胃饮（174)、香砂六君子汤（45）等。其中尤以香砂六君子汤为临床上所最常用。

至于胎气不安，包括范围较广。概言之，凡属在妊娠异常情况下有流产、早产之可能者，即列入胎气不安的范围。胎气不安的原因，是多方面的。如《景岳全书》谓:“盖胎气不安，必有所因，或虚或实，或寒或热，皆能为胎气之病。”(同上）胎气不安的原因，有的系由于六淫外感，如《医学入门》谓:“胎动……因外感发热。”《妇人大全良方》谓:“妊娠胎动……或冲任风寒。”有的系由于七情内伤，如《医学入门》谓:“胎动因七情气逆。”《妇人大全良方》谓:“妊娠胎动……或怒伤肝木。”有的系由于外伤，如《医学入门·妇人门》谓：“孕妇或从高坠下，或为重物所压，致动胎元，心腹痛甚下血。”《妇人大全良方》谓：“妊娠胎动……或跌仆击触。”有的由于素体虚弱，如《景岳全书》谓：“胎气有虚而不安者……先天之虚，由于禀赋。”（同上）由于胎气不安的原因是多方面的，因此临床上对于胎气不安的治疗方法也是多方面的。由于外感所致，症状上表现为发热恶寒、头痛、腹痛或阴道见血者，一般以小柴胡汤（63）或四物汤（21）加柴、芩为主方，由于七情所致胸满、胁痛、腹痛或阴道见血者，一般以加味四物汤（467）、化肝煎（475）为主方；由于跌仆伤损所致，症状上表现为腹痛下血者，一般以胶艾汤（476）、益母地黄汤（477）为主方；如跌仆伤损之后，腰痛、腰痠、腹坠、血多，如同临产者，则胎儿已难保留，可用药堕下其胎，胎下则血自止。下胎的方剂，一般以决津煎（478）加朴硝为主方。如服之不应则单用朴硝一两，以童便调服，则死胎自下。由于素体虚弱所致，症状有腹痛、腰痠、见血，且全身衰弱现象显著，如气短、神乏、汗出、心悸者，一般以归脾汤（28）、十全大补汤（89）之类为主方。总而言之，安胎，即是根据患者症状的特点，进行辨证施治。《景岳全书》谓：“去其所病，便是安胎之法，故安胎之方不可执，亦不可泥其月数，但当随症随经，因其病而药之，乃为至善。”明确的说明了此点。

难产者　保生方①　开交骨　归芎乡②
血大下　补血汤③　脚小指　艾火炀④

原注　①横生倒产，浆水太早，交骨不开等证，宜保生无忧散。②交骨不开，阴虚故也，宜加味芎归汤。③胎犹舟也，血犹水也，水满则舟浮，血下太早，则干涸而胎阻矣，宜当归补血汤，加附子三钱，欲气旺则血可速生。且欲气旺而推送有力，加附子者取其性急，加酒所以速芪归之用也。保生无忧散治浆水未行，此方治浆水过多，加味归芎汤治交骨不开，三方鼎峙，不可不知。④张文仲治妇人横产，手先出，诸般符药不效，以艾火如小麦大，灸产妇右脚小指头尖，下火立产。

浅说 从生产开始起，至胎儿产出止，这一段时间，叫做临产。临产顺利叫正产或顺产，临产困难叫难产。

五、难产的病因 难产的原因，可以归纳为下列五点：

（一）临产太早或用力不当：临产太早，即未到应该临产时候即进行临产；用力太早，即未到用力时候用力。什么是应该临产和用力的时间，中医书中描写得极清楚，杨子建《注解胎产大通论·十产论》谓："妇人怀胎十月，阴阳气足，忽腰腹作阵痛，相次胎气顿陷，至于脐腹，痛极乃至腰间重痛，谷道挺迸，继之浆破血出，儿子遂生，名曰正产。"《医学纲目·胎前症》谓："凡十月未足，腹痛或作或止，或痛不甚者，名曰弄痛，非正产之候。或腹虽痛甚而腰不甚者，非正产之候；谷道未挺迸者，非正产之候；水浆未破，血未出者，非正产之候。凡未有正产候……切忌妄乱用力，先困其母。"《幼幼集成·保产论》谓："临产有七候：脐腹急痛，腰间重坠，眼中出火，粪门迸急，产户肿满，手中指筋脉跳动，胞水或血俱下，方是子出胞时，始可用力，如数证未备，即一二日，切不可使其努挣。"《达生篇·临产》亦谓："但觉疼一阵不了又疼，一连五六阵，渐疼渐紧此是要生，方可与人说知，以便伺候，若疼得慢，则是试痛，只管安眠稳食，不可乱动。此是第一关头，极要着意留心，不可忽略，若认作正产，胡乱临盆，则错到底矣。"这些材料都说明了孕妇应该临产的时间，一定具有上述正产的现象。应该用力的时间，一定要具有上述临产七候中所有的现象。如无上述现象，在试痛期间即行临产，或在临产中过早用力，均易在临床上致成难产。《达生篇》临产六字真言："一曰睡，二曰忍痛，三曰慢临盆。"（同上）所谓睡、忍、慢者，亦无非示人临产不要过早之意。

（二）临产交骨不开：交骨不开，小孩不能生下，即可致成难产。交骨，以《傅青主女科》及《医学心悟》中谈得比较具体。《傅青主女科·交骨不开难产候》谓："产门之上，原有骨二块，两相斗合，名曰交骨。未产之前，其骨之合，若天衣之无缝，临产之际，其骨自开，如开门之见山。妇人儿门之肉，原自斜生，皮亦横长，实可宽可窄，可大可小者也。苟非交骨连络，则儿门必然大开，可以手入探取胞胎矣。此交骨为儿门之下关……此骨不开，则儿难降生。"《医学心悟·妇人门·交骨不开产门不闭》谓："交骨不开……令稳婆以麻油调滑石，涂入产门，或用两指缓缓撑开……" 从以上所述，可以看出交骨，有下列几方面的内容：

1. 交骨的部位在产门之上，为儿门之下关，其外形为两块。产门，一般又称阴门，即指女子阴道外口。儿门一般又名子门，即指子宫外口。儿门之下关，即指女子子宫外口之最下部分。

2. 交骨的作用主要在于封闭儿门，因为儿门可大可小、可窄可宽，如无交骨作用，则儿门即可大开。由于交骨的作用是封闭儿门，因此在未产前，交骨是紧闭的，只有在生产时才打开。如果在生产时交骨不开，则儿难降生，即因此形成难产。

3. 交骨不开难产时，助产者可用两指缓缓撑开交骨。

根据上述三点，交骨是指现代解剖上所称的子宫颈。交骨不开，胎儿即不能生下，即可致成难产。

（三）胎位不正：正常胎位，生产时头应先下，如生产时头不先下，脚手先下，即可致成难产。《傅青主女科·难产》谓："妊妇生产之际，有脚先下而儿不得下者，有手先下而儿不得下者，人以为横生倒产，至危之症也。" 手先下者，叫横生；脚先下者，叫倒产，横生、倒产，均是难产的常见原因。

（四）破水太早：破水太早，指产妇尚在试痛阶段，助产者即予破水催生，《妇人大全良方·产难门》谓："若腹或痛或止，名曰弄胎，稳婆不悟，入手试水，致胞破浆干，儿难转身，亦难生矣。"陈修园原注亦谓："血下太早，则干涸而胎阻矣。"儿头临近产门，产妇已有腰痛，腹紧，肛门挺进之现象而胞膜尚未破者，临床上始能用力或帮助破水。过早破水，为难产常见的原因。

（五）胎儿过大：《济生方·妇人门》谓："胞肥难产者何，身居富贵，口厌甘肥，聚乐无常，食物无度，既饱便卧，致令胞胎肥厚……致于临产，必是难生。"《医学入门·妇人门》谓："凡难产……或腹大甚。"是可见胞胎过大亦常为难产原因，而胞胎过大，则又常由于口厌甘肥，饮食无度，既饱便卧，过分保养而来。

六、难产的治疗　至于难产的处理，可以分为药物、手术、针灸三种：

（一）药物治疗：难产的药物治疗，可以分为下列三类：

1. 补气血：难产原因系由于临产过早或破水下血太早，或用力不当，或平素体弱，致气虚力弱，不能送子出产门而成者，以大补气血为主要的治疗方法。气血旺盛，则胎儿即可自行娩出。补气血的方剂用于妇人临产者，有加味当归补血汤（479）、十全大补汤（89）、送子丹（480）等。

2. 开交骨：难产的原因系由于交骨不开所致者，即应以开交骨为主要的治疗方法。交骨开全，则胎儿即可娩出。开交骨的常用方剂，有保生无忧散（481）、加味芎归汤（482）、降子汤（483）等。

3. 催生：已见正产之候，胎儿久产不出，即可用药催生。催生常用方剂，有兔脑丸（484）、催生如意散（485）等。

（二）手术助产

1. 由于交骨不开者：《医学心悟》谓："交骨不开……令稳婆以麻油调滑石，涂入产门，或用两指缓缓撑开，并服加味芎归汤，俟药力行到即分娩。”

2. 由于胎位不正者：杨子建《十产论》谓：“横产……令产母安然仰卧后，令看生之人，先推其手令人直上头，顺产门渐渐逼身，以中指摩其肩，不令脐带羁板，推上而正之，或以指攀其耳而正之，须是产母仰卧后，然后推儿直上，徐徐正之，候其身正，煎催生药一盏，吃了方可用力，令儿下生。倒产……先露其足，当令产母仰卧，令看生之人，推其足入。不可令产母用分毫力，亦不可惊恐，使儿自顺。偏产，儿身未正……令产母仰卧，次令看生之人，轻轻推儿直上，以手正其头，令儿头顶端正，然后令产母用力一送，即便生下，若是小儿头后骨偏拄谷道，只露其额，只令看生之人以绵衣炙温裹手，于谷道外方，轻轻推儿头令正，便令产母用力送儿生也……。碍产，儿身已顺而露正顶不能生下，盖因儿身回转，肚带攀其肩，以此露正顶而不能生，当令产母仰卧，令看生之人，轻推儿近上，徐徐引手以中指按儿肩下，拨其肚带，仍须候儿身正顺，方令产母用力一送，使儿生下。”

（三）针灸治疗：针灸催产，一般多取足太阳之昆仑穴和至阴穴。昆仑穴部位在足外踝之后侧陷凹中，针五至八分，灸三至七壮；至阴穴在足小指外侧之爪甲根部，针一至二分，灸三至五壮。陈氏原注所谓：“脚小指，艾火炀。”即指灸至阴穴。

胎衣阻　失笑匡①　产后病　生化将②
合诸说　俱平常③　资顾问　亦勿忘④

原注　①胎衣不下，宜以醋汤送失笑散三钱，即下。②时医相传云，生化汤加减，治产后百病，若非由于停瘀而误用之，则外邪反入于血室中，气反因以受伤，危症蜂起矣。慎之，慎之！③已上相沿之套法，轻病可愈，治重病则不效。④商治时，不与众医谈到此法，反为其所笑。

浅说 胎儿娩出以后，中医妇科即叫产后，产后的疾病很多，最常见的有下列几种。

七、产后的疾病

（一）胎衣不下：胎衣又名胞衣，在正常情况下，胎儿娩出后，胎衣即随之而下。胎衣不下，可以出血不止，致人于死，因此胎衣不下属于重症和危症。

胎衣不下的原因有二：

1. 由于生产后产妇气力疲惫，因此胎衣不能娩出。《妇人大全良方》谓："郭稽中曰，胎衣不下者，因气力疲惫不能努出。"

2. 由于生产时瘀血流入衣中，将其胀大，所以不能娩出。《妇人大全良方》谓："或血入衣中，胀大而不能下。"《景岳全书》谓："有以恶露流入胞中胀滞不出者，盖儿既脱，胞带必下坠，故胞在腹中形如仰叶，仰则盛聚血水而胀碍难出。"

胎衣不下的原因如上述，因此对胎衣不下的治疗，亦系针对上述情况处理：

1. 由于产后气力疲惫胎衣不下者，急予补气、补血之剂。常用方剂有补中益气汤（14）、送胞汤（486）等。

2. 由于瘀血停积衣内，胞衣胀大不能娩出者，可予和血散瘀之剂。常用方剂有保生无忧散（481），或以热酒或醋汤调服失笑散（134），或以手指入产门轻轻压挤胎衣使瘀血流出后，胎衣即可缩小娩出。《景岳全书》谓："恶露流入胞中胀满不出者……但以手指顶胞底以使血散，或以指摸上口攀开一角，使恶露倾泻，则腹空自落矣。"

（二）产后血晕：生产之后，产妇忽然眼黑、头晕、汗出，甚至昏迷不省人事，脉细或脉数者，即叫产后血晕。

产后血晕的原因，主要是由于生产时失血过多所致。《医学入门·妇人门》谓："产后去血过多，眼花头眩，昏闷烦躁或见头汗。"《石室秘录》谓："产后血燥而运，不省人事，此呼吸危亡时也。盖因亡血过多，旧血既出，新血不能骤生，阴阳不能接续，以致如此。”

产后血晕为危症，必须紧急处理，《傅青主女科·正产》谓:“产妇有子方下地即昏晕不语，此气血两脱也。本在不救，然救之得法，亦有能生者……当斯之时，急用银针刺其眉心，得血出则语矣。然后以人参一两煎汤灌之，无不生者。即用黄芪二两，当归一两，名当归补血汤，煎汤灌之亦得生。”傅氏介绍的方法，是对于产后血晕常用的急救方法。独参汤，如无人参，用四两野党参浓煎亦可代用。如一时不能针灸，用米醋一碗置产妇床头，以铁器烧红，置醋中，使产妇吸其气，亦可济急。

（三）产后腹痛：产后腹痛的原因，非由于瘀血停积，即由于气血两虚。由于瘀血停积者，在治疗上以行瘀散血为主，生化汤（487）、散结定痛汤（488）为一般常用的方剂；由于气血两虚者，以补气补血为主，常用方剂有当归黄芪汤（489）、肠宁汤等（490）。

（四）产后发热：妇女生产以后发热，叫产后热，产后发热的原因有二：

1. 由于外感：《景岳全书·妇人规·产后类》谓:“产后发热有风寒外感而热者，有邪火内盛而热者。”

2. 由于血虚：《明医杂著·产后发热》谓:“凡妇人产后，阴血虚，阳无所依而浮散于外，故多发热。”

产后发热的诊断与治疗：

1. 发热恶寒、头疼、身疼、脉见紧数者，为外感风寒发热，治疗上以小柴胡汤（63）为主方。

2. 发热不恶寒、烦渴、头痛多汗、便实、脉数、无表证及虚证者，为邪火内盛发热。治疗上以竹叶石膏汤（60）、抽薪饮（281）等为主方。

3. 发热不甚，时作时止，忽往忽来，头晕、心悸、耳鸣、汗出、气短、神乏、脉细数者，为血虚生热。治疗上以加减一阴煎（112）为主方。若阴虚火盛，热而多汗者，则以当归六黄汤（491）为主方。

（五）产后发痉：生产以后，产妇项背强直、口噤不开、角弓反张、肢体抽搐，名产后发痉，或称蓐风。

产后发痉的原因有三：

1. 由于外感：《金匮要略·妇人产后病脉证治》谓："新产血虚，多汗出，喜中风，故令病痉。"《妇人良方》谓："产后汗多变痉，由气血亏损，肉理不密，风邪所乘。"

2. 由于过早性交：《备急千金要方·妇人方·虚损》谓："产后百日以来，极须殷勤忧畏，勿纵心犯触及即便行房，若有所犯，必身反强直，犹如角弓反张，名曰蓐风。"

3. 由于失血：《景岳全书》谓："产后发痉，乃阴血大亏症也。"《妇人大全良方·产后门》谓："产后中风，筋脉挛急，乃血气俱虚。"（同上）

产后发痉的诊断及治疗：

1. 产后发热、头痛、面赤、口噤、项背强直、角弓反张、脉浮弦者，多属外感所致。治疗上以疏风，清热，补虚为主。常用方剂有竹叶汤（492）、羚羊角散（493）等。

2. 产后发痉无发热，或虽有热而不甚，汗出、气短、神乏、口噤、项强、脉沉细，或发痉的原因，系由于生产时失血过多者，治疗上宜急补气血，常用方剂有十全大补汤（89）、大补元煎（313）等。

3. 产后发痉由于性交所致者，视其症状表现如何，如表现为外感症状者，按外感治疗。如表现为气血两虚者，按气血两虚治疗。

（六）产后恶露过多：妇女产后恶露中等量，逐日减少，至十五日左右消失者为正常，如恶露过多或绵延不止者，均属病态。

产后恶露过多的原因有二：

1. 由于瘀血停积：《医学心悟·妇人门》谓："产后恶露不绝……瘀血停积，阻碍新血不得归经。"

2. 由于气虚血虚：《医学心悟》谓："产后恶露不绝……脾气虚弱，不能统血……气血两虚，经络亏损。"(同上)

产后恶露过多的诊断与治疗：

1. 产后恶露量多、色紫，腹痛拒按，脉沉实者，为多瘀血。以行血散瘀为主要治疗方法，生化汤（487）为最常用的方剂。

2. 产后恶露过多、色淡，腹痛喜按喜热，神乏嗜卧，纳少，脉沉弱者，为气虚血虚，以补气补血为主要治疗方法。归脾汤（28）、十全大补汤（89）为最常用的方剂。

产后疾病很多，上述六种仅为一般比较常见者，不过总的说来，产后疾病的发生原因不外两类。一类是由于瘀血停积致病；一类是由于气血两虚致病。因此在治疗上补虚与行瘀二者，亦为产科临床上治疗产后疾病之主要方法。产后方剂很多，其中生化汤一方由于其药物组成上具备了补虚与行瘀的综合作用，因此作为治疗产后疾病之通用方。许多产后疾病均可以本方作为基础方来加减，对各种产后疾病进行治疗。

精而密　长沙室①　妊娠篇　丸散七②
桂枝汤　列第一③　附半姜　功超轶④
内十方　皆法律⑤

原注　①《金匮要略》第二十卷，第二十一卷，第二十二卷，义精而法密。②妊娠篇凡十方，丸散居七，汤居三。盖以汤者荡也，妊娠以安胎为主，攻补俱不宜骤，故缓以图之，即此是法。③此汤表证得之为解肌和营卫，内症得之为化气调阴阳，今人只知为伤寒首方，此于妊娠篇列为第一方，以喝醒千百庸医之梦，亦即是法。师云，妇人得平脉，阴脉小弱，其人渴不能食，无寒热，名妊娠，桂枝汤主之。注阴搏阳别为有子，令反云阴脉弱小，是孕只两月，蚀下焦之气，不能作盛势也，过此则不然。妊娠初得，上下本无病，因子室有凝，气溢上下，故但以芍药一味固其阴气，使子得上溢，以桂姜甘枣扶上焦之阳而和其胃气，但令上焦之阳气充，能御相侵之阴气足矣。未尝治病，正所以治病也。④时医以半夏、附子坠胎不用，干姜亦疑其热而罕用之。而不知附子补命门之火以保胎，半夏和胃气以安胎，干姜暖土脏，使胎易长。俗子不知。⑤桂枝汤治妊娠，附子汤治腹痛小腹如扇，茯苓桂枝丸治三月余漏下，动在脐上为癥瘕。当归芍药散治怀妊腹中疞痛，干姜人参半夏丸治妊娠呕吐不止，当归贝母苦参丸治妊娠小便难。当归散妊娠常服。白术散妊娠养胎。方方超妙，用之如神。惟妊娠有水气、身重、小便不利、恶寒、起即头眩，用葵子茯苓散，不能无疑。

浅说 《金匮要略》妇科有专章讨论妇女妊娠，其《妇人妊娠病脉证并治》中，全文十一条，可以归纳为下列四点：

（一）仲景在本章中提出了妇女妊娠早期的临床特点，凡是妇人停经六十日以后，有食欲减退、不思饮食、仅欲饮水、无脉象及体温上的变化者，多属妊娠。如原文："师曰，妇人得平脉，阴脉小弱，其人渴不能食，无寒热，名妊娠……于法六十日当有此证。"

（二）仲景在本章中提出了素有癥病的妇女在怀孕后妊娠不易保全，容易在孕后二三月时发生流产。如原文："妇人宿有癥病，经断未及三月而得漏下不止，胎动在脐上者为癥痼害……所以血不止者，其癥不去故也……" 注："癥痼即指腹部肿物，漏下即指阴道流血不止。"

（三）仲景在本章中提出了妇女妊娠期中常见的疾病有四种：

1. 阴道流血：如原文："有妊娠下血者，假令妊娠腹中痛，为胞阻。" 注："胞系指子宫，子宫功能障碍谓胞阻。"

2. 腹痛：如原文："妇人怀孕，腹中疞痛。"

3. 呕吐：如原文:“妊娠呕吐不止。”

4. 下肢浮肿：如原文:“妊娠小便难”、“妊娠有水气，身重，小便不利”、“妇人伤胎怀身，腹满不得小便，从腰以下重，如有水气状。”

（四）仲景在本章中提出了对妊娠期中各种常见疾病的治疗方法。阴道流血由于癥痼所致者，当下其癥，宜桂枝茯苓丸(131)，阴道流血由于胞阻所致者，当暖宫止血，宜胶艾汤(476)；妊娠期中有腹痛者，当和血止痛，宜当归芍药散(138)。妊娠恶阻呕吐不止者，当温胃镇逆，宜干姜人参半夏丸(474)；小便不利，身重肢肿者，当利小便，宜葵子茯苓散(494)。其夹热者，宜当归贝母苦参丸(495)，胎动不安者，当安胎。其胎动不安原因，系由于素体脾虚寒甚者，宜白术散(496)；由于素体血虚热甚者，宜当归散(497)。

气后篇　有神术①　小柴胡　首特笔②
竹叶汤　风痉疾③　阳旦汤　功与匹④
腹痛条　须详悉⑤　羊肉汤　疞痛谧⑥
痛满烦　求枳实⑦　著脐痛　下瘀吉⑧
痛而烦　里热窒⑨　攻凉施　毋固必⑩

原注　①共九方。②妊娠以桂枝汤为第一方，产后以小柴胡汤为第一方，即此是法。新产妇人有三病，一者病痉，二者病郁冒，三者大便难。产后郁冒脉微弱，呕不能食，大便反坚，但头汗出者，以小柴胡汤主之。③《金匮》云，产后中风，发热面正赤，喘而头痛，竹叶汤主之。钱院使注云:“中风之下当有病痉者三字。”按庸医于此证，以生化汤加姜、桂、荆芥、益母草之类，杀人无算。④即桂枝汤增桂加附子，活人以桂枝汤加黄芩者误也。风乘火势，火借风威，灼筋而成痉，宜竹叶汤。若数日之久，恶寒证尚在则为寒风，宜此汤。二汤为一热一寒之对子。师云，产后风续续数十日不解，头微痛恶寒；时时有热，心下闷，干呕，汗出，虽久阳旦证续在者，可与阳旦汤。⑤此下八句，皆言腹痛不同，用方各异。⑥疞痛者，痛之缓也，为虚证。⑦满烦不得卧，里实也，宜枳实芍药散。二味无奇，妙在以麦粥下之。⑧腹中有瘀血，著于脐下而痛，宜下瘀血汤。⑨小腹痛虽为停瘀，而不大便日晡烦躁谵语，非停瘀专证也。血因热裹而不行，非血自结于下。但攻其瘀而可愈也。《金匮》以大承气汤攻热。⑩攻有大承气汤，凉有竹皮大丸，白头翁加甘草阿胶汤。《金匮》云，病解能食，七八日更发热者，此为胃实，大承气汤主之。又云，妇人乳中虚，烦乱呕逆，安中益气，竹皮大丸主之。又云产后下利虚极，白头翁加甘草阿胶汤主之。读此知丹溪产后以大补气血为主，余以未治之说，为大谬也。

浅说 《金匮要略·妇人产后病脉证治》一章专门讨论妇人产后各种疾病，原文十条可以归纳为下列几点：

1. 仲景在本章中提出了妇人产后常见疾病有产后发热，产后发痉，产后大便干燥，产后腹痛，产后下利，产后呕吐。如原文："新产妇人有三病，一者病痉，二者病郁冒，三者大便难。"产后腹中痛。""产后下利虚极。""妇人乳中虚，烦乱呕逆。"

2. 仲景在本章中提出了妇人产后各种疾病的发病机理可以分为两方面。一方面是由于产后血虚，如原文："师曰，新产血虚，多汗出，喜中风，故令病痉。亡血复汗，寒多，故令郁冒。亡津液胃燥，故大便难。"另方面由于瘀血不行，如原文："产后腹痛……此为腹中有干血著脐下。""少腹坚痛，此恶露不尽。"

3. 仲景在本章中提出了产后各种疾病的治疗方法，产后发热者，宜小柴胡汤（63），产后发痉，其夹热者宜竹叶汤（492）；其夹寒者宜阳旦汤（498）；产后腹痛由血虚引起者，宜当归生姜羊肉汤（166）。由于气滞引起者，宜枳实芍药散（500），由于瘀血引起者，宜下瘀血汤（501）；产后大便闭结，如无特殊症状，一般不作处理。如便结而有烦躁发热谵语，则宜急下，宜大承气汤（145）；产后下利，宜白头翁（98）加甘草阿胶汤；产后烦乱呕逆，宜竹皮大丸（502）。

《金匮要略》妇科有关妇女妊娠胎前产后的内容，大致如上所述。从这些内容中，可以看出《金匮要略》妇科内容是全面的，也是系统的，不过从目前临床实践来看《金匮要略》中所提的材料，有不足之处，因此我们有必要对后世各种妇科文献所论述的内容加以钻研。陈修园在前节中所说的"合诸说，俱平常。"等语，是由于其尊经崇古的思想在支配，因而也是片面的。

杂病门　还熟读[①]　二十方　效俱速
随证详　难悉录　唯温经　带下服[②]
甘麦汤　脏躁服[③]　药到咽　效可卜[④]
道中人　须造福

原注　①《金匮》云：妇人杂病以"因虚、积冷、结气"六字为纲。至末段谓千变万端，总不出于阴阳虚实，而独以弦紧为言者，以经阻之始。大概属寒，气结则为弦，寒甚则为紧，以此为主，而参之兼脉可也。②十二症九痛七害五伤三痼共三十六种因经致病，统名曰带下，言病在带脉，非近时赤白带下之说也。温经汤治妇人年五十前阴下血、暮发热、手掌烦热、腹痛口干云云，其功实不止此也。③《金匮》云，妇人脏躁，悲伤欲哭，象如神灵所作，数欠伸。甘麦大枣汤主之。④闽中诸医，因余用此数方奇效，每缮录于读本之后。亦医风之将转也，余日望之。

浅说　《金匮要略·妇人杂病脉证治》专论妇人胎产以外的一些杂病。在本章中，仲景提出的妇科杂病大致上有下列几类：

八、胎、产以外的杂病

1. 第一类为妇人月经病以及因月经而引起的某些疾病，这当中包括月经过多、月经过少、经来腹痛、热入血室。

月经过多的治疗，以温宫止血为主。如原文："陷经漏下黑不解，胶姜汤（470）主之。"月经过少或经闭不行者的治疗，以行瘀破血为主。如原文:“妇人经水不利下，抵当汤(132)主之。”经来腹痛者，以调经止痛为主。如原文:“妇人腹中诸疾痛，当归芍药散(138)主之。”偏虚者重在补虚。如原文:“妇人腹中痛，小建中汤(43)主之。”偏实者重在行瘀。如原文:“腹中血气刺痛，红蓝花酒(503)主之。”月经期中感受外邪，突然发热恶寒神昏谵语者，为热入血室，治疗上以和解表里及泻肝为主。如原文:“妇人中风，七八日续来寒热，发作有时，经水适断，此为热入血室，其血必结，故使如疟状，发作有时，小柴胡(63)汤主之。”“妇人中风，发热恶寒，经水适来，得之七八日……胸胁满，如结胸状，谵语者，此为热入血室也。当刺期门，随其实而泻之。”

2. 第二类为妇人精神情志方面疾病，这主要是指脏躁病。脏躁病的症状特点，主要是精神失常。治疗原则主要是甘润滋阴。如原文:“妇人藏躁，喜悲伤欲哭，象如神灵所作，数欠伸。甘麦大枣汤(504)主之。”

3. 第三类为妇女外生殖器病。这方面包括白带、阴中生疮、阴吹。白带的症状主要是阴道中有白色浓稠液体淋漓不断。如原文:“妇人经水闭不利……下白物。”

白带的治疗以坐药外用为主。如原文所提到的矾石丸(505)及蛇床子散(506)。阴中生疮，即指妇人外生殖器有溃烂，其治疗主要是以外用药冲洗阴部。如原文:“阴中蚀疮烂者，狼牙汤(507)洗之。”阴吹即指阴道排气。阴吹，《金匮要略》认为多与大便秘结有关，因此治疗上亦以润肠通便为主。如原文:“胃气下泄，阴吹而正喧，此谷气之实也。膏发煎(508)导之。”

总的说来。妇人杂病由于妇女月经胎产等生理特点，因此《金匮》认为一般均多系由于体虚，或血积，或气结而发生。如原文:“妇人之病，因虚积冷结气。”杂病之中又以月经病为主要。如原文:“妇人之病……为诸经水断绝。”

小儿病第二十四

小儿病　多伤寒[①]　稚阳体　邪易干[②]

原注　①喻嘉言曰，方书谓小儿八岁以前无伤寒，此胡言也。小儿不耐伤寒，初传太阳一经，早已身强多汗，筋脉牵动，人事昏沉，势已极于本经，误药即死，无由见传经，所以谓其无伤寒也。俗云惊风皆是。②时医以稚阳为纯阳，生死关头，开手便错。

浅说　小儿疾病从总的方面来说，与成人基本相似，如《备急千金要方·少小婴孺方》谓："小儿与大人不殊，惟用药多少为异。"从具体方面来说，由于小儿生理上有其特点，病理上也有其特点，临床上也有其特点，因此小儿疾病与成人疾病仍然有所不同。现在简单的先谈一下小儿的生理、病理及临床特点。

一、小儿的生理及病理特点　小儿的生理及病理特点，可以归纳为下列三点：

1. 阳常有余，阴常不足，肝木易动：阳，指人体生理正常功能；阴，指人体生理活动必需物质；肝木，指人体某些紧张拘急状态。因此所谓："阳常有余，阴常不足，肝木易动。"质言之，即指由于人体生理活动中必需物质不足，因而引起生理功能亢进紧张，容易发生拘急抽动之意。小儿由于其生长发育较快，需要较多，加以小儿饮食的特点，体内正常生理活动所需要的物质，常常相对的不能满足，因此小儿在病因作用之下，也就比较成人容易发生紧张拘急抽动状态。《幼幼集成·论诸家惊风论》谓："小儿阳常有余，阴常不足，易于生热，热甚则生风、生痰、生惊。"《医学正传·小儿科》谓："夫小儿八岁以前为纯阳，盖其真水未旺，心火已炎，故肺经受制而无以平木，故肝木常有余而脾土常不足也。"明确的指出了小儿风之所以易动，是由于其阳常有余，阳之所以常有余，是由于其阴之常不足。小儿阳常有余，阴常不足，肝木易动，临床上容易发生抽风，这是小儿体质上的特点。

2. 小儿稚阳之体，外邪易干：稚阳，即指幼稚的阳气。亦即谓人体生理调节代偿功能，及抵抗疾病侵袭的能力尚属幼稚阶段。由于小儿生长发育尚未成熟，抵抗疾病侵袭的能力很低，因此也就常常容易感受外邪而发生疾病。这就是一般所谓的小儿稚阳之体，外邪易干。"稚阳体，邪易干"，这是小儿发病学上的特点。

3. 小儿之病，易实、易虚：实，指人体在病因作用以后所出现的亢进紧张状态；虚，指人体生理调节代偿功能的衰弱状态。小儿由于其身体发育尚未完全，因此极易在外邪作用下而引起全身的亢进紧张状态，也极易因紧张状态持续，体力不济而迅致衰弱或衰竭。这种容易紧张亢进，也容易衰弱衰竭的情况，就是一般所谓的易实、易虚。叶天士谓："小儿之体柔嫩，易实易虚。"这是小儿病理生理上的特点。

二、小儿病的临床特点　小儿的临床特点，可归纳为下列三点：

1. 小儿不能言语，稍大小儿虽能言语，但一般亦讲述不清，因此对于小儿的问诊方面，应着重在问家属，无法依靠其主诉；切诊方面亦以小儿容易哭闹，不易平静，因此脉象也难作根据。由于此，所以临床上对于小儿的检查，比较偏重于望诊与闻诊。《景岳全书》谓:"阴阳应象大论曰：善诊者，察色按脉，先别阴阳，审清浊而知部分，视喘息听声音而知所苦，观权衡规矩而知病所主。按此论虽通言诊法之要，然尤于小儿为最切也。"

2. 小儿疾病比较成人单纯，非外感风寒即内伤饮食，无成人由情志、劳役等原因所致之疾病。《景岳全书·小儿则》谓:"小儿之病，非外感风寒则内伤饮食，以至惊风、吐泻，及寒热疳痫之类，不过数种。"

3. 小儿疾病以急性病居多，热证、实证居多，治疗上比较容易取效。加以小儿生长发育比较旺盛，因此小儿病后也比较容易恢复。《景岳全书》谓："其脏气清灵，随拨随应，但能确得其本而撮取之，则一药可愈。"(同上)

凡发热　太阳观①　热未已　变多端②
太阳外　仔细看③　遵法治　危而安④

原注　①太阳主身之表，小儿腠理未密，最易受邪，其证头痛项强发热恶寒等，小儿不能自明，唯发热一扪可见。②喻嘉言曰，以其头摇手动也，而立抽掣之名；以其卒口噤脚挛急也，而立目斜、心乱、搐搦之名；以其脊强背反也，而立角弓反张之名。造出种种不同名目，谓为惊风。而用攻痰镇惊清热之药，投之立死矣。不知太阳之脉起于目内眦，上额交巅入脑，还出别下项，夹脊抵腰中，是以见上诸证。当时若以桂枝汤照法服之，则无余事矣。过此失治，则变为痉证，无汗用桂枝加葛根汤，有汗用桂枝加瓜蒌根汤，此太阳而兼阳明之治也。抑或寒热往来多呕，以桂枝汤合大柴胡汤或小柴胡汤，此太阳而兼少阳之治。③喻嘉言云，三日即愈为贵，若待经尽方解，必不能耐矣。然亦耐得去而传他经者，亦有即时见他经之症者，宜细认之。④遵六经提纲之法而求之，详于伤寒论。

浅说　三字经中所介绍的小儿疾病，基本上可以分三类。第一类是谈小儿的急惊风，第二类是谈小儿的慢惊风，第三类是谈小儿的痘与疹。这三类的治疗方法，陈修园氏基本上是以仲景《伤寒论》为基础来随证施治。仲景以伤寒六经概括一切疾病，小儿疾病当然亦不例外，可以概括于伤寒范畴之中。因此陈氏所论从原则上来说，当是无可厚非。不过后世儿科对于仲景，多系尊其法而不一定完全用其方。因此目前儿科临床习惯上，对于陈氏所介绍的某些方剂，应用面并非太广。为了帮助读者了解一般儿科对于上述几种疾病的常见处理方法。因此拟结合陈氏原文原注稍事补充，以供读者以后研习儿科之参考。

在本书中陈氏所谈到的小儿伤寒发热、项强、口噤、脚挛急、脊强背反等症状，一般儿科称之为急惊风。因此本节也主要介绍急惊风的内容。

三、急惊风

（一）急惊风的病因：小儿急惊风的病因，分为下列三点：

1. 小儿急惊风系由于外感邪气所致，《幼科发挥·急惊风有三因》谓："有外因者，如感冒风寒温湿之气而发热者……热甚发搐，此外因之病也。"《证治准绳·幼科·急惊》谓："急惊由内夹实热，外感风邪。"

2. 小儿急惊风亦可以由于外界环境刺激，受惊而作。《小儿药证直诀》谓："小儿急惊，因闻大声或大惊而发搐。"《婴童百问》谓："急惊者，小儿热痰客于心胃，因闻声非常则动惊搐矣。若热极虽不因闻声及惊，亦自发搐。"

3. 小儿急惊风亦可以由于其他热性病所继发。《幼幼集成·类搐十条》谓："暑证、疟痢、咳嗽、丹毒、疮痘、霍乱、客忤、中恶……医者审证不的，药罔对证，迁延时日，其热愈甚，小儿阴血未足，不耐壮热，热甚则神志昏闷，阳亢必津液受伤，血不荣筋，则手足搐掣。"

（二）急惊风的发病机理：小儿急惊风的发病机理，归纳之，可以分为三点：

1. 小儿急惊风的发生，其病变部位主要在心、在肝。刘完素谓："小儿惊风者，皆由心火暴甚，不能平木，故风火相搏而昏冒。"《明医杂著·急惊》谓："急惊是有余之症，属肝木心火。"

2. 小儿急惊风的发生，是由于热甚，是由于火旺。《幼科发挥》谓："急惊风者，肝风甚而心火从之，木生火，从前来为实邪。" 又谓："急惊风属阳病。"(同上)

3. 小儿急惊风之所以有抽风搐搦的症状，是热极生风，因风动而发生搐搦。刘完素谓："此证皆谓热甚而风生。" 小儿急惊系由热极生风，亦即指小儿急惊风的发生，系由于在外邪作用下而引起的神经刺激症状。小儿之所以容易发生神经刺激症状，与小儿体质特点有关。亦即由于"小儿阳常有余，阴常不足"。

（三）急惊风的症状：小儿急惊风的症状，可以分为早期症状、发作期症状与晚期症状三类：

1. 早期症状：急惊风的早期症状，一般都是表证症状。如发热、恶寒、头痛、项强等。所以陈修园原文谓："凡发热，太阳观。" 把惊风早期症状列属太阳病的范围。小儿惊风典型发作以前，临床上亦有特点，《幼科发挥》谓："方其热甚之时，颧红面赤，两目如怒，直视不转者，此惊风之候也。"《东医宝鉴·杂病篇·小儿》谓："凡乳儿欲发惊风者，先神志不定，恍惚惧人，两眼上视，左顾右盼，伸手掌拳，闷郁努气，情态不如寻常。" 因此小儿热病，如见有烦躁不安，左顾右盼，容易着惊者，即须考虑其为惊风之早期症状。上述情况为热极生风之前驱征象，应该即时加以防止。

2. 发作期症状：小儿急惊风的发作期，一般为热、痰、惊、风四症。热，即临床上具备各种实热的症状与体征。如高热、目赤、颧红、唇红、气促、鼻煽、饮冷、脉洪数等；痰，即临床上具备痰证的症状与体征。如气促、咳嗽、痰鸣、痰涌等；惊，即临床上有神志异常情况与体征。如有神志不清，昏睡不醒，谵语惊叫等；风，即临床上具备风证的症状与体征。风证的症状与体征，中医书中有惊风八候。即：搐（臂肘搐缩）、搦（十指开合）、掣（肩膊搐掣、或势如相扑）、颤（或手或脚，或头或身，四体颤动）、反（颈项强直，角弓反张）、引（臂若开弓）、窜（眼上视，目直似怒）、视（眼斜视、睛露不活）。临床上具备以上热，痰，惊，风四证时，即是急惊风发作期的典型症状。《圣济总录·小儿门》谓："小儿急惊之状，身体壮热、痰涎壅滞、四肢拘急、筋脉牵掣、项背强直、目睛上视、牙关紧急。""唇口焦干、两目昏露、搐搦、昏迷。"《景岳全书》谓："急惊之候，壮热痰涌、窜视、反张、搐搦、颤动、牙关紧急、口中气热、颊赤唇红、饮冷便结、脉沉洪数。"（同上）这些都是很细致生动的记载。陈修园氏在原注中引喻嘉言的说法，认为后世所谓惊风抽掣、角弓反张等名目不通，仍是一种崇古尊经的思想在支配，是不对的。

3. 晚期症状：小儿急惊风的晚期，也就是患儿的死亡前期。因此急惊风的晚期症状，也就是患儿死亡前期的危笃症状。急惊风的晚期症状，主要是搐而不休，休而再搐，惊叫发搐，汗出足冷，痰满胸喉，口开目直。急惊风如果不能在早期或在发作期加以控制，迁延发展至晚期时，再治疗是很困难的。所以《证治准绳》谓："急惊眼睛翻转、口中出血、两足摆跳、肚腹搐动，或神缓而摸体寻衣，或证笃而神昏气促。喷药不下，通关不嚏，心中热痛，忽大叫者，不治。"（同上）

（四）急惊风的治疗：急惊风的治疗，可以分为如下三类：

1. 急惊风早期症状的治疗：小儿急惊风早期症状的治疗方法有二：

（1）解表：患儿身热、恶寒、头痛、项强，有表证的症状与体征者，即可用解表的方法来作治疗。由于急惊风的证候性质及小儿生理特点，急惊风早期症状的解表，不宜使用辛温，应以辛凉解表为主，以银翘散（413）为常用方。

（2）清热：患儿身热、汗出、而渴者，即可用清热的方法来作治疗，一般以白虎汤（68）、清营汤（417）为常用方。

2. 急惊风发作期症状的治疗：小儿急惊风发作期的治疗方法有五：

（1）通关：患儿神志昏迷、人事不知、牙关紧闭、痰涎壅塞者，必须即时用通关开窍的办法以作急救。一般常用方有稀涎散（4）、通关散（238）。

（2）清热：患儿身热、神昏、抽搐，此为热极生风，必须即时用清热的方法来作治疗。一般常用方剂有清宫汤（419）、凉惊丸（509）。

（3）涤痰：患儿身热、神昏、抽搐而有痰涌痰鸣等症状者，必须合并应用涤痰、清痰的办法来作治疗。一般常用方剂有抱龙丸（510）、利惊丸（511）。

（4）熄风：患儿抽搐不已者，必须合并应用熄风的办法来作治疗。一般常用方剂有钩藤饮（512）、定搐散（513）。

（5）镇惊：患儿神昏、谵语、抽搐者，必须合并用镇惊的办法来作治疗。一般常用方剂有至宝丹（20）、紫雪丹（74）。

3. 急惊风晚期症状的治疗：一般以大补肝肾真阴为主。常用方剂有增液汤（427）、复脉汤（444）、救逆汤（420）、大小定风珠（446）等。

若吐泻　求太阴①　吐泻甚　变风淫②
慢脾说　即此寻③

原注　①太阴病以吐食、自利、不渴、手足自温、腹时痛为提纲。以理中汤主之。②吐泻不止则土虚而木邪乘之。《左传》云，风淫末疾。末，四肢之末也。即抽掣挛急之象。③世谓慢脾风多死，而不知即太阴伤寒也。有初时即伤于太阴者，有渐次传入太阴者，有误用神曲、麦芽、山楂、莱菔子、枳壳、葶苈、大黄、瓜蒌、胆南星等药，陷入太阴者。既入太阴，其治同也。如吐泻后冷汗不止，手足厥逆。理中汤加入附子，或通脉四逆汤、白通汤佐之，此太阴而兼少阴之治也。如吐泻手足厥冷、烦躁欲死、不吐食而吐涎沫，服理中汤不应，宜吴茱萸汤佐之。此太阴而兼厥阴之治也。若三阴热化之证，如太阴腹时痛时止，用桂枝加芍药汤；大便实而痛，用桂枝加大黄汤。少阴之咳而呕渴，心烦不得眠，宜猪苓汤；心中烦不得卧，宜黄连阿胶汤。厥阴之消渴，气冲、吐蛔、下利，宜乌梅丸；下利后重，喜饮水，用白头翁汤等证，亦间有之。熟读伤寒论者自知，而提纲不在此也。

浅说 《三字经》本节内容主要是论小儿吐泻以及由吐泻而引起的慢惊风。关于吐泻，在本书以前相关各章中，已作了比较系统全面的介绍，不再重复。现在只简单的介绍一下小儿慢惊风的临床特点及其诊断治疗方法。

四、慢惊风

（一）慢惊风的病因：小儿慢惊风的病因，可归纳为下列三点：

1. 本病的发生与小儿禀赋有关。素体土虚木盛者，易患本病。如《医宗金鉴·幼科杂病心法要诀·惊风门》谓："慢惊一证，或缘禀赋虚弱，土虚木盛者有之。"禀赋，指先天遗传因素，土与木是中医运用五行来说明人体内在器官相互关系的术语。土指消化系，木指神经系。据此，我们不难理解，小儿平素消化功能不佳，营养障碍及神经容易兴奋者，易致本病。

2. 本病的发生常系由于小儿吐泻过甚所引起。刘完素谓："小儿内泻，转生慢惊。"庄在田《福幼编》谓：慢惊之证，缘小儿吐泻得之最多。"

3. 本病的发生，可以由于一切急慢性病治疗不当和病后失于调理所继发。《医宗金鉴》谓："或由急惊风过用峻利之药，以致转成此证者，亦有之。"（同上）庄在田《福幼编》谓："或久疟久痢，或痘后疹后，或因风寒饮食积滞，过用攻伐肠脾，

或秉赋本虚，或误服凉药，或因急惊而用药攻降太甚，或失于调理，皆可致此证。”(同上)

（二）慢惊风的发病机理：小儿慢惊风的发病机理，可分为下列三点：

1. 小儿慢惊风的发生，其病变部位主要在脾、在肝。《幼科发挥》谓:“慢惊风，钱氏云，脾虚则吐泻生风。此脾土败而肝木乘之。肝属木而脾属土，从所不胜来者为贼邪。故慢惊为难治也。”(同上)《医学正传・急慢惊风》谓:“慢惊，多因饮食不节损伤脾胃，以致吐泻而致搐。”

2. 小儿慢惊风的发生，是由于寒盛、火衰。《小儿药证直诀》谓:“小儿慢惊，因病后或吐泻，或药饵伤损脾胃而致。肢体逆冷、口鼻气微、手足瘈疭、昏睡露睛，此脾虚生风，无阳之证也。”《保婴撮要》谓:“盖慢惊者，阴证也。”

3. 小儿慢惊之所以有抽风搐搦的症状，是脾虚生风，是土败木贼，因风动而发生搐搦。《医学正传・急慢惊风》谓：“盖脾虚则生风，风盛则筋急。”《保婴撮要》谓:“因吐泻脾肺俱虚，肝木所乘而致瘈疭微搐。娄全善所谓木虚则搐而无力，经所谓木不及曰委和，其病摇头是也。”

小儿慢惊由于吐泻不止，失水过多，因而引起神经系刺激症状及虚脱现象。小儿之所以容易在吐泻后发生虚脱及神经刺激症状的原因，此亦与小儿体质特点有关。一方面由于小儿易实易虚，一方面也由于小儿阴常不足，肝木易动。

（三）慢惊风的诊断及鉴别诊断：对于本病的诊断，大致上是根据以下两方面来进行：

1. 病史：本病发生原因既然与患儿禀赋有关，与急慢性传染病后的治疗与调理有关，与患儿平素消化功能健康与否有关，因此在病史方面，应着重于上述各项有关方面之问诊。如父母年龄、患儿胎次、足月与否、既往患病经过、治疗经过等等，其中尤着重在患儿平常胃肠系统的健康状况。如小儿一向身体虚弱，经常有泻肚便稀等消化不良历史，出现本病症状时，即应首先考虑本病。

2. 症状与体征：《医宗金鉴》对于本病症状有以下描述："发作缓缓搐搦，时作时止，面色淡黄，或青白相兼，身必温和，昏睡眼合，或睡卧露睛，脉来迟缓。"在"慢脾风"条内所描述症状，为："闭目摇头、面唇青黯、额汗昏睡、四肢厥冷、舌短声哑、频呕清水。"（同上）庄在田《福幼编》谓："其证神昏气喘，或大热不退，眼翻惊搐，或乍寒乍热，或三阳晦暗，或面色淡白青黄，或大小便清白，或口唇虽开裂出血而口中气冷，或泻利冷汗，或完谷不化，或四肢冰冷，并至腹中气响、喉内痰鸣、角弓反张、目光昏暗，此虚证也，亦危证也，俗名谓之天吊风、虚风、慢脾风皆此证也。"庄氏除作上列症状概述外，并细致的列出了以下十大症状：（1）吐泻。（2）大热不退，或乍寒乍热，或身冷肢厥。（3）鼻风煽动。（4）面色青黄或灰白。（5）口鼻中气冷。（6）大小便青白。（7）昏睡露睛。（8）手足抽掣、角弓反张。（9）汗出如洗。（10）囟门下陷。庄氏这些描述是比较细致的，应即据此典型症状与体征以诊断本病。

关于本病的鉴别诊断，如其他疾病的鉴别一样，主要根据阴、阳、寒、热、表、里、虚、实的原则来鉴别其他与本病类似的若干症状。主要是以本病与小儿"急惊风"及"伤食积滞"（单纯性消化不良）来作鉴别。

1. 急惊风：《医宗金鉴》谓："急惊风一证……证多暴发，壮热烦急、面红唇赤、痰壅气促、牙关噤急、二便秘涩……脉洪数者，主阳热也。"（同上）急惊风属实，所以有上述实证现象。而慢惊风属虚，所以多表现出虚证现象。慢惊风多继发于大吐泻之后，而急惊风则多系暴发。慢惊风患儿平素多有慢性营养障碍及消化不良历史，而急惊风患儿则未必如是。即根据这些原则，以对本病鉴别。

2. 伤食积滞：分为乳积及食积。关于积滞的原因，《医宗金鉴》谓："小儿所资以养生者惟乳与食，乳为血液，饮之类也，谷为糠粕，食之类也。乳贵有时，食贵有节，若父母过爱，乳食无度，虽曰爱之，其实害之。脾虚不运，气不流行，而积滞成矣。"（同上）伤食积滞既由于饮食失节，则小儿轻度吐泻之后，调节饮食，可以自止。且小儿精神一般正常，无明显全身症状，据此即可鉴别本病的吐泻症状。不过亦有胃寒、胃热之分，需要鉴别。如小儿积滞完全由于饮食过多或失时，则属于胃热范围。如小儿消化功能本来不好，饮食只为其诱因，则属于胃寒范围。对于饮食积滞方面寒热的鉴别上很重要。兹就中医儿科文献对这方面的鉴别经验择录如后，以供参考。

钱乙谓："吐乳泻黄，伤热乳也；吐乳泻青，伤冷乳也；吐泻昏睡，睡不露睛者，胃实热……吐沫及痰或白、绿水者，皆胃虚冷也。"又谓："泻乳腹痛，按之而哭者，食积痛也；按之不哭者，脾胃俱虚也。"又谓："吐泻乳食不化，其吐及粪皆有酸臭气者，伤食吐泻也。"（同上）王肯堂谓："口气缓而神色慢，额前有汗，六脉沉濡，此为寒也；气促唇红，吐来面赤，脉洪而数，渴饮水浆者，此为热也。"（《证治准绳·幼科·脾脏部》）张景岳谓："但察其脉证无火，面色青白，气息平缓，肢体清凉，或神气疲倦则悉是虚寒之症。"又谓："凡胃火内热呕吐者，察证必烦热作渴，喜冷，察其脉息必洪大滑数。"（《景岳全书·小儿则·吐泻》）从上述各家论述，我们已可看出鉴别寒和热，必须掌握下列各点：（1）精神状态，（2）体温情况，（3）脉搏情况，（4）吐泻物的颜色、气味、形态，（5）腹部喜按或是拒按，（6）口渴情况，喜饮冷或喜饮热。根据上列六项一一分析，则不难从症状上判别"胃寒"或"胃热"，患儿属"实"或属"虚"。这对于"慢惊"的早期诊断，早期预防及治疗均有决定性的意义，故中医对此极为重视。

（四）慢惊风的治疗：慢惊风的治疗可以分为一般处理及药物治疗两方面：一般处理方面，儿科文献记载不多，笔者早年随陈逊斋先生学医时，陈氏对于本病颇注意患儿饮食及茶水之调护。陈氏谓慢惊患儿如病程经历一昼夜以后，必须注意小儿饮食与饮料之供给，如系乳儿仍可按次授乳，如不能吮乳者，可挤出母乳用小匙多次少量徐徐喂之，如系较大小儿，可酌予米汤或藕粉。陈氏认为患本病之小儿，其禀赋本虚，若不再注意给予适当饮食则将更虚其虚，从中医原则上来说是禁忌的。饮料方面陈氏主张用红糖姜开水，也是多次少量频频予服，生姜不要太多，红糖亦只放到微甜为度。陈氏认为小儿吐泻大伤其脾胃之阴阳，用红糖水所以救其既失之阴，加生姜所以振其濒危之阳。按照上述办法嘱咐病家，效果很好，往往未开始服药，病儿即稳定或趋向好转。

关于药物治疗方面，方剂甚多，其处方原则，《医宗金鉴》谓："此乃脾胃虚弱，治宜培补元气为主"，又谓："此乃纯阴无阳之症，逐风则无风可逐，治惊则无惊可治，惟宜大补脾土，生胃回阳为主。"（同上）庄在田谓："先用辛热冲开寒痰，再进温补，方为得法。"（同上）庄氏经验二方：

1. 逐寒荡惊汤

胡椒一钱打碎，炮姜一钱，肉桂一钱，丁香十粒打碎，左四味，以灶心土三两煮水，澄极清，煎药大半杯，频频灌之，接服后方，定获奇效。

2. 加味理中地黄汤

熟地五钱，当归二钱，萸肉一钱，枸杞二钱，白术三钱，炮姜一钱，党参二钱，炙甘草一钱，枣仁二钱炒研，肉桂一钱，故纸二钱，炙黄芪二钱，生姜三片，红枣三枚，核桃肉二个，仍用灶心土二两煮水煎药（如上法），取浓汁一茶杯，另加附子五分煎水搀入，按小儿大小分数次灌之。

凡慢惊吐泻不止，呼吸循环障碍显著者，可先服逐寒荡惊汤，服后如症状略见稳定，即行停止再服，另予加味理中地黄汤；如小儿吐泻不是极度剧烈，尚可受药，并非每服必吐者，则不必与逐寒荡惊汤，可直接给服理中地黄汤。因为小儿至此阴阳已属两虚，治疗的原则必定要阴阳并补，忽略一方面，均能使相对的一方面受到损伤而使病情更加恶化，甚至不救。逐寒荡惊汤属于“辛热扶阳”的方剂，慢惊患儿之所以使用本方，主要是因为小儿吐泻不止，不得不用此以为先导，所谓“冲开寒痰”使胃肠吐泻症状稍为稳定，以使接受后方而已。理中地黄汤属于“阴阳并补”的方剂，这才是治疗本病的主方。因此，如果患儿尚能受药，则可迳予后方，不必非用前者不可，这一点很重要，我们应特别加以注意。

庄在田氏对于后方是极其推重的，《福幼编》谓：“此方乃救阴固本之要药，治小儿慢惊，称为神剂。”

其他方剂如醒脾汤（499）、温中补脾汤（514）、固真汤（515）等均为治疗慢惊方剂。

（五）慢惊风的预防：对于本病的预防，预防原则约分下列数方面：

1. 虽然本病与体质素质等先天禀赋有关，但主要还是决定于后天因素。张景岳说：“先天强厚者多寿，先天薄弱者多夭，后天培养者，寿者更寿，后天斫削者，夭者更夭，……先天之强不可恃，恃则并失其强矣。后天之弱者当知慎，慎则人能胜天矣。”（《景岳全书·传忠录·先天后天论》）因此对于本病之预防，仍以平素注意保护小儿一般健康着眼。而与小儿健康有关的，则非风寒即饮食，因此“慎风寒”与“节饮食”为预防本病之第一要义。

2. 急惊风、久疟、久痢、痘后、疹后的治疗中病则止，不宜过用清热、解毒、攻下之剂，并注意病后的调理，随时警惕本病的发生。

3. 单纯性消化不良等的治疗，不能单从饮食因素方面着眼，应严密注意患儿本来胃肠功能的健康情况及其一般营养情况。如小儿一向胃肠不好，略伤饮食即便稀泻肚，或显出营养障碍时，则虽是普通伤食吐泻，在治疗上亦应早期照顾其胃肠功能，以“健脾扶阳”之剂与“清热导滞”之剂合用。

阴阳证　二太擒[①]　千古秘　理蕴深[②]

原注　①三阳独取太阳，三阴独取太阴，擒贼先擒王之手段也。太阳阳明少阳为三阳，太阴少阴厥阴为三阴。②喻嘉言通禅理，后得异人所授，独得千古之秘。胡卣臣曰，习幼科者，能虚心领会，便可免乎殃咎。若骇为异说，则造孽无极矣。

浅说　对于发热的小儿必须注意到早期解热，以防止邪热由表入里发生他变。因此，三阳独取太阳。取太阳，即对于发热的小儿注意在表证阶段的及时处理。对于吐泻的小儿必须注意到及时温补脾胃，以防止吐泻伤脾而继发他变。因此，三阴独取太阴。取太阴，即对于吐泻的小儿注意及时温脾止泻止吐。发热的小儿如果能做到早期解表退热，即可不至因热极生风而成急惊。吐泻的小儿如果能做到及时温脾止泻止吐，即可不至因土败木贼而成慢惊。因此，“阴阳证，二太擒”，即是上工治未病之意。

即痘疹　此传心[①]　惟同志　度金针

原注　①痘为先天之毒，伏于命门，因感外邪而发，初起时用桂枝汤等，从太阳以化其气，气化则毒不留，自无一切郁热诸证，何用服连翘、紫草、牛蒡、生地、犀角、石膏、芩、连诸药，以致寒中变证乎。及报点已齐后，冀其浆满易于结痂而愈。当求之太阴，用理中汤等补中宫土气，以为成浆脱痂之本。亦不赖保元汤及鹿茸人乳糯米桂圆之力也。若用毒药取浆，先损中宫土气，浆何由成，误人不少。此古今痘书所未言，唯张隐庵《侣山堂类辨》微露其机于言外，殆重其道而不敢轻泄欤。疹症视痘症稍轻，亦须知此法。高士宗医学真传，有桂枝汤加金银花、紫草法。

浅说 痘，即痘疮，也就是天花；疹，即麻疹，也就是现在的痧子、麻子。痘与麻是古代儿科中比较重视的疾病。所以对于痘疹有专科。现在将痘与麻分别作概要的介绍：

五、痘疮（天花）

（一）痘疮发生的原因：关于痘疮发生的原因，有下列两点：

1. 痘疮的发生是由于胎毒所致。胎毒，即指小儿疾病的先天因素。先天具备发生痘疮的条件就发，不具备发生痘疮的条件就不发。如《医宗金鉴·幼科杂病心法要诀·痘疹心法要诀》谓："痘禀胎毒，此定论也……名为天疮者，因毒禀于先天也。"

2. 痘疮的发生，是由于外感时气，为传染而来。《景岳全书·痘疹诠》谓："复因时气外触，其毒乃发，故传染相似，是亦天行疫疠症也。"

（二）痘疮的流行病学：痘疮是一种烈性传染病，可以引起广泛流行，其流行病学方面，有下列三点：

1. 痘疮的传染性极强，可以广泛流行，未出过痘疮的人在流行期中很难幸免。朱丹溪谓："至正甲申正月间，城乡痘疮流行，不漏脱一家。"《证治准绳·幼科·痘疮》谓："痘疮之发，显是天行时气，城市村落，互相传染……无一人得免。"

2. 痘疮的传染流行季节，一般是在每年春季和夏季。《幼科发挥》谓："至春夏之时，其毒乃发，传染相似，是谓天行疫疠。"

3. 痘疮一人一生多只出一次，患过痘疮的人终生很少再发生痘疮。《证治准绳》谓："痘疮一发不再发。"（同上）

根据以上所述，可以看出中医对于痘疮的发生及流行均有深入细致的观察。胎毒是痘疮发生的内因。时气、疠气、痘邪等，则是痘疮发生的外因。人体疾病的发生，一般来说外因决定于内因。因此痘疮的发生把胎毒放在主要地位。单有内因而无外因作用，也不能构成疾病，所以把时气、疠气等原因与胎毒并列。它们之间是互为因果，并在分类上把痘疮列入了天行疫疠传染病的范围。可以看出古人所谓的胎毒、天行疫疠是可以用正与邪的概念来理解的。

（三）痘疮的诊断：痘疮的诊断分为以下三点：

1. 发病经过：痘疮的发病经过一般均是先发烧，以后见点，起胀，灌浆，收靥，结痂，整个病程大致是十五天。不及期，示毒轻，病轻；过期，示毒重，病重。

2. 痘形痘色：痘疮的形色，视痘疮各个阶段而有所不同。

（1）见点：发热三天，即当见点，过早见点示毒重，过迟见点示正虚。所见疹点以顶尖根圆，红白分明，活润有彩为正常。如蛇皮、如蚊迹、如搔疹、如秋草、如枯骨，疹色赤紫或灰暗，均属异常之象。

（2）起胀：见点后，宜顺序起胀，顶白根红为正常。临期不起胀，平扁顶凹，色灰白，皮薄嫩，或红艳紫黯，板硬平塌，均属异常。

（3）灌浆：起胀后，即当灌浆，脓疱内容逐渐混浊，四周红晕逐渐收紧，不松散，不灰暗，形态饱满充足者为正常。如皮薄浆清，根无红晕，或痘间皮肤红紫，痘形枯焦者，均属异常。

（4）收靥：灌浆后，即当逐渐收靥，痘疮之色，由蜡黄逐渐转为栗壳色，身渐轻快者为正常。如临期尚不收靥，皮嫩浆薄，或焮红溃烂者，均属异常。

（5）结痂：收靥后，即当结痂，痂皮厚薄均匀，干湿合度者为正常。如临期不结痂，或虽结痂而根脚溃破者，均属异常。

3. 全身情况：痘疮患者的全身情况如何，与整个病程的预后良否密切相关。痘疮患者全身情况方面的观察，有三候、五要、五善、七恶之说，兹分别加以简介：

（1）三候：即顺候、逆候、险候。一切正常，按一定时间顺序发展叫顺候，反之则叫逆候，逆之最甚者，则叫险候。

（2）五要：一、出欲尽；二、起发透；三、脓稠满；四、收靥齐；五、结痂厚。

（3）五善：一、饮食如常；二、大小便调；三、痘疮红活坚实；四、脉静身凉、手足温暖；五、声音清亮、手足安和。

（4）七恶：一、烦躁闷乱，谵妄恍惚；二、呕恶泄利，饮食不能；三、黑陷焦枯，痒塌破烂；四、面目浮肿，鼻煽肩抬，目张口裂；五、喉舌溃烂，食入即哕，水入则呛；六、寒战咬牙，声哑色黯，腹胀喘促，四肢逆冷；七、浑身血疱，心腹刺痛，陷伏不出，便溺皆血，寻衣撮空。

三候，为痘疮见症上总的分类；五要，为正常痘疮过程中所必需具备的条件；五善，为痘疮的轻证，顺证；七恶，为痘疮的逆证，险证。见五善者预后好，见七恶者，预后不良。

（四）痘疮的治疗：关于痘疮的治疗，《景岳全书》谓："痘疮一症，顺者不必治，逆者不能治，所当治者，惟险证耳。"（同上）这就是说痘疮之属于顺证者，不必治疗，可以至期而愈。而所治者只有险证，因此对于痘疮的治疗，基本上只是在抢险，主要就是根据患者当时具体情况作对症治疗。对证治疗的方法，可以归纳为下列四类：

1. 发表：痘疮初期，患者表证症状显著者，即可用发表的方法来作治疗。常用方剂一般有桂枝汤（110）、葛根解肌汤（516）、升麻葛根汤（517）等。

2. 解毒：痘疮过程中，患者见毒盛的症状，如高热、谵妄、疮色赤紫等，即可用解毒的方法来作治疗。常用方剂一般有凉血解毒汤（518）、清毒汤（519）等。

3. 清热：痘疮过程中，患者见热盛的症状，如高热、汗出、心烦、口渴者，即可用清热的方法来作治疗。常用方剂一般有清解散（520）、大连翘饮（521）等。

4. 温补：痘疮过程中，患者见虚寒的症状，如身冷、肢凉、汗出，或痘色灰暗，中途虚陷，或不能如期灌浆，如期收靥，皮薄浆清者，均可用温补的方法来作治疗。常用方剂一般有保元汤（522）、回浆饮（523）、参归鹿茸汤（524）、十全大补汤（89）等。

六、麻疹

（一）麻疹发生的原因：麻疹发生的原因可分为以下两点：

1. 由于胎毒发生：《医宗金鉴·幼科杂病心法要诀·痘疹心法要诀·疹门》谓："惟麻疹则为正疹，亦胎元之毒伏于六腑。"《景岳全书》谓："疹虽非痘之比，然亦由胎毒蕴于脾肺。"

2. 由于外感天行疠气：《医宗金鉴》谓："感天地邪阳火旺之气，自肺脾而出。"《景岳全书》谓："一时传染，大小相似，则未有不由天行疠气而发者。"又谓："是皆天地沴戾不正之气，故曰疹也。"（同上）

从上述两点，是可见麻疹的发病原因与痘疮基本一致。

（二）麻疹的流行病学：麻疹也是一种烈性传染病，也可以引起广泛流行，其流行病学方面可以分为下列三点：

1. 麻疹的传染性很强，可以引起广泛流行。《古今医统大全》谓："疹证之发，多在天行疠气传染之时，沿门比屋传染，轻重相等。"

2. 麻疹的流行季节一般多在冬季，此一点与痘疮不同。《小儿药证直诀》谓："当辨春为脓疱，夏为里陷，秋为斑子，冬为疹子。"（同上）

3. 患过麻疹以后多不再患麻疹。《幼科发挥》谓："至于疹子，则与痘疮相似，彼此传染，但发过不再作也。"（同上）

从上述三点，可见麻疹与痘疮在流行病学方面基本上一致，仅在发病季节上略有不同。痘与疹之所以相似，是因为它们病原属于一类之故。所以《景岳全书》谓："盖疹毒与痘毒本无异也。"（同上）

（三）麻疹的诊断：麻疹的诊断，可以分为三方面：

1. 病史：

（1）患儿以前未患过麻疹，因为麻疹患过后不会再犯。

（2）有接触史，因为麻疹系由疫疠之气传染而来。

2. 典型症状及体征：麻疹的临床症状，儿科文献中以《景岳全书·麻疹诠》描述为最详："出疹之候，初热一日，至次日鸡鸣时，其热即止，只存五心微热。渐见咳嗽鼻流清涕，或腹中作痛，饮食渐减，到申酉之间，其热复来。如此者四日，用手满按发际处甚热，其面上热少减二三分。咳嗽连声，面燥腮赤，眼中多泪，喷嚏频发，或忽然鼻中出血，至五日其热不分昼夜。六日早时，其疹出在两颊下，细细红点，至午时两手背并腰下及浑身密密俱有红点，七日普遍焮发，其鼻中清涕不流，喷嚏亦不行，七日晚两颊颜色渐淡，此验出疹之要法。"从这一段记述可以看出麻疹的主要症状与体征是：

（1）开始有阵发性低热、咳嗽、流清涕、食欲减退。

（2）至第四日发热增高，咳嗽增剧，眼中多泪，喷嚏频发。

（3）至第五日发热更甚，且昼夜不分，一昼夜持续发热之后，即开始出现疹子。

（4）疹子先由颜面开始，从上而下渐及胸背四肢，二日左右全身出齐。

（5）至第七日晚开始，疹子逐渐消退。

3. 异常情况

（1）见点不透，或一出即收。

（2）疹点淡而不红，或焮红赤肿，或赤紫滞暗，形态错杂，或黑如煤烟，焦枯无泽。

（3）疹子出后，高热不降，目闭不开，神识昏迷，或气喘鼻煽，胸高痰鸣。

以上典型症状为顺证，异常情况为逆证，麻疹期中如见逆证，预后不良。

（四）麻疹的治疗：麻疹的治疗，大致可以分为下列两方面：

1. 一般调护

（1）居住环境：必须绝对清洁，如尿桶、油烟、煤气、妇女月经等，均须禁忌。

（2）饮食起居：必须忌油，宜采取易于消化之食品，生冷水果亦所禁忌。民间有："麻疹没有别的巧，只要风油忌得好"的说法。

2. 药物治疗

（1）透疹：麻疹初期，发热疹不透者，即可用透疹的方法来作治疗，透疹的方法：

①内服药物：常用方剂有加减升麻葛根汤（525）等。

②外用常用方有：鲜西河柳一味煎汤，用细纱布浸透，往来于皮肤上轻轻擦之。鲜西河柳，樱桃核，同煎汤洗之。芫荽一味，煎汤擦之，如西河柳法。

（2）清解：麻疹期中，热高、心烦、口渴，汗出多，疹已出齐，或已开始出而未出齐者，即可用清解的方法来作治疗，清解即清热解毒之意，常用方剂有化毒清表汤（414）、犀角解毒化痰清热汤（526）等。

（3）养阴：麻疹已收，肺胃余热未尽，有低热、咳嗽、心烦等证状，即可用养阴清肺的方法来作治疗，常用方剂有青蒿鳖甲汤（438）、竹叶石膏汤（60）等。

（五）麻疹的预防：除一般的方法，如避免接触及生活起居上的注意以外，药物方面的预防，一般应用者有下列几种：

1. 内服紫草根：紫草根1～2钱，甘草3～5分。

煎汤分次热服，每隔三天服一剂，冬、春季服。

2. 内服三豆汤：绿豆、黑豆、赤豆各一两。

煎汤加白糖常服。

3. 外用雷击散：雷击散为张家口市胡东樵大夫经验方，据当地试验，认为有效。本方药物配制及用法如下：

牙皂三钱五分，朱砂二钱五分，枯矾二钱，白芷一钱五分，雄黄二钱五分，防风二钱，桔梗二钱，半夏二钱，麝香三分（后下），藿香二钱，贯众二钱，陈皮二钱，薄荷二钱，细辛一钱五分，甘草二钱，苍术三钱，辛夷二钱，苍耳子二钱。

上列十八味药，研成极细末，以凡士林调匀制成软膏。用棉棍蘸软膏少许，轻轻涂抹于鼻孔内。每五天涂一次，共涂五次。

附　方

（1）小续命汤(《备急千金要方》)

麻黄　人参　黄芩　川芎　白芍　炙草　杏仁　防己　桂枝　防风　炮附子　生姜

（2）续命汤(《古今录验》)

麻黄　桂枝　当归　人参　石膏　干姜　甘草　川芎　杏仁

（3）三化汤(《素问病机气宜保命集》)

大黄　羌活　枳壳　厚朴

（4）稀涎散(《太平惠民和剂局方》)

巴豆　牙皂　明矾

（5）防风通圣散(《宣明论方》)

防风　荆芥　连翘　麻黄　薄荷　川芎　当归　白芍　白术　山栀　大黄　芒硝　黄芩　石膏　桔梗　甘草　滑石　生姜

（6）参附汤(《妇人良方》)

人参　附子

（7）术附汤(《医宗金鉴》)

白术　附子

（8）芪附汤(《魏氏家藏方》)

黄芪　附子

(9) 归附汤(《医学三字经》)

当归　附子

(10) 三生饮(《太平惠民和剂局方》)

生南星　生乌头　生附子　木香　生姜

(11) 地黄饮子(《宣明论方》)

熟地　山茱萸　远志　巴戟天　石斛　石菖蒲　五味子　肉苁蓉　肉桂　麦冬　附子　茯苓　薄荷叶

(12) 十全饮(《太平惠民和剂局方》)

熟干地黄　白茯苓　人参　桂枝　当归　白芍　川芎　白术　黄芪　甘草

(13) 加减四物汤(《素问病机气宜保命集》)

苍术　羌活　川芎　防风　香附　白芷　石膏　细辛　当归　甘草

(14) 补中益气汤(《脾胃论》)

炙黄芪　人参　白术　当归　炙草　陈皮　升麻　柴胡　生姜　大枣

(15) 二陈汤(《太平惠民和剂局方》)

陈皮　半夏　茯苓　炙草　生姜

(16) 疏风汤(《万病回春》)

羌活　防风　当归　川芎　赤苓　陈皮　半夏　乌药　白芷　香附　桂枝　细辛　甘草　姜

(17) 麻仁丸(《太平惠民和剂局方》)

山茱萸　枳壳　槟榔　菟丝子　山药　防风　车前子　肉桂　木香　羌活　郁李仁　麻仁　大黄

(18) 大秦艽汤(《医学发明》)

秦艽　石膏　甘草　川芎　当归　独活　白芍　羌活　防风　黄芩　白芷　白术　生地　熟地　茯苓　细辛

(19) 羌活愈风汤(《素问病机气宜保命集》)

羌活　甘草　防风　蔓荆子　川芎　细辛　枳壳　人参　熟地黄　麻黄　薄荷　菊花　当归　知母　黄芪　地骨皮　独活　白芷　杜仲　枸杞子　秦艽　柴胡　半夏　厚朴　前胡　防已　黄芩　茯苓　芍药　苍术　生地黄　桂枝　石膏

(20) 至宝丹(《太平惠民和剂局方》)

生乌犀　朱砂　生玳瑁　琥珀　西牛黄　雄黄　龙脑　麝香　安息香　金银箔

(21) 四物汤(《太平惠民和剂局方》)

熟地　白芍　当归　川芎

(22) 搜风丸(《儒门事亲》)

人参　茯苓　南星　半夏　干姜　白矾　凝水石　蛤粉　薄荷　藿香

(23) 加味六君子汤(《杂病源流犀烛》)

香附　白术　茯苓　陈皮　半夏　人参　木香　砂仁　甘草　苏叶　姜　枣

(24) 资寿解语汤(《杂病源流犀烛》)

防风　附子　天麻　枣仁　羚角　肉桂　羌活　甘草　竹沥　姜汁

(25) 黄芪桂枝五物汤(《金匮要略》)

黄芪　桂枝　芍药　生姜　大枣

(26) 预防中风丸方(《时方妙用》)

熟地　白术　山药　生姜汁　枸杞子　附子　肉桂　人参　鹿茸　麦冬　五味子　朱砂　绍酒

(27) 苏合香丸(《太平惠民和剂局方》)

苏合香　熏陆香　龙脑　安息香　麝香　丁香　沉香　檀香　青木香　香附　白术　荜拨　犀角　朱砂

(28) 归脾汤(《严氏济生方》)

黄芪　当归　人参　白术　甘草　茯神　远志　酸枣仁　木香　龙眼肉　生姜　大枣

(29) 六味地黄汤(《小儿药证直诀》)

熟地　山萸肉　怀山药　丹皮　茯苓　泽泻

(30) 左归饮(《景岳全书》)

山茱萸　熟地黄　山药　枸杞　杜仲　甘草　麦冬　龟版

(31) 天王补心丹(《摄生秘剖》)

人参　玄参　丹参　茯苓　五味子　远志　桔梗　当归　天冬　麦冬　柏子仁　酸枣仁　生地

(32) 肾气丸(《金匮要略》)

附子　肉桂　熟地　山茱萸　怀山药　丹皮　茯苓　泽泻

(33) 右归饮(《景岳全书》)

附子　肉桂　山茱萸　熟地黄　山药　枸杞　杜仲　甘草

(34) 近效白术汤(《时方妙用》)

白术　附子　炙草　生姜　红枣

(35) 獭肝散(《肘后备急方》)

獭肝

(36) 天灵明目丹（华佗方，录自(《古今图书集成》)

雄黄　轻粉　兔粪　天灵盖　木香　鳖甲　大黄

(37) 钓虫丸(《古今图书集成》)

硇砂　麝香　磁石　腻粉　龙骨

(38) 神人阿魏散(《古今图书集成》)

阿魏　槟榔　青蒿　东北方桃枝　甘草　童便

(39) 炙甘草汤(《伤寒论》)

炙甘草　生姜　人参　生地　桂枝　阿胶　麦冬

麻仁　大枣

(40) 百合固金汤（赵蕺庵方，录自《医方集解》）

百合　生地　熟地　玄参　贝母　桔梗　甘草　麦冬　芍药　当归

(41) 麦门冬汤(《金匮要略》)

麦冬　法半夏　人参　甘草　粳米　大枣

(42) 补肺阿胶汤(《小儿药证直诀》)

阿胶　牛蒡子　甘草　马兜铃　杏仁　糯米

(43) 小建中汤(《伤寒论》)

桂枝　芍药　生姜　甘草　大枣　饴糖

(44) 薯蓣丸(《金匮要略》)

薯蓣　当归　桂枝　神曲　干地黄　豆黄卷　甘草　人参　阿胶　川芎　芍药　白术　麦冬　杏仁　防风　柴胡　桔梗　茯苓　干姜　白蔹　大枣　蜜酒

(45) 香砂六君子汤(《时方歌括》)

广木香　砂仁　党参　白术　茯苓　甘草　法夏　陈皮

(46) 黄芪建中汤(《金匮要略》)

黄芪　白芍　桂枝　生姜　甘草　大枣　饴糖

(47) 大黄䗪虫丸(《金匮要略》)

大黄　黄芩　甘草　杏仁　桃仁　芍药　干漆　干地黄　虻虫　水蛭　蛴螬　䗪虫

(48) 六安煎(《景岳全书》)

半夏　陈皮　茯苓　甘草　杏仁　白芥子　生姜

(49) 小青龙汤(《伤寒论》)

麻黄　桂枝　芍药　五味子　干姜　细辛　半夏　甘草

(50) 止嗽散(《医学心悟》)

桔梗　荆芥　紫菀　百部　白前　陈皮　甘草

(51) 华盖散(《太平惠民和剂局方》)

苏子　赤茯苓　桑白皮　橘皮　杏仁　麻黄　甘草

(52) 金沸草散(《类证活人书》)

前胡　荆芥　姜半夏　赤芍　细辛　炙草　旋覆花

(53) 加减小柴胡汤(《时方妙用》)

柴胡　半夏　黄芩　甘草　干姜　五味子

(54) 麻杏石甘汤(《伤寒论》)

麻黄　杏仁　生石膏　甘草

(55) 桑菊饮(《温病条辨》)

桑叶　菊花　连翘　薄荷　甘草　杏仁　桔梗　芦根

(56) 千金麦门冬汤(《备急千金要方》)

麦冬　桔梗　桑根皮　半夏　紫菀　竹茹　麻黄　生地黄　甘草　生姜　五味子

(57) 五味子汤(《备急千金要方》)

五味子　桔梗　甘草　紫菀　续断　竹茹　桑根皮　生地黄　赤小豆

(58) 黄连解毒汤(《外台秘要》)

黄连　黄芩　黄柏　栀子

(59) 三黄丸(《脾胃论》)

黄连　黄芩　大黄

(60) 竹叶石膏汤(《伤寒论》)

竹叶　生石膏　麦冬　半夏　人参　甘草　粳米　大枣

(61) 加味理中汤(《金匮翼》)

人参　白术　干姜　甘草　半夏　细辛　五味子　陈皮

(62) 苓甘五味加姜辛半夏杏仁汤(《金匮要略》)

茯苓　甘草　五味子　干姜　细辛　半夏　杏仁

(63) 小柴胡汤(《伤寒论》)

柴胡　黄芩　半夏　生姜　甘草　人参　大枣

(64) 柴胡白虎汤(《赤水玄珠》)

柴胡　黄芩　半夏　人参　甘草　大枣　生姜　石膏　知母　粳米

(65) 柴胡桂枝干姜汤(《伤寒论》)

柴胡　桂枝　栝蒌根　牡蛎　甘草　干姜　黄芩

(66) 清脾饮(《严氏济生方》)

青皮　厚朴　柴胡　草果　白术　黄芩　半夏　茯苓　甘草　生姜

(67) 柴平汤(《太平惠民和剂局方》)

柴胡　黄芩　人参　半夏　甘草　大枣　生姜　苍术　厚朴　陈皮

(68) 白虎汤(《伤寒论》)

生石膏　知母　甘草　粳米

(69) 白虎加桂枝汤(《金匮要略》)

石膏　知母　甘草　粳米　桂枝

(70) 玉女煎(《景岳全书》)

石膏　知母　地黄　麦冬　牛膝

(71) 四逆汤(《伤寒论》)

附子　干姜　甘草

(72) 清瘟败毒饮(《疫疹一得》)

生石膏　生地　犀角　黄连　栀子　桔梗　黄芩　知母　赤芍　玄参　连翘　丹皮　鲜竹叶　甘草

(73) 安宫牛黄丸(《温病条辨》)

牛黄　郁金　犀角　黄芩　黄连　雄黄　山栀　朱砂　梅片　麝香　珍珠　金箔

(74) 紫雪丹(《太平惠民和剂局方》)

寒水石　磁石　滑石　石膏　犀角　羚羊角　青木香　沉香　玄参　升麻　丁香　甘草　朴硝　硝石　麝香　朱砂　黄金

(75) 理中汤(《伤寒论》)

人参　白术　干姜　甘草

(76) 附子理中汤(《伤寒论》)

附子　人参　白术　干姜　甘草

(77) 鳖甲煎丸(《金匮要略》)

鳖甲　乌扇（即射干）　黄芩　柴胡　鼠妇　干姜　大黄　芍药　桂枝　葶苈　石韦　厚朴　牡丹　瞿麦　紫葳　半夏　人参　䗪虫　阿胶　蜂窝　赤硝　桃仁　蜣螂

(78) 鳖甲饮子(《严氏济生方》)

鳖甲　白术　黄芪　草果　槟榔　川芎　陈皮　芍药　甘草　厚朴

(79) 疟母丸(《证治准绳》)

青皮　桃仁　红花　神曲　麦芽　鳖甲　三棱　蛤粉　香附　莪术

(80) 保和丸(《丹溪心法》)

神曲　山楂　茯苓　制半夏　陈皮　连翘　莱菔子

(81) 木香槟榔丸(《儒门事亲》)

木香　槟榔　大黄　黄柏　黄连　青皮　陈皮　莪术　香附　牵牛子

(82) 越婢加术汤(《金匮要略》)

麻黄　石膏　甘草　大枣　生姜　白术

(83) 五苓散(《伤寒论》)

桂枝　茯苓　猪苓　白术　泽泻

(84) 截疟常山饮(《汤头歌诀》)

常山　草果　槟榔　知母　贝母　乌梅　生姜　大

枣

(85) 截疟七宝饮(《杨氏家藏方》)

常山　草果　厚朴　槟榔　青皮　陈皮　甘草　神曲

(86) 胜金丸(《古今医鉴》)

常山　苍术　槟榔　草果

(87) 秘方鬼哭丹(《古今图书集成》)

绿豆　信石

(88) 雄黄散(《古今图书集成》)

雄黄　瓜蒂　赤小豆

(89) 十全大补汤(《太平惠民和剂局方》)

人参　白术　茯苓　甘草　地黄　芍药　当归　川芎　黄芪　肉桂

(90) 休疟饮(《景岳全书》)

人参　白术　当归　首乌　甘草

(91) 追疟饮(《汤头歌诀》)

首乌　青皮　陈皮　柴胡　姜半夏　当归　炙草

(92) 何人饮(《景岳全书》)

人参　首乌　当归　陈皮　大枣　生姜

(93) 猪苓汤(《伤寒论》)

猪苓　茯苓　滑石　阿胶　泽泻

(94) 导赤散(《小儿药证直诀》)

生地　木通　甘草　淡竹叶

(95) 大分清饮(《景岳全书》)

茯苓　泽泻　木通　猪苓　栀子　枳壳　车前子

(96) 黄芩汤(《伤寒论》)

黄芩　白芍　大枣　甘草

(97) 葛根黄芩黄连汤(《伤寒论》)

葛根　黄芩　黄连　甘草

(98) 白头翁汤(《伤寒论》)

白头翁　秦皮　黄柏　黄连

(99) 香连丸(《杨氏家藏方》)

木香　黄连

(100) 枳实导滞丸(《内外伤辨惑论》)

大黄　枳实　神曲　茯苓　黄芩　黄连　白术　泽泻

(101) 小承气汤(《伤寒论》)

厚朴　枳实　大黄

(102) 芍药汤(《素问病机气宜保命集》)

芍药　黄芩　甘草　黄连　大黄　槟榔　当归　木香　肉桂

(103) 导气汤(《汤头歌诀》)

芍药　黄芩　枳壳　黄连　大黄　槟榔　当归　木香

(104) 半夏泻心汤(《伤寒论》)

半夏　黄连　黄芩　干姜　甘草　人参　大枣

(105) 四神丸(《证治准绳》)

破故纸　吴茱萸　肉豆蔻　五味子

(106) 真人养脏汤(《卫生宝鉴》)

诃子　罂粟壳　肉豆蔻　当归　甘草　肉挂　木香　白术　白芍　人参

(107) 桃花汤(《伤寒论》)

赤石脂　干姜　粳米

(108) 赤石脂禹余粮丸(《伤寒论》)

赤石脂　禹余粮

(109) 葛根汤(《伤寒论》)

葛根　麻黄　桂枝　白芍　生姜　甘草　大枣

(110) 桂枝汤(《伤寒论》)

桂枝　白芍　生姜　甘草　大枣

(111) 人参败毒散(《太平惠民和剂局方》)

人参　茯苓　甘草　枳壳　桔梗　柴胡　前胡　羌活　独活　川芎　薄荷　生姜

(112) 加减一阴煎(《景岳全书》)

生地　芍药　麦冬　熟地　炙草　知母　地骨皮

(113) 保阴煎(《景岳全书》)

生地　熟地　芍药　山药　续断　黄芩　黄柏　甘草

(114) 三阴煎(《景岳全书》)

当归　熟地　炙草　芍药　枣仁　人参

(115) 胃关煎(《景岳全书》)

熟地　山药　白扁豆　炙草　白术　吴茱萸　焦干姜

(116) 白通加猪胆汁汤(《伤寒论》)

干姜　附子　葱白　猪胆汁　人尿

(117) 四逆加人参汤(《伤寒论》)

干姜　甘草　附子　人参

(118) 黄连人参汤(《丹溪心法》)

黄连　人参

(119) 乌梅丸(《伤寒论》)

乌梅　川椒　干姜　细辛　黄连　黄柏　当归　人参　附子　桂枝

(120) 化虫丸(《太平惠民和剂局方》)

鹤虱　槟榔　铅粉　苦楝根皮　枯矾

(121) 木香三棱散(《医学纲目》)

黑牵牛　大腹子　槟榔　三棱　锡灰　雷丸　蓬术　木香　大黄

(122) 使君子散(《证治准绳》)

使君子　苦楝子　白芜荑　甘草

(123) 下虫丸(《证治准绳》)

苦楝根皮　贯众　芜荑　槟榔　鹤虱　使君子　干蛤蟆　木香　桃仁　轻粉

(124) 香苏饮(《时方妙用》)

香附　紫苏叶　陈皮　甘草　姜　枣

(125) 七气汤（又名四七汤)(《太平惠民和剂局方》)

半夏　厚朴　茯苓　紫苏叶

(126) 厚朴七物汤(《金匮要略》)

厚朴　甘草　大黄　枳实　桂枝　生姜　大枣

(127) 小乌沉汤(《太平惠民和剂局方》)

乌药　沉香　香附

(128) 平胃散(《太平惠民和剂局方》)

苍术　厚朴　陈皮　甘草　生姜　大枣

(129) 四逆散(《伤寒论》)

柴胡　枳实　芍药　甘草

(130) 桃核承气汤(《伤寒论》)

桃仁　桂枝　大黄　芒硝　甘草

(131) 桂枝茯苓丸(《金匮要略》)

桂枝　茯苓　桃仁　芍药　丹皮

(132) 抵当汤(《伤寒论》)

水蛭　虻虫　桃仁　大黄

(133) 十灰散(《十药神书》)

大蓟　小蓟　侧柏　荷叶　茜草　栀子　棕皮　丹皮　大黄　茅根

(134) 失笑散(《太平惠民和剂局方》)

五灵脂　蒲黄

(135) 地榆散(《太平惠民和剂局方》)

地榆　干葛　茯苓　赤芍　干姜　当归　甘草　罂

粟壳

(136) 黄土汤(《金匮要略》)

甘草　生地　白术　附子　阿胶　黄芩　灶中黄土

(137) 胶姜汤（即胶艾汤加姜)(《金匮要略》)

阿胶　艾叶　当归　川芎　白芍　干地黄　炮干姜　甘草

(138) 当归芍药散(《金匮要略》)

当归　川芎　白芍　茯苓　白术　泽泻

(139) 延胡索散(《严氏济生方》)

延胡索　乳香　没药　木香　当归　赤芍　蒲黄　官桂　姜黄　甘草

(140) 宣郁通经汤(《傅青主女科》)

当归　白芍　丹皮　黑山栀　白芥子　柴胡　香附　郁金　黄芩　生草

(141) 当归建中汤(《千金翼方》)

当归　桂枝　白芍　生姜　甘草　大枣　饴糖

(142) 炒香散(《太平惠民和剂局方》)

怀山药　茯苓　茯神　远志　人参　桔梗　木香　甘草　麝香　朱砂　黄芪

(143) 瓜蒂散(《伤寒论》)

瓜蒂　赤小豆

(144) 三圣散(《儒门事亲》)

瓜蒂　防风　藜芦

(145) 三承气汤(《伤寒论》)

大承气汤：大黄　芒硝　枳实　厚朴

小承气汤：大黄　枳实　厚朴

调胃承气汤：大黄　芒硝　甘草

(146) 枳实导滞丸(《内外伤辨惑论》)

大黄　枳实　黄芩　黄连　神曲　白术　泽泻　茯

苓

(147) 保和丸(《丹溪心法》)

神曲　山楂　茯苓　半夏　陈皮　连翘　莱菔子

(148) 苓桂术甘汤(《伤寒论》)

茯苓　桂枝　白术　甘草

(149) 五皮饮(《中藏经》)

陈皮　大腹皮　生姜皮　茯苓皮　桑白皮

(150) 真武汤(《伤寒论》)

茯苓　白术　白芍　生姜　附子

(151) 十枣汤(《伤寒论》)

大戟　芫花　甘遂　大枣

(152) 舟车丸(刘河间方，录自《景岳全书》)

黑丑　大黄　甘遂　大戟　芫花　青皮　陈皮　木香　轻粉

(153) 大陷胸汤(《伤寒论》)

大黄　芒硝　甘遂

(154) 理中汤加桂附(《医学三字经》)

肉桂　附子　党参　白术　干姜　甘草

(155) 吴茱萸汤(《伤寒论》)

吴茱萸　党参　生姜　大枣

(156) 金铃子散(《太平圣惠方》)

金铃子　元胡

(157) 小陷胸汤(《伤寒论》)

黄连　半夏　瓜蒌仁

(158) 枳实瓜蒌薤白散(《陈逊斋验方》)

枳实　瓜蒌　薤白

(159) 桂枝加大黄汤(《伤寒论》)

桂枝　芍药　炙草　生姜　大枣　大黄

(160) 大、小柴胡汤(《伤寒论》)

大柴胡汤（见403条）

小柴胡汤：柴胡　黄芩　党参　半夏　炙草　生姜　枣

(161) 厚朴七物汤(《金匮要略》)

厚朴　甘草　大黄　大枣　枳实　桂枝　生姜

(162) 己椒苈黄丸(《金匮要略》)

防己　椒目　葶苈　大黄

(163) 乌头赤石脂丸(《金匮要略》)

蜀椒　乌头　附子　干姜　赤石脂

(164) 大乌头煎(《金匮要略》)

乌头　蜜

(165) 抵当乌头桂枝汤(《金匮要略》)

乌头　蜜　桂枝　芍药　甘草　生姜　大枣

(166) 当归生姜羊肉汤(《金匮要略》)

当归　生姜　羊肉

(167) 大建中汤(《金匮要略》)

蜀椒　干姜　人参　饴糖

(168) 五福饮(《景岳全书》)

党参　熟地　当归　白术　甘草

(169) 补气运脾丸(《杂病源流犀烛》)

党参　白术　橘红　茯苓　砂仁　甘草　黄芪　生姜　大枣　半夏

(170) 启膈饮(《医学心悟》)

贝母　沙参　丹参　川郁金　荷蒂　砂仁　杵头糠　茯苓　石菖蒲

(171) 大半夏汤(《金匮要略》)

半夏　人参　白蜜

(172) 小半夏汤(《金匮要略》)

半夏　生姜

(173) 五君子煎(《景岳全书》)
人参　白术　茯苓　炙草　干姜
(174) 温胃饮(《景岳全书》)
人参　干姜　甘草　白术　扁豆　陈皮　当归
(175) 圣术煎(《景岳全书》)
白术　干姜　肉桂　陈皮
(176) 六味回阳饮(《景岳全书》)
人参　附子　炮姜　炙草　熟地　当归
(177) 人参附子理阴煎(《验方》)
人参　附子　熟地　当归　炙草　干姜
(178) 大青龙汤(《伤寒论》)
麻黄　桂枝　炙草　杏仁　生姜　大枣　生石膏
小青龙汤(《伤寒论》)
麻黄　桂枝　芍药　炙草　干姜　细辛　半夏　五味子
(179) 射干麻黄汤(《伤寒论》)
射干　麻黄　细辛　五味子　半夏　紫菀　款冬花　生姜
(180) 麻黄汤(《伤寒论》)
麻黄　桂枝　杏仁　甘草
(181) 定喘汤(《摄生众妙方》)
麻黄　苏子　款冬花　桑白皮　杏仁　甘草　黄芩　半夏　白果
(182) 香苏饮(《时方妙用》)
紫苏　香附　陈皮　甘草　葱　姜
(183) 泻白散(《小儿药证直诀》)
桑白皮　地骨皮　甘草　粳米
(184) 温胆汤(《备急千金要方》)
法半夏　陈皮　茯苓　甘草　竹茹　枳实　生姜

(185) 葶苈大枣泻肺汤(《金匮要略》)
葶苈子　大枣
(186) 三子养亲汤(《韩氏医通》)
白芥子　莱菔子　苏子
(187) 厚朴大黄汤(《金匮要略》)
厚朴　枳实　大黄
(188) 甘遂半夏汤(《金匮要略》)
甘遂　半夏　芍药　甘草　白蜜
(189) 黑锡丹(《太平惠民和剂局方》)
附子　木香　沉香　胡芦巴　阳起石　破故纸　茴香　肉豆蔻　金铃子　硫黄　黑锡
(190) 人参养荣汤(《太平惠民和剂局方》)
人参　黄芪　白术　桂枝　陈皮　生姜　茯苓　当归　芍药　干地黄　大枣　甘草　远志　五味子
(191) 人参固本汤(《临证指南医案》)
人参　生地　熟地　天冬　麦冬
(192) 贞元饮(《景岳全书》)
熟地　当归　甘草
(193) 河车大造丸(吴球方，录自《医方集解》)
紫河车　牛膝　肉苁蓉　生熟地　天门冬　杜仲　黄柏　五味子　锁阳　当归　枸杞子
(194) 麻黄人参芍药汤(《脾胃论》)
麻黄　桂枝　黄芪　甘草　白芍　人参　麦冬　五味子　当归
(195) 犀角地黄汤(《备急千金要方》)
犀角　生地黄　芍药　丹皮
(196) 泻心汤(《伤寒论》)
大黄　黄连　黄芩
(197) 花蕊石散(《太平惠民和剂局方》)

花蕊石　硫黄　新鲜童便

(198) 清脏汤(《沈氏尊生书》)

黄连　黄柏　黄芩　栀子　生地　当归　白芍　川芎　地榆　侧柏　阿胶　槐花

(199) 萆薢分清饮(《太平惠民和剂局方》)

萆薢　茯苓　菖蒲　乌药　益智仁　甘草

(200) 甘草干姜汤(《伤寒论》)

甘草　干姜

(201) 柏叶汤(《金匮要略》)

侧柏叶　炮姜　艾叶　马通

(202) 麦门冬饮子(《丹溪心法》)

人参　麦冬　五味子　黄芪　当归　生地

(203) 月华丸(《血证论》)

獭肝　麦冬　生地　茯苓　山药　人参　阿胶　百部　贝母　桑叶　菊花　三七

(204) 蛤蚧汤(《证治准绳》)

蛤蚧　知母　贝母　鹿角胶　枇杷叶　葛根　桑白皮　人参　甘草　杏仁

(205) 七厘散(《良方集腋》)

血竭　乳香　没药　红花　儿茶　朱砂　麝香　冰片

(206) 加味地黄汤(《疡医大全》)

熟地　山药　山萸肉　丹皮　茯苓　泽泻　人参　黄芪　麦冬

(207) 当归须散(《沈氏尊生书》)

当归须　红花　桃仁　芍药　甘草　乌药　香附　苏木　官桂

(208) 大成汤(《医宗金鉴》)

苏木　当归　红花　木通　枳壳　厚朴　甘草　朴

硝　大黄

(209) 赤小豆当归散(《金匮要略》)

赤小豆　当归

(210) 越婢汤(《金匮要略》)

麻黄　石膏　生姜　甘草　大枣

(211) 甘草麻黄汤(《金匮要略》)

甘草　麻黄

(212) 败毒散(《活人书》)

羌活　独话　柴胡　薄荷　前胡　桔梗　甘草　川芎　茯苓　枳壳　生姜

(213) 麻豆汤（验方）

麻黄　桑白皮　乌豆

(214) 麻黄附子汤(《金匮要略》)

麻黄　附子　甘草

(215) 桂枝去芍药加麻辛附子汤(《金匮要略》)

桂枝　生姜　甘草　大枣　麻黄　细辛　附子

(216) 消水圣愈汤(《时方妙用》)

天雄　官桂　细辛　麻黄　甘草　生姜　大枣　知母

(217) 实脾饮(《严氏济生方》)

厚朴　木瓜　大腹皮　附子　木香　草果仁　茯苓　干姜　甘草　白术

(218) 济生肾气丸(《严氏济生方》)

肉桂　附子　熟地　山药　山萸肉　丹皮　茯苓　泽泻　牛膝　车前子

(219) 禹余粮丸(《三因极一病证方论》)

蛇含石　禹余粮石　真针砂　羌活　木香　茯苓　川芎　牛膝　桂心　蓬术　青皮　附子　干姜　白豆蔻　大茴香　京三棱　白蒺藜　当归

(220) 四味乌沉汤(《医学入门》)
乌药　沉香　香附　砂仁
(221) 木香顺气汤(《卫生宝鉴》)
木香　苍术　草豆蔻　青皮　益智仁　陈皮　泽泻　干姜　茯苓　半夏　吴茱萸　厚朴　当归　人参　升麻　柴胡
(222) 枳术丸(《金匮要略》)
枳实　白术
(223) 失笑丸(《兰室秘藏》)
枳实　黄连　厚朴　半夏　人参　白术　干姜　生姜　茯苓　麦芽　甘草(又名：枳实消痞丸)
(224) 消瘀涤荡汤(《证治准绳》)
水蛭　当归　雷丸　红花　枳实　白芍　牛膝　桃仁
(225) 陈士铎虫臌方(《石室秘录》)
雷丸　神曲　茯苓　白矾　当归　鳖甲　地栗　车前子
(226) 神香散(《景岳全书》)
丁香　砂仁
(227) 清暑益气汤(《脾胃论》)
黄芪　人参　苍术　白术　青皮　陈皮　麦冬　黄柏　干葛　泽泻　神曲　甘草　升麻　当归　五味子
(228) 人参益气汤(《兰室秘藏》)
人参　黄芪　白芍　生甘草　柴胡　升麻　炙甘草　五味子
(229) 大顺散(《太平惠民和剂局方》)
干姜　甘草　杏仁　肉桂
(230) 生脉散(《内外伤辨惑论》)

人参　麦冬　五味子

(231) 玉露散(《小儿药证直诀》)

寒水石　滑石　石膏　花粉　甘草

(232) 玉泉散(《景岳全书》)

生石膏　甘草

(233) 香薷饮(《太平惠民和剂局方》)

香薷　扁豆　厚朴　本方加黄连，名黄连香薷饮。加茯苓、甘草，名五物香薷饮。加木瓜，名六味香薷饮。加人参、黄芪、陈皮、白术，名十味香薷饮。

(234) 白虎加苍术汤(《类证活人书》)

生石膏　知母　甘草　粳米　苍术

(235) 六一散(《伤寒标本》)

滑石　甘草

(236) 益元散(《宣明论方》)

朱砂　滑石　甘草

(237) 辰砂五苓散(《太平惠民和剂局方》)

朱砂　桂枝　白术　茯苓　猪苓　泽泻

(238) 通关散(《丹溪心法附余》)

猪牙皂角　细辛

(239) 来复丹(《太平惠民和剂局方》)

玄精石　硝石　硫黄　橘红　青皮　五灵脂

(240) 诸葛行军散(《霍乱论》)

牛黄　当门子（即麝香）　珍珠　梅片　硼砂　雄黄　火硝　飞金

(241) 胃苓汤(《证治准绳》)

苍术　白术　厚朴　陈皮　甘草　桂枝　茯苓　泽泻

(242) 大、小分清饮(《景岳全书》)

大分清饮，见（95）条。

小分清饮：

茯苓　泽泻　猪苓　苡仁　厚朴　枳壳

（243）桂苓甘露饮（《杂病源流犀烛》）

猪苓　茯苓　泽泻　生石膏　滑石　甘草　白术　肉桂　寒水石

（244）参苓白术散（《太平惠民和剂局方》）

人参　茯苓　白术　扁豆　陈皮　山药　甘草　砂仁　苡仁　桔梗　大枣　莲子仁

（245）八珍散（《普济本事方》）

人参　茯苓　白术　甘草　黄芪　扁豆　山药　粟米

（246）四神丸（《证治准绳》）

破故纸　吴茱萸　肉豆蔻　五味子　生姜　大枣

（247）金锁正元丹（《太平惠民和剂局方》）

五倍子　茯苓　补骨脂　龙骨　朱砂　肉苁蓉　巴戟天　胡芦巴

（248）椒附丸（《丹溪心法》）

椒红　桑螵蛸　龙骨　山茱萸　附子　鹿茸

（249）诃子散（《三因极一病证方论》）

诃子　甘草　厚朴　干姜　神曲　草果　高良姜　麦芽　茯苓　陈皮

（250）固肠丸（《证治准绳》）

人参　白术　茯苓　木香　诃子　乌梅　罂粟壳　豆蔻

（251）诸泻心汤（《伤寒论》）

（主要指半夏泻心汤，甘草泻心汤，生姜泻心汤，附子泻心汤）

半夏泻心汤：见（104）条。

甘草泻心汤：
甘草　黄芩　黄连　干姜　半夏　大枣
生姜泻心汤：
生姜　甘草　人参　干姜　黄芩　半夏　黄连　大枣
附子泻心汤：
附子　大黄　黄连　黄芩

(252) 黄连汤(《伤寒论》)
黄连　甘草　干姜　桂枝　人参　半夏　大枣

(253) 干姜黄连黄芩人参汤(《伤寒论》)
干姜　黄连　黄芩　人参

(254) 加味二陈汤（经验方）
党参　麦冬　五味子　半夏　陈皮　茯苓　甘草　白芥子　苏子　莱菔子

(255) 苏子降气汤(《太平惠民和剂局方》)
苏子　半夏　前胡　甘草　厚朴　陈皮　当归　桂枝　生姜

(256) 香橘饮(《严氏济生方》)
半夏　茯苓　白术　陈皮　木香　丁香　砂仁　甘草

(257) 旋覆花汤(《严氏济生方》)
旋覆花　半夏　橘红　干姜　槟榔　人参　白术

(258) 祛痰丸(《景岳全书》)
南星　半夏　赤茯苓　橘红　干姜

(259) 天南星丸(《证治准绳》)
南星　附子　白附子　旋覆花　细辛　半夏　川芎　天麻

(260) 泽泻白术汤(《金匮要略》)
泽泻　白术

(261) 钩藤散(《普济本事方》)

钩藤　陈皮　半夏　麦冬　茯苓　石膏　人参　菊花　防风　甘草

(262) 菊花散(《太平惠民和剂局方》)

菊花　白蒺藜　羌活　木贼　蝉蜕

(263) 荆黄汤(《古今图书集成》)

生大黄　荆芥　防风

(264) 凉膈散(《太平惠民和剂局方》)

芒硝　大黄　栀子　连翘　黄芩　甘草　薄荷

(265) 加减泻青丸(验方)

防风　胆草　大黄　黄芩　牛膝

(266) 朱砂安神丸(《医学发明》)

朱砂　黄连　甘草　生地　当归

(267) 磁朱丸(《备急千金要方》)

磁石　朱砂　神曲

(268) 陈氏麻菊散(陈逊斋经验方)

天麻　钩藤　杭菊花　当归　川芎　白芍　生地　生龙骨　生牡蛎

(269) 调中益气汤(《脾胃论》)

黄芪　人参　甘草　当归　白术　白芍　柴胡　升麻　陈皮　五味子

(270) 人参散(《证治准绳》)

人参　黄芪　茯苓　甘草　大枣

(271) 治中汤(《证治准绳》)

人参　白术　干姜　甘草　青皮　陈皮

(272) 正元丹(《古今医方集成》)

人参　附子　黄芪　川芎　山药　干姜　白术　陈皮　茯苓　肉桂　甘草　乌药

(273) 一味鹿茸酒(《时方妙用》)

鹿茸

(274) 杞菊地黄汤(《古今医方集成》)

枸杞　菊花　熟地　山茱萸　山药　丹皮　茯苓　泽泻

(275) 守中丸(《证治准绳》)

生地　人参　枸杞　山药　白术　茯苓　麦冬　菊花

(276) 补肝养荣汤(《证治准绳》)

当归　川芎　芍药　熟地　陈皮　菊花　甘草

(277) 金水六君煎(《景岳全书》)

当归　熟地　茯苓　半夏　陈皮　甘草

(278) 正柴胡饮(《景岳全书》)

柴胡　防风　甘草　陈皮　芍药　生姜

(279) 柴陈煎(《景岳全书》)

柴胡　陈皮　半夏　甘草　茯苓　生姜

(280) 藿香正气散(《太平惠民和剂局方》)

藿香　紫苏　白芷　半夏　陈皮　茯苓　甘草　白术　厚朴　桔梗　大腹皮

(281) 抽薪饮(《景岳全书》)

黄芩　石斛　木通　栀子　黄柏　甘草　枳壳　泽泻

(282) 楂曲平胃散(《时方妙用》)

山楂　神曲　厚朴　苍术　白术　陈皮　甘草

(283) 大、小和中饮(《沈氏尊生书》)

大和中饮：

陈皮　枳实　砂仁　山楂　麦芽　泽泻　厚朴

小和中饮：

陈皮　茯苓　厚朴　山楂　扁豆　甘草

(284) 金匮橘皮汤(《金匮要略》)

橘皮　生姜

(285) 排气饮(《景岳全书》)

陈皮　藿香　枳壳　香附　泽泻　乌药　木香　厚朴

(286) 四逆散(《伤寒论》)

柴胡　枳实　芍药　甘草

(287) 逍遥散(《太平惠民和剂局方》)

当归　白芍　柴胡　茯苓　白术　甘草　生姜　薄荷

(288) 小半夏加茯苓汤(《金匮要略》)

半夏　生姜　茯苓

(289) 旋覆代赭汤(《伤寒论》)

旋覆花　代赭石　人参　半夏　生姜　甘草　大枣

(290) 橘皮竹茹汤(《金匮要略》)

橘皮　竹茹　人参　甘草　大枣

(291) 茯苓泽泻汤(《金匮要略》)

桂枝　茯苓　白术　泽泻　生姜　甘草

(292) 丁附治中汤(《古今图书集成》)

丁香　青皮　陈皮　白术　人参　附子　甘草　干姜

(293) 丁香柿蒂汤(《沈氏尊生书》)

丁香　柿蒂　人参　良姜　橘皮　茯苓　半夏　甘草　生姜

(294) 加味理中地黄汤(《福幼编》)

熟地　当归　山萸肉　枸杞　白术　炮姜　人参　甘草　枣仁　肉桂　破故纸　黄芪　生姜　大枣　核桃肉　附子　灶心黄土

(295) 礞石滚痰丸(《丹溪心法》，引王隐君方)

青礞石　沉香　大黄　黄芩

(296) 清心滚痰丸(《沈氏尊生书》)

青礞石　沉香　大黄　黄芩　犀角　朱砂　麝香

(297) 控涎丹(《三因极一病证方论》)

甘遂　大戟　白芥子

(298) 当归承气汤(《沈氏尊生书》)

当归　大黄　芒硝　枳实　厚朴　甘草

(299) 当归龙荟丸(《宣明论方》)

当归　龙胆草　栀子　黄柏　黄连　黄芩　大黄　芦荟　青黛　木香　麝香

(300) 牛黄清心丸(《痘疹世医心法》)

牛黄　黄连　黄芩　山栀　郁金　辰砂　灯心

(301) 生铁落饮(《张氏医通》)

铁落　石膏　龙齿　茯苓　防风　黑参　秦艽

(302) 金箔镇心丸(《沈氏尊生书》)

胆南星　朱砂　琥珀　天竺黄　牛黄　雄黄　珍珠　麝香　金箔

(303) 防已地黄汤(《金匮要略》)

防已　地黄　桂枝　防风　甘草

(304) 千金薯蓣丸(《备急千金要方》)

薯蓣　甘草　鹿角胶　大豆黄卷　桂心　神曲　干地黄　当归　人参　麦冬　防风　黄芩　芍药　白术　柴胡　桔梗　茯苓　杏仁　芎䓖　白蔹　干姜　大枣

(305) 清心养血汤(《沈氏尊生书》)

人参　茯神　枣仁　川芎　生地　当归　甘草　白芍　麦冬　栀子　陈皮　五味子

(306) 河车丸(《证治准绳》)

紫河车　茯苓　山药　人参

(307) 独圣散(《儒门事亲》)

瓜蒂　韭汁

(308) 清心温胆汤(《沈氏尊生书》)

半夏　陈皮　茯苓　甘草　竹茹　枳实　菖蒲　远志　黄连　当归　白芍　川芎　麦冬　白术　香附

(309) 丹矾丸(《证治准绳》)

黄丹　白矾　腊茶　猪心血

(310) 风引汤(《金匮要略》)

大黄　干姜　龙骨　牡蛎　桂枝　甘草　寒水石　赤石脂　紫石英　滑石　白石脂　石膏

(311) 安神丸(《金匮翼》)

牛黄　珍珠　琥珀　黄连　胆南星　橘红　人参　茯苓　枣仁　当归　生地　雄黄　天竺黄　朱砂

(312) 八珍汤(《证治准绳》)

人参　白术　茯苓　甘草　当归　川芎　白芍　干地黄

(313) 大补元煎(《景岳全书》)

人参　山药　山萸肉　杜仲　当归　枸杞子　熟地黄　甘草

(314) 五淋汤（散)(《太平惠民和剂局方》)

赤茯苓　白芍　山栀仁　当归　甘草　灯心

(315) 琥珀散(《证治准绳》)

琥珀　滑石　木通　当归　木香　郁金　萹蓄

(316) 八正散(《卫生宝鉴》)

瞿麦　萹蓄　车前子　滑石　甘草　栀子　木通　大黄

(317) 知柏地黄汤(《景岳全书》)

知母　黄柏　干地黄　山茱萸　丹皮　茯苓　泽泻　怀山药

(318) 导气除燥汤(《脾胃论》)

知母　黄柏　茯苓　泽泻　滑石

(319) 透泉散(《古今医鉴》)

滑石　芒硝　甘草　琥珀　灯心

(320) 二香丸(《沈氏尊生书》)

木香　香附　山楂肉　三棱　莪术　姜黄　南星　黄连　莱菔子　橘核　桃仁　山栀

(321) 桃仁煎(《证治准绳》)

桃仁

(322) 牛膝膏(《证治准绳》)

牛膝　桃仁　归尾　赤芍　生地　川芎　麝香

(323) 升阳益胃汤(《脾胃论》)

党参　白术　黄芪　黄连　半夏　甘草　陈皮　茯苓　泽泻　防风　羌活　独活　柴胡　白芍　生姜　大枣

(324) 四君子汤(《万病回春》)

党参　白术　茯苓　甘草

(325) 固精丸(《严氏济生方》)

牡蛎　茯苓　桑螵蛸　白石脂　韭子　五味子　菟丝子　龙骨

(326) 玉锁固真丹(《妇人良方》)

龙骨　牡蛎　磁石　远志　茯苓　紫梢花　吴茱萸　巴戟天　官桂　肉苁蓉　桑螵蛸　菟丝子　桑寄生　附子　川楝子　当归　苍术　家韭子　木香　黄芪　茴香　朱砂

(327) 龙胆泻肝汤(《兰室秘藏》)

龙胆草　栀子　黄芩　柴胡　生地　木通　泽泻　当归　甘草　车前子

(328) 茯神汤(《证治准绳》)

茯神　远志　石菖蒲　人参　茯苓　黄连　生地

酸枣仁　当归　甘草　莲子

(329) 坎离汤（验方）

黑豆　红枣

(330) 天王补心丹(《摄生秘剖》)

当归　生地　天冬　麦冬　酸枣仁　远志　人参　玄参　丹参　柏子仁　茯苓　桔梗　朱砂　五味子

(331) 枸杞丸(《证治准绳》)

枸杞　黄精

(332) 三才封髓丹(《卫生宝鉴》)

天冬　熟地　人参　黄柏　肉苁蓉　砂仁　甘草

(333) 桑螵蛸丸(《类证治裁》)

桑螵蛸　鹿茸　黄芪　牡蛎　赤石脂　人参　山药

(334) 锁阳丸(《沈氏尊生书》)

桑螵蛸　龙骨　茯苓

(335) 秘精丸(《证治准绳》)

附子　龙骨　肉苁蓉　牛膝　巴戟天

(336) 金锁固精丸(《医方集解》)

沙苑蒺藜　芡实　莲须　龙骨　牡蛎

(337) 乌头桂枝汤(《金匮要略》)

乌头　桂枝　白芍　生姜　甘草　大枣

(338) 楼氏当归四逆汤(《医学纲目》)

当归　附子　官桂　茴香　泽泻　柴胡　芍药　玄胡　川楝子　茯苓

(339) 暖肝煎(《景岳全书》)

当归　枸杞　茯苓　小茴香　肉桂　乌药　沉香　生姜

(340) 天台乌药散(《医学发明》)

乌药　木香　茴香　良姜　青皮　槟榔　川楝子　巴豆

(341) 橘核丸(《严氏济生方》)

橘核　海藻　昆布　海带　川楝子　桃仁　厚朴　木通　枳实　元胡　桂心　木香

(342) 荔枝散(《证治准绳》)

荔枝核　茴香　沉香　木香　青盐　食盐　川楝子

(343) 荔香散(《古今图书集成》)

荔枝核　茴香

(344) 禹功散(《儒门事亲》)

黑丑　小茴香　木香　姜汁

(345) 加减香苓散(《古今医鉴》)

枳壳　陈皮　苍术　麻黄　猪苓　香附　泽泻　木通　滑石　三棱　蓬术　车前子　金铃子　元胡　甘草

(346) 加减柴苓汤(《证治准绳》)

柴胡　泽泻　半夏　赤茯苓　荔枝核　白术　茯苓　山楂　栀子

(347) 加味通心饮(《世医得效方》)

瞿麦　木通　栀子　黄芩　连翘　枳壳　川楝子　甘草　灯心　车前草

(348) 解毒木通汤(《外科正宗》)

木通　黄连　龙胆草　瞿麦　滑石　山栀　黄柏　知母　芦荟　甘草　灯心

(349) 加味大分清饮(《景岳全书》)

栀子　猪苓　茯苓　泽泻　木通　枳壳　车前子　川楝子　茴香

(350) 龙胆汤(《古今图书集成》)

龙胆草　木鳖子　大黄　桃仁　红花　当归须　全瓜蒌

(351) 红花散瘀汤(《医宗金鉴》)

当归尾　皂角针　红花　苏木　僵蚕　连翘　石决明　乳香　穿山甲　贝母　大黄　牵牛

(352) 玉烛散(《古今图书集成》)

当归　川芎　芍药　生地　芒硝　大黄　甘草

(353) 加味麦门冬汤（验方）

天麦冬　法半夏　南沙参　甘草　紫菀　百部　竹叶　桑白皮　枇杷叶　川贝母

(354) 一阴煎(《景岳全书》)

生地　芍药　麦冬　丹参　甘草　熟地　牛膝

(355) 清膈化痰丸(《古今图书集成》)

黄连　黄柏　黄芩　山栀　香附　苍术

(356) 附子五苓散（验方）

附子　桂枝　茯苓　猪苓　白术　泽泻

(357) 三因白散(《三因极一病证方论》)

滑石　半夏　附子　生姜　蜜

(358) 参苓汤（验方）

党参　茯苓

(359) 竹沥丸(《古今图书集成》)

竹沥　陈皮　白术　茯苓　甘草　贝母　半夏　枳壳　神曲　桔梗　黄芩　元明粉　香附　生姜汁

(360) 导痰汤(《严氏济生方》)

半夏　南星　枳实　赤茯苓　橘红　甘草

(361) 清气化痰丸(《沈氏尊生书》)

半夏　陈皮　赤苓　黄芩　连翘　栀子　桔梗　甘草　薄荷　荆芥　生姜汁

(362) 王节斋化痰丸(《明医杂著》)

香附　橘红　瓜蒌仁　黄芩　天门冬　海粉　青黛　芒硝　桔梗　连翘　生姜汁

(363) 人参白虎汤(《沈氏尊生书》)

人参　石膏　知母　葛根　麦冬　花粉　竹叶　粳米

(364) 天花散(《直指方》)

天花粉　生地　干葛　麦门冬　五味子　甘草

(365) 黄连丸(《备急千金要方》)

黄连　生地黄汁

(366) 黄连猪肚丸(《丹溪心法》)

黄连　麦冬　知母　瓜蒌根　猪肚

(367) 生地八物汤(《医学心悟》)

生地　山药　麦冬　黄芩　黄连　黄柏　丹皮　荷叶

(368) 瞿麦汤(《证治准绳》)

瞿麦穗　泽泻　滑石　防己　黄芩　大黄　桑螵蛸

(369) 合治汤(《石室秘录》)

熟地　山萸肉　麦门冬　车前草　玄参

(370) 黄芪汤(《宣明论方》)

黄芪　五味子　人参　桑白皮　麦冬　枸杞子　熟地

(371) 生地黄饮子(《简易方》)

人参　生地　熟地　黄芪　麦冬　天冬　泽泻　枳壳　石斛　甘草　枇杷叶

(372) 参芪汤（验方）

人参　黄芪　桔梗　天花粉　甘草　白芍　茯苓　五味子

(373) 七味白术散(《小儿药证直诀》)

人参　白术　茯苓　甘草　葛根　木香　藿香

(374) 枸杞子丸(《妇人良方》)

枸杞子　茯苓　牛膝　麦冬　菟丝子　熟地　黄芪　牡蛎　鸡内金　桑螵蛸　花粉　山萸肉　牡丹皮

(375) 加减肾气丸(《丹溪心法》)
熟地　山茱萸　山药　丹皮　茯苓　泽泻　五味子　鹿茸　肉桂　沉香

(376) 麻黄加术汤(《金匮要略》)
麻黄　桂枝　杏仁　甘草　白术

(377) 麻杏苡甘汤(《金匮要略》)
麻黄　杏仁　苡仁　甘草

(378) 麻黄连翘赤小豆汤(《伤寒论》)
麻黄　连翘　杏仁　赤小豆　大枣　生梓白皮　生姜　甘草

(379) 白虎加人参汤(《伤寒论》)
石膏　知母　甘草　粳米　人参

(380) 一物瓜蒂汤(《金匮要略》)
瓜蒂

(381) 桂枝加厚朴杏子汤(《伤寒论》)
桂枝　白芍　生姜　甘草　大枣　厚朴　杏仁

(382) 苓桂枣甘汤(《伤寒论》)
茯苓　桂枝　甘草　大枣

(383) 茯苓甘草汤(《伤寒论》)
茯苓　桂枝　甘草　生姜

(384) 甘草汤(《伤寒论》)
甘草

(385) 抵当丸(《伤寒论》)
水蛭　虻虫　桃仁　大黄

(386) 茵陈四逆汤(《玉机微义》)
茵陈　附子　干姜　甘草

(387) 茵陈五苓散(《金匮要略》)
茵陈　茯苓　桂枝　猪苓　白术　泽泻

(388) 大陷胸丸(《伤寒论》)

大黄　葶苈子　芒硝　杏仁　甘遂　蜜

(389) 瓜蒌桂枝汤(《金匮要略》)

瓜蒌根　桂枝　芍药　甘草　生姜　大枣

(390) 桂枝加龙骨牡蛎汤(《金匮要略》)

桂枝　白芍　甘草　生姜　大枣　龙骨　牡蛎

(391) 桂枝去芍药加蜀漆龙骨牡蛎救逆汤(《伤寒论》)

桂枝　甘草　生姜　大枣　牡蛎　蜀漆　龙骨

(392) 桂枝甘草龙骨牡蛎汤(《伤寒论》)

桂枝　甘草　牡蛎　龙骨

(393) 葛根汤(《伤寒论》)

葛根　麻黄　桂枝　生姜　甘草　芍药　大枣

(394) 葛根加半夏汤(《伤寒论》)

葛根　麻黄　甘草　芍药　桂枝　生姜　半夏　大枣

(395) 桂枝加附子汤(《伤寒论》)

桂枝　芍药　甘草　生姜　大枣　附子

(396) 桂枝加芍药生姜各一两人参三两新加汤(《伤寒论》)

桂枝　芍药　甘草　生姜　大枣　人参

(397) 四物汤加姜桂(《太平惠民和剂局方》)

当归　川芎　白芍　地黄　炮姜　肉桂

(398) 栀子豉汤(《伤寒论》)

栀子　香豉

(399) 麻子仁丸(《伤寒论》)

麻子仁　芍药　枳实　大黄　厚朴　杏仁　蜜

(400) 茵陈蒿汤(《伤寒论》)

茵陈蒿　栀子　大黄

(401) 栀子柏皮汤(《伤寒论》)

栀子　甘草　黄柏

(402) 柴胡桂枝汤(《伤寒论》)

柴胡　桂枝　芍药　黄芩　党参　甘草　半夏　大枣　生姜

(403) 大柴胡汤(《伤寒论》)

柴胡　黄芩　芍药　半夏　枳实　生姜　大枣　大黄

(404) 柴胡加芒硝汤(《伤寒论》)

柴胡　黄芩　党参　甘草　生姜　半夏　大枣　芒硝

(405) 桔梗汤(《伤寒论》)

桔梗　甘草

(406) 桂枝加芍药汤(《伤寒论》)

桂枝　芍药加倍　甘草　生姜　大枣

(407) 黄连阿胶汤(《伤寒论》)

黄连　黄芩　芍药　鸡子黄　阿胶

(408) 麻黄附子细辛汤(《伤寒论》)

麻黄　附子　细辛

(409) 半夏汤(《伤寒论》)

半夏　桂枝　甘草

(410) 猪肤汤(《伤寒论》)

猪肤　白蜜　白粉

(411) 麻黄升麻汤(《伤寒论》)

麻黄　升麻　当归　知母　黄芩　葳蕤　芍药　天冬　桂枝　茯苓　甘草　石膏　白术　干姜

(412) 当归四逆汤(《伤寒论》)

当归　桂枝　芍药　细辛　甘草　通草　大枣

(413) 银翘散(《温病条辨》)

银花　连翘　豆豉　牛蒡　薄荷　芥穗　桔梗　甘草　竹叶　芦根

(414) 化毒清表汤(《医宗金鉴》)

葛根　薄荷　地骨皮　牛蒡子　连翘　防风　黄芩　黄连　玄参　知母　桔梗　木通　甘草

(415) 增液承气汤(《温病条辨》)

玄参　麦冬　生地　大黄　芒硝

(416) 化斑汤(《温病条辨》)

生石膏　知母　甘草　玄参　犀角　粳米

(417) 清营汤(《温病条辨》)

犀角　生地　玄参　竹叶心　银花　连翘　黄连　丹参　麦冬

(418) 加减玉女煎(《温病条辨》)

生石膏　知母　玄参　生地　麦冬（即玉女煎去熟地牛膝，加细生地玄参方）

(419) 清宫汤(《温病条辨》)

玄参心　莲子心　竹叶卷心　连翘心　犀角尖　连心麦冬

(420) 救逆汤(《温病条辨》)

炙甘草　干地黄　白芍　麦冬　阿胶　生龙骨　生牡蛎

(421) 三仁汤(《温病条辨》)

杏仁　滑石　通草　蔻仁　竹叶　厚朴　苡仁　半夏

(422) 藿朴夏苓汤(《医原》)

藿香　半夏　赤苓　杏仁　生薏仁　蔻仁　猪苓　泽泻　厚朴　淡豆豉

(423) 宣痹汤(《温病条辨》)

木防己　杏仁　滑石　连翘　山栀子　薏苡仁　半夏　赤小豆　晚蚕砂

(424) 普济消毒饮（李东垣方，录自《医方集解》）

黄芩　黄连　陈皮　甘草　玄参　连翘　板蓝根

马勃　牛蒡子　薄荷　僵蚕　升麻　柴胡　桔梗

(425) 五汁饮(《温病条辨》)

梨汁　荸荠汁　鲜芦根汁　麦冬汁　藕汁

(426) 生脉散(《内外伤辨惑论》)

人参　麦冬　五味子

(427) 增液汤(《温病条辨》)

玄参　麦冬　生地

(428) 清燥汤(《温病条辨》)

麦冬　知母　人中黄　细生地　玄参

(429) 玉竹麦门冬汤(《温病条辨》)

玉竹　麦冬　沙参　生草

(430) 新加黄龙汤(《温病条辨》)

生地　麦冬　玄参　生大黄　芒硝　生草　人参　当归　海参　姜汁

(431) 宣白承气汤(《温病条辨》)

生石膏　生大黄　杏仁　瓜蒌皮

(432) 导赤承气汤(《温病条辨》)

赤芍　生地　大黄　黄连　黄柏　芒硝

(433) 牛黄承气汤(《温病条辨》)

安宫牛黄丸　生大黄末

(434) 增液承气汤(《温病条辨》)

玄参　麦冬　细生地　大黄　芒硝

(435) 一至五加减正气散(《温病条辨》)

1. 藿香　厚朴　茯苓　陈皮　杏仁　神曲　大腹皮　麦芽　茵陈
2. 藿香　厚朴　茯苓　陈皮　木防己　黄卷　通草　苡仁
3. 藿香　厚朴　茯苓　陈皮　杏仁　滑石
4. 藿香　厚朴　茯苓　陈皮　神曲　草果　楂肉

5. 藿香　厚朴　茯苓　陈皮　大腹皮　苍术　谷芽

(436) 三石汤(《温病条辨》)

滑石　石膏　寒水石　杏仁　竹茹　金银花　通草　金汁

(437) 黄连黄芩汤(《温病条辨》)

黄连　黄芩　郁金　豆豉

(438) 青蒿鳖甲汤(《温病条辨》)

青蒿　鳖甲　生地　知母　丹皮

(439) 加味白头翁汤(《温病条辨》)

白头翁　秦皮　黄连　黄柏　白芍　黄芩

(440) 加减芩芍汤(《温病条辨》)

黄芩　白芍　黄连　厚朴　木香　陈皮

(441) 益胃汤(《温病条辨》)

沙参　麦冬　冰糖　生地黄　玉竹

(442) 牛乳饮(《温病条辨》)

牛乳

(443) 雪梨浆(《温病条辨》)

甜水梨

(444) 加减复脉汤(《温病条辨》)

炙甘草　干地黄　白芍　麦冬　阿胶　麻仁

(445) 一至三甲复脉汤(《温病条辨》)

1. 炙草　干地黄　白芍　麦冬　阿胶　牡蛎

2. 上方加：鳖甲

3. 上方加：龟版

(446) 1. 大定风珠(《温病条辨》)

炙草　干地黄　白芍　麦冬　阿胶　牡蛎　鳖甲　龟版　麻仁　五味子　鸡子黄

2. 小定风珠(《温病条辨》)

鸡子黄　阿胶　龟版　童便　淡菜

(447) 苦酒汤(《伤寒论》)

半夏　鸡子　苦酒

(448) 宣清导浊汤(《温病条辨》)

猪苓　茯苓　寒水石　晚蚕砂　皂荚子

(449) 半硫丸(《太平惠民和剂局方》)

半夏　硫黄　生姜汁

(450) 香附旋覆花汤(《温病条辨》)

香附　旋覆花　苏子霜　陈皮　半夏　茯苓　薏苡仁

(451) 加味异功汤(《温病条辨》)

人参　当归　肉桂　炙草　茯苓　於术　生姜　大枣　陈皮

(452) 温脾汤(《备急千金要方》)

大黄　附子　干姜　人参　甘草

(453) 扶阳汤(《温病条辨》)

鹿茸　附子　人参　桂枝　当归　蜀漆

(454) 断下渗湿汤(《温病条辨》)

樗根皮　生茅术　黄柏　地榆　楂肉　银花　赤苓　猪苓

(455) 桃花粥(《温病条辨》)

人参　甘草　赤石脂　白粳米

(456) 三神丸(《温病条辨》)

五味子　补骨脂　肉果

(457) 加减泻心汤(《温病条辨》)

川连　黄芩　干姜　银花　楂炭　白芍　木香汁

(458) 双补汤(《温病条辨》)

人参　山药　茯苓　莲子　芡实　补骨脂　苁蓉　萸肉　五味子　巴戟天　菟丝子　覆盆子

(459) 加味参苓白术散(《温病条辨》)

人参　白术　茯苓　扁豆　薏仁　桔梗　砂仁　炮姜　肉豆蔻　炙草

(460) 人参乌梅汤(《温病条辨》)

人参　乌梅　莲子　炙草　木瓜　山药

(461) 参茸汤(《温病条辨》)

人参　鹿茸　附子　当归　茴香　菟丝子　杜仲

(462) 加减理阴煎(《温病条辨》)

熟地　白芍　附子　五味子　炮姜　茯苓

(463) 半夏汤(《温病条辨》)

半夏　秫米

(464) 半夏桂枝汤(《温病条辨》)

半夏　秫米　白芍　桂枝　炙草　生姜　大枣

(465) 固经丸(《妇人良方》)

黄芩　白芍　龟版　椿根白皮　黄柏　香附

(466) 黄连解毒汤(《外台秘要》引崔氏方)

黄连　黄柏　黄芩　山栀

(467) 加味四物汤(《傅青主女科》)

熟地　白芍　当归　川芎　白术　丹皮　元胡　甘草　柴胡

(468) 十味香附丸(《医学入门》)

当归　川芎　白芍　干地黄　白术　泽兰叶　黄柏　香附　陈皮　甘草

(469) 加味逍遥散(《太平惠民和剂局方》)

当归　白芍　柴胡　丹皮　山栀　白术　薄荷　陈皮　煨姜　甘草

(470) 胶姜汤(《金匮要略》)

阿胶　艾叶　当归　川芎　白芍　干地黄　炮姜

(471) 鹿茸丸(《证治准绳》)

鹿茸　赤石脂　禹余粮　侧柏叶　附子　熟地　当归　艾叶　续断

(472) 独参汤(《十药神书》)

人参

(473) 龙骨散(《证治准绳》)

龙骨　当归　地黄　艾叶　地榆　阿胶　白芍　干姜　蒲黄　牛角鰓

(474) 干姜人参半夏丸(《金匮要略》)

干姜　人参　半夏　生姜汁

(475) 化肝煎(《景岳全书》)

青皮　陈皮　白芍　山栀子　丹皮　泽泻　贝母

(476) 胶艾汤(《金匮要略》)

阿胶　艾叶　当归　川芎　白芍　地黄　甘草

(477) 益母地黄汤(《景岳全书》)

当归　生地　黄芪　益母草

(478) 决津煎(《沈氏尊生书》)

当归　泽兰　牛膝　肉桂　乌药　熟地

(479) 加味当归补血汤(《傅青主女科》)

当归　黄芪　三七根末　桑叶

(480) 送子丹(《傅青主女科》)

黄芪　当归　麦冬　熟地　川芎

(481) 保生无忧散(《傅青主女科》)

当归　贝母　黄芪　艾叶　白芍　菟丝子　厚朴　荆芥穗　枳壳　川芎　羌活　甘草　生姜

(482) 加味芎归汤(《证治准绳》)

川芎　当归　龟版　头发烧灰

(483) 降子汤(《傅青主女科》)

当归　人参　川芎　红花　川牛膝　柞木枝

(484) 兔脑丸(《医学入门》)

兔脑　鼠肾　丁香　益母草　乳香　麝香

(485) 催生如意散(《济阴纲目》)

人参　乳香　辰砂　鸡子清　姜汁

(486) 送胞汤(《傅青主女科》)

当归　川芎　益母草　乳香　没药　荆芥穗　麝香

(487) 生化汤(《傅青主女科》)

当归　川芎　干姜　桃仁　甘草

(488) 散结定疼汤(《傅青主女科》)

当归　川芎　丹皮　益母草　荆芥穗　乳香　山楂　桃仁

(489) 当归黄芪汤(《证治准绳》)

当归　黄芪　芍药　生姜

(490) 肠宁汤(《傅青主女科》)

当归　熟地　人参　麦冬　阿胶　山药　续断　甘草　肉桂

(491) 当归六黄汤(《太平惠民和剂局方》)

当归　黄柏　黄连　黄芩　生地黄　熟地黄　黄芪

(492) 竹叶汤(《金匮要略》)

竹叶　葛根　防风　桔梗　桂枝　人参　甘草　附子　大枣　生姜

(493) 羚羊角散(《证治准绳》)

羚羊角　当归　独活　防风　麻黄　人参　赤芍　细辛　桂心　生姜

(494) 葵子茯苓散(《金匮要略》)

冬葵子　茯苓

(495) 当归贝母苦参丸(《金匮要略》)

当归　贝母　苦参

(496) 白术散(《金匮要略》)

白术　川芎　蜀椒　牡蛎

(497) 当归散(《金匮要略》)
当归　黄芩　白芍　川芎　白术
(498) 阳旦汤(《金匮要略》)
本方缺，后世有谓为桂枝汤，有谓为桂枝加附子汤，有谓为桂枝汤加黄芩。
(499) 醒脾汤(《普济本事方》)
厚朴　白术　天麻　硫黄　全蝎　防风　官桂　人参
(500) 枳实芍药散(《金匮要略》)
枳实　芍药
(501) 下瘀血汤(《金匮要略》)
大黄　桃仁　䗪虫
(502) 竹皮大丸(《金匮要略》)
竹茹　石膏　桂枝　甘草　白薇
(503) 红兰花酒(《金匮要略》)
红花　酒
(504) 甘麦大枣汤(《金匮要略》)
甘草　浮小麦　大枣
(505) 矾石丸(《金匮要略》)
矾石　杏仁
(506) 蛇床子散(《金匮要略》)
蛇床子
(507) 狼牙汤(《金匮要略》)
狼牙
(508) 膏发煎(《金匮要略》)
猪膏　乱发
(509) 凉惊丸(《小儿药证直诀》)
龙胆草　防风　青黛　钩藤　黄连　牛黄　龙脑
麝香

(510) 抱龙丸(《太平惠民和剂局方》)

陈胆星 天竺黄 雄黄 辰砂 麝香(一方有全蝎)

(511) 利惊丸(《证治准绳》)

轻粉 青黛 黑丑 天竺黄

(512) 钩藤饮(《证治准绳》)

钩藤 人参 犀角屑 全蝎 天麻 甘草

(513) 定搐散(《证治准绳》)

天麻 白附子 南星 蝎尾 朱砂 白花蛇头 雄黄 乳香 代赭石 蜈蚣 龙脑 麝香 金银花 薄荷

(514) 泻肝补脾汤(《医宗金鉴》)

人参 白术 茯苓 甘草 白芍 陈皮 炒扁豆衣 怀山药 桂枝 煨姜 大枣

(515) 固真汤(《证治准绳》)

人参 附子 白茯苓 白术 大枣 山药 肉桂 甘草

(516) 葛根解肌汤(《沈氏尊生书》)

葛根 黄芩 赤芍 桂枝 甘草 麻黄 生姜 大枣

(517) 升麻葛根汤(《小儿药证直诀》)

升麻 葛根 白芍 甘草

(518) 凉血解毒汤(《沈氏尊生书》)

生地 红花 紫草 丹皮 连翘 当归 桂枝 甘草 黄连 白芷

(519) 清毒汤(《医宗金鉴》)

生地 赤芍 连翘 银花 牛蒡子 黄连 木通 当归 丹皮 甘草

(520) 清解散(《证治准绳》)

北沙参　防风　天麻　北前胡　茯苓　桔梗　枳壳　甘草　细辛　柴胡　川芎　薄荷

(521) 大连翘饮(《医宗金鉴》)

连翘　当归　赤芍　防风　木通　滑石　牛蒡子　蝉衣　瞿麦　石膏　荆芥　甘草　柴胡　黄芩　栀子　车前子

(522) 保元汤(《景岳全书》)

黄芪　人参　甘草　肉桂

(523) 回浆饮(《证治准绳》)

何首乌　白芍　黄芪　人参　甘草　白术　茯苓

(524) 参归鹿茸汤(《医宗金鉴》)

人参　当归　鹿茸　黄芪　甘草

(525) 加减升麻葛根汤(《医宗金鉴》)

升麻　葛根　白芍　甘草　苏叶　川芎　牛蒡子

(526) 犀角解毒化痰清热汤(《幼科直言》)

犀角　归尾　连翘　赤芍　生地　丹皮　紫草　牛蒡子　天花粉　黄连　薄荷　川贝　甘草

(527) 苍白二陈汤（验方）

苍术　白术　茯苓　半夏　陈皮　炙草　生姜

(528) 附子汤(《伤寒论》)

附子　茯苓　人参　白术　芍药

(529) 白通汤(《伤寒论》)

葱白　干姜　附子